Kohlhammer *Krankenhaus*

Die Autorinnen

Anja Lüthy
Diplom-Psychologin und Diplomkauffrau, Professorin für Betriebswirtschaftslehre am Fachbereich Wirtschaft der FH Brandenburg, Schwerpunkte: Dienstleistungsmanagement und -marketing. Nebenberuflich als Trainerin und Coach an Krankenhäusern, Universitätskliniken und in Arztpraxen tätig.

Uta Buchmann
Diplom-Psychologin und Gesundheitswissenschaftlerin, leitet seit vielen Jahren die Unternehmenskommunikation der Schlosspark-Klinik und der Park-Klinik Weißensee in Berlin. Als Referentin für die Themen Öffentlichkeitsarbeit/PR und Marketing im Fachhochschulbereich tätig.

Anja Lüthy
Uta Buchmann

Marketing als Strategie im Krankenhaus

Patienten- und Kundenorientierung
erfolgreich umsetzen

Mit einem Beitrag zur Presse- und Medienarbeit
von Gundel Köbke (Kapitel 6) sowie zu rechtlichen
Bedingungen für Werbung von Eva-Maria Hübner
(Kapitel 7)

Verlag W. Kohlhammer

1. Auflage 2009

Alle Rechte vorbehalten
© 2009 W. Kohlhammer GmbH Stuttgart
Gesamtherstellung:
W. Kohlhammer Druckerei GmbH + Co. KG, Stuttgart
Printed in Germany

ISBN 978-3-17-020404-1

Geleitwort

Das deutsche Gesundheitswesen bietet zu Beginn des 21. Jahrhunderts ein in sich widersprüchliches Bild: Die Gesundheitswirtschaft ist einer der wenigen Märkte, die noch Wachstum versprechen. Dem steigenden Versorgungsbedarf durch die demografische Entwicklung und der Dynamik der medizinischen und pharmazeutischen Innovationen stehen jedoch Grenzen der Finanzierbarkeit im System der gesetzlichen Krankenversicherung gegenüber.

Nach dem Willen des Gesetzgebers soll eine stärkere Marktorientierung des Gesundheitswesens Effizienz- und Wirtschaftlichkeitsreserven mobilisieren. Die Leistungserbringer – zunächst die niedergelassenen Ärzte, zunehmend auch die Krankenhäuser – werden in den Vertragswettbewerb geschickt. Unabhängig hiervon hat das DRG-Fallpauschalensystem zu massiven Verdrängungs- und Konzentrationsprozessen in der stationären Versorgung geführt.

Im Vergleich zu den 1990er Jahren hat sich die Bettenzahl um 50 % reduziert, die Zahl der Krankenhäuser ist von rund 3 500 (Westdeutschland einschließlich West-Berlin) auf rund 2 100 im Jahr 2007 (gesamtes Bundesgebiet) gesunken. Die Deutsche Krankenhausgesellschaft geht davon aus, dass bis zum Jahr 2015 bis zu 350 weitere Krankenhäuser aus der Versorgung ausscheiden werden.

Vor diesem Gesamthintergrund ist es für die Krankenhäuser – kommunale, freigemeinnützige und private – längst unverzichtbar geworden, ihre Unternehmensführung dem gestiegenen Wirtschaftlichkeits- und Wettbewerbsdruck anzupassen, um ihre Marktposition erhalten zu können. Der Strukturwandel, in dem sich das deutsche Gesundheitswesen befindet, birgt dabei nicht nur Risiken, sondern durchaus auch neue Marktchancen für die Krankenhäuser. Diese neuen Marktperspektiven zu erschließen, Zielgruppen zu identifizieren, Unternehmensziele zu entwickeln und systematisch umzusetzen ist der Inhalt des „strategischen Marketings", das keinesfalls als Werbung missverstanden werden darf.

Krankenhaus-Marketing ist eine komplexe Aufgabe, da die Bedürfnisse und Erwartungen verschiedener Kunden bzw. Stakeholder berücksichtigt werden müssen:

- Von Patienten, die im deutschen Gesundheitswesen einen Rechtsanspruch auf medizinisch notwendige Versorgung, chancengleichen Zugang zur Versorgung und Teilhabe am medizinischen Fortschritt haben,
- von Kostenträgern, die im Wettbewerb untereinander medizinische Versorgung zu einem möglichst günstigen Preis-Leistungs-Verhältnis einkaufen wollen,
- von einweisenden Ärzten und anderen Kooperationspartnern, die von einer Zusammenarbeit mit dem Krankenhaus Synergieeffekte und eine sektorübergreifende Win-win-Situation erwarten.

Kunde Nr. 1 ist selbstverständlich der Patient, der seine Auswahlentscheidung für oder gegen dieses oder jenes Krankenhaus nicht mehr nur von der Wohnortnähe oder traditionellen Gewohnheiten, sondern zunehmend auch von Informationen über das Leistungsspektrum eines Krankenhauses sowie von zusätzlichen Serviceangeboten abhängig macht.

Die Darlegung der Versorgungsqualität und die Schwerpunkte eines Krankenhauses zählen schon heute routinemäßig zu den Inhalten der Qualitätsberichte nach SGB V, die die Krankenhäuser pflichtgemäß alle zwei Jahre veröffentlichen müssen. Dies stellt jedoch nur einen Baustein der eigentlich notwendigen, viel umfassenderen Kommunikationspolitik dar, die Krankenhäuser zukünftig in Richtung der verschiedenen externen und internen Kunden entwickeln müssen.

In Anbetracht der Aufmerksamkeit, die der Themenkreis Management und Marketing heute im Gesundheitswesen genießt, darf allerdings Folgendes nicht in Vergessenheit geraten: Branchen unabhängig gilt, dass erfolgreiche Kundenbindung durch strategisches Marketing, professionelle Kommunikationspolitik und andere Management-Tools überzeugende Produkte bzw. kundenorientierte Dienstleistungen voraussetzt.
Übertragen auf das Krankenhaus heißt dies: Essenziell für die Erzeugung von Vertrauen in die Qualität eines Krankenhaus ist *nicht*, dass der Patient sich über die medizinische Versorgungs- und Servicequalität vorab informieren kann, sondern dass er dies in der jeweils individuellen Behandlungssituation authentisch so erfährt. Im Vergleich zur individuellen Patientenerfahrung, die um die Fragen kreist:

> *„Stehe ich in meiner erkrankungsbedingten Abhängigkeit vom Krankenhaus im Mittelpunkt des Geschehens? Wird das Beste für mich getan? Oder bin ich nur ein Sandkorn oder gar ein Störfaktor in einer ansonsten unpersönlichen Krankenhausmaschinerie?“*

ist die Bedeutung von Patienteninformationen, Qualitätsberichten, Tag der offenen Türen etc. sekundär.
Gute Behandlungsergebnisse und Patientenzufriedenheit sind aber nicht ohne qualifizierte, motivierte Mitarbeiter möglich. In Anbetracht der immer schlechter gewordenen Arbeitsbedingungen durch chronische Unterfinanzierung, gestiegene Arbeitsdichte und zunehmende Bürokratie wird die für eine optimale Patientenversorgung erforderliche Mitarbeiterorientierung sowie die vorgeschaltete Rekrutierung qualifizierten ärztlichen und nichtärztlichen Personals zu einer immer größer werdenden Herausforderung für das Personalmanagement und die ärztlichen Führungskräfte. Derzeit sind in den deutschen Krankenhäusern ca. 4 000 Arztstellen unbesetzt, die Personalengpässe in der Krankenpflege fallen noch dramatischer aus. Sich als attraktiver Arbeitgeber für Ärzte und Pflegepersonal zu beweisen, stellt eine in ihrer Tragweite noch zu entdeckende Aufgabe für das Krankenhaus-Marketing dar.

Das vorliegende Buch vermittelt Grundlagenwissen und einen umfassenden Überblick über die Teilfacetten des Krankenhaus-Marketings. Es enthält neben praxisorientierten Tipps für eine erfolgreiche Krankenhaus-Kommunikationspolitik, über die Möglichkeiten und Grenzen von Werbung im Gesundheitswesen und vieles mehr auch – unter dem Stichwort „Blue Ocean Theorie" – einen Ausblick auf die bevorstehende Differenzierung des Versorgungsangebots, auf Möglichkeiten der krankenhausindividuellen Profilierung durch Zentrenbildung und die Entwicklung völlig neuer, zielgruppenspezifischer Versorgungsangebote, wie zum Beispiel das „Nachtcafé" für Demenzkranke.

Es basiert auf dem Grundverständnis, dass eine strikte Patientenorientierung die wichtigste Säule einer erfolgreichen Marktpositionierung darstellt, sowie auf der Grundeinsicht, dass motivierte Mitarbeiter das wichtigste Kapital eines Krankenhauses sind. Allein schon aus diesen beiden Gründen wünsche ich dem Buch viele Leser.

Dr. med. Regina Klakow-Franck, M.A., im Januar 2009

Vorwort der Autorinnen

Als im Mai 2007 unsere Veranstaltung „Optimierung der Patientenorientierung im Krankenhaus: Zukunftssicherung über erfolgreiches Marketing" auf dem Berliner Hauptstadtkongress Gesundheit begeistert aufgenommen wurde, ist uns klar geworden, dass nun die Zeit reif war, ein Praxishandbuch zur Thematik „Umsetzung von Marketing in Krankenhäusern" zu schreiben.

Bei unserer Arbeit haben wir festgestellt, dass „Marketing" für viele Verantwortliche in deutschen Krankenhäusern als eine eher ungewöhnliche Aufgabe angesehen wird. Trotzdem glauben wir, dass Krankenhäuser – trotz der sehr angespannten finanziellen Situation – auf lange Sicht nicht ohne eine Optimierung ihrer Marketingaktivitäten auskommen werden.

Einerseits müssen Krankenhäuser sich in Zeiten von Ärztemangel und Pflegenotstand als attraktive Arbeitgeber potenzieller Mitarbeiter „vermarkten", um nicht handlungsunfähig zu werden. Andererseits belegen zahlreiche Berichte unzufriedener Patienten nach Krankenhausaufenthalten, dass die Patientenorientierung noch Verbesserungspotenzial hat.

Trotz vieler Aktivitäten im Rahmen von Qualitätsmanagement, erzählen Patienten immer noch von viel zu langen Wartezeiten in Ambulanzen, von ihren Angehörigen, die vom Krankenhauspersonal als störend empfunden wurden und von unfreundlichem Pflegepersonal. Darüber hinaus werden die Ärzte kritisiert, weil sie sich nicht genügend Zeit am Patientenbett nehmen und den Patienten wenig zugewandt sind. Insgesamt scheinen sich die Prozesse immer noch zu sehr an der Organisation und viel zu wenig am Patienten zu orientieren.

Es ist unsere Überzeugung, dass – trotz aller Bemühungen zur Dienstleistungsorientierung – Krankenhäuser noch viel lernen müssen, um ihren Auftritt in der Öffentlichkeit zu professionalisieren. Der Patient von heute ist besser informiert, anspruchsvoller und lässt sich nicht von Hochglanzbroschüren täuschen. In unserer Mediengesellschaft avanciert „Gesundheit" zu einem Lieblingsthema.

Wie können Krankenhäuser diesen Wandel und das steigende Interesse an ihnen nutzen und Dienstleistungen kundenorientiert – auch über die medizinischen Kernleistungen hinaus – erfolgreich vermarkten?

Auf diese Frage geben wir in dem vorliegenden Buch Antworten. Es ist aus der Praxis für die Praxis geschrieben und verschafft nicht nur Krankenhausmanagern bzw. Presse- und PR-Mitarbeitern, sondern auch Führungs- und Nachwuchsführungskräften aller Berufsgruppen (Pflege, Ärzte, Verwaltung) sowie Studierenden gesundheitsbezogener Studiengänge einen fundierten Überblick darüber, welche Bausteine zu einem erfolgreichen Marketing im Krankenhaus gehören:

Von der strategischen Planung über die Entwicklung neuer Angebote, der Presse- und Öffentlichkeitsarbeit bis hin zur Markenbildung, rechtlichen Auflagen und innovativen Visionen. Eine Fülle von Praxistipps macht dieses Handbuch hoffentlich rasch zu einem unverzichtbaren Werkzeug für Krankenhäuser, die begriffen haben, dass sie im Informationszeitalter angekommen sind und ohne professionelles Marketing nicht überleben werden.

Abschließend noch einige Anmerkungen zum Aufbau des Buches:

- Der besseren Lesbarkeit wegen wurde auf die weibliche Form verzichtet. Selbstverständlich ist immer und überall die weibliche Form mit eingeschlossen.
- Der besseren Übersichtlichkeit wegen sind alle Kapitel sehr ähnlich aufgebaut und enden jeweils mit einem kurzen zusammenfassenden Fazit. In fast allen Kapiteln befinden sich sogenannte „Praxistipps", die den Lesern helfen sollen, das Gelesene erfolgreich im Arbeitsalltag umzusetzen.
- In den einzelnen Kapiteln wurde nur dort Literatur zitiert, wo die Ausführungen nicht von den Autorinnen stammen, sondern externen Quellen entnommen wurden. Im Anschluss an jedes Kapitel befindet sich eine aktuelle Literaturliste, die auch Literaturhinweise enthält, die über die Inhalte des Buches hinausgehen.
- Am Ende eines jeden Kapitels befinden sich die zitierten Webadressen mit einer jeweiligen Kurzbeschreibung und – sofern sinnvoll – Arbeitsmaterialien und Checklisten. Die Webadressen und Checklisten sind ebenfalls im Internet unter http://www.kohlhammer.de im Bereich Service unter der Rubrik Downloads abrufbar.

An dieser Stelle möchten wir zum einen Dr. med. Nicole Merbald dafür danken, dass Sie die Entstehung unseres Buches als „Testleserin" begleitet hat. Ihre wertvollen und konstruktiven Hinweise haben wesentlich dazu beigetragen, dass das Buch so praxisnah und gut lesbar ist. Zum anderen danken wir Dagmar Kühnle, die von Seiten des Kohlhammer Verlags das Buch sehr umsichtig lektoriert hat.

Nun wünschen wir allen Leserinnen und Lesern viel Spaß beim Durcharbeiten des Buches und viel Erfolg bei der Umsetzung der Inhalte! Über Rückmeldungen an die untenstehenden E-Mailadressen freuen wird uns!

Berlin, im Mai 2009

Anja Lüthy
luethy@fh-brandenburg.de

Uta Buchmann
uta.buchmann@schlosspark-klinik.de

Die Autorinnen stellen sich vor

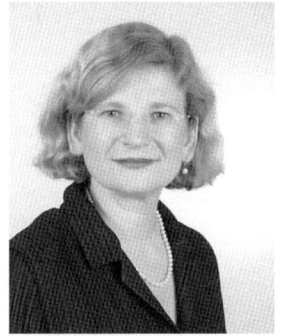

Diplom-Psychologin und Diplomkauffrau, Professorin für Betriebswirtschaftslehre am Fachbereich Wirtschaft der FH Brandenburg, Schwerpunkte: Dienstleistungsmanagement und -marketing. Nebenberuflich als Trainerin und Coach an Krankenhäusern, Universitätskliniken und in Arztpraxen tätig.
Mail: luethy@fh-brandenburg.de

Prof. Dr. Anja Lüthy

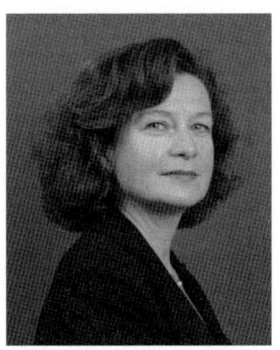

Diplom-Psychologin und Gesundheitswissenschaftlerin, leitet seit vielen Jahren die Unternehmenskommunikation der Schlosspark-Klinik und der Park-Klinik Weißensee in Berlin. Als Referentin für die Themen Öffentlichkeitsarbeit/PR und Marketing im Fachhochschulbereich tätig.
Mail: uta.buchmann@schlosspark-klinik.de

Uta Buchmann

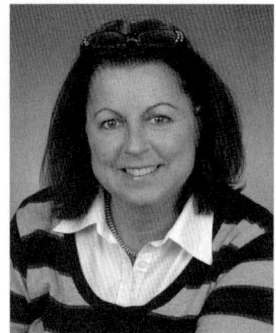

Diplom-Juristin, Medizin- und Wissenschaftsjournalistin, arbeitet seit vielen Jahren als Medien- und Kommunikationsberaterin für Krankenhäuser, leitet die Presse- und Öffentlichkeitsarbeit für den Deutschen Ärztinnenbund (DÄB), ist als Dozentin für Presse- und Öffentlichkeitsarbeit tätig und verantwortliche Redakteurin von Verbandszeitschriften.
Mail: gundel.koebke@t-online.de

Gundel Köbke

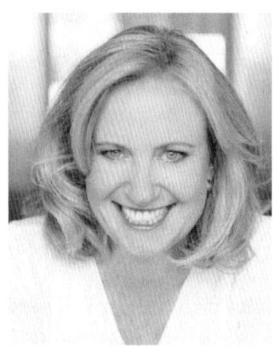

Rechtsanwältin in der auf Medizinrecht spezialisierten Kanzlei Ratajczak und Partner, Standort Köln. Freiberufliche Journalistin und PR-Beraterin (PR-Grundausbildung der DAPR) für Medizinproduktehersteller im Dentalbereich wie auch für Ärzte und Zahnärzte.
Mail: e.huebner@pluspunkt-pr.de

Eva-Maria Hübner

Inhalt

1 Patientenorientierung im Wandel: Warum Marketing längst überfällig ist

1.1 Eine Lücke schließen: Welches Ziel dieses Buch verfolgt

Es ist unsere Überzeugung, dass bis heute ein praxisorientiertes Standardwerk zum Thema Krankenhausmarketing fehlt. Bisher gibt es kein Handbuch, das den Verantwortlichen in den Krankenhäusern hilft, individuelle Marketinginstrumente zu entwickeln, die schnell in die Praxis übertragen werden können. Mit dem vorliegenden Praxishandbuch wollen wir diese Lücke schließen und gleichzeitig eine neue Tür im deutschen Gesundheitswesen öffnen. Unser Ziel ist es, Krankenhäusern auf ihrem Weg zu modernen Dienstleistungsunternehmen beim Aufbau und der Umsetzung ihres Marketings zu unterstützen. Dazu haben wir folgende Inhalte zusammengestellt:

- In Kapitel 1 und 2 die Patienten- und Mitarbeiterorientierung als entscheidende Grundlage eines erfolgreichen Dienstleistungsmarketings
- In Kapitel 3 das strategische Marketing als Ausgangspunkt für gezielte Marketingaktivitäten
- In Kapitel 4 die professionelle Kommunikationspolitik eines Krankenhauses
- In Kapitel 5 die Markenbildung unter Berücksichtung eines Identitätsprozesses
- In Kapitel 6 die medienwirksame Presse- und Öffentlichkeitsarbeit
- In Kapitel 7 die rechtlichen Rahmenbedingungen von Werbung im Gesundheitswesen
- In Kapitel 8 den Zusammenhang zwischen Marketing und Qualitätsmanagement
- In Kapitel 9 zukunftsweisende Visionen und Ideen zur strategischen Weiterentwicklung der Krankenhäuser
- In Kapitel 10 Managementregeln, die bei der Einführung von Marketing im Krankenhaus hilfreich sind

Checklisten im Anhang einiger Kapitel helfen bei der erfolgreichen Umsetzung der vorgestellten Maßnahmen.

Natürlich ist uns bewusst, dass Marketingaktivitäten Geld kosten, was in Zeiten der weltweiten Finanzkrise und milliardenschweren Defiziten in deutschen Kliniken nur äußerst knapp zur Verfügung steht. Dennoch sind wir der Auffassung, dass Krankenhäuser ohne ein professionelles Marketing nicht überleben können. Wir sind uns auch im Klaren darüber, dass das beste Marketing nicht zum Erfolg führt, wenn die medizinischen Leistungen eines Krankenhauses nicht qualitativ „top" sind. Auf der anderen Seite nutzen jedoch die besten medizinischen Leistungen einem Krankenhaus sehr wenig, wenn die Mitarbeiter- und die Patientenorientierung nicht entsprechend ausgeprägt sind. In diesem

Buch geht es darum, wie die Patienten- und Kundenorientierung verbessert und dadurch tatsächlich in den Mittelpunkt gestellt werden können.

Patienten sind kranke Menschen und keine klassischen (gesunden) Konsumenten. Deshalb unterscheiden sich Marketingaktivitäten von Krankenhäusern grundsätzlich von denen anderer Dienstleistungsunternehmen, die ihren Kunden Leistungen zum Konsumieren anbieten. Patienten sind krank, wollen in der Regel gesund werden und müssen dafür medizinische und pflegerische Leistungen in Anspruch nehmen. Diese Tatsache rechtfertigt aber nicht, dass man um Patienten weniger wirbt.

Wenn Patienten schon während der Aufnahme unfreundlich empfangen, die Wartezeiten bereits am ersten Krankenhaustag zur Tortour werden oder die Ärzte bei der ersten Begegnung nicht vertrauenswürdig scheinen, hat dies ganz deutlich mit fehlender Kundenorientierung zu tun. Hier beginnt das Marketing. Patienten machen – nicht nur hinsichtlich der medizinischen Behandlung – während ihres Krankenhausaufenthaltes vielfältige Erfahrungen. Diese sollen zu einem möglichst guten Gesamteindruck führen, damit sie das Haus einerseits bei erneuter Krankheit wieder aufzusuchen und es andererseits im Freundes-, Familien- und Bekanntenkreis weiterempfehlen.

1.2 Daten, Fakten, Zahlen: Wie sich die Situation in deutschen Krankenhäusern darstellt

Krankenhäuser sind multifunktionale Einrichtungen und stellen äußerst vielfältige medizinische und pflegerische Dienstleistungen für die unterschiedlichsten Erkrankungen bereit. An Kliniken werden höchste Anforderungen in Hinblick auf Qualität gestellt, sie sind langjährige Begleiter des Einzelnen, über viele Lebensabschnitte hinweg.

Auch an den Wandel der Technologie und Medizin sowie sich immer wieder verändernde gesetzliche Rahmenbedingungen müssen sich Krankenhäuser möglichst flexibel anpassen (Robert Bosch-Stiftung 2007). Das Krankenhaus hat in unserer Gesellschaft, in der die Gesundheit zum zentralen Begriff wird, um den sich vieles dreht, einen Stellenwert wie kaum eine andere öffentliche oder private Organisation. Aber das Bild der Kliniken in der Öffentlichkeit ist beschädigt. Von „Problemfällen" wird gesprochen, vom „Krankenhaussterben", von „Kostentreibern im Gesundheitswesen" und „behäbigen Strukturen".

Gesetzliche Vorgaben und die Einführung der DRGs

Kaum ein Politikbereich hat in den letzten 30 Jahren so viele gesetzliche Änderungen erfahren wie das Gesundheitswesen. Da die Krankenhäuser der größte Ausgabenfaktor unseres Gesundheitssystems sind, sind sie immer wieder Mittelpunkt politischer Kostendämpfungsstrategien. So wurden 2007 rund 35 Prozent aller GKV-Leistungsausgaben für die Krankenhauspflege ausgegeben, gefolgt von Arzneimittelausgaben mit 19 Prozent und der ambulanten ärztlichen Behandlung mit 17 Prozent (DKG 2008).

Eine wirklich nachhaltige und gravierende Strukturveränderung fand 2003 mit Einführung der diagnoseorientierten Fallpauschalen (DRG) statt, die zu einem intensiven Qualitäts- und Preiswettbewerb auf dem Gesundheitsmarkt geführt haben. Die Schere zwischen Kosten und Erlösen klafft hierbei mehr und mehr auseinander: Auf der einen Seite steigende Personal- und Sachkosten sowie ein Investitionsstau, auf der anderen Seite fixe Budgets, sinkende Erlöse durch Basisfallwertanpassung sowie ein Fallzahlrückgang durch den Wettbewerb und den Ersatz stationärer durch ambulante Leistungen.

Krankenhäuser stehen unter Druck: Die Kostenträger erwarten eine effiziente Versorgung, die Träger Gewinne, die Patienten eine optimale Versorgung und die Kooperationspartner, wie Krankenkassen, hohe Kompetenz.

Die finanzielle Situation der deutschen Krankenhäuser ist dramatisch. Finanziell notleidende Kliniken erhalten deshalb im Jahr 2009 im Rahmen des Konjunkturprogramms eine Finanzspritze von insgesamt rund 3,5 Milliarden Euro. Bis zu 17 000 neue Pflegekräfte sollen neu eingestellt werden. Von den gesetzlichen Krankenkassen bekommen die rund 2 100 Kliniken 2009 etwa 56 Milliarden Euro (vgl. Newsletter der KMA Nr. 0134 vom 25.02.2009).

Deutschland im Vergleich zu anderen Ländern

Es gibt jedoch auch positive Nachrichten zu vermelden. „Krankenhäuser sind besser als ihr Ruf", zu diesem Ergebnis kommt eine Datenanalyse der Topmanagement Beratung McKinsey & Company (2006) auf Basis der OECD Health Data der Jahre 2005 und 2006. Deutschland muss im Verhältnis deutlich weniger Geld für die Krankenhausversorgung seiner Bevölkerung ausgeben als jedes andere Vergleichsland, z. B. Großbritannien, Frankreich oder die Niederlande. Bei den Kosten pro Krankheitsfall ist sogar nur ein Land günstiger, nämlich Frankreich. Die Deutschen gehen häufig zum Arzt und ins Krankenhaus. Jeder Fünfte lässt sich mindestens einmal pro Jahr in einer Klinik behandeln, in der Schweiz ist dies jeder Sechste, in den USA nur jeder Achte.

Ähnliche Verhältnisse findet man bei der Häufigkeit diagnostischer Untersuchungen. Auch hier liegt Deutschland eindeutig im oberen Bereich der Vergleichswerte. Und dennoch, dies führt nicht zu höheren Fallkosten, im Gegenteil, Deutschland belegt beim Kosten-Ranking (absteigend von niedrig bis hoch) der untersuchten Nationen Platz 2. Experten begründen dies mit einer hohen Krankenhauseffizienz. Auch hinsichtlich der Schnelligkeit der Behandlung im Notfall oder bei elektiven Eingriffen zeigt eine Befragung des Commonwealth Funds die Überlegenheit deutscher Krankenhäuser. In kaum einem anderen Land werden Patienten schneller behandelt. In keinem anderen Land werden Patienten in der Notaufnahme schneller behandelt als in Deutschland. 60 Prozent der Befragten gaben an, weniger als 4 Wochen auf einen Termin zur OP gewartet zu haben. In Großbritannien können dies nur 25 Prozent der Befragten behaupten, in Kanada sogar nur 15 Prozent.

Die Situation, in der sich die deutschen Krankenhäuser befinden, mag also ernst sein, hoffnungslos ist sie jedoch nicht. Es ist vielmehr die Innovationsbereitschaft von Krankenhäusern, die darüber entscheiden wird, welche Kliniken den Wettbewerb erfolgreich nutzen, um ihre Marktstellung zu sichern. Welches sind nun diese Herausforderungen und was kann offensives Marketing in diesem Zusammenhang leisten?

Der demografische Wandel

Aufgrund der Demografie werden Krankenhäuser zukünftig in einer älteren und pflege-bedürftigeren Gesellschaft ihre Leistungen anbieten. Es ist – aufgrund des existierenden Ärztemangels – unwahrscheinlich, dass hierfür zukünftig mehr Personal zur Verfügung stehen wird. Vielmehr wird es darum gehen, die Organisation Krankenhaus flexibler zu strukturieren, berufsgebundene Aufgaben, die traditionell an Arzt und Pflege gebunden sind, zu überdenken.

Intensive Kooperationen mit ambulanten Leistungsanbietern und mit Kostenträgern, um attraktive Versorgungsverträge abzuschließen, werden ein hohes Maß an kommunikati-ven Fähigkeiten, intern und auch extern, voraussetzen. Auch die Ausweitung der Dienst-leistungspalette über die klassischen Kernleistungen eines Krankenhauses hinaus, etwa im Präventions- und Wellnessbereich oder bei gesundheitsbezogenen Konsumgütern, wird wohl nur über eine Markenstrategie gelingen, die einen positiven Imagetransfer gewähr-leistet. Nur positiv besetzte Marken werden es schaffen, Versorgung aus einer Hand anzubieten, auf die Patienten bei aller Informationsfülle, die ihnen geboten wird, vertrau-en können. Marken machen Entscheidungen sicherer und einfacher und helfen entschei-dend bei der Auswahl eines Anbieters.

Erstklassiges Image aufgrund hoher Patientenorientierung und exzellenter Qualität in Medizin und Pflege wird regionale und fachliche Monopole schaffen, die wiederum zu einer entsprechenden Verhandlungsmacht gegenüber den Krankenkassen führen. Marken werden den Gesundheitsmarkt bestimmen und Patienten werden sich an diesen Marken orientieren, um durch den Gesundheitsmarkt zu navigieren. Dies ist die Zukunft und sie hat eigentlich schon begonnen.

1.3 Status quo: Welche Vorbehalte es gegen Marketing im Krankenhaus gibt

Heute, im Jahr 2009, arbeiten so gut wie alle bundesdeutschen Krankenhäuser mit Inter-net und Intranet und sie können einen mehr oder weniger umfangreichen Auftritt im Web vorweisen. Kein Krankenhausvertreter würde sich, wie noch vor einigen Jahren, „trauen", sein Haus nicht im Internet öffentlichkeitswirksam zu präsentieren.

Noch vor zehn Jahren sah die Situation anders aus: So stießen Jürgen Heuser (heute Chefarzt für Innere Medizin in einem norddeutschen Krankenhaus) und die Autorin Anja Lüthy auf große Vorbehalte, als sie 1998 für das Buch „Internet und Intranet @ Kran-kenhaus" recherchierten (vgl. Lüthy & Heuser 1998). Nur sehr wenige Krankenhausver-treter teilten schon vor zehn Jahren unsere Auffassung, dass Internet und Intranet unver-zichtbare Werkzeuge für die reibungslose Arbeit in den Kliniken sind. Ähnlich verhält es sich jetzt mit der Thematik Marketing im Krankenhaus. Nur wenige haben bisher erkannt, wie wichtig es ist, Dienstleistungsmarketing auch in Krankenhäusern (nicht nur in Dienst-leistungsunternehmen anderer Branchen) erfolgreich umzusetzen.

Stattdessen sind immer wieder Vorbehalte gegen Marketing im Krankenhaus zu hören, wie beispielsweise *„Schließlich kann man die Leistungen eines Krankenhauses nicht wie eine Tafel Schokolade, eine Waschmittel oder ein schnelles Auto vermarkten"* oder *„wie* *unethisch, es geht doch um kranke Menschen.* Es kommen auch Kommentare wie „*Das Bauchaufschneiden bei Patienten kann man nicht vermarkten*", oder „*Patienten sind doch keine Kunden, die man bewerben kann*" und „*Werbespots kann man doch nicht über Krankenhäuser drehen*".

„Marketing" wird im Krankenhaus meist als „Werbung" oder „Reklame" missverstanden; wichtige Aspekte wie z. B. Marktanalysen oder die sorgfältige strategische Planung der Marketingaktivitäten (vgl. Kapitel 3) werden mit Marketing eher selten in Verbindung gebracht.

Niemand wird anzweifeln, dass „gut gemachte" Hochglanzbroschüren und regelmäßig angebotene „Tage der Offenen Tür" nur eine untergeordnete Rolle spielen, wenn Patienten sich ein Krankenhaus für die Behandlung ihrer Krankheit aussuchen. Die Erfahrung zeigt, dass die sogenannte „Mundpropaganda" der häufigste Grund ist, wenn viele Patienten ein spezielles Krankenhaus aufsuchen. Es wurde ihnen schließlich im Freundes-, Bekannten- oder Familienkreis als „besonders gut" empfohlen.

So belegt auch eine empirische Befragung von Johann Peter Prinz, die im Jahre 2007 vom HELIOS-Konzern initiiert wurde, dass es bei vor der Entbindung stehenden Frauen in hohem Maße die positive Mundpropaganda ist (und nicht der Flyer der Entbindungsklinik), nach der diese Frauen ein Krankenhaus auswählen (vgl. http://www.metrik.org/ aktuelles/Vortrag_Prinz.pdf).

Allerdings ist den wenigsten Krankenhausverantwortlichen bekannt, wie ihr Krankenhaus zu einer medizinischen Einrichtung wird, die von anderen Patienten „wärmstens" empfohlen wird. Hier setzt professionelles Marketing an. Insbesondere geht es um die Fragen:

- Wie kann sich ein Krankenhaus so organisieren und nach außen präsentieren, dass es (zumindest in der Region) „in aller Munde" ist, wenn es um die Behandlung eines spezifischen Krankheitsbildes geht?
- Wie kann an alle Krankenhausmitarbeiter kommuniziert werden, dass neben der guten medizinischen Behandlung der gute Eindruck, den der Patient insgesamt von dem Krankenhaus bekommt, entscheidend dafür ist, welches Ansehen das Krankenhaus in der Öffentlichkeit hat?

Das vorliegende Buch gibt Antworten auf diese Fragen.

1.4 Grundpfeiler des Marketings: Welche Rolle Patienten- und Mitarbeiterorientierung spielen

Betrachtet man den Umgang mit Patienten und Mitarbeitern in deutschen Krankenhäusern, so wird sehr schnell deutlich: Die Wirkung von Patienten- und Mitarbeiterorientierung wird noch immer von vielen Verantwortlichen unterschätzt. Zugleich wird verkannt, dass sich dies negativ auf die Außendarstellung auswirkt.

Fehlende Mitarbeiterorientierung zeigt sich beispielsweise darin, dass Mitarbeiter in Krankenhäusern immer noch recht unprofessionell von ihren Führungskräften geführt

→ dahi ... prof. Beehush'
all A-Massaha!

und unzureichend motiviert werden (vgl. Lüthy & Schmiemann 2004). Dies führt bei vielen Mitarbeitern zu Desinteresse und Lethargie. Daraus folgen die bekannte „schlechter Laune am Arbeitplatz" und wenig leistungsbereites Verhalten gegenüber den Patienten. Bei Mitarbeitern, die unzufrieden an ihrem Arbeitsplatz sind, bleibt die Serviceorientierung „auf der Strecke": Die Patienten fühlen sich folglich nicht freundlich, zuvorkommend, höflich und hilfsbereit behandelt. Über kurz oder lang werden sie das Krankenhaus meiden und nicht weiter empfehlen.

Mit welchen Maßnahmen die Mitarbeiterorientierung gezielt so verbessert werden kann, dass sie sich positiv auf die Patientenorientierung eines Krankenhauses auswirkt, wird in Kapitel 2 ausgeführt.

Was Kunden im Handel vom Kaufen abschreckt

Die FAZ berichtete am 12.10.2006 über eine Studie, die die Gesellschaft für Konsumforschung (GFK) im Auftrag der Fachzeitschrift „Textilwirtschaft" durchführte. Die Ergebnisse belegen, dass die 7 600 befragten Kundinnen im Modehandel besonders sensibel auf unfreundliches Personal reagieren, selbst wenn das Sortiment als sehr gut beurteilt wird. 62 Prozent der Kundinnen, die im Modehandel auf unfreundliches und somit „schlecht gelauntes" Personal stoßen, werden „vom Kauf total abgeschreckt". 46 Prozent der befragten Frauen verlassen darüber hinaus „fluchtartig" das Modegeschäft, wenn vor den Umkleidekabinen längere Warteschlangen sind bzw. wenn der Laden unaufgeräumt ist und „schmuddelig wirkt".

Sicherlich hat unfreundliches Personal auch im Krankenhaus eine negative Wirkung auf Patienten. Da Patienten krank und behandlungsbedürftig sind, können sie nur in den wenigsten Fällen ihrem Wunsch nach „Flucht" nachkommen.

Machen Sie Ihre Mitarbeiter durch Aushänge am schwarzen Brett oder ein Banner im Intranet auf folgenden Satz aufmerksam:

> *„Es gibt keine zweite Chance für einen guten ersten Eindruck"*

Patienten können von unfreundlichem Personal regelrecht „abgeschreckt" werden und zukünftig das Krankenhaus meiden.

Welches Image deutsche Krankenhäuser haben

Liest und hört man die vielen negativen Berichte ehemaliger Patienten, so muss sich das Image der deutschen Krankenhäuser nach wie vor verbessern. Ein Beispiel ist „Das Ärztehasserbuch" des Arztes Werner Bartens, das einen ebenso guten Absatz fand wie sein Buch „Sprechstunde – Woran die Medizin krankt, was Patienten wollen, wie man einen guten Arzt erkennt" (Bartens 2007, 2008). Bartens beschreibt die Ärzte als arrogant, unnahbar und dilettantisch. Er meint, dass die Patienten wehrlos sind und erst dann wissen, ob sie an einen Quacksalber oder eine Koryphäe geraten sind, wenn es zu spät ist. Insgesamt sieht Herr Bartens die Patienten den Ärzten ausgeliefert. Von Patientenorientierung ist nicht im Geringsten die Rede.

Wir alle wissen, dass die Aussagen von Herrn Bartens nicht verallgemeinert werden können und so sicher übertrieben sind. Andererseits ist uns allen bekannt, dass Ärzte mehr denn je unter Druck stehen und längst nicht mehr so viel Zeit am Patientenbett verbringen können, wie sie gerne möchten. Schuld daran sind unzureichende Personaldecken und der Zwang, möglichst viel in wenig Zeit zu schaffen.

Diese Situation hat dazu geführt, dass es immer mehr Patienten gibt, die von ihrem Krankenhausaufenthalt als einer Art schreckliche Odyssee berichten. Diese Fälle werden von den Medien dankbar aufgenommen, da sie die Zuschauer brennend interessieren. Sicher wollen Medien informieren, aber auch die Befriedigung der Sensationslust ihrer Rezipienten spielt eine Rolle.

Ein Beispiel, das am 17.09.2008 von Johannes B. Kerner in seiner Talk Show „dankbar" aufgenommen wurde, ist die Erfahrung einer 33 Jahre alten Patientin während einer stationären Behandlung im Jahr 2005. Dieser Patientin mussten durch eine Verkettung negativer Umstände in einem deutschen Universitätsklinikum beide Beine amputiert werden, um ihr Leben zu retten. Wäre ihre rheumatische Erkrankung wesentlich früher erkannt und richtig behandelt worden, wäre die Amputation wohl nicht notwendig gewesen.

Die Patientin war live in der Talk Show und berichtete (vor einem Millionenpublikum), dass sie mit dem Krankenhaus sehr unzufrieden war. So wurden weder die Patientin noch ihr Ehemann darüber informiert, dass eine Amputation notwenig sei. Ihr wurde keine psychologische Betreuung angeboten und auch kein Gespräch zur Klärung, wie es zu der Amputation hatte kommen können. Ein ausführlicher Bericht dieses Falles in der Süddeutschen Zeitung vom 29./30. März 2008 ist im Internet unter http://www.alexandra-lang-stiftung.de/Daniela-Plum-DerRest-ihresLebens.pdf abrufbar.

Wir haben dieses Beispiel gewählt, da es deutlich macht, wie extrem schlimme Erfahrungen von Patienten das Image eines Krankenhauses negativ beeinflussen können, besonders dann, wenn sie an ein Millionenpublikum kommuniziert werden. Inwieweit sich dieser Fall sogar negativ auf die Patientenzahlen des Krankenhauses – zumindest der Abteilung – ausgewirkt hat, ist uns unbekannt.

Das Krankenhaus hätte sich sicherlich professioneller verhalten können, wenn es

- zumindest den Ehemann vor der Amputation informiert hätte (die Frau lag schon im Koma),
- die Patientin nach ihrem Koma sofort informiert hätte, dass ihre Beine amputiert werden mussten, um ihr Leben zu retten,
- der Patientin sofort nach der Amputation psychologische Hilfe angeboten worden wäre,
- der Patientin ein Arzt Rede und Antwort gestanden hätte, wie es zu der Amputation als Notfallsituation gekommen ist,
- einen Leserbrief bzw. eine Stellungnahme in der Süddeutschen Zeitung platziert hätte, als Reaktion auf den Bericht vom 29./30. März 2008.

Stattdessen hat die Patienten bis zum 17.09.2008 nichts von dem Krankenhaus gehört und ist deshalb gerne bei Johannes B. Kerner angetreten, um das Krankenhaus öffentlich anzuklagen.

Marketing erfordert auch, sich im Falle von Behandlungsfehlern den Problemen zu stellen und dazu Stellung zu nehmen. Zu aller erst natürlich gegenüber dem betroffenen Patienten, aber auch gegenüber der Öffentlichkeit. Hier setzt insbesondere die Presse- und Öffentlichkeitsarbeit an, auf die in Kapitel 6 näher eingegangen wird.

Viel weniger dramatisch, aber ebenfalls ein Beispiel für fehlende Patientenorientierung, ist der folgende Fall einer 74-jährigen Patientin. Sic wurde in einem (zu kalten) Untersuchungszimmer (nicht zugedeckt) liegen gelassen, als der Oberarzt „mal eben kurz" für eine Stunde beim Mittagessen war. Durch die danach ausbleibende Entschuldigung des Oberarztes wurde diese Nachlässigkeit endgültig zu einer recht negativen Erfahrung für die Patientin, die sie immer wieder im Freundes- und Bekanntenkreis weitererzählte.

Es ist kein Wunder, wenn Patienten sich bei solchen Begebenheiten buchstäblich schlecht behandelt fühlen und das Krankenhaus wechseln.

Der Umgang mit Fehlern

Auch wenn sich die Bedingungen der Ärzte in deutschen Krankenhäusern in den letzten Jahren massiv verschlechtert haben und die Wahrscheinlichkeit, dass Fehler auftreten, steigt, sollten Fehler nicht unter den Teppich gekehrt werden. In Udo Ludwigs Buch „Tatort Krankenhaus: Wie Patienten zu Opfern werden" (vgl. Ludwig 2008) werden sehr viele Einzelfälle zu medizinischen Behandlungsfehlern aufgegriffen und analysiert. Es wird berichtet, dass in Deutschland jährlich insgesamt rund 400 000 Patienten zu Schaden kommen, weil Ärzte und Pflegekräfte „schlampen".

In Analogie zu William E. Deming (1980) gehen wir davon aus, dass es Krankenhäusern nicht gelingen kann, absolut fehlerfrei zu arbeiten. Aber auch Krankenhäuser können – geleitet durch das Wissen um die Entstehung von Fehlern – wie alle anderen Unternehmen auch aus Fehlern lernen und sie zukünftig vermeiden. Marketing kann nur dann in Krankenhäusern Schritt für Schritt erfolgreich umgesetzt werden, wenn alle Verbesserungen von der Erkenntnis um die Wichtigkeit der Sichtweise der Patienten geprägt sind. Wir schlagen deshalb vor, alle Prozesse mit den Augen der Patienten zu sehen und von der Aufnahme bis zur Entlassung die Entstehung von Fehlern zu analysieren, die zu unzufriedenen Patienten führen. Erst das Wissen um Fehler kann überhaupt dazu führen, sie systematisch zu reduzieren bzw. zu vermeiden.

Nur durch das Eingestehen von Fehlern können Konsequenzen gezogen und Krankenhausprozesse auf allen Ebenen verbessert werden. Doch es scheint, als ob gerade Krankenhäuser große Probleme damit haben, Fehler einzugestehen und sich zu entschuldigen. Sicher liegt dies zum einem an dem etwas hilflosen Wunsch, ein möglicherweise schlechtes Image zu vermeiden, andererseits auch an der Furcht vor rechtlichen Konsequenzen. In Kapitel 6 wird im Rahmen der Pressearbeit darauf eingegangen, wie Krankenhäuser auch dann professionell und transparent kommunizieren können, wenn ihnen Fehler unterlaufen sind.

Fragen Sie Ihre Mitarbeiter in einer der nächsten Abteilungsbesprechungen, welches Image ihr Krankenhaus in der Öffentlichkeit hat.

* Welche positiven, aber auch welche negativen Erlebnisse könnten ihrer Ansicht nach Patienten nach dem Aufenthalt in Ihrem Haus erzählen?
* Sind es die hervorragenden medizinischen Leistungen?
* Ist es das freundliche und herzliche Auftreten der Krankenhausmitarbeiter?
* Sind es die reibungslosen Prozesse im Klinikalltag ohne lange Wartezeiten?
* Ist es das gute Vertrauensverhältnis zu dem behandelnden Arzt?
* An welchen Schwächen hinsichtlich der Patientenorientierung muss zukünftig gearbeitet werden?

Markenbildung in deutschen Krankenhäusern

Markenbildung hat bisher nur ansatzweise stattgefunden. Die wenigsten deutschen Krankenhäuser haben bisher darüber nachgedacht, eine Marke zu werden, bzw. Marketing professionell zu betreiben. Sie kümmern sich noch nicht kontinuierlich um ihren beständig guten Ruf in der Öffentlichkeit, wie es beispielsweise Fluggesellschaften seit Jahrzehnten tun. So ist die Marke Lufthansa der verdichtete Ausdruck der spezifischen Unternehmensleistung: Sicheres Fliegen in einem angenehmen Ambiente mit gutem Service. Dies lässt sich recht einfach auf Krankenhäuser übertragen, die nur die Aussage „Sicheres Fliegen" wie folgt ersetzen müssten: „Beste medizinische Behandlung in einem angenehmen Ambiente mit gutem Service".

Dabei bieten viele Krankenhäuser „beste medizinische Behandlungen" an, die sehr leicht zu ihrem „Markenzeichen" werden könnten – ob man nun an Herztransplantationen in einem Herzzentrum, Tumorbehandlungen in einem Tumorzentrum oder die erfolgreiche Behandlung von Diabetes in einem Diabeteszentrum denkt. Wie Krankenhäuser zur Marke werden können, in dem sie sich in den Prozess einer neuen Identitätsfindung begeben, wird in Kapitel 5 dargestellt.

Aus heutiger Sicht ist schwer nachvollziehbar, warum bis heute nur wenige Krankenhäuser damit begonnen haben, über ihre ausgeprägte Patientenorientierung eine Marke in der Region aufzubauen, bzw. warum Kliniken kranken Menschen nicht durchweg ausgesprochen kundenorientiert begegnen, um damit „Werbung" für sich zu machen. Ein Umdenken in Richtung Markenbildung findet erst langsam statt – aber auch nur deshalb, weil sich die wirtschaftlichen Rahmenbedingungen für die Krankenhäuser verschlechtert haben und viele Häuser schlichtweg ums Überleben kämpfen müssen. Einzelne Krankenhäuser beginnen zu erkennen, dass sie sich in der Öffentlichkeit und während der Behandlung von Patienten sehr gut präsentieren sollten, um ihre Fallzahlen zu sichern, in dem sie bei den verschiedenen Zielgruppen einen „unvergesslichen" guten Eindruck hinterlassen.

Die Zielgruppen von Marketing im Krankenhaus

Es ist immer noch eher unüblich, die Zielgruppen von Krankenhäusern als „Kunden" zu bezeichnen. Dabei stehen folgende Gruppen, die in Kapitel 3 näher beschrieben werden, sehr wohl in einem Kundenverhältnis zum Krankenhaus:

- in erster Linie die Patienten und potenziellen Patienten,
- die Angehörigen von Patienten bzw. deren Freunde und Bekannte, die zu den Besuchszeiten kommen,
- die zuweisenden (niedergelassenen) Fach- und Hausärzte,
- die Öffentlichkeit bzw. die Bürger und die Medien der Region,
- die Zulieferer aus den Bereichen Technik und Pharma,
- die Kooperationspartner (z. B. Physiotherapeuten, Ergotherapeuten, Logopäden, Psychologen, Hebammen, ambulante Pflegedienste etc.),
- die Selbsthilfegruppen,
- die Krankenkassen,
- der MDK (medizinische Dienst der Krankenkassen) und
- die Medizinjournalisten.

In einem ersten Schritt müssen diese Kundengruppen für das Krankenhaus als Patienten bzw. Kunden gewonnen werden. Im nächsten Schritt sollten sie sich langfristig an das Krankenhaus binden. Wenn ein Patient abwandert, sollte immer versucht werden, die Gründe dafür herauszufinden. Welche Ursachen hatte seine Unzufriedenheit und wie kann man ihn systematisch zurückgewinnen? Dies spart dem Haus Kosten und den Aufwand, sich kontinuierlich um „neue" Kunden zu bemühen. Seiwert & Ederer (2000) haben in diesem Zusammenhang auf folgende Fakten aufmerksam gemacht:

- Es ist fünf- bis sechsmal teurer einen neuen Kunden zu gewinnen als einen Stammkunden zu behalten.
- Mindestens jeder vierte unzufriedene Kunde wechselt sofort den Anbieter, wenn er eine bessere Alternative hat.
- Jeder zufriedene Kunde bringt mindestens drei weitere neue Kunden.
- Ein unzufriedener Kunde erzählt sein Negativerlebnis zehn weiteren potenziellen Kunden.

1.5   Marketingaktivitäten: Was bisher unternommen wird

Wenn man sich die Websites der bundesdeutschen Krankenhäuser ansieht, fällt auf, dass es zumindest in den meisten größeren Krankenhäusern eine Person gibt, die sich – in der Regel hauptamtlich – um die Öffentlichkeitsarbeit kümmert. Eine Studie von rotthaus.com health communication aus dem Jahr 2006 belegt allerdings, dass selbst bei Einrichtungen mit mehr als 600 Betten nur 27 Prozent einen eigenen Marketingverantwortlichen haben.
Die Aufgaben der Marketingmitarbeiter in deutschen Krankenhäusern beinhalten heute folgende Kernaufgaben:

- Organisation eines *Webauftritts/einer Homepage* für das Krankenhaus
- Konzeption einer *Hochglanzbroschüre* für das Haus, die als pdf-Datei auf der Homepage abgelegt und von den Besuchern der Seite heruntergeladen werden kann.
- Konzeption von *Flyern* für einzelne Abteilungen
- Verfassen von *Pressemeldungen* zu berichtenswerten „Highlights"
- Vermarktung von *Zertifikaten* (z. B. das KTQ-Zertifikat) oder sonstigen Preisen in Pressemeldungen und auf der Website
- Organisation vom jährlichen „*Tag der offenen Tür*"
- Durchführung von Befragungen (Patienten, zuweisende Ärzte) und Marktanalysen

Diese kommunikationspolitischen Maßnahmen alleine reichen jedoch nicht aus, um zu steigenden Patientenzahlen zu kommen. Ein gutes Image in der Öffentlichkeit lässt sich nicht über besonders viele Tage der offenen Tür erzielen. Auch viele Patientenveranstaltungen, Messepräsenzen, Broschüren oder Flyer, die in hoher Auflage gedruckt werden, führen nicht automatisch zur Etablierung einer Krankenhausmarke.
Ein Webauftritt macht nur dann richtig Sinn, wenn das Alleinstellungsmerkmal eines Hauses deutlich kommuniziert wird: „Was kann das Haus den Patienten *besonders* gut anbieten?" „Worin unterscheidet es sich von seinen Mitbewerbern in der Region?" Entscheidende Wettbewerbsvorteile werden auch als „USP" bezeichnet, als sogenannte „unique selling propositions".

Sicherlich sind die oben aufgezählten kommunikationspolitischen Maßnahmen wichtige Bestandteile der Öffentlichkeitsarbeit. Sie sind aber nur dann empfehlenswert, wenn sie von den Zielgruppen tatsächlich positiv wahrgenommen werden und deren Verhalten (z. B. das Krankenhaus vermehrt aufzusuchen) beeinflussen. Die Auswirkung bzw. Konsequenzen von Marketingaktivitäten können im Rahmen des Marketing-Controllings, auf das in Kapitel 3.9 näher eingegangen wird, überprüft werden.
Genauso wichtig wie der gezielte Einsatz kommunikationspolitischer Maßnahmen sind Erfahrungen, die Patienten und Kunden in bzw. mit einem Krankenhaus gemacht haben und die sie an potenzielle weitere Kunden kommunizieren. Bei Patienten ist es der stationäre Aufenthalt, bei zuweisenden Ärzten ist es die Zusammenarbeit mit den ärztlichen Kollegen im Krankenhaus.
Der gezielte Einsatz klassischer Instrumente der Kommunikationspolitik macht nur dann Sinn, wenn alle Mitarbeiter eines Krankenhauses sich zunächst darüber im Klaren sind, dass sie personbezogene Dienstleistungen an Patienten erbringen.
Die Antworten von Prof. Dr. Ekkernkamp im Rahmen eines im September 2008 geführten Interviews (vgl. Kapitel 1.7) belegen, dass sich der Wettbewerbsvorteil eines Krankenhauses nicht nur aus der „sturen" Umsetzung der genannten kommunikationspolitischen Instrumente ergibt.

Stellen Sie sich die folgenden Fragen:

- Lohnt es sich für unser Haus überhaupt noch, jährlich einen Tag der offenen Tür anzubieten? Oder macht es heutzutage mehr Sinn, das Krankenhaus sieben Tage pro Woche, rund um die Uhr im Internet auf der Homepage perfekt zu präsentieren?
- Kann nicht ein digitaler Imagefilm die virtuellen Besucher auf der Homepage viel besser über das Leistungsspektrum, die behandelnden Ärzte und die Atmosphäre im Haus informieren? Ist dies nicht sogar kostengünstiger?
- Sollte man nicht auf der Website die Möglichkeit anbieten, sofort per Mausklick einen Termin für einen persönlichen Kontakt mit den Ärzten der einzelnen Abteilungen vereinbaren zu können? Fast alle US-amerikanischen Krankenhäuser bieten diese Möglichkeit auf ihren Websites.
- Was kosten Ihre Marketingaktivitäten, von denen Sie wenig überzeugt sind?
- Wägen Sie sorgfältig ab, welche Marketingmaßnahmen längst überholt sind und streichen Sie sie!

1.6 Ein Blick in die Praxis: Was Patienten im Krankenhaus vorfinden und was sie sich wünschen

Alle Kundengruppen – vor allem natürlich die Patienten – haben bestimmte Vorstellungen bzw. Erwartungen darüber, wie sie während ihres Krankenhausaufenthaltes behandelt werden wollen. Werden diese Erwartungen erfüllt, wird letztlich Zufriedenheit ausgelöst – der Patient/der Kunde kommt im Falle einer Neuerkrankung wieder. Der einzige, der letztlich zum wirtschaftlichen Erfolg eines Krankenhauses beiträgt, ist der zufriedene Patient, der sich (ggf. immer wieder) in demselben Krankenhaus behandeln lässt.

Diese Tatsache sollte allen Führungskräften – natürlich auch allen anderen Mitarbeitern – in Krankenhäusern bewusst sein, damit alle Handlungen am Patienten darauf ausgerichtet sind, seine Erwartungen zu erfüllen. Dann wird er sich immer wieder für das Krankenhaus entscheiden und dies auch in seinem Umfeld kundtun.

Grundlegende Veränderungen und Verbesserungen zur Patientenorientierung können nur von der obersten Führung eines Krankenhauses in die Wege geleitet werden. Interessiert sich diese nur für Fallzahlen, den Case Mix, die Auslastung sowie andere wirtschaftliche Parameter und lässt dabei die Patientenorientierung als oberstes Unternehmensziel außer Acht, wird sich an diesen Zuständen wohl kaum etwas ändern.

Somit ist die Umsetzung von Patientenorientierung zur Führungsaufgabe geworden. Insbesondere in Zeiten, in denen die Ressourcen sehr knapp sind und die Arbeitsbedingungen sehr viel von Ärzten und Pflegenden abverlangen, sind die Führungskräfte aufgefordert, ihre Mitarbeiter besonders gut zu führen. Was gute Führung beinhaltet und wie sie umgesetzt werden kann, wird in Kapitel 3 dargestellt. Auch die Bundesärztekammer hat den hohen Stellenwert von Führung im ärztlichen Bereich erkannt. Seit 2007 gibt es im Rahmen der Weiterbildungsmöglichkeiten für Mediziner die Möglichkeit, das Führen von Mitarbeitern systematisch zu erlernen und zu trainieren (Bundesärztekammer 2007, Curriculum Ärztliche Führung: http://www.bundesaerztekammer.de/page.asp?his=3.71. 5062.5834.5835).

Die finanziell angespannte Situation in deutschen Krankenhäusern verlangt letztlich, kontinuierlich danach zu fragen, was sich trotz schlechter Bedingungen verbessern sollte, um damit dem Wohl des Patienten zu dienen. Diese Managementregel wird in Kapitel 10 noch einmal aufgegriffen und erklärt.

Patienten sind grundsätzlich kranke Menschen, die sich besondere Zuneigung von ihrer Umwelt bzw. ihren Mitmenschen wünschen. Auch während ihres Krankenhausaufenthaltes – trotz schlechter personeller Besetzung in den Abteilungen – wünschen sie sich besondere Zuwendung vom Personal. Heute ist dies wahrscheinlich noch mehr der Fall als noch vor 50 Jahren. Das Patientenklientel hat sich nämlich in dieser Zeit gewaltig verändert. Die Kriegs- und Nachkriegsgenerationen, die als anspruchslos charakterisiert werden kann – wir sprechen hier von den Geburtsjahrgängen bis 1930 – sterben langsam aus. Insbesondere Geburtsjahrgänge nach 1960 unterscheiden sich enorm von früheren Generationen, da sie sich einen Krankenhausaufenthalt ohne Notebook, Handy und Internet schwer vorstellen können. Sie wünschen sich auch ausgefallene Serviceleistungen, die sogenannte „Servicewüste" hat in ihren Augen ausgedient.

Was Patienten im Krankenhaus vorfinden

In den letzten zehn Jahren hat die Autorin Anja Lüthy viele Krankenhausabteilungen und somit Mitarbeiter aller Berufsgruppen (Pflege, Ärzte, Verwaltung) als Trainerin und Coach begleitet. Ziel war es immer, die Mitarbeiter- sowie die Patientenorientierung dahingehend zu verbessern, dass sich alle – sowohl die Mitarbeiter als auch die Patienten – im Krankenhaus wohl fühlen und die Arbeit – trotz der massiven finanziellen Restriktionen – konstruktiv und erfolgreich bewältigt wird.
Im Rahmen dieser Trainingsseminare und Coachings wurde mit den Mitarbeitern der jeweiligen Krankenhäuser gemeinsam sehr viel Verbesserungspotenzial entdeckt. Durch die Unterstützung der Führungskräfte wurde es in den Abteilungen möglich, zahlreiche Verbesserungen, die dem Wohl der Patienten dienen, erfolgreich umzusetzen. Die folgenden Beispiele machen deutlich, welche Verbesserungen sich Mitarbeiter wünschen, um Patientenorientierung im Klinikalltag noch besser leben zu können:

Der Empfang durch den Pförtner

Pförtner spielen eine zentrale Rolle, da sie meistens die erste Kontaktperson sind, wenn man ein Krankenhaus betritt. Die Patienten bekommen einen ersten Eindruck über ein Krankenhaus, wenn sie an der Pforte nach dem Weg fragen. Besonders freundliche Pförtner hinterlassen einen entsprechend guten Eindruck. Wenn ein Pförtner ruppig ist oder übellaunig wirkt, kann der Patient das Gefühl bekommen, er störe eher, als das er ein gern gesehener „Gast" sei.
Es macht deshalb Sinn, die Pförtner auf ihre wichtige Rolle aufmerksam zu machen und sie in einem Tageskurs darin zu schulen, besonders hilfsbereit auf Patienten und alle weiteren Kundengruppen zuzugehen. Das Anbieten eines Rollstuhles und/oder eine persönliche Begleitung bei hilflos wirkenden Patienten hinterlässt sicherlich einen guten Eindruck.

Nach solch einem Training des Empfangspersonals gehören Fälle wie derjenige, bei dem ein Pförtner zu einem blutenden Patienten, der in die Notaufnahme eines Krankenhauses kam, sagte: „Gehen Sie am Röntgen und EKG vorbei, nach rechts, dann links und dann die fünfte Tür rechts hinten, dort klopfen Sie dann mal und warten auf dem Stuhl", bald der Vergangenheit an.

Die umfassende Aufklärung von Patienten vor Operationen

Der Prozess der Aufklärung von Patienten, die operiert werden müssen, wird oft als verbesserungsbedürftig geschildert. Patienten sollten wissen, wer sie operieren wird, ihnen sollte die Angst genommen werden und im Anschluss an die OP sollten sie darüber informiert werden, wie und mit welchem Ergebnis sie verlaufen ist.

Viele pflegerische Mitarbeiter aus chirurgischen Abteilungen berichten, dass eine umfassende Aufklärung wesentlich zur Zufriedenheit der Patienten beiträgt. Da eine Operation eine Situation ist, die, egal ob es sich um einen kleinen oder großen Eingriff handelt, Angst einflößt, wünscht sich ein Patient besonders auf folgende Fragen Antworten: Wird alles gut gehen? Wache ich nach der Narkose wieder auf? Kann ich mich darauf verlassen, dass die Ärzte ausgeschlafen, aufmerksam und geübt sind?

Es bietet sich deshalb an, die Aufklärung der Patienten um Antworten auf die genannten Fragen zu ergänzen, um ihnen soweit als möglich die Angst vor der Operation zu nehmen. Die gute persönliche Betreuung von Patienten insbesondere im Vorfeld von (qualitativ guten) operativen Eingriffen kann sogar zum Markenzeichen eines Hauses werden und spricht sich sehr schnell herum.

Der hohe Stellenwert von Visiten

Visiten sind im Tagesablauf eines Patienten, der „ans Bett gebunden" ist und nicht viel erlebt, ein sehr wichtiger „Programmpunkt". Hier trifft er auf „seinen" Arzt, erfährt Neues über seine Erkrankung, weitere Details zur Diagnose, die geplante Therapie und das weitere Vorgehen. Wenn Visiten terminlich an eine Uhrzeit gebunden sind (plus/minus 20 Minuten) und beim Patienten das Gefühl entsteht, der Arzt kann sich genügend Zeit für ihn nehmen, um auch auf eine persönlichen Fragen zu antworten, dann trägt dies wesentlich zur Zufriedenheit von Patienten bei. Stundenlanges Warten auf Visiten macht Patienten besonders dann unzufrieden, wenn sie sich, während sie warten, nicht einmal trauen, die Toilette zu besuchen.

Es gibt im Rahmen der Erarbeitung von Verbesserungspotenzial für Visiten Berichte von Mitarbeitern darüber, dass es Visiten gibt, bei denen sich keiner der (neuen) Ärzte dem Patienten vorstellt und sich die Ärzte nicht mit, sondern über den Patienten unterhalten. Es scheint Ärzte zu geben, die den Eindruck hinterlassen, dass der Blick in die Unterlagen bzw. Krankenakten wichtiger ist, als dem Patienten ins Gesicht zu schauen.

Zu Verbesserung der Organisation und des Ablaufes von Visiten macht es deshalb Sinn, die Ärzte kontinuierlich auf die wichtige Funktion, die Visiten haben, aufmerksam zu machen. Visitentrainings – mit vorausgegangener Visitenbegleitung durch die Trainerin selbst sind hilfreich. Bereits nach einem eintägigen Visitentagestraining ist es möglich, die Organisation und den Ablauf von Visiten so zu verbessern, dass sowohl die Ärzte als auch die Patienten zufrieden sind. Ein gutes Beispiel zur Verbesserung der ärztlichen Visiten im Zusammenhang mit Maßnahmen des Qualitätsmanagements befindet sich in Kapitel 8.4.

Die Entlassung von Patienten

Patienten freuen sich in der Regel sehr, wenn sie entlassen werden und können es kaum erwarten, das Krankenhaus zu verlassen. Im Sinne einer ausgeprägten Patientenorientierung sollten Patienten am Entlassungstag nicht, wie von Mitarbeitern berichtet, bis 17:00 Uhr auf ihren Entlassbericht warten müssen, weil die Anordnung lautet, dass kein Patient mehr ohne Entlassbericht nach Hause gehen darf.

Verbesserungspotenzial zeigt sich auch dahingehend, dass ein standardisiertes Abschluss- bzw. Entlassungsgespräch mit dem Patienten mancherorts noch nicht regelmäßig geführt wird. Dies hat schon dazu geführt, dass Patienten nach dem Krankenhausaufenthalt ihren Hausarzt fragen mussten, was für eine Krankheit sie eigentlich hatten.

In der Regel ist es möglich, mit dem Stationsteam einer Abteilung einen Ablaufplan zur Patientenentlassung so zu erarbeiten, dass Patienten bis Mittags um 12:00 Uhr – nach einem Abschlussgespräch über die Krankheit und das weitere Vorgehen – mit einem, wenn auch vorläufigen, Entlassungsbrief entlassen werden können.

Da die Entlassung eines Patienten auch den zuweisenden Arzt betrifft, zu dem der Patient nun wieder gehen wird, wirken sich Verbesserungen bei der Entlassung und Überleitung auch positiv auf die Zufriedenheit des zuweisenden Arztes aus.

Das Verhalten aller Berufsgruppen gegenüber Patienten

Die Patienten- und Mitarbeiterorientierung kann durch alle Berufsgruppen beeinflusst werden, seien es die Sekretärinnen der Chefärzte, die Pförtner, die Arzthelferinnen oder die Mitarbeiter der Verwaltung.

In Trainingsseminaren wird immer wieder davon berichtet, dass sogar Mitarbeiter mit intensiven Patientenkontakten nicht verlässlich Patienten oder sonstige Kunden grüßen. Sie blicken regelmäßig nicht einmal auf, wenn jemand ins Zimmer kommt. Begründet wird solch unhöfliches Verhalten dann mit „Stress": Man sei eben mit zu vielen Aufgaben betraut, es gäbe zu wenig Personal, dies führe dazu, dass Wartende ignoriert werden müssten. Diese können dann erst bedient werden, wenn sie sich nachdrücklich in Erinnerung rufen.

Da diese Kontakte mit Sekretärinnen oder Verwaltungsmitarbeitern oft die ersten sind, wenn ein Patient die Klinik betritt, ist es umso wichtiger, Verbesserungspotenzial einerseits zu erkennen, andererseits aber auch Verbesserungen umzusetzen. Das richtige Setzen von Prioritäten beim Abarbeiten der eigenen Tätigkeiten mit dem Ziel, den persönlichen Kontakt zu Patienten immer in den Vordergrund zu stellen und positiv zu gestalten, kann in vielen Fällen helfen, die Patientenorientierung zu verbessern.

In diesem Zusammenhang sind auch die positiven Effekte, die Telefontrainings auf das freundliche Verhalten am Telefon haben können, zu erwähnen. Sie helfen, telefonische Kontakte zu optimieren und führen dazu, dass sich Pflegekräfte nicht in aller Ruhe über ihren Urlaub unterhalten und das Telefon entweder einfach klingeln lassen oder gereizt einen Anrufer „abfertigen".

Erst wenn beispielsweise gemeinsam erarbeitet worden ist, dass es sich bei einem entgangenen Anruf ja auch um Angehörige hätte handeln können, die um das Leben eines Patienten bangen, wird erkannt, wie wichtig es ist, das Telefon verlässlich und freundlich zu bedienen.

Was wir aus den Beispielen folgern

Die genannten Beispiele zeigen, dass es in sehr vielen Bereichen Verbesserungspotenzial gibt, das dem Wohl der Patienten dient und ebenfalls zu einer höheren Zufriedenheit der Mitarbeiter führt. Ein wesentliches Element, um Verbesserungen – egal ob abteilungsintern oder krankenhausintern – in Gang zu setzen, ist die Kommunikation innerhalb der Berufsgruppe und zwischen den verschiedenen Berufsgruppen. Leider wird der hohe Stellenwert von Kommunikation im Krankenhaus noch vielerorts unterschätzt und als unwichtig und lästig gesehen.
Informationen über Veränderungen bzw. neue Verfahren (z. B. neuer Umgang mit Patienten im Rahmen der Aufklärung vor Operationen) müssen weitergeleitet werden. Hierzu sind regelmäßige Besprechungen über die morgendliche Frühbesprechung hinaus notwendig. Es darf nicht sein, dass nach dem Motto: „Wer etwas wissen will, soll doch fragen…" Mitarbeiter nicht über Verbesserungen informiert werden.

Was sich Patienten im Krankenhaus wünschen

In Ergänzung zu den eben genannten Verbesserungen sind es die folgenden Wünsche, die Patienten zu ihrem Krankenhausaufenthalt artikulieren. Insbesondere haben Patienten

- den Wunsch nach sehr viel Information über das einzelne Krankenhaus, dessen Leistungsspektrum, dessen Ausstattung mit medizinischen Spezialgeräten, dessen Mitarbeitern und deren Qualifikation, dessen Therapieangeboten und dessen medizinischen Konzepten,
- den Wunsch nach einer transparenten, reibungslosen bzw. kundenorientierten Patientenaufnahme ohne viel Wartezeit, auch in der Ambulanz,
- den Wunsch nach besonders ausführlicher Aufklärung und Informationen zur eigenen Erkrankung deren Behandlungsmöglichkeiten, Prognose, alternativen Behandlungsmöglichkeiten, Risiken, Nachbehandlung, Ausfallzeiten etc.,
- den Wunsch nach freundlichen und geduldigen Ärzten, die Vertrauen wecken und Fragen laienverständlich beantworten,
- den Wunsch nach zusätzlichen Serviceleistungen, wie Patientenschulungen, Essen „à la carte", Internetzugang im Zimmer oder auf der Station, 24-Stunden Besuchszeiten bzw. Rooming-in-Möglichkeiten für Angehörige,
- den Wunsch nach sehr freundlichem, höflichem und zuvorkommendem Pflegepersonal vom Empfang auf Station bis zur Verabschiedung am letzten Tag,
- den Wunsch nach verlässlichen und strukturierteren Arztvisiten, in denen der Arzt Zeit hat, Fragen von Patienten oder Angehörigen ausführlich zu beantworten,
- den Wunsch nach Überleitungsangeboten (Reha, Anschlussheilbehandlung, Kontakte zu ambulanten Pflegediensten etc.), die vom Krankenhaus organisiert werden und

- den Wunsch, dass die Angehörigen nicht als Störenfriede, sondern als gern gesehene Besucher wertgeschätzt werden und ebenfalls bei Patientengesprächen eingebunden werden.

Wollen Krankenhäuser zukünftig keine Patienten verlieren, sollten sie sich diesen Wünschen und Erwartungen stellen und ihr Verhalten gegenüber Patienten sowie ihre Serviceleistungen an die gestiegenen Ansprüche anpassen. Dies darf unserer Meinung nach allerdings nichts kosten. Die Strategie der hessischen Dr. Horst Schmidt Kliniken, allen Bürgern der Rhein-Main-Region ab Januar 2009 eine Zusatzversicherung, die Extraleistungen abdeckt, für 15 bis 30 Euro im Monat anzubieten, scheint uns fragwürdig. Dieses Kundenbindungsprogramm mit dem Namen „McPlus", das u. a. kürzere Wartezeiten umfasst, soll scheinbar dazu dienen, die Erlössituation des Krankenhauses zu verbessern. Kostenpflichtige Freundlichkeit widerspricht unserer Meinung nach dem Recht der Patienten auf Wertschätzung (vgl. Financial Times Deutschland vom 27.11.2008).

Die medizinische Behandlungsqualität und deren Einschätzung

Natürlich wollen die Patienten heute – mehr denn je – an erster Stelle ein erstklassiges hochspezialisiertes medizinisches Angebot im Krankenhaus vorfinden. Diesem Wunsch ist einerseits in den letzten 20 Jahren durch die Errichtung von immer mehr medizinischen Zentren entsprochen worden. Mittlerweile gibt es bundesweit Herzzentren, Brustzentren, Tumorzentren, Geburtszentren etc.

Andererseits ist es – zumindest auf den ersten Blick – recht schwierig für Patienten, überhaupt die Qualität bzw. das Niveau der medizinischen Behandlung zu beurteilen. Ein erstklassiges medizinisches Angebot, das dem Wunsch nach bester medizinischer Versorgung entspricht, kann von dem Patienten eigentlich erst nach seinem Aufenthalt beurteilt werden. Zunächst entscheidet immer sein erster Eindruck darüber, wie er das Krankenhaus – und auch die Qualität der medizinischen Leistungen – beurteilt. Wie willkommen fühlt er sich? Wie verhält sich das Personal ihm gegenüber?

Ein positives Gefühl wird dann gestärkt, wenn das Krankenhauspersonal bereits beim ersten persönlichen Kontakt, z. B. am Empfangstresen des Krankenhauses, einen „guten Eindruck" hinterlässt. Man kann sich leicht vorstellen, wie beim Patienten das Gefühl „Hier bekomme ich die beste medizinische Versorgung" entsteht, wenn sein Kontakt zum Personal von ihm als angenehm empfunden wird.

Auch wenn Krankenhäuser wegen ihrer Spezialisierung sehr bekannt sind und Patienten deshalb auch „rüpelhaftes" Verhalten des Personals akzeptieren – sie wollen ja eigentlich zum Chefarzt –, sollten alle Patientenkontakte angenehm gestaltet werden. Wenn der Patient während seiner Aufnahme bereits auf einen freundlichen, zugewandten Arzt trifft, der ihn über die bevorstehende Operation transparent aufklärt, ihm beispielsweise den Ablauf in kleinen Schritten erklärt, löst dies beim Patienten Assoziationen zu hoher medizinischer Behandlungsqualität aus, die er auch gerne im Familien-, Freundes- und Bekanntenkreis weitergibt.

Serviceleistungen

Gerade die jüngere Generation hat – neben dem primären Wunsch nach bester medizinischen Behandlung – immer mehr das Bedürfnis, auch im Krankenhaus guten Service zu erfahren. Freundliche Serviceangebote (sogar das Angebot eines Glases Wasser zwischendurch) bleiben bei Patienten in bester Erinnerung. Wenn kranke Menschen im Krankenhaus aufgenommen werden, sollten sie nicht nur zeitnah auf gute ärztlich Hilfe stoßen, die sie sowieso erwarten, sondern ebenfalls einen guten Service bekommen. Dies ist bereits seit Jahrzehnten in Flugzeugen, wenn die Passagiere an Board kommen, üblich. Stewardessen vermitteln den Passagieren über ihre Freundlichkeit und die angebotenen Serviceleistungen Zeitschriften, Getränke, Spielzeug für Kinder etc., dass sie „willkommen sind" und sich in „guten Händen" befinden.

Krankenschwestern sollten – standardmäßig – jeden Patienten auf alle zur Verfügung stehenden Serviceleistungen aufmerksam machen, um die Serviceorientierung zu demonstrieren. In vielen Häusern wird heute schon ein Internetcafé, freie Essensauswahl, eine Patientenbibliothek, Rooming-in-Möglichkeiten für Angehörige etc. angeboten. Viele Patienten wissen dies allerdings gar nicht, insbesondere dann, wenn das Serviceangebot als schlecht lesbare DIN A4-Kopie auf dem Nachttisch liegt und die Lesebrille zu Hause vergessen wurde.

Freundlichkeit, Höflichkeit und Herzlichkeit

Eine Krankenhausbehandlung, ein Arztbesuch, ein Reha-Aufenthalt oder auch die Behandlung und Pflege in einem Hospiz verlangen vom Patienten ein hohes Maß an Vertrauen in die behandelnden Berufsgruppen. Viele Krankenhäuser haben sich bisher nicht genügend damit beschäftigt, wie Vertrauen am besten so aufgebaut werden kann, dass sich Patienten auch wegen des guten Vertrauensverhältnisses zu den Ärzten und Schwestern langfristig an das Krankenhaus binden wollen.

Vertrauen entsteht dann, wenn der Patient das Personal zunächst als freundlich, höflich und herzlich empfindet. Darüber hinaus vertrauen Patienten denjenigen Krankenhausmitarbeitern, die transparent und glaubwürdig mit ihnen kommunizieren, und bei denen man spürt, dass sie ihre Arbeit am Patienten gerne tun. Auf diese Thematik wird in Kapitel 2 noch einmal eingegangen.

Besprechen Sie mit Ihren Mitarbeitern:

- Welchen Eindruck hinterlässt Ihr Krankenhaus/die eigene Fachabteilung bei den Patienten?
- Wie können die Mitarbeiter Ihres Hauses die Grundbedürfnisse von Patienten bestmöglich erfüllen?
- Welche Bedingungen müssen evtl. noch geschaffen werden, um Patientenwünsche besser erfüllen zu können?

1.7 Das Unfallkrankenhaus Berlin: Wie es seine Öffentlichkeitsarbeit gestaltet

Das folgende Interview mit Prof. Dr. med. Axel Ekkernkamp, Geschäftsführer und Ärztlicher Direktor am Unfallkrankenhaus Berlin und Präsident der Deutschen Gesellschaft für Unfallchirurgie führte Anja Lüthy am 23.09.2008 in Berlin. Die Antworten von Herrn Prof. Dr. Ekkernkamp machen deutlich, dass Marketing und Öffentlichkeitsarbeit aktuelle Themen sind, auf deren Umsetzung Krankenhäuser heute nicht mehr verzichten können.

Wie haben Sie es geschafft, dass das Unfallkrankenhaus Berlin (ukb) heute einen so guten Ruf in der Berliner Öffentlichkeit hat?

Professor Ekkernkamp: Als das Unfallkrankenhaus Berlin Mitte der 90er Jahre auf der grünen Wiese – im Ostteil Berlins im Bezirk Marzahn – erbaut wurde, wusste noch niemand, dass es schon bald zu einem der modernsten Unfallkrankenhäuser Europas gehören würde.

Der Berliner Senat hatte sich mit den Berufsgenossenschaften (BG) gemeinsam für den unpopulären Standort Berlin Marzahn entschieden und mit 468 Mio. DM wurde das Unfallkrankenhaus im Sinne der Berufsgenossenschaften gebaut. Medizinische Schwerpunkte sollten – wie in BG-Kliniken üblich – Schwerstbrandverletzte und Querschnittpatienten sein. Das ukb bekam 468 Betten und hat 14 medizinische Fachabteilungen. Heute arbeiten dort rund 1 250 Mitarbeiter.

In Berlin war das Unfallkrankenhaus Mitte der 90er Jahre zunächst nicht sonderlich willkommen, da es bereits 67 Krankenhäuser in der Stadt gab, von denen 19 auch die Behandlung von Unfallopfern übernahmen. Es gab also keine unversorgten Patienten, die dringend auf ein neues Krankenhaus gewartet hätten. Im Gegenteil, von den 67 damaligen Berliner Krankenhäusern waren einige Mitte der 90er Jahre von der Schließung bedroht und konnten schon deshalb das Entstehen eines komplett neuen Krankenhauses nicht verstehen.

Trotzdem wurde das ukb 1997 feierlich eröffnet. Es konnte nicht auf eine lange Tradition blicken und erhielt den schlichten, „von oben" vorgegebenen Namen „Unfallkrankenhaus". Der Zusatz „Marzahn", um zum „Unfallkrankenhaus Marzahn" zu werden, war unerwünscht und so musste das ukb einen eigenen Weg finden, um in der Öffentlichkeit bekannt zu werden.

Aus der Anfangszeit sind Geschichten von Taxifahrern bekannt, die bei ihren Gästen nachfragten, wohin sie denn genau gefahren werden wollten, da alleine der Name „Unfallkrankenhaus" nicht ausreichte, um die Gäste ans richtige Ziel zu fahren.

Die Ausgangssituation vor gut elf Jahren war also schwierig: Der zu schlichte Name, der schwierige Standort, das fehlende gute Image des nagelneuen Hauses in der Öffentlichkeit und das fehlende hochspezialisierte Personal, das erst langsam eingestellt wurde.

Von Anfang an war es das Ziel, der Öffentlichkeit zu kommunizieren, dass das ukb ein außerordentlich modernes Krankenhaus mit sehr hohem Qualitätsanspruch ist. Modern bedeutet, sehr gut aufgebaut und organisiert, zum Beispiel auch mit flachen Hierarchien und außerdem technisch bestens ausgestattet. Die hohe Qualität sollte durch hervorragendes Personal, insbesondere Medizinerinnen und Mediziner, die ein bestimmtes Spezialgebiet vertreten, das es so in Berlin noch nicht gab, sicher gestellt werden – zum Beispiel die Spezialisierung auf Patienten mit Schwindel, auf Patienten mit Wasserköpfen und die Spezialisierung auf Neuro-Urologie etc. Diese medizinische Nischenbildung hat sich bis heute sehr gut bewährt, da sie einen klaren Wettbewerbsvorteil gegenüber anderen Krankenhäusern darstellt.

Die Presse-, Medien- und Öffentlichkeitsarbeit – seit Ende der 90er Jahre haben wir dafür eine Mitarbeiterin – war von Anfang an beim Ärztlichen Direktor angesiedelt. Einerseits ist die Mitarbeiterin für die Öffentlichkeitsarbeit des kompletten ukb verantwortlich. Andererseits sollen sich auch die 14 Chefärzte, jeder für seine eigene Abteilung, um ihre Öffentlichkeitsarbeit kümmern, insbesondere die Presse- und Öffentlichkeitsarbeit unterstützen. Es gilt bei uns die Regel: Chefärzte führen ohne die Pressereferentin kein Interview alleine.

So entwickelte das ukb über die letzten zehn Jahre hinweg einen sehr guten Ruf in der Öffentlichkeit.

Wie lässt sich die Philosophie der Öffentlichkeitsarbeit des ukb am besten beschreiben?

Professor Ekkernkamp: Die Öffentlichkeitsarbeit des ukb ist dadurch gekennzeichnet, dass sie sehr vielseitig ist und alle Medien kontinuierlich „großzügig und schnell bedient" werden.

Bereits 1999 haben wir für das ukb einen umfangreichen Webauftritt im Internet präsentiert und kontinuierlich ausgebaut. Wir legen großen Wert auf Transparenz und Patientenorientierung. Unser Prinzip ist es, dass alle Medien gerne über uns berichten dürfen – am liebsten natürlich positiv.

Auch wenn die BZ in ihrer Serie „Berlin, deine Kliniken" über uns berichten möchte, wird die zuständige Journalistin sehr rasch mit Informationsmaterial bedient. So konnte diese Serie im Januar 2008 mit dem ukb als 1. Teil beginnen, weil wir so zügig das notwenige Material lieferten.

Die beste Öffentlichkeitsarbeit nutzt nichts, wenn der Patient auf unfreundliches Personal trifft. Wie sorgt das ukb für die Freundlichkeit der Mitarbeiter?

Professor Ekkernkamp: Die Voraussetzungen für eine gute Öffentlichkeitsarbeit sind im ukb schon gegeben, wenn die Patienten oder andere externe Kunden das Krankenhaus betreten. Sie treffen in der Haupthalle am Empfang sofort auf freundliche Krankenschwestern, die täglich zwischen 8 und 13 Uhr die Patienten und Besucher persönlich begrüßen. Bei Bedarf werden die Patienten gerne von der Schwester zum Zielort im ukb begleitet. Dieser Empfangsdienst, der auf externe Besucher einen extrem guten Eindruck macht, wird von den einzelnen Stationen selbst organisiert.

Das ukb ist ein sehr renommiertes Krankenhaus. Berühmte Persönlichkeiten, insbesondere Sportler, wurden in Ihrem Haus behandelt. Welche Rolle spielen die VIPs für Ihre Öffentlichkeitsarbeit?

Professor Ekkernkamp: Wir nehmen gerne Gelegenheiten wahr, das ukb gut in den Medien zu präsentieren. Sei es ein Auftritt des ukb-Chefarztes für Anästhesie mit dem Rennfahrer Alessandro Zanardi in der ZDF Talkshow von Johannes B. Kerner im Jahr 2005 oder die Verabschiedung der Paralympics-Teilnehmer nach China im August 2008. Da waren sowohl Bundesgesundheitsministerin Ulla Schmidt als auch der ehemalige Turner Ronnie Ziesmer, der als Co-Kommentator des ZDF mit nach China fuhr, im ukb. Wir veranstalteten die Pressekonferenz dazu. Die Presse hat dann auch sehr positiv darüber berichtet; Ronny Ziesmer ist ja ehemaliger Patient des ukb.

Wir haben übrigens nichts dagegen, wenn – der Öffentlichkeit sehr bekannte – Personen ihre Krankheit und deren Behandlung im ukb „vermarkten" wollen. Gerne dürfen auch Manager von „Berühmtheiten" oder deren Agenturen an uns herantreten und uns um Mithilfe bei einer öffentlichkeitswirksamen Berichterstattung bitten. Bei Herrn Zanardi stand damals übrigens sogar vier Wochen ein TV-Übertragungswagen auf dem ukb-Gelände, der täglich in die USA über den Gesundheitszustand des Rennfahrers berichtete.

Wir vermeiden aber zu schnelle Jubelmeldungen über Operationen und sind mit positiven Meldungen über den Gesundheitszustand eines Prominenten zunächst einmal zurückhaltend. Erst wenn sich der Gesundheitszustand so stabil verbessert hat, dass wir von einer wirklich sehr guten Prognose ausgehen können, geben wir auf Anfrage ein Statement. Von uns aus kontaktieren wir die Medienvertreter aber nicht.

Wie sorgen Sie dafür, dass kontinuierlich positiv über das ukb in der Presse und/oder in Rundfunk und Fernsehen berichtet wird?

Professor Ekkernkamp: Da wir kontinuierlich hochmoderne Projekten umsetzen, die letztlich den Patienten zugute kommen, können wir den Medien immer wieder über interessante Neuigkeiten bei uns berichten. Im Frühsommer 2007 waren beispielsweise gerade unsere Operationssäle im Rahmen eines sehr kostenintensiven Projektes umgestaltet worden. Die Geräte schweben heute über dem Boden, es gibt bei uns keine sichtbaren Kabel mehr. Außerdem wird jede Operation zu Dokumentationszwecken digital aufgezeichnet und gespeichert. Dieses Projekt wurde dann – parallel zu einem virtuellen Krankenhausprojekt des TU s Wolfgang Friesdorf – in den ARD Tagesthemen am 20.06.2007 vorgestellt und ich durfte im Rahmen eines Interviews Fragen dazu beantworten.

Derzeit wird ein Helikopter Hangar auf das Dach des ukb gebaut, der im März 2009 fertig ist. Die Einweihung werden wir sicherlich wieder öffentlichkeitswirksam verwerten, ähnlich wie die Einweihung unseres hochmodernen Hörsaals damals, bei der Heiner Geissler anwesend war.

Was halten Sie von dem sogenannten Klinikvergleich, den der Berliner Tagesspiegel initiiert hat und in dem es um die Qualität in Berliner Krankenhäusern geht?

Professor Ekkernkamp: Ich halte es für sehr sinnvoll, dass Qualitätsdaten aus Krankenhäusern der Öffentlichkeit zugänglich gemacht werden. Deshalb habe ich den Klinikvergleich in Berlin begrüßt, zumal ich solch einen Klinikführer bereits aus Nordrhein Westfalen kannte.

Insgesamt denke ich allerdings, dass die dort publizierten Daten nicht ausreichen, um tatsächlich etwas über die medizinische Qualität eines Krankenhauses zu sagen. Sicherlich sind diese BQS-Daten sehr wichtig, meiner Meinung nach eignen sich jedoch Routinedaten der täglichen medizinischen Arbeit noch viel besser dazu, valide Aussagen zur medizinischen Qualität zu machen.

Deshalb freue ich mich, dass alle Berufsgenossenschaftlichen Kliniken und sechs weitere Klinikträger aus Deutschland (Helios, die SRH Kliniken, die Malteser und die Johanniter GmbH sowie die Unikliniken aus Dresden und Hannover) kürzlich eine deutschlandweite trägerübergreifende Initiative zur Qualitätsverbesserung gegründet haben. Insgesamt werden in den Krankenhäusern dieser IQ^M-Initiative jährlich 1,1 Millionen Patienten behandelt.

Was bedeutet diese Initiative und welche Auswirkungen hat sie auf die Patienten?

Professor Ekkernkamp: Diese Initiative Qualitätsmedizin (IQ^M) fordert umfassende Transparenz der Qualitätsdaten als zwingende Voraussetzung dafür, eine weitere Verbesserung der Behandlungsqualität für die Patienten zu erreichen. Deshalb verpflichten sich die Kliniken, die Qualität ihrer Leistungen auf der Basis der bereits vorhandenen Daten aus dem Routinebetrieb zu erheben. Somit können die Routinedaten, die für die Abrechnung jeder Behandlung mit den Kostenträgern sowieso erhoben werden, zusätzlich zu einem Qualitätsindikator werden.

Damit die Krankenhäuser sich untereinander vergleichen können, werden sämtliche erhobenen Qualitätsdaten auf eine gemeinsame elektronische Plattform gestellt. Alle Mitglieder der Initiative IQ^M verpflichten sich, ein Verfahren zu entwickeln, um Behandlungsprozesse mit auffälligen Ergebnissen von internen und externen Kommissionen durchleuchten zu lassen. Dabei untersuchen ärztliche Fachkollegen – für die meisten Krankenhäuser macht dies der Präsident der Berliner Ärztekammer Herr Dr. Günther Jonitz – die Abläufe und Strukturen auf mögliche Fehler hin, analysieren die Vorgänge, um den Prozess anschließend konsequent zu verbessern.

Ich bin mir sicher, dass die Initiative IQ^M dazu dient, den „Endverbrauchern" Qualitätsdaten aus deutschen Krankenhäusern vorzulegen, die erstens in dieser Form bisher noch gar nicht veröffentlicht sind und die zweitens sehr verständlich und deshalb gut lesbar sein werden.

Im Zusammenhang mit der Öffentlichkeitsarbeit dienen diese Daten den Krankenhäusern sicherlich auch dazu, ihre medizinische Behandlungsqualität der Öffentlichkeit transparent zu präsentieren. Die Patienten können dann selbst entscheiden, in welchem Haus sie sich behandeln lassen wollen.

1.8 Fazit

Die Verantwortlichen in den deutschen Krankenhäusern betreiben heute überwiegend noch kein systematisches und umfassendes Marketing – obwohl es zur Zukunftssicherung Ihres Hauses beiträgt.

Patienten lassen sich aber nicht mehr einfach von ihren niedergelassenen Haus- und Fachärzten in das nächste Krankenhaus „schicken". Sie informieren sich zunehmend selbst und stellen Ansprüche an das Krankenhaus ihrer Wahl.

Da Patienten nicht mehr von alleine kommen, müssen Krankenhäuser auf sich und ihre Stärken aufmerksam machen und um Patienten werben. Dafür brauchen sie ein umfassendes Dienstleistungsmarketing.

Nicht die Anzahl eingesetzter Kommunikationsinstrumente (Flyer, Broschüren etc.) ist dabei für den Erfolg einer Klinik ausschlaggebend, sondern die umfassend „gelebte" Patientenorientierung.

Die Kommunikation des medizinischen Leistungsspektrums und der Serviceleistungen sollten einwandfrei sein. Dies gelingt am besten über freundliche und kompetente Mitarbeiter, reibungslose Prozesse im Klinikalltag sowie über eine sehr gute medizinische Versorgung. Die Umsetzung von Patientenorientierung ist zur Führungsaufgabe geworden. Marketingaktivitäten sollten sich grundsätzlich an den Bedürfnissen und Wünschen der Patienten orientieren. Darüber hinaus sind der finanzielle Druck, personelle Engpässe im Krankenhaus, die Privatisierungswelle und der Wunsch nach mehr Kundenfreundlichkeit in unserer Gesellschaft Gründe genug, die Öffentlichkeitsarbeit von Krankenhäusern in ein umfassendes modernes Dienstleistungsmarketing zu überführen.

1.9 Literatur

Bartens, W. (2007): Das Ärztehasserbuch: Ein Insider packt aus. München: Drömer Knaur Verlag.

Bartens, W. (2008): Sprechstunde – Woran die Medizin krankt, was Patienten wollen, wie man einen guten Arzt erkennt. München: Drömer Knaur Verlag.

Bynder, S. (2008): Interesse am Kunden. Mehr Erfolg durch besseren Service. Books on Demand.

Deutsche Krankenhausgesellschaft (2007): Zahlen, Daten, Fakten 2008. Düsseldorf: Deutsche Krankenhaus Verlagsgesellschaft mbH, www.dkgev.de.

Elste, F. (2007): Marketing und Werbung in der Medizin. Erfolgreiche Strategien für Praxis, Klinik und Krankenhaus. Wien: Springer Verlag.

Hermanns, P. M. und Hanisch, L. (2003): Krankenhausmarketing im stationären und ambulanten Bereich. Das Krankenhaus als Dienstleistungsbetrieb. Köln: Deutscher Ärzte Verlag GmbH.

Holtel, M. (2003): Marketing im Krankenhaus: Christliches Profil als Chance. Deutsches Ärzteblatt 100(41):A-2635/B-2200/C-2067.

Horst, M. (2006): Corporate Identity. Vom pflegenden ICH zum pflegenden WIR. Pflegemanagement kompakt. Stuttgart: Kohlhammer Verlag.

Lüthy, A. & Heuser, J. (1998): Internet und Intranet @ Krankenhaus. Kulmbach: Baumann Verlag

Lüthy, A. & Schmiemann, J. (2004): Mitarbeiterorientierung im Krankenhaus: Soft Skills erfolgreich umsetzen. Stuttgart: Kohlhammer Verlag.

Ludwig, U. (2008): Tatort Krankenhaus: Wie Patienten zu Opfern werden. Hamburg: Verlag Der Spiegel

McKinsey & Partner (2006): Klarer Befund. In: McK Wissen, 19, 5. Jg. Dezember 2006. Hamburg: Brand eins Verlag.

Riegel, G. F. (2000): Krankenhausmarketing und Qualitätsmanagement. Prof. Riegel und Partner GmbH. Augsburg.

Robert Bosch Stiftung (2007): Zukunft für das Krankenhaus – Szenarien zur mittelfristigen Entwicklung der Krankenhausorganisation. Stuttgart: HWP Planungsgesellschaft mbH, www.hwp-planung.de.

Scheuer, T. (2005): Marketing für Dienstleistungen. Wie Sie unsichtbare Leistungen erfolgreich vermarkten. Wiesbaden: Gabler Verlag.

Seidel-Kwen, B. & Pfeiffer, R. (Hrsg.) (2003): Der Weg der Veränderung. Krankenhäuser im Umbruch. Wegscheid: Verlag WIKOM GmbH.

Seidel-Kwen, B., Ludwig, U.-A. & Finsterbusch, J. (Hrsg.) (2004): Medizin – Menschen – Marken – Marketing für die Gesundheitswirtschaft. Wegscheid: Verlag WIKOM GmbH.

Seiwert, L. & Ederer, G. (2000): Der Kunde ist König. Offenbach: Gabal Verlag.

Sisignano, A. (2001): Kommunikationsmanagement im Krankenhaus. So informieren Sie professionell und effizient. München: Luchterhand.

Stachel, K. & von Eiff, W. (Hrsg.) (2008): Patientenorientierte Krankenhausführung. Beiträge des Personalmanagements zur Markenbildung und Kundenorientierung von Krankenhäusern. Wegscheid: Verlag WIKOM GmbH.

Thill, K. D. (2003): Der Klinik-check-up: Kundenorientiertes Dienstleistungsmanagement in Krankenhäusern und Pflegeeinrichtungen. Wiley-VCH.

Winkelmann, O. (2008): Patientenorientierung als strategischer Erfolgsfaktor im Krankenhaus. München, Ravensburg: GRIN Verlag.

1.10 Webadressen

Der letzte Zugriff auf die hier aufgeführten Internetseiten erfolgte am 15.11.2008

Thema	Inhalt	Webadresse
Der hohe Stellenwert von Mundpropaganda bei der Weiterempfehlung eines Krankenhauses	Folien des Vortrages von J. P. Prinz Kundenzufrieden-heitsanalyse der Geburtshilfeabteilung in der Helios Klinik Gruppe	http://www.metrik.org/aktuelles/Vortrag_Prinz.pdf
Der Imageschaden für ein Krankenhaus bei negativer Berichterstattung in der Presse.	Bericht in der Süddeutschen Zeitung vom 29./30. März 2008 über die Patientin, der beide Beine amputiert werden mussten	http://www.alexandra-lang-stiftung.de/Daniela-Plum-DerRest-ihresLebens.pdf
Von der Bundesärztekammer entwickelte Weiterbildungsmöglich-keiten für Mediziner zum systematischen Erlernen von Mitarbeiterführung	Curriculum Ärztliche Führung	http://www.bundesaerztekammer.de/page.asp?his=3.71.5062.5834.5835
Websites des ukb, vgl. Interview mit Prof. Dr. med. Axel Ekkernkamp	Informationen zum Unfallkrankenhaus Berlin	http://www.ukb.de

2 Dienstleistungsmarketing: Was die Besonderheiten im Vergleich zum Produktmarketing sind

Heute stellt sich nicht mehr die Frage, *ob* Krankenhäuser Dienstleistungsmarketing umsetzen, sondern, *wie* sie dies am besten tun und *was* sie berücksichtigen sollten, um auf lange Sicht erfolgreich auf dem Markt zu bestehen.

Marketingaktivitäten von Krankenhäusern müssen einerseits das Ziel haben, den (potenziellen) Patienten bei der Wahl eines Krankenhauses positiv zu beeinflussen. Andererseits geht es um „Patientenbindung", was auch Client Relation Management (CRM) genannt wird: Die Patienten müssen nachhaltig überzeugt werden, sich immer wieder bei gesundheitlichen Problemen in demselben Haus behandeln zu lassen.

Da es insgesamt um die Vermarktung von Dienstleistungen (und nicht von Produkten) geht, können Erkenntnisse des Dienstleistungsmarketings genutzt und umgesetzt werden. Als Dienstleistungsunternehmen sollten Krankenhäuser kontinuierlich „ausstrahlen" bzw. kommunizieren, dass sie den Patienten ein medizinisches Angebot höchster Qualität gepaart mit gutem Service, freundlichen Mitarbeitern und einer spürbaren Kundenfreundlichkeit bieten.

Im nächsten Kapitel wird geschildert, was Krankenhäuser konkret tun können, um ihre Dienstleistungen so zu vermarkten, dass sie langfristig sogar zu einer Marke werden können.

2.1 Organisatorisches: Wie Marketing im Krankenhaus angesiedelt sein sollte

Nach Freter (2004) beinhaltet Marketing einerseits *die Planung, Koordination und Kontrolle aller auf die Absatzmärkte gerichteten Unternehmensaktivitäten.* Andererseits beinhaltet Marketing auch *die bewusst marktorientierte Führung des gesamten Unternehmens.* Diese branchenunabhängige Beschreibung wird in der Literatur durch den wichtigen Hinweis ergänzt, dass Marketing – aufgrund dieser komplexen Aufgaben – einen eigenen Funktionsbereich im Unternehmen bilden muss. Im Organigramm steht dann die Abteilung Marketing gleichberechtigt neben anderen Funktionsbereichen wie beispielsweise Finanz- und Rechnungswesen, Beschaffung bzw. Einkauf, Personal und Controlling.

Leider wird Marketing bisher an den meisten Kliniken zwar „als eine nette Idee mit interessanten Möglichkeiten" beschrieben, aber nicht als eigene Abteilung geführt. Bienert (2008, vgl. http://www.faw-hannover.de/uploads/tx_tkalumniveranstaltungen/Vortrag_Bienert.pdf) berichtet, dass nur 24 Prozent der von ihm befragten Krankenhäuser eine Marketingabteilung haben, wobei in der Hälfte dieser Häuser für diese Aufgabe nur eine Vollzeitkraft und in 38 Prozent zwei Vollzeitkräfte zuständig sind. In deutschen Krankenhäusern scheint es also bisher in 76 Prozent der Krankenhäuser keine Marketingabteilung zu geben.

Allerdings ist nicht bekannt, in wie vielen Krankenhäusern es trotzdem jemanden gibt, der sich um die Öffentlichkeitsarbeit für alle Abteilungen/Kliniken kümmert. Mitarbeiter für Öffentlichkeitsarbeit sind in deutschen Krankenhäusern mit ihrer Position in der Regel beim Geschäftsführer bzw. kaufmännischen Direktor als Stabsstelle angesiedelt, ohne Weisungsbefugnis, ohne eigene Mitarbeiter und ohne eigenes Budget.

Ganz anders verhält es sich dagegen in den USA. Auf der Homepage der Mayo Clinic sind über 60 Mitarbeiter aufgelistet, die sich insbesondere um den Webauftritt – aber auch um Marketingaktivitäten der Mayo Kliniken – kümmern (vgl. http://www.mayoclinic.com/health/AboutThisSite/SB00035). Dies sei notwenig, so die Leiterin der Abteilung „Consumer products and services", „*...to bring Mayo Clinic's knowledge and experience to the millions of people who visit the site each month. "It's all about helping people," says Nicole. "On our site, we approach every idea with how we can make a difference by providing information and tools a person can use."*

Bedenkt man, dass Marketing den Krankenhäusern auch bei ihrer Zukunftssicherung hilft, ist es schon bemerkenswert, dass bisher für Marketingaktivitäten in deutschen Krankenhäusern nur vereinzelt Stellen vorhanden sind. Eine Ansiedelung des Marketings als komplette Abteilung im Krankenhaus mit mehreren Mitarbeitern ist in Deutschland bisher – im Gegensatz zu amerikanischen Krankenhäusern – gar kein Thema gewesen. Bisher haben nur große Krankenhausverbünde wie z. B. Helios, Sana und Asklepios erkannt, dass sie zur Marke werden müssen und dafür eigene Konzernbereiche brauchen, deren Aufgaben die Unternehmenskommunikation und das Marketing sind. Die meisten Krankenhäuser sind der Ansicht, dass Marketing nicht viel mehr ist als das Verteilen von Flyern und Broschüren, das Bewerben von Zuweisern und das gelegentliche Organisieren von Tagen der offenen Tür.

Im Idealfall ist die Abteilung Marketing – wie die anderen Abteilungen der Krankenhausverwaltung auch – direkt der Geschäftsleitung unterstellt und besteht aus mehreren Personen. Eine Person leitet dabei eigenverantwortlich den Bereich Marketing für ein Haus bzw. für alle Häuser und koordiniert die umfangreichen Aufgaben.

Das Profil eines Bewerbers/einer Bewerberin kann wie folgt aussehen, wobei sich die folgenden Formulierungen für eine Stellenanzeige eignen:

* Ein Studium der BWL mit dem Schwerpunkt Krankenhaus- oder Dienstleistungsmanagement,
* erste Berufserfahrungen in einem Krankenhaus,
* ausgeprägte Fähigkeit, sich schriftlich auszudrücken,
* Bereitschaft zu selbständigem Arbeiten,
* hohe Sozialkompetenz gegenüber internen und externen Kunden,
* exzellente Umgangsformen und ein freundliches Auftreten, auch in Stresssituationen bereit sein, zu lächeln.

Um den außerordentlich hohen Stellenwert von Marketing in den USA zu verdeutlichen, werden im nächsten Abschnitt die umfangreichen Marketingaktivitäten des Johns Hopkins

Hospitals in den USA vorgestellt. Sicherlich können die Rahmenbedingungen und die Dimensionen des Johns Hopkins Hospital nicht auf deutsche Krankenhäuser übertragen werden. Dennoch verdeutlichen die Aussagen der Marketingleiterin Joann Rodgers, dass der wirtschaftliche Erfolg eines Krankenhauses in hohem Maße von professionell umgesetztem Marketing abhängt.

Suchen Sie sich eine Mitarbeiterin mit dem genannten Profil und bauen Sie mittelfristig eine Abteilung Marketing – bei Bedarf mit mehreren Mitarbeitern – auf. Folgende Aufgaben sollte die Mitarbeiterin übernehmen, wobei für alle Aufgaben in den einzelnen Buchkapiteln beschrieben wird, wie sie am besten umgesetzt werden:

- die strategische Planung der Marketingaktivitäten bzw. die Marktforschung (vgl. Kapitel 3),
- die Konzeption der kommunikationspolitischen Instrumente (vgl. Kapitel 4),
- die kontinuierliche Pflege des Internetauftritts (vgl. Kapitel 4),
- die Konzeption der Corporate Identity bis zur eigenen Marke (vgl. Kapitel 5),
- die Öffentlichkeitsarbeit bzw. die Pressearbeit (vgl. Kapitel 6),
- die Prüfung der Einhaltung rechtlicher Rahmenbedingungen (vgl. Kapitel 7),
- die Vermarktung von Projekten aus dem Qualitätsmanagement (vgl. Kapitel 8),
- die Konzeption der strategischen Krankenhausentwicklung (vgl. Kapitel 9).

2.2 Das Johns Hopkins Hospital: Welchen Stellenwert Krankenhausmarketing in den USA hat

Das Johns Hopkins Hospital in Baltimore im US Bundesstaat Maryland wird seit 1992 von dem Magazin US News & World Report jedes Jahr als zum besten Krankenhaus der USA gewählt. Gegründet wurde es 1873, heute arbeiten rund 25 000 Menschen einerseits in den angeschlossenen Kliniken und andererseits in der renommierten Johns Hopkins School of Medicine. Das Jahrsbudget des gesamten Johns Hopkins Hospital beträgt 4,1 Milliarden Dollar, wie aus dem sehr informativen Pocket Guide des Hauses hervorgeht (vgl. http://www.hopkinsmedicine.org/about/Hopkins_Pocket_Guide_2007.pdf).

Diese außerordentlich hohe Finanzkraft ermöglicht dem Johns Hopkins Hospital, neben einer sehr guten medizinischen Ausstattung auch das Marketing absolut professionell zu gestalten. Alleine die Inhalte des Webauftritts belegen, wie viel Wert das Johns Hopkins Hospital auf die umfassende externe Kommunikation legt. Auch Serviceleistungen werden spürbar, wenn man auf der Website erfährt, dass die Patienten ihre Krankenhausrechnungen sogar direkt von der Homepage per Mausklick bezahlen können.

Geleitet wird das Marketing des Johns Hopkins Hospital von Joann Rodgers. Als Direktorin bei Johns Hopkins Medicine ist sie seit 1984 für die gesamte interne und externe Kommunikation verantwortlich.

Einer der großen Erfolge von Joann Rodgers ist die Etablierung eines Johns-Hopkins-Newsletters als bezahltes Abonnement. Seit 1988 gibt das Johns Hopkins Hospital diesen gedruckten Newsletter heraus, der monatlich erscheint und sich vorwiegend mit

Fragen der Gesundheit in der zweiten Lebenshälfte beschäftigt. Die Texte sind anschaulich und gut verständlich, die Themen reichen von Ernährungsberatung über neue Untersuchungs- und Operationsverfahren bis hin zu konkreten Tipps, wie und wo bei bestimmten Erkrankungen medizinische Hilfe zu finden ist. Der Newsletter kostet pro Jahr 15 US-Dollar, hat 250 000 Abonnenten und beschert dem Johns-Hopkins-Hospital einen Umsatz von 3,75 Millionen US Dollar jährlich. Zusätzlich erscheinen kostenlos sogenannte Special Reports, die sehr detailliert über einzelne Krankheiten im Rahmen der Thematik „Gesundheit über 50" berichten. Einen guten Eindruck zu diesen sogenannten kostenfreien „Health Alerts" vermittelt die Internetseite unter der Adresse www.johns-hopkinshealthalerts.com.

Ulrich Glatzer, ehemaliger Chefredakteur der Zeitschrift „KMA – Das Gesunheitswirtschaftsmagazin" führte im September 2008 ein Interview mit der Marketingleiterin Joann Rodgers. Dieses Interview, das in der KMA-Ausgabe vom September 2007 auf den Seiten 70 bis 73 komplett nachlesbar ist, spiegelt sehr anschaulich wider, welchen Grundsätzen das Marketing des Johns Hopkins Hospital folgt. Im Folgenden wird es leicht gekürzt und mit freundlicher Genehmigung von Ulrich Glatzer und der KMA abgedruckt.

KMA: Seit 24 Jahren gestalten Sie mit einem Team von über 20 Mitarbeitern das Marketing des weltberühmten Johns Hopkins Hospital. Was ist das Geheimnis Ihres Erfolgs?

Rodgers: „Bereits bei der Gründung vor mehr als 100 Jahren war der Führungsebene bewusst, wie wichtig Transparenz für den Erfolg einer Klinik ist. Schon damals hatte man die Bedeutung von Kommunikation erkannt und seitdem legt das Johns Hopkins Hospital viel Wert darauf, Öffentlichkeit, Medien, Patienten und Gesetzgeber professionell über wissenschaftliche und klinische Entdeckungen und Angebote zu informieren. Grundlage für den guten Ruf unserer Einrichtung ist die intellektuelle Dynamik unserer Ärzte in Krankenversorgung, Forschung und Lehre sowie das Engagement unseres Pflegepersonals. Nicht nur in klassisches Marketing und Werbung wurden beträchtliche Mittel investiert, sondern auch in Pressearbeit, Imagebildung und Markenführung. Die Medienkanäle und -formen mögen sich verändern, aber ein entscheidender Erfolgsfaktor unserer Marketingstrategie bleibt unsere Fähigkeit, Jahr für Jahr Tausende von Nachrichtendiensten und Journalisten zu interessieren und zu bedienen."

KMA: Mehreren Meinungsumfragen zu Folge steht der Name Johns Hopkins für viele Amerikaner für Medizin schlechthin. Wie vermarkten Sie Johns Hopkins?

Rodgers: „Im Mittelpunkt unserer Kommunikations- und Marketingstrategie steht die wissenschaftliche Fundierung und Stichhaltigkeit unserer Leistungen und unsere Ansprüche an Forschung und Lehre. [...]
Unsere Marke steht für Würde, verlässliches Fachwissen und Tradition sowie eine nachweisbare Selbstverpflichtung, neue Entdeckungen schnell ans Krankenbett zu bringen. Wir schützen den Namen Johns Hopkins vehement gegen unangebrachten gewerblichen Einsatz und distanzieren uns von einem Marketing der flüchtigen Trends. Das Johns Hopkins Hospital investiert beträchtliche Mittel in Sicherheit, Service und klinische Spitzenleistungen und auf diese Werte setzen wir auch in unserer Kommunikationsstrategie."

KMA: Seit 18 Jahren hat das Johns Hopkins Hospital die Spitzenposition im Ranking der „Besten Krankenhäuser" des Magazins „US News & World Report". Welche Bedeutung hat diese Auszeichnung für das Marketing Ihrer Einrichtung, auch im Hinblick auf die beiden Todesfälle in den Notaufnahmen zweier amerikanischer Krankenhäuser, die vor kurzem durch die Presse gingen?

Rodgers: „Wir sind damit immer sehr vorsichtig umgegangen und wollten den ersten Platz im US News Ranking nicht überstrapazieren. Wir haben es vor allem intern als einen Anlass genutzt, uns bei den Angestellten zu bedanken. Nach außen haben wir es relativ bescheiden kommuniziert. Uns ist klar, dass es viele verschiedene Maßstäbe für Qualität gibt, da die Beurteilung des „Besten" immer relativ ist. [...] Wir vermarkten keine Autos oder Waschmaschinen; die „Kaufentscheidung" von Gesundheitsversorgung unterscheidet sich hiervon. Wenn ein Patient in ein Krankenhaus muss, wird auf die Empfehlung des Zuweisers und den guten Ruf einer Einrichtung vertraut. Natürlich freuen wir uns über diese Rankings, aber wir versuchen, sie nüchtern zu betrachten. Jedes Krankenhaus hat Stärken und Schwächen; die beste PR verdeutlicht die ernsthaften Bemühungen der Einrichtung, erstere zu schützen und auszubauen und letztere zu reduzieren. [...]

KMA: Wie messen Sie bei Johns Hopkins den Erfolg im Bereich Kommunikation und Marketing?

Rodgers: „Marketing und Kommunikation sind Marathons und keine Kurzstreckenläufe. Johns Hopkins setzt eine Vielfalt an Mitteln ein, um die Wirkungen unserer Programme aufzuzeigen und zu messen. Wir verfolgen die Anrufe, die bei unseren Hotlines für Patienten und Zuweiser auflaufen, und registrieren ein vermehrtes Anrufvolumen. Wir bemühen uns um Kontakte zu regionalen, nationalen und weltweiten Zuweisern und darum, ihre Überweisungen rückverfolgen zu können.
Wir verfolgen die Berichterstattung in den Medien und versuchen die Verbindung zu dem internen Prozess herzustellen, der den Medien als Aufhänger diente oder hierauf Auswirkungen hatte.
Mein Team konzentriert sich auf den schnellen Informationsfluss über unsere Leistungen und Neuentdeckungen: Das ist unsere Form der Imagepflege. Wir legen großen Wert auf schnelle und ehrliche Kommunikation bei negativen Ereignissen und beantworten Anfragen der Öffentlichkeit und Medien individuell und rund um die Uhr.
Mit unseren PR- und Marketingstrategien wollen wir nicht nur Mittel akquirieren, sondern uns auch Freunde schaffen.

KMA: Welche Rolle spielt das Personal in der Markenpolitik von Johns Hopkins? Wie kann das Personal als Ziel und als Medium für Marketingaktivitäten einbezogen werden?

Rodgers: Johns Hopkins hat Tausende von Angestellten, und sie alle sind potenzielle Botschafter für unser Selbstverständnis und unsere Dienstleistungen und sie gestalten unsere Marke mit. Deshalb stellt unser Büro der Belegschaft, der Fakultät und der Verwaltung eine Vielzahl benutzerfreundlicher Informationen zur Verfügung.
Wir verbessern unser Internet- und Intranet-Angebot permanent und wir haben einen täglichen Nachrichtendienst für unsere Angestellten, der auch kontroverse Nachrichten

bringt. Ziel ist, den Menschen nützliche Informationen über unsere Angebote und Leistungen und damit die Möglichkeit zu geben, sie weiterzuverbreiten.

KMA: Johns Hopkins hat mehr als 24 000 Angestellte. Wie beeinflussen Sie die positive Einstellung Ihres Personals (gegenüber Krankenhaus und Arbeit)?

Rodgers: Viele Veröffentlichungen in Druck und online informieren unser Personal und würdigen die Leistungen des Personals und der Fakultät. Wir organisieren häufig Treffen, vergeben Auszeichnungen für besondere Leistungen und für Patientensicherheit. Außerdem bringen wir Berichte und Features über Angestellte, die sich besondere Aufmerksamkeit verdient haben.

KMA: Bitte erzählen Sie uns etwas über Ihr Projekt „The Hopkins Medical Letter – Health after 50“. Wie haben Sie den herausragenden Erfolg von über 250 000 bezahlten Abonnements in den letzten 20 Jahren erzielt?

Rodgers: Man kann dieses Projekt als Ausdruck eines erweiterten Verständnisses der Aufgaben eines akademischen Medizinzentrums betrachten. Wir sehen es als eine unserer Aufgaben an, aktiv zur Informierung der Öffentlichkeit über medizinische Fortschritte und gesundheitliche Fragen beizutragen.

KMA: Wie gestalten Sie darüber hinaus Ihre Medienarbeit?

Rodgers: Unser Team passt sich neuen Kommunikationskanälen an, wie Blogs und Podcasts, aber immer mit differenzierten, anspruchsvollen und stichhaltigen Informationen. Wir wollen neutrale Vermittler von medizinischen Inhalten und institutionellen Neuigkeiten sein, ganz egal, ob die Anfrage von einem großen Sender, dem Wall Street Journal oder einer kleinen lokalen Zeitung ist. Wir engagieren uns für besondere Nachrichtenprojekte wie die 7-teilige Dokumentarserie „Hopkins“, die ausschließlich von ABC News produziert wird (www.hopkins.abcnews.com). Wir arbeiten mit Film- und TV-Produzenten in Hollywood und New York zusammen. Wir distanzieren uns ganz deutlich von Pay-for-play Angeboten.

Das Fernsehen als PR-Plattform für Krankenhäuser in den USA

Im August 2008 lief im amerikanischen Fernsehnetz ABC eine siebenteilige Fernsehdokumentation mit dem Titel „Hopkins“, in der reale Ärzte und reale Patienten des Johns Hopkins Hospital mitwirkten. Für ABC war die Serie der größte Sommer-Einschalterfolg am Donnerstagabend, übertroffen nur durch Sportsendungen. Für Johns Hopkins war sie eine hervorragende PR-Plattform. Dramaturgisch waren die einzelnen Episoden wie gängige TV-Klinikserien gestaltet. Ab dem Tag nach der Ausstrahlung im Fernsehen standen alle Folgen zum Anschauen im Internet bereit. Dort gibt es zu jeder Folge Profile der Ärzte und Patienten sowie die Möglichkeit, Fragen zur Serie zu stellen und Informationen zu medizinischen Problemen der einzelnen Folgen von Johns Hopkins zu erhalten.

2.3 Dienstleistungen: Was ihre Vermarktung charakterisiert

Bis Mitte der 70er Jahre des letzten Jahrhunderts konzentrierten sich Marketingaktivitäten ausschließlich auf den Absatz von Konsum- und Investitionsgüter. Der Dienstleistungssektor war damals noch längst nicht so entwickelt wie er es heute ist. Erst vor gut 15 Jahren – im Zuge der Verschiebung der einzelnen Sektoren zu einer Dienstleistungsgesellschaft – wurde erkannt, dass Dienstleistungen anders vermarktet werden müssen als Produkte. Waschmaschinen, Kühlschränke oder Fernsehapparate lassen sich schließlich recht einfach vermarkten, da sie materiell und somit „anfassbar" sind und vor dem Kauf „ausprobiert" werden können. Außerdem können von ihnen:

- schöne Bilder und Fotos erstellt und kommuniziert werden,
- viele Daten, Fakten und Zahlen erhoben und vermittelt werden,
- eine schöne Verpackung und ein ansprechendes Design kreiert werden,
- Umtauschbedingungen definiert und Garantieleistungen gesetzlich geregelt werden,
- Preise – im Vergleich zu anderen Produkten – ganz einfach genannt werden.

Darüber hinaus sind bei Produkten Rabatte bzw. Skonti erlaubt. Produkte können auf Wunsch vor dem Kauf vorgeführt und vom Kunden selbst getestet werden. Außerdem kann der sogenannte „after sales service", d. h. die Betreuung des Kunden nach dem Kauf, gut vorhergesehen und deshalb reibungslos geplant bzw. organisiert werden. In der Regel können Produkte problemlos umgetauscht werden.

Ein Marketingkonzept für ein bestimmtes Produkt (z. B. ein MP 3 Player oder ein Handy), das neu auf den Markt gebracht wird, kann also recht zügig entwickelt werden. Das Produkt als solches steht dabei im Vordergrund, wobei der Preis für die Kaufentscheidung sehr entscheidend ist, was in Werbeparolen wie „Geiz ist geil" seinen Ausdruck findet.

Die komplexe Vermarktung von Dienstleistungen

Dienstleistungen dagegen können nicht so reibungslos vermarktet werden, da sie schwer darstellbar und grundsätzlich „immateriell" sind. Dienstleistungen lassen sich zunächst wie folgt charakterisieren, wobei man sich – als typisches Beispiel für eine Dienstleistung – einen Friseurbesuch leicht vorstellen kann:

- Dienstleistungen (wie z. B. Haare waschen, schneiden und föhnen) sind „nicht anfassbar", man kann sie nur in dem Augenblick „spüren", in dem sie erbracht werden.
- Sie sind also im Gegensatz zu Produkten nicht lagerfähig, man kann sie nicht aufbewahren und zu einem späteren Zeitpunkt genießen.
- Ein Besitzwechsel ist bei Dienstleistungen schlecht möglich, außer in Form von Gutscheinen.
- In der Regel ist mindestens eine Person (oder ein Objekt, z. B. das Auto in der Waschanlage) während der Erstellung der Dienstleistung beteiligt.
- Garantien sind unmöglich (dies trifft insbesondere auch bei Dienstleistungen im Gesundheitsbereich zu).

- Bei Nichtgefallen der Dienstleistung kann sich der Käufer zwar beschweren, ein Umtausch ist in der Regel kaum möglich (wenn die Frisur nicht gefällt, kann der Friseur höchstens noch einmal nachschneiden, ein Theaterbesuch bleibt eben nur in schlechter Erinnerung, ein Umtausch ist unmöglich).
- Das Vorführen bzw. das Testen kann bei Dienstleistungen nur in Form von „Schnupperbesuchen" geschehen (z. B. in einem Fitness-Studio). Dies kommt für ein Krankenhaus kaum in Frage – außer bei Vorbereitungskursen für Entbindungen oder sonstigen Patientenschulungen.
- Dienstleistungen müssen nach Erhalt genauso bezahlt werden wie Produkte. Dieser Aspekt entfällt – zumindest bei Kassenpatienten – nach einem Krankenhausaufenthalt, da die Kosten von den Krankenkassen bezahlt werden.

Ein Marketingkonzept für die Vermarktung von Dienstleistungen gestaltet sich somit wesentlich komplexer als das für Güter. Die (potenziellen) Kunden müssen nämlich beim Kauf von Dienstleistungen einerseits Vertrauen zu demjenigen aufbauen, der die Dienstleistung erbringt. Andererseits müssen sie sehr umfangreiche Angaben zur Leistung selbst bekommen, um sich vor dem Kauf überhaupt „ein genaues Bild" von der Dienstleistung machen zu können. Mit dem aufgebauten Vertrauen und den Informationen kann anschließend die Entscheidung darüber gefällt werden, ob die Dienstleistung in Anspruch genommen wird oder nicht.

Darüber hinaus müssen die (potenziellen) Kunden umfassende Angaben über die Qualifikation desjenigen bekommen, der die Dienstleistung erbringt, in der Regel der bzw. die Mitarbeiter des Dienstleistungsunternehmens. Kunden sind nämlich während der Dienstleistungserbringung ganz extrem dem Können des Menschen ausgeliefert, der die Dienstleistung verrichtet. Informationen zur Qualifikation und Kompetenz des „Dienstleistungserbringers" helfen dem Kunden, eine Vertrauensbasis zu dem Dienstleistungsunternehmen aufzubauen.

Letztlich will der Kunde eines Dienstleistungsunternehmens in einem angenehmen Ambiente von einem bzw. mehreren kompetenten Menschen freundlich und zuvorkommend „bedient" werden und Vertrauen in die Menschen haben, die ihn bedienen.

Dienstleistungen verschiedener Anbieter sind grundsätzlich recht schwer vergleichbar, weil sie schwer standardisierbar sind. Deshalb ist die Kommunikation von differenzierten Informationen zur Dienstleistung besonders wichtig. Bei der Vermarktung von Dienstleistungen müssen im Wesentlichen folgende Punkte an die (potenziellen) Kunden kommuniziert werden:

- Eine differenzierte Leistungsbeschreibung der Dienstleistung: Was umfasst bzw. beinhaltet sie, was umfasst die Leistung insgesamt, sowohl die Kerndienstleistung als auch die zusätzlich angebotenen Serviceleistungen (auch „services added values" genannt), die erbracht werden?
- Ausführliche Informationen zur Qualität der Dienstleistung: Auf welchem Niveau wird die Leistung erbracht, liegt ein Zertifikat zur Qualität bzw. ein Gütesiegel vor, das einen hohen Qualitätsstandard belegt?
- Angaben zu den Mitarbeitern: Wer führt die Dienstleistung aus, wie sind derjenigen qualifiziert, die die Dienstleistungen ausführen?
- Angaben zu den Räumlichkeiten und deren Ausstattung: In welchem Ambiente wird die Dienstleistung erbracht und welche Art der Ausstattung ist vorhanden?

- Berichte von Referenzkunden: Was sagen Personen, die diese Dienstleistung bereits erhalten haben, waren sie zufrieden und empfehlen sie den Anbieter weiter?

Voraussetzungen für die Vermarktung von Dienstleistungen

Medizinische Dienstleistungen von Krankenhäusern können erst dann „mit gutem Gewissen" vermarktet werden, wenn neben dem medizinischen Leistungsangebot zumindest diejenigen Prozesse, in denen Patienten unmittelbar beteiligt sind, sehr gut geregelt sind. Generell sollten in Krankenhäusern die Prozesse um die Patienten herum gestaltet werden und nicht um das Personal. Beispiele für eine patientenorientierte Prozessgestaltung sind:

- Das Abendessen sollte den Patienten gegen 18:00 gereicht werden und nicht schon um 16:30 Uhr, wenn die Küche Feierabend machen möchte.
- Das Waschen der Patienten sollte nicht vor 7:00 Uhr stattfinden, auch wenn die Frühschicht schon um 5:00 Uhr beginnt und zu diesem Zeitpunk am besten Zeit für das Waschen hätte. Sicherlich kann es auch sinnvoll sein, das Waschen von Patienten nach dem Frühstück stattfinden zu lassen – sofern es ihnen nichts ausmacht.
- Das Operieren von Patienten sollte zu dem am Vortag anberaumten OP-Termin stattfinden und nicht erst dann, wenn der Patienten schon acht Stunden ängstlich und immer noch nüchtern gewartet hat, weil eine OP-Planumstellung nach der anderen erfolgte.

Bevor Sie Ihre Marketingaktivitäten in Angriff nehmen, finden Sie im Rahmen von „Management by walking around" (systematisches Aufsuchen der Abteilungen ohne vorherige Ankündigung, damit Sie mit den Mitarbeitern und Patienten direkt sprechen können) heraus, ob die Voraussetzungen dafür gegeben sind, Ihr Krankenhaus gut auf dem Markt zu präsentieren:

- Ob die Dienstzeiten und -pläne des Personals Vorrang vor den Patientenbedürfnissen haben.
- Ob Aufnahmeprozeduren von Patienten als umständlich empfunden werden, weil wenig kundenorientiert und mit zu langen Wartezeiten verbunden.
- Ob Telefone zu lange klingeln, bis jemand abhebt.
- Ob Anrufer spüren, dass sich das Personal durch sie „belästigt" fühlt.
- Ob OP-Zeiten zuverlässig eingehalten werden, oder ob Patienten oft zu lange warten müssen.
- Ob feste Visitenzeiten in den einzelnen Abteilungen existieren, in denen Patienten und Angehörige die Möglichkeiten für persönliche Gespräche nutzen können.
- Ob Ihnen irgendetwas seltsam erscheint, wenn Sie die Abteilungen aus Patientensicht betrachten, bzw. was Sie gerne verändert sähen.

2.4 Der klassische Marketing Mix: Was Krankenhäuser davon umsetzen können

Der klassische Marketing Mix, der sich auf die Vermarktung von Gütern bzw. Produkten beschränkt, besteht aus den bekannten „vier Ps". Die vier deutschen Begriffe sind jeweils in Klammern dazu gefügt.

1. Product: Welche Produkte/Güter werden angeboten? (Produktpolitik)
2. Place: Wo werden die Produkte/Güter verkauft? (Distributionspolitik)
3. Price: Was kosten die Produkte/Güter? (Preispolitik)
4. Promotion: Welche Kommunikationsinstrumente werden eingesetzt, um das Produkt bekannt zu machen? (Kommunikationspolitik)

Bei der Vermarktung von Dienstleistungen kommen drei weitere Ps dazu und die Begrifflichkeiten verändern sich ein wenig.

1. Product: Welche Dienstleistungen werden angeboten? (Leistungspolitik)
2. Place: Wo bzw. auf welchen Vertriebswegen werden die Dienstleistungen angeboten? (Distributionspolitik)
3. Price: Was kosten die Dienstleistungen? (Preispolitik)
4. Promotion: Welche Kommunikationsinstrumente werden eingesetzt, um die Dienstleistungen bekannt zu machen? (Kommunikationspolitik)
5. People: Wer erbringt die Dienstleistungen? (Personalpolitik)
6. Processes: Wie werden die Prozesse reibungslos gestaltet? (Prozesspolitik)
7. Physical Facilities: Welche Ausstattung ist vorhanden und wie ist das Ambiente gestaltet?

Für die Gestaltung des Marketings in Krankenhäusern sind nur die *Leistungspolitik*, die *Kommunikationspolitik*, die *Personalpolitik*, die *Prozesspolitik* und das *Ambiente* relevant. Die Preispolitik spielt bei Marketingaktivitäten, die auf Patienten und alle anderen Kundengruppen abzielen, (zumindest heute noch) keine Rolle. Die Kosten werden von den Krankenkassen übernommen und interessieren deshalb die Patienten nicht. Preispolitische bzw. verkaufsfördernde Maßnahmen, wie beispielsweise das Angebot einer Blinddarm-OP zum „Schnäppchenpreis", finden somit in Krankenhäusern keine Anwendung.

Der Ort der Leistungserbringung ist ausschließlich das Krankenhaus selbst, es gibt bisher keine mobilen Krankenhausärzte, die die Patienten zu Hause oder in nahe gelegenen Patientenhotels aufsuchen. Deshalb fallen auch distributionspolitische Maßnahmen beim Krankenhausmarketing weg.

Die *Kommunikationspolitik*, mit der die Dienstleistungen nach außen bekannt gemacht bzw. kommuniziert werden, bildet das „Herzstück" des Marketing Mix. Diese Thematik wird in Kapitel 4 ausführlich vorgestellt und alle relevanten Kommunikationsmaßnahmen beschrieben (z. B. Flyer, Broschüre, Website, Tag der offenen Tür etc.)

Im nächsten Kapitel wird deshalb nur auf die *Leistungspolitik* (d. h. welche medizinischen und sonstigen Leistungen kann ein Krankenhaus vermarkten) und die *Personalpolitik* (d. h. wie wird Mitarbeiterorientierung so umgesetzt, dass die Kunden die Zufriedenheit der Mitarbeiter spüren) eingegangen.

2.5 Die Vermarktung der Leistungspolitik: Wie Dienstleistungen eines Krankenhauses kommuniziert werden

Beim Dienstleistungsmarketing geht es also darum, eine sogenannte „immaterielle" Dienstleistung sichtbar und spürbar auf verschiedenen Kanälen zu kommunizieren, so dass die Zielgruppen positiv angesprochen werden und sie folglich die Dienstleistung selbst „erleben" wollen. Diesen Prozess nennt man „Materialisierung" von Dienstleistungen. Bei den Zielgruppen soll über eine Materialisierung einerseits eine positive Qualitätsassoziation entstehen und andererseits Vertrauen geweckt werden, sich „in die Hände" des Dienstleisters zu begeben.

Wenn man dies auf Krankenhäuser überträgt, beziehen sich die positiven Assoziationen auf die gute Qualität der Behandlung und das persönliche Vertrauen in die Ärzte. Diese Empfindungen sind die grundlegenden Voraussetzungen dafür, dass sich ein Patient überhaupt zur Behandlung (z. B. zu einer Operation) in einem bestimmten Krankenhaus entschließt. Es stellt sich nun die Frage, wie Krankenhäuser „die gute Qualität der Behandlung" und „das Vertrauen in die Dienstleistungen" professionell kommunizieren können, um ein positives Image in der Öffentlichkeit aufzubauen.

Das positive Image in der Öffentlichkeit

Das positive Image eines Krankenhauses wird sowohl über sein *Corporate Design*, also das visuelle Erscheinungsbild (das Logo, die Hausfarben, die Hausschrift) als auch über seine *Corporate Communication*, den Einsatz von kommunikationspolitischen Instrumenten geprägt. Zusätzlich wird das Bild in der Öffentlichkeit entscheidend vom Verhalten der Mitarbeiter untereinander und gegenüber den Kunden beeinflusst. Dies wird auch als *Corporate Behaviour* bezeichnet.

Im Kapitel 5 *„Krankenhäuser müssen Profil zeigen: Auf dem Weg zur Marke"* werden das *Corporate Design, Corporate Communication* und *das Corporate Behaviour* noch einmal aufgegriffen und näher erläutert.

An dieser Stelle werden zunächst diejenigen Faktoren genannt, die grundsätzlich Vertrauensbildung auslösen und eine positive Assoziation zur Güte des Krankenhauses bei den Zielgruppen hervorrufen:

- das Ambiente/die Räumlichkeiten,
- die Mitarbeiter der drei Berufsgruppen (Ärzte, Pflege, Verwaltung),
- bereits an das Krankenhaus gebundene Patienten bzw. zuweisende Ärzte sowie
- erworbene Preise/Auszeichnungen und Zertifikate.

Der Einfluss des Ambientes auf das Image

Krankenhäuser haben die Möglichkeit, *über das Ambiente* ihr Leistungsangebot positiv an die Zielgruppen zu kommunizieren. Jeder von uns weiß, dass bei Menschen eine gute (auch vertrauensvolle) Stimmung erzeugt werden kann, wenn man sich in ansprechenden, freundlichen Räumlichkeiten befindet. So kann das Krankenhaus positive Eindrücke bei den Zielgruppen hervorrufen:

- Über den Bau an sich, die Architektur, das Flair im Eingangsbereich, über ansprechende Bilder/Fotos an den Wänden, bequeme Sitzgelegenheiten, Pflanzen etc.
- Über die Ausstattung der Zimmer, mindestens mit Fernsehapparat, DVD Player, Nasszelle und freundlicher Atmosphäre, am besten auch mit WLan-Anschluss und kostengünstigem Telefon am Bett.
- Über moderne medizinische Geräte, die auf Bildern abgebildet werden, um den neusten Stand des technologischen Niveaus zu vermitteln.
- Über die angebotenen Serviceleistungen während des Patientenaufenthaltes, wie Rooming-In (u. a. auch für Väter nach Entbindungen), Patientenbibliothek, mobiler Zeitschriftenverkauf am Patientenbett, etc.
- Über freundlich eingerichtete Zimmer der Ärzte, bei denen sich Patienten und Angehörige zu Gesprächen aufhalten.

Der Einfluss der Mitarbeiter auf das Image

Bei der Vermarktung von Dienstleistungen spielen die Personen, die sie erbringen, eine besonders wichtige Rolle. Dienstleistungen werden von Menschen an Menschen erbracht, im Krankenhaus sogar an kranken und schwer kranken Menschen. Im Gegensatz zum Produktionsbetrieb, dessen Mitarbeiter hauptsächlich an Maschinen arbeiten, findet die Arbeit im Krankenhaus am Patienten statt. Krankenhäuser können ihr Know-how besonders gut *über ihre ärztlichen und pflegerischen Mitarbeiter* an die Zielgruppen kommunizieren, weil sie diejenigen sind, die die Dienstleistungen am Patientenbett erbringen. Das kann geschehen:

- Durch Fotos, die die Mitarbeiter bei der Arbeit zeigen.
- Durch sogenannte Imagefilme, die einerseits Mitarbeiter bei ihrer Arbeit zeigen und sie andererseits selbst sprechen lassen, um einen persönlichen Eindruck von ihnen zu vermitteln (vgl. zur Thematik Imagefilm auch Kapitel 4.5).
- Durch fachspezifische Publikationen von Klinikmitarbeitern in angesehenen Zeitschriften. Diese Veröffentlichungen können für die Öffentlichkeit zugänglich gemacht werden (z. B. über die Website), um das fachliche Know-how der Mitarbeiter zu demonstrieren.
- Durch Preise bzw. Auszeichnungen, die Mitarbeiter bereits erhalten haben.
- Durch fachspezifische Zertifikate, die Mitarbeiter erworben haben.
- Durch das Erwähnen von Spitzenleistungen einzelner Mitarbeiter. Diese können im Bereich der medizinischen Versorgung auf der Website beschrieben werden und mit anonymen Berichten von behandelten Patienten versehen werden. Hierbei muss aber auf das Verbot der Werbung mit der Wiedergabe von Krankengeschichten geachtet werden (Heilmittelwerbegesetz § 11; zu den rechtlichen Beschränkungen vgl. Kapitel 7).
- Durch das ausgesprochen freundliche, hilfsbereite, zuvorkommende und herzliche Verhalten aller Mitarbeiter gegenüber allen Patienten.

Der Einfluss bereits gebundener Kunden auf das Image

Das Leistungsangebot kann ebenfalls *über bereits vom Krankenhaus begeisterte Patienten* positiv an die Zielgruppen kommuniziert werden. Das kann geschehen:

- Über positive Mundpropaganda (in Foren, Blogs, Bewertungsportalen, Gästebüchern im Internet etc; hierauf wird in Kapitel 4 näher eingegangen), die von Patienten selbst, von Angehörigen, von zuweisenden Ärzten oder von der aufmerksamen Öffentlichkeit (beispielsweise den Zeitungslesern) kommt.
- Über lächelnde Patienten, die nach der Entlassung wieder im Kreise ihrer Familie sind, und auf Fotos in Presseartikeln einen glücklichen Eindruck machen (rechtlichen Rahmenbedingungen werden im Kapitel 7 beschrieben).
- Über Imagefilme, die Patienten in einem Krankenhaus zeigen (vgl. auch Kapitel 4.5). In einer kurzen Filmsequenz könnte beispielsweise ein „Musterpatient" von der Aufnahme bis zur Entlassung begleitet werden. Sowohl das gute medizinische Leistungsangebot mit Daten, Fakten und Zahlen kann in einem Film „vorgeführt werden" werden, als auch das freundliche Personal und das angenehme Ambiente. Keine Wartezeiten, aufeinander abgestimmte Untersuchungen und reibungslose Visiten würden anschaulich belegen, dass die Prozessorganisation patientenfreundlich gestaltet ist. Das gute Vertrauensverhältnis, das der Musterpatient während seines Aufenthaltes im Krankenhaus zu den Ärzten und den Pflegenden aufbaut, könnte – vom Patienten selbst sehr authentisch – geschildert werden.
- Über Reportagen namhafter Personen (VIPs), deren Genesung eine breite Öffentlichkeit interessiert. Sogenannte VIPs als Patienten können dann genannt werden, wenn sie „gute Werbeträger" sind und sich auch freiwillig (und gerne!) dafür zur Verfügung stellen.

Wie in Kapitel 1.7 von Herrn Professor Ekkernkamp berichtet, wurde beispielsweise der Rennfahrer Zanardi im Mai 2004 in die ZDF-Talkshow zu Joachim B. Kerner eingeladen. Hier berichtete er ausführlich – unter Nennung des Namens „Unfallrankenhaus Berlin" – wie angenehm er seinen monatelangen Aufenthalt im Krankenhaus in Erinnerung habe, obwohl er – immerhin – beide Beine verloren hatte. Insbesondere die Möglichkeit des Rooming-In für seine Ehefrau stellte Herr Zarnadi vor rund 6 Millionen Fernsehzuschauern in den Mittelpunkt.

Nicht nur im Fernsehen, sondern auch in einem Artikel des deutschen Ärzteblatts wurden die positiven Erfahrungen des Rennfahrers Zanardi erwähnt. Hier heißt es: *„Dass Zanardi den Unfall überlebte, verdankt er den Ärzten des Unfallkrankenhauses Berlin… Besonders die gute Atmosphäre im UKB habe ihm die Kraft gegeben, weiterzuleben, sagte der Rennfahrer, der mit Hilfe von Prothesen wieder laufen lernte"* (vgl. Unfallkrankenhaus Berlin: Modernität und Menschlichkeit, Deutsches Arzteblatt 2002; 99(36): A-2281/B-1949/C-1833, Aktuell).

Der Einfluss von Preisen und Auszeichnungen auf das Image

Ein positives Image kann außerdem *über gewonnene Preise, Auszeichnungen und Wettbewerbe* positiv an die Zielgruppen kommuniziert werden – vorausgesetzt, die Auszeichnungen werden zunächst in der Öffentlichkeit bekannt und anschließend gut sichtbar aufgehängt. Schließlich hinterlassen Krankenhäuser, die sich in Wettbewerben ihrer Konkurrenz stellen und dann im Ranking ganz oben gelistet sind, einen guten Eindruck. Im Folgenden sind Preise, Auszeichnungen und Wettbewerbe aufgelistet, an denen sich auch Krankenhäuser beteiligen können:

- Golden Helix Award (ältester Preises für Qualitätsverbesserungen im Gesundheitswesen unter der Schirmherrschaft des Verbandes der Krankenhausdirektoren Deutschlands) (vgl. http://www.vkd-online.de/index.php?id=7)
- Klinik Award (vgl. www. rotthaus.com)
- Zukunftspreis Gesundheitswirtschaft 2008
- KTQ-Award (vgl. www.ktq.de)
- Ludwig Erhard Preis (vgl. www.ilep.de, im Jahr 2008 wurde erstmals ein Unternehmen der Gesundheitsbranche, nämlich Domino World, das ambulante und stationäre Pflegeeinrichtungen betreibt, prämiert (vgl. www. domino-world.de)
- Deutschlands kundenorientierteste Dienstleister, eine Initiative der Tageszeitung Handelsblatt in Kooperation mit der Universität St. Gallen (vgl. www.bestedienstleister. de). Bisher haben sich noch keine Krankenhäuser an diesem Wettbewerb beworben, aber wir gehen davon aus, dass es schon bald einen eigenen Wettbewerb „Deutschlands kundenorientierteste Einrichtungen im Gesundheitswesen" geben wird.
- Teilnahme am Great Place to Work-Wettbewerb – Deuschlands beliebteste Arbeitgeber im Gesundheitswesen (vgl. www.greatplacetowork.de, vgl. auch Kapitel 2.6)
- Preis des Netzes Gesundheitsfördernder Krankenhäuser (http://www.dngfk.de/dngfk-preis/)
- Marketingpreis des Zentralen Marketingclubs in der Gesundheitswirtschaft (vgl. http://www.zemark-med.de/seiten/award.html)

Auch Nachweise darüber, dass Krankenhäuser „rauchfrei" im Sinne des European Network for Smoke-free Hospitals (ENSH) oder besonders „familienfreundlich" sind, können sich – mit Einschränkungen – positiv auf das Image auswirken (vgl. http://www.familienfreundliches-krankenhaus.de/) (vgl. hierzu auch Kapitel 8.2 Die Vermarktung von Zertifikaten).

2.6 Der Einfluss der Personalpolitik: Wie man als Krankenhaus ein attraktiver Arbeitgeber wird

Im Geleitwort dieses Buches hat die stellvertretende Hauptgeschäftsführerin der Bundesärztekammer, Dr. med. Regina Klakow-Franck, bereits darauf hingewiesen, dass derzeit in den deutschen Krankenhäusern ca. 4 000 Arztstellen unbesetzt sind und die Personalengpässe in der Krankenpflege noch dramatischer ausfallen. Sie betont, dass die Aufgabe, sich als attraktiver Arbeitgeber für Ärzte und Pflegepersonal zu beweisen, *„eine in ihrer Tragweite noch zu entdeckende Aufgabe für das Krankenhaus-Marketing darstellt"*.

Ärztemangel in Deutschland

So wurde im Krankenhaus-Baromter 2008, das das Deutsche Krankenhaus Institut jedes Jahr vorlegt, (vgl. http://www.dkgev.de/media/file/5111.Bericht_KH_Barometer_2008.pdf) Zahlen zu nicht besetzten Stellen im Ärztlichen Dienst genannt, die verdeutlichen, wie dramatisch die Situation des ärztlichen Personals derzeit ist. Im Rahmen der Rekrutierung neuer Ärzte haben rund zwei Drittel der Krankenhäuser (67,3 Prozent) angegeben, Probleme damit zu haben, offene Stellen im Ärztlichen Dienst zu besetzen. Im Vergleich zum Jahr 2006 war eine sehr starke Zunahme zu verzeichnen. Damals lag der entsprechende Anteilswert noch bei 28,4 Prozent. Nach wie vor gibt es bei dem Problem der Stellenbesetzung im ärztlichen Dienst ein Ost-West-Gefälle. Während in den neuen Bundesländern fast 81 Prozent der Krankenhäuser Stellen im Ärztlichen Dienst nicht besetzen konnten, fiel der entsprechende Anteil im alten Bundesgebiet mit rund 65 Prozent niedriger aus. Die Differenz zwischen dem Osten und dem Westen des Landes hat sich aber von 2006 bis 2008 nahezu halbiert. Die Stellenbesetzung im Ärztlichen Dienst stellt also mittlerweile ein gesamtdeutsches Problem dar. Im Zuge dieses Problems, Nachwuchsärzte zu finden, wird es zukünftig immer wichtiger werden, als Krankenhaus ein attraktiver Arbeitgeber zu werden und dies an potenzielle neue Mitarbeiter umfassend zu kommunizieren.

Die Situation deutscher Ärzte stellt sich derzeit so dar, dass

* Assistenzärzte viel länger arbeiten als es in ihren Verträgen vorgesehen ist,
* sie meist ohne Bezahlung der Überstunden arbeiten,
* 60 bis 80 Wochenstunden keine Seltenheit sind,
* der Ärztemangel auch auf die Abwanderung junger Ärzte ins Ausland zurückzuführen ist,
* und viele Ärzte nicht kurativ arbeiten.

In Deutschland sind deshalb heute gut 4 800 Arztstellen vakant. Auch ausländische Kliniken werben intensiv um deutsche Ärzte. Über 12 000 deutsche Mediziner arbeiten bereits im Ausland, die Tendenz ist steigend. Am beliebtesten sind die USA, Großbritannien und die Schweiz, aber auch die skandinavischen Länder.

Demgegenüber arbeiten in Deutschland rund 18 000 ausländische Ärzte.
Es gibt bereits Krankenhäuser, die so große Schwierigkeiten haben, neue Ärzte zu finden, dass sie ihren Ärzten „Kopfgeldprämien" bezahlen, wenn sie neue Ärzte für das Krankenhaus rekrutieren. Diese müssen sich dann bei der Einstellung allerdings verpflichten, auch einige Jahre in dem Krankenhaus zu bleiben. Die Prämien liegen zwischen 1 000 € und 8 000 € (für einen erfahrenen und guten Oberarzt).

Online-Umfrage der BVMD e. V.

Eine Online-Umfrage der Bundesvertretung der Medizinstudierenden in Deutschland e. V. (BVMD), an der im Jahr 2005 über 3 600 Medizinstudierende aus ganz Deutschland teilgenommen haben, ging der übergeordneten Frage nach: Wie wünschen sich Medizinstudierende ihre Arbeitsbedingungen im Krankenhaus?

Die Idee der Umfrage war, herauszufinden, was getan werden kann, damit junge Ärzte bereit sind, in Deutschland in einem Krankenhaus zu arbeiten. Die Ergebnisse dieser Studie sind sehr interessant (vgl. auch die Folien mit allen Ergebnissen unter http://bvmd. de/fileadmin/SCOHP/Pressekonferenz_2006-01-11/bvmd_umfragepraesentation_langfassung.pdf):

- Medizinstudierende sind bereit, viel Zeit und Energie in den Arztberuf zu investieren, wenn sie dafür vernünftige Arbeitsbedingungen vorfinden.
- Weit über die Hälfte der angehenden Ärztinnen und Ärzte würde bis zu 50 Stunden pro Woche im Krankenhaus arbeiten, unbezahlte Überstunden aber wollen 40 Prozent der Jungmediziner auf keinen Fall leisten.

„Die Medizinstudierenden würden gerne in Deutschland ärztlich tätig werden, sehen sich aber durch die schlechten Arbeitsbedingungen von Assistenzärzten in deutschen Krankenhäusern oft gezwungen, Jobs in medizinnahen Berufsfeldern oder im Ausland anzunehmen", kommentiert Maike Wilk, Bundeskoordinatorin der AG Gesundheitspolitik der BVMD, die Ergebnisse der Umfrage (vgl. http://bvmd.de/fileadmin/SCOHP/Pressekonferenz_2006-01-11/pressemitteilung_bvmd_umfrage_01.pdf).

Abschreckend wirken sich auf den Medizinernachwuchs allerdings folgende Punkte aus:

- die Aussicht auf zeitlich befristete Arbeitsverhältnisse,
- die schlechte Bezahlung,
- die ungeregelten Arbeitszeiten,
- die mangelnde Vereinbarkeit von Familie und Beruf,
- die Gefährdung der Patienten durch übermüdete Ärzte und
- die hohe Belastung durch Verwaltungstätigkeiten.

Bezüglich der Wünsche, die Medizinstudenten an den Arbeitsplatz Krankenhaus haben, konnte Folgendes festgestellt werden:

- Rund 90 Prozent der Befragten sehen eine Entlastung bei Verwaltungsaufgaben als wichtiges Kriterium für die Arbeitsplatzsuche an.
- Etwa 86 Prozent der Studierenden wünschen sich Kinder, zugleich halten 79 Prozent der Befragten es für schwierig oder sehr schwierig, den Kinderwunsch mit dem Arztberuf zu vereinbaren.
- Weit über der Hälfte der Befragten ist auch der Ruf des Krankenhauses wichtig.
- Mehr als 90 Prozent wünschen sich bei ihrem zukünftigen Arbeitgeber gute Fortbildungsmöglichkeiten.
- Besonders wichtig sind den Studierenden das Betriebsklima des Krankenhauses (für 87,7 Prozent sehr wichtig und für 11,3 Prozent wichtig)
- Ein partnerschaftlicher Umgang mit den Vorgesetzten hat ebenfalls einen hohen Stellenwert (für 55,6 Prozent sehr wichtig und für 34,3 Prozent wichtig).

In den individuellen Kommentaren der Umfrage kommt immer wieder zum Ausdruck, dass sich die angehenden Ärztinnen und Ärzte eine Tätigkeit im Ausland als mögliche Option nach dem Studium vorbehalten. Der Bundesärztekammer-Präsident Prof. Dr.

Jörg-Dietrich Hoppe warnte schon im Januar 2006. *„Die Politik und auch die Kranken-*
hausträger sollten solche Aussagen sehr ernst nehmen. Die Arbeitsbedingungen für Ärz-
te müssen sich grundlegend verbessern, sonst bricht uns der Nachwuchs auf breiter Front
weg".

Aufgrund dieser Ergebnisse der BVMD e. V.-Umfrage sind Krankenhäuser heute gut in
der Lage, zu antizipieren, welche Wünsche junge Mediziner an einen Arbeitsplatz im
Krankenhaus haben. Wenn sie also junge Ärzte an sich binden wollen, sollten sie sich bei
der Formulierung der Arbeitsplatzangebote an den Wünschen der Medizinstudenten
orientieren.

„Initiative neue Ärzte" der SRH Kliniken GmbH

Die SRH Kliniken haben auf diese Entwicklung reagiert und eine „Initiative neue Ärzte"
gestartet, die auf dem Berliner Hauptstadtkongress im Juni 2008 vorgestellt wurde. Bei
dieser Initiative geht es darum, junge qualifizierte Ärzte für die SRH Gruppe als Arbeitgeber zu interessieren.

Im Oktober 2008 meldet die wob AG, eine große Agentur in Banden Württemberg, die
zusammen mit dem Projektteam der SRH Kliniken GmbH das begleitende Kommunikationskonzept entwickelt und verantwortet hat, dass der Klinikverbund mit seiner „Initiative neue Ärzte" sogar den ZeMark-Med Award gewonnen hat (vgl. http://www.wob.ag/
index.phtml).

Prof. Dr. Michael Almeling, bis 2009 Vorsitzender der Geschäftsführung der SRH Kliniken GmbH, beschreibt in der Pressemeldung die Initiative wie folgt: *„Wir wollten ein*
Signal für den Wandel setzen: Dem Arzt der Zukunft wird neben fachlicher Expertise
auch unternehmerisches Verständnis abverlangt. Und junge Mediziner wollen nicht mehr
um jeden Preis Karriere machen. Sie wollen ihre private und berufliche Zukunft erfolgreich
unter einen Hut bringen – unsere ‚Initiative neue Ärzte' hilft ihnen dabei."

Mit der „Initiative neue Ärzte" reagiert die SRH Kliniken GmbH auf den Ärztemangel
und das zunehmende Problem qualifizierte Assistenz- und Fachärzte an deutsche Kliniken
zu holen: Ärzte, Klinikleitung und Personaler erarbeiteten gemeinsam ein klar struktu-
riertes Weiterbildungsprogramm für die Assistenzärzte, das die Vermittlung von Manage-
mentqualifikationen genauso integriert wie die Betreuung durch Mentoren. Im Mittelpunkt
der Kommunikationskampagne steht die Website www.initiative-neue-aerzte.de. Hier
erfahren die jungen Mediziner, an welchen SRH Kliniken sie ihre Facharztweiterbildung
absolvieren können und welche Zusatzleistungen sie erwarten.

Nachstehende kommunikationspolitischen Instrumente machen auf diese SRH-Weiter-
bildungsinitiative aufmerksam: Anzeigen in der überregionalen Tagespresse und in Fachmedien, Banner auf Medizin- und Gesundheitsportalen sowie auf der SRH-Homepage,
Plakate an Universitäten sowie Broschüren, Info-Flyer und Mailings.

Dass zu solch einer innovativen Initiative viel Mut gehört, da Marketing in Krankenhäusern noch eher unüblich ist, geht aus einem Zitat der SRH-Marketingleiterin Simone Kuhn
gut hervor: *„Marketing in der Gesundheitswirtschaft ist leider immer noch Pionierarbeit.*
Man muss offen für neue Ideen und Wege sein und den Mut haben, diese neuen Wege
auch zu beschreiten. Wer bereit ist, den Blick über den Tellerrand zu werfen, findet Ins-
piration und Innovation" (vgl. http://www.wob.ag/news/date_20081027).

Deutschlands beste Arbeitgeber im Gesundheitswesen

Bei dem Wettbewerb „Deutschlands beste Arbeitgeber" handelt es sich um den aus den USA kommenden „Great place to work-Wettbewerb" (vgl. www.greatplacetowork.de). Über groß angelegte anonyme Befragungen von Mitarbeitern wird die Zufriedenheit am Arbeitsplatz anonym von einem zentralen Institut gemessen. Ein „Great Place to Work®" wird als ein Arbeitsplatz beschrieben, an dem man als Mitarbeiter denen vertraut, für die man arbeitet, stolz auf das ist, was man tut, und Freude daran hat, mit den anderen zusammenzuarbeiten.

Es sind keine exorbitanten Gehälter oder ausgetüftelte Aktienoptionsprogramme, die Mitarbeiter an ihren Arbeitsplätzen zufrieden machen, sondern Faktoren wie Familienfreundlichkeit, wenig bürokratische Arbeiten, ein vertrauensvolles Verhältnis zum Vorgesetzten und gute Weiterbildungsmöglichkeiten, die sich (auch potenzielle) Mitarbeiter wünschen. Im Sinne des „Great place to work"-Ansatzes sind es die Faktoren

* Glaubwürdigkeit,
* Respekt,
* Fairness,
* Stolz auf das Unternehmen und
* Teamorientierung,

die ein Unternehmen, und sicherlich auch ein Krankenhaus, zu einem attraktiven Arbeitgeber machen.

Seit September 2007 können sich ebenfalls Einrichtungen des Gesundheitswesens an diesem Wettbewerb beteiligen. Eine Teilnahme scheint schon aufgrund der geschilderten Probleme, überhaupt neue ärztliche Mitarbeiter zu finden, sehr empfehlenswert. Das Gütesiegel, zu Deutschland besten und damit attraktivsten Arbeitgebern im Gesundheitswesen zu gehören, lockt sicherlich potenzielle Mitarbeiter an.

Ein eigener Wettbewerb, an dem sich nur Einrichtungen des Gesundheitswesens beteiligen können, ermöglicht eine Vergleichbarkeit der Ergebnisse. Im Januar 2009 wurden als beste Arbeitgeber im Gesundheitswesen folgende Einrichtungen prämiert:

Top 3 der Größenklasse von 501 bis 2 000 Mitarbeiter
1. Caritasverband Olpe
2. Kliniken Maria Hilf
3. Katharinen-Hospital Unna

Top 3 der Größenklasse von 20 bis 500 Mitarbeiter
1. Pflegezentrum Steinheim „Mainterrasse"
2. Rind'sches Bürgerstift
3. Caritas Wohn- und Pflegegemeinschaft Seniorenheim St. Josef

Es ist erstaunlich, dass sich für den Wettbewerb 2009 von insgesamt 5 400 angeschriebenen Einrichtungen des Gesundheitswesens nur 54 angemeldet haben.

Im Jahr 2007 belegte beispielsweise das Reha-Zentrum in Lübben den 8. Platz und wirbt damit heute noch auf seiner Website (vgl. http://www.rehazentrum.com/). Die Wolfart Klinik bei München, die sowohl 2007 als auch 2008 unter den ersten 10 besten Arbeitgebern im Gesundheitswesen platziert worden ist (vgl. www.wolfartklinik.de), wird in Kapitel 10 noch einmal wegen ihres kooperativen Belegarztmodells und des perfekten Schnittstellenmanagement vorgestellt.

- Überprüfen Sie in einem ersten Schritt, ob Ihr Krankenhaus nicht auch zum „Great Place to work" werden kann, um sich für potenzielle Mitarbeiter als attraktiver Arbeitgeber zu präsentieren.
- In einem zweiten Schritt fordern Sie die entsprechenden Unterlagen vom Great Place to work-Institut an. Die Broschüre zur Bewerbung von Einrichtungen im Gesundheitswesen finden Sie im Internet unter dieser Adresse: http://www.greatplacetowork.de/best/teiln/ Studienbroschuere_Beste_Arbeitgeber_im_Gesundheitswesen_2009.pdf. Die Wettbewerbsteilnahme für Krankenhäuser bis 500 Mitarbeiter kostet 5 700 € für das sogenannte Analysepaket, bis 2 000 Mitarbeiter 6 200 €.
- In einem dritten Schritt, wenn Ihr Krankenhaus zu den besten Arbeitgebern im Gesundheitswesen gehört, machen Sie diese Prämierung in der Öffentlichkeit bekannt. Neben Anzeigen in der Tagespresse und in Fachmedien bieten sich auch Banner auf Medizin- und Gesundheitsportalen sowie die Homepage des eigenen Krankenhauses an. Auch Plakate an Universitäten sowie Broschüren und Info-Flyer sind sinnvolle Medien um zu kommunizieren, dass Ihr Krankenhaus ein attraktiver Arbeitgeber ist.
- Kommunizieren Sie allen (potenziellen) Bewerbern, dass Ihr Krankenhaus ein attraktiver Arbeitgeber ist und zu den besten im Gesundheitswesen gehört.

2.7 Der hohe Stellenwert guter Führung: Wie Mitarbeiter geführt und motiviert werden sollten

Im Dezember 2007 wurden die Ergebnisse einer groß angelegten Studie von INQA, der Initiative Neue Qualität der Arbeit, einer Gemeinschaftsinitiative aus Bund, Ländern, Sozialpartnern, Sozialversicherungsträgern, Stiftungen und Unternehmen, vorgelegt: Sie belegen, dass der betriebswirtschaftliche Erfolg eines Unternehmens eng mit einer mitarbeiterorientierten Unternehmenskultur zusammenhängt. Bis zu einem Drittel ihres Finanzerfolges erzielen Unternehmen wegen der Kombination verschiedener Kulturdimensionen wie beispielsweise die Schaffung von Teamgeist, das Erleben von Zugehörigkeit zum Unternehmen sowie die Wertschätzung und das gezeigte Interesse an der Person der Beschäftigten. Insgesamt wurden 37 151 Mitarbeiter in den zwölf unternehmens- und mitarbeiterstärksten Branchen in Deutschland befragt (vgl. http://www.inqa.de/Inqa/Navigation/ Gute-Praxis/kampagnen-wettbewerbe,did=229632.html).

Die Erklärung dafür, dass der finanzielle Erfolg maßgeblich mit der Mitarbeiterzufriedenheit zusammenhängt ist einfach: Mitarbeiter verhalten sich in der Regel gegenüber externen Kunden besser und sind leistungsbereiter bzw. motivierter, wenn sie sich in einer mitarbeiterorientierten Unternehmenskultur befinden. Finden Mitarbeiter nämlich an ihren Arbeitsplätzen eine freundliche Atmosphäre und eine gute Führungskraft vor, füh-

len sie sich entsprechend wohl. Sie können sich frei entfalten, sind bereit, sich weiterzuentwickeln und eigene Ideen einzubringen. Diese gute Stimmung überträgt sich dann auch
auf ihre Arbeit.

Krankenhäuser sollten sich zukünftig stärker darum kümmern, wie sie ihre Mitarbeiter
so führen und so motivieren können, dass sie zufrieden, engagiert und freundlich den
Patienten gegenübertreten. Dies betrifft alle drei Berufsgruppen gleichermaßen, sowohl
Ärzte als auch Mitarbeiter der Pflege und der Verwaltung.

Wie sich die Situation des Personals heute darstellt

Ohne Zweifel ist das Arbeiten im Krankenhaus sehr anstrengend: Schicht- und Bereit-
schaftsdienste, das Heben von schweren Patienten, die psychische Belastung beim Umgang
mit schwer kranken oder sterbenden Menschen und viele andere schwierige Bedingungen
verlangen vom Personal sehr viel Kraft und Energie. Die Arbeitsverdichtung wird immer
höher, nicht zuletzt deshalb, weil für immer mehr Patienten immer weniger Personal zur
Verfügung steht. Auf die 4 800 fehlenden Ärzte in bundesdeutschen Krankenhäusern
wurde bereits im Geleitwort und in diesem Kapitel weiter oben hingewiesen.
Bei solch angespannter Personalsituation bleiben oftmals der Umgangston und die adäquate Behandlung des Patienten „auf der Strecke", weil Ärzte und Pflegekräfte unter
massivem Druck stehen, überlastet sind oder auf diesem Wege ihrer Unzufriedenheit
Ausdruck verleihen.
Doch anstatt die verbleibenden Mitarbeiter zu Leistungsbereitschaft zu motivieren, ihnen
„gute Führungskräfte" zur Seite zu stellen und sie zu befähigen, in ihren jeweiligen Ar-
beitsgebieten trotz schwieriger Bedingungen patientenorientiert zu arbeiten, herrscht
leider in einigen Krankenhäusern immer noch ein ziemlich autoritärer Ton:

- Assistenzärzte werden noch zu oft während der Visite und vor den Patienten von ihren
  Vorgesetzten lautstark kritisiert – anstatt das Problem nach der Visite in einem kurzen
  „Vier-Augen-Feedbackgespräch" zu besprechen.
- Bei Spannungssituationen im OP werden Mitarbeiter leider immer noch als Ventil oder
  Sündenbock missbraucht und vor allen persönlich angegriffen. Sie werden plötzlich „aus
  heiterem Himmel" für Dinge verantwortlich gemacht, die sie gar nicht zu verantworten
  haben – anstatt in einer ruhigen Situation gemeinsam darüber nachzudenken, welche
  Verbesserungen nötig sind, um zukünftig Reibungsverluste im OP zu vermeiden.
- Assistenten werden öffentlich gedemütigt, in dem sie „als Strafe" vom Chefarzt „OP-
  Verbot" erhalten, weil Arztbriefe nicht zügig genug geschrieben worden sind – anstatt
  gemeinsam einen Weg zu finden, wie feste Zeitfenster für das Schreiben von Arztbrie-
  fen geschaffen werden können.

Warum es noch Chefärzte gibt, die oben beschriebenes Verhalten an den Tag legen, lässt
sich nur vermuten:

- Chefärzte haben nicht systematisch gelernt, wie Abteilungen geführt werden müssen,
  damit diese erfolgreich sind. Führungs-Know-how ist leider nicht Bestandteil der ärztlichen Ausbildung und muss in Eigeninitiative erworben werden.

- Chefärzte sind in der Regel auf ihrem beruflichen Weg selbst Chefs begegnet, die mit ihnen nicht „zimperlich" umgegangen sind, und meinen deshalb, ihr Verhalten sei „normal". Ihnen hat das gute Vorbild gefehlt.
- Chefärzte stehen heute mehr denn je unter betriebswirtschaftlichem Erfolgsdruck. Sie bekommen von ihren kaufmännischen Direktoren „Zielzahlen" vorgelegt, die es zu erreichen gilt, „ohne wenn und aber". Da wird der Druck schnell an die Mitarbeiter weitergegeben, für professionelle Mitarbeiterführung bleibt wenig Zeit.

Was gute Führung beinhaltet

Gut Führen bedeutet, Mitarbeiter zielgerichtet dazu zu bewegen und zu befähigen, Aufgaben erfolgreich zu übernehmen bzw. auszuführen. Der Erfolg einer Führungskraft wird daran gemessen, ob sie ihre Mitarbeiter zu leistungsgerechten Ergebnissen führen können. „Leistungsgerechte Ergebnisse zu erzielen" heißt in einem Krankenhaus, mit den gegebenen (geringen) Ressourcen die Patienten bestmöglich medizinisch zu versorgen und dabei die Patientenorientierung trotzdem in den Vordergrund zu stellen. Das Führen von Mitarbeitern hat also auch einen unmittelbaren Einfluss auf die Qualität der Dienstleistungen und die Zufriedenheit der Patienten. Dieser Zusammenhang ist in der folgenden Abbildung dargestellt: Mitarbeiter, die durch ihre Führungskräfte informiert und motiviert werden, sind gerne leistungsbereit, um die externen Kunden „zu bedienen". Bei den Patienten wiederum entsteht über die gute Qualität der Dienstleistungen „Zufriedenheit" und der Wunsch, sich an das Krankenhaus zu binden.

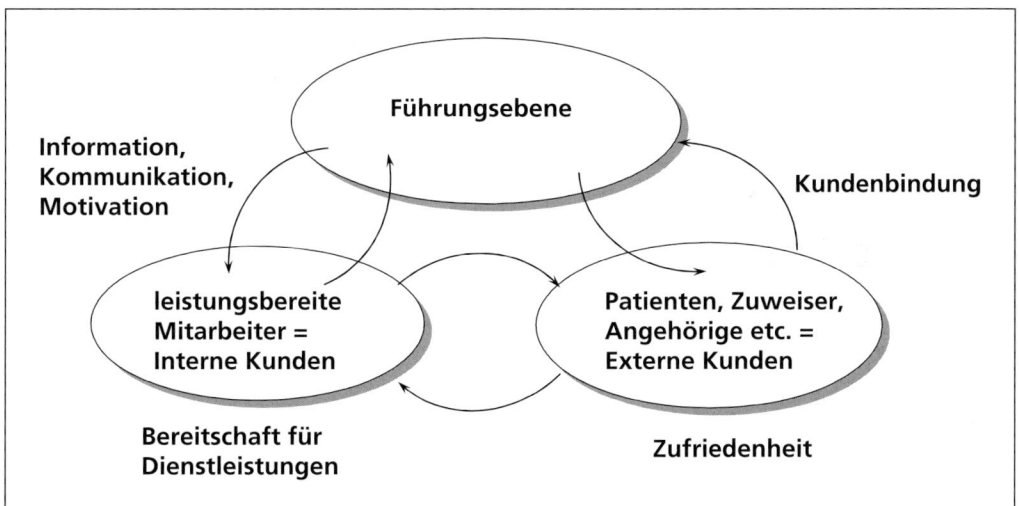

Der Zusammenhang zwischen guter Führung und Kundenzufriedenheit

Mitarbeiter so zu führen, dass sie leistungsmotiviert arbeiten, ist nicht einfach. Das Führen von Mitarbeitern wird bisher nicht ausreichend genug an Universitäten z. B. im Rahmen des Medizinstudiums gelehrt. Neben den fachlichen Qualifikationen und fachspezifischen Fähigkeiten müssen Führungskräfte auch eine hohe Sozialkompetenz haben und kommunikations-, konflikt-, team- und entscheidungsfähig sein (vgl. Lüthy & Schmiemann 2004).

- Machen Sie sich und allen Führungskräften klar, dass die kontinuierliche Kommunikation mit den Mitarbeitern und die Mitarbeiterzufriedenheit in einem direkten Zusammenhang mit der Patientenzufriedenheit steht: Je zufriedener die Mitarbeiter sind, desto leistungsbereiter erbringen sie ihre Dienstleistungen. Dies spüren die Patienten sofort.
- Fördern Sie die Kooperation der verschiedenen Berufsgruppen (Ärzte, Pflege, Verwaltung) miteinander! Veranstalten Sie dazu eine berufsgruppenübergreifende Klausurtagung mit den entsprechenden Führungskräften zum Thema: *Die wirtschaftliche Situation verlangt effiziente Zusammenarbeit, wie können wir die Zusammenarbeit verbessern und dieses Ziel erreichen?*
- Sie werden sehen, wie viele konstruktive Vorschläge zur Verbesserung der Zusammenarbeit von den Vertretern aller Berufsgruppen genannt werden.

Managementinstrumente führen zu mehr Mitarbeiterzufriedenheit

Zufrieden sind die Mitarbeiter dann, wenn Führungskräfte tatsächlich führen und

- Ziele mit ihnen vereinbaren und erreichen,
- transparent informieren und adäquat fördern,
- die Zusammenarbeit konstruktiv gestalten,
- Vertrauen und Ausgeglichenheit „leben"
- Werte und Missionen vermitteln und
- „mit gutem Beispiel voran gehen" und damit als Vorbild dienen.

Dies gelingt Führungskräften – *unabhängig* von ihren jeweiligen fachspezifischen Kenntnissen – am besten, wenn sie diese Managementinstrumente verwenden:

- Faire Auswahl neuer Mitarbeiter über Assessment Center oder über vorher genau definierte Auswahlkriterien
- Standardisierte Einarbeitung neuer Mitarbeiter u. a. anhand von Checklisten und einem persönlichen „Paten", der in den ersten sechs Monaten als Ansprechpartner zur Verfügung steht
- Verbindliches Betriebliches Vorschlagswesen mit Prämien (vgl. das Formular in Kapitel 2.13)
- Mitarbeiterjahresgespräche mit Zielvereinbarungen (vgl. Vorlage in Kapitel 2.13)
- Regelmäßige faire und transparente Beurteilung der Mitarbeiter mit sogenannten Feedbackbögen durch den Vorgesetzten
- Regelmäßige Beurteilung der Vorgesetzten durch die Mitarbeiter (anonyme Führungskräftefeedbacks mit einer Selbsteinschätzung des Vorgesetzten und der Fremdeinschätzung der direkt unterstellten Mitarbeiter) (vgl. Vorlage in Kapitel 2.13)
- Regelmäßige persönliche Gespräche mit dem Vorgesetzten
- Klausurtagungen zu „Brennpunkten" und aktuellen Themen, auch Berufsgruppen übergreifend

- *Management by walking around* der Vorgesetzten, um vor Ort bei den Mitarbeitern abzufragen, ob Hilfestellung „von oben" hilfreich wäre
- Jährliche anonyme schriftliche Mitarbeiterbefragungen zur Zufriedenheit, die auch Möglichkeiten für Anregungen und Wünsche bieten (vgl. Musterbogen in Kapitel 2.13)
- Kontinuierliche Motivation der Mitarbeiter z. B. über sinnvolle Delegation und Partizipation an Entscheidungen
- Zur Verfügung stellen eines externen Coachs, der individuelle Begleitung, Beratung, und Förderung von einzelnen Führungskräften oder ganzen Teams anbietet
- Adäquate Gesprächsführung bei Konflikten
- Professionelles Trennungsmanagement bei Kündigungen, z. B. durch die Hinzuziehung von Outplacement-Beratungsunternehmen (wie z. B. das Unternehmen Karent in Frankfurt, vgl. www.karent.de)
- Sinnvolles Zeitmanagement und Selbstorganisation der Führungskraft
- Konkrete Karriereplanung für Mitarbeiter
- Systematische Personalentwicklungsmaßnahmen
- Hohe Transparenz beim Informationsmanagement, z. B. bei der Personalbedarfsplanung

Der Einsatz dieser Managementinstrumente führt übrigens auch dazu, dass Führungskräfte von den Mitarbeitern als kommunikativ, kooperativ, konfliktlösungsfähig, teamfähig und kritikfähig wahrgenommen werden (vgl. Lüthy & Schmiemann 2004). Für einige der oben aufgeführten Instrumente finden Sie in Kapitel 2.13 Arbeitsmaterialien und Checklisten.

Genau so wie Patienten oder andere Kunden Spannungen und Missstimmungen in einem Team wahrnehmen, erspüren sie auch die angenehme Atmosphäre zwischen Führungskraft und Team. Darauf beruht letztlich ja auch der in Kapitel 2.6 erwähnte Ansatz des Unternehmenswettbewerbes „Great place to work". Denn: Zufriedene Mitarbeiter schätzen ihre Führungskraft und ihr Krankenhaus als „glaubwürdig" ein, fühlen sich respektiert und ernst genommen, wertschätzen die Fairness im Krankenhaus und sind insgesamt stolz darauf, dort zu arbeiten.

- Machen Sie Ihren Führungskräften (Chefärzten, Pflegeleitungen, Abteilungsleiter in der Verwaltung) immer wieder den Zusammenhang zwischen guter Mitarbeiterführung und Patientenzufriedenheit klar.
- Verpflichten Sie die Führungskräfte, regelmäßig Führungskräftetrainings zu besuchen – nicht nur, wenn vermehrt Beschwerden aus einem Team kommen. Bei diesen Trainings lernen die Führungskräfte auch, die Führungsinstrumente motivierend einzusetzen.
- Bei andauernden Problemen mit Mitarbeitern sollten Sie den Führungskräften bzw. deren Teams die Möglichkeit bieten, in regelmäßigen Abständen einen externen Coach zu Rate zu ziehen. Auf diese Weise werden die Führungskräfte in den Krankenhäusern am ehesten dazu gebracht, über ihr Verhalten nachzudenken und Lösungen für die Zukunft zu erarbeiten.

2.8 Benimm ist in: Warum höfliches Auftreten wichtig ist

Business Etikette ist gerade im Krankenhaus bedeutsam, weil kranke Menschen noch mehr als andere ein großes Bedürfnis danach haben, besonders „gut behandelt" zu werden. Korrekte Umgangsformen sollten daher selbstverständlich sein, nicht zuletzt auch deshalb, weil sie – neben einem angenehmen Erscheinungsbild – den Mitarbeitern mehr Sicherheit im Kontakt mit den Patienten bieten (vgl. http://www.business-knigge.com/). Gutes Benehmen der Mitarbeiter – am besten gegenüber allen externen Kunden (Patienten, Angehörige, zuweisende Ärzte etc.) – signalisiert insbesondere

- Hilfsbereitschaft,
- Freundlichkeit,
- Bescheidenheit,
- Rücksichtnahme,
- Einfühlungsvermögen,
- Interesse,
- Herzlichkeit.

Dies alles führt zu einer sympathischen Ausstrahlung, die enorm wichtig ist für Mitarbeiter mit Patientenkontakt (vgl. Begemann 2003). Schließlich geraten im Krankenhausalltag die Mitarbeiter oft in Situationen (z. B. müssen sie schlechtes Nachrichten im Rahmen einer Diagnose überbringen oder sie müssen Patienten Ängste vor Operation oder speziellen Therapien nehmen etc.), in denen ein sicheres, freundliches und souveränes Auftreten erforderlich ist. Die besondere Business-Etikette der Gesprächskultur fördert diese natürliche Souveränität. Beim den Umgang mit ausländischen Patienten ist es hilfreich, auch internationale Benimmregeln zu kennen. Diese sind z. B. überblickartig unter http://www.businessetikette.de/texte/Etikette-A-Z.pdf zusammengefasst.

In gleichem Maße gilt dies für Telefongespräche: Schließlich erkennen Anrufer bereits anhand der ersten Worte ihres Gegenüber die Qualität der Dienstleistungsbereitschaft und bekommen einen persönlichen Eindruck. Folglich ist heute auch nicht mehr zu verantworten, dass ein Kunde nur „zufällig" auf einen motivierten und leistungsbereiten Mitarbeiter trifft.

Wie Verhaltensregeln aussehen können

Von außen erstellte Regeln wirken häufig „aufgesetzt". „Wir sind freundlich und zuvorkommend zu allen Kunden", unterschreibt Ihnen jeder Mitarbeiter, aber welches Verhalten sich dahinter genau verbirgt, wissen viele nicht. Deshalb sollten Verhaltensregeln von den Mitarbeitern selbst erstellt werden. Wenn die Mitarbeiter hinter Regeln stehen und auch tatsächlich wissen, was diese in Bezug auf ihr tatsächliches Verhalten (am Telefon, am Patientenbett oder im Kontakt mit dem Zuweiser) bedeuten, dann setzten sie sie am ehesten um. Ein Muster für Verhaltensregeln kann beispielsweise wie folgt aussehen:

- Wir sprechen Patienten und alle anderen externen Kunden mit Namen an, sofern sie uns bekannt sind. Wir stellen uns jedem Patienten und allen weiteren externen Kunden persönlich – mit Händedruck – vor.
- Wir melden uns am Telefon mit dem Namen und der Abteilung und heben das Telefon spätestens nach dem dritten Klingelton ab.
- Wir versichern den Patienten ausdrücklich im persönlichen Gespräch, dass wir ihr Anliegen verstehen. Wir fragen immer nach, ob der Patient bzw. die externen Kunden Rückfragen oder Wünsche haben.
- Wir geben externen Kunden unsere Visitenkarte, damit sie unsere Durchwahltelefonnummer haben und gegebenenfalls schnell mit uns verbunden sind.
- Können wir bestimmte Wünsche der Patienten nicht sofort erledigen, begründen wir dies und zeigen eine machbare Alternative (zu einem verbindlichen späteren Zeitpunkt) auf.
- Bei Beschwerden sorgen wir für eine zuvorkommende, schnelle und großzügige Regelung.

Gutes Benehmen am Telefon: Wie hätte die Sekretärin reagieren sollen?

Wenn ein (potenzieller) Patient anruft und auf freundliche und kompetente Mitarbeiter am Telefon trifft, wird er mit Sicherheit sofort annehmen, dass dieses Haus seine Patienten professionell behandelt. Prinzipiell gilt daher: Es gibt keine zweite Chance für einen guten ersten Eindruck – und der entsteht in der Regel innerhalb von maximal zwei Minuten. Das folgende Fallbeispiel verdeutlicht, wie „ein schlechter Eindruck" letztlich eine Patientin „vergrault" hat.

Praxisbeispiel

Sicherlich kommen Fälle wie der Folgende sehr häufig vor. Da er sich negativ auf Belegungszahlen auswirkt, wollen wir ihn zunächst schildern und danach analysieren. Dieser Fall ist im Jahr 2007 in Berlin tatsächlich so vorgefallen.

Eine Patientin mit Gallensteinen möchte sich diese operativ entfernen lassen. Sie ist Privatpatientin, 1969 geboren, von Beruf Zahnärztin und gehört „der neuen" Generation an. Sie ist auf der Suche nach einem Krankenhaus, das diesen Eingriff binnen der nächsten 14 Tage durchführt, kurze Liegezeiten hat und ihr kundenfreundlich entgegentritt. Die Patientin bekommt von ihrem niedergelassenen Internisten ein Krankenhaus in ihrer Nähe empfohlen. Die Patientin ruft dort selbst an, als Privatpatientin „landet" sie bei einer Chefarztsekretärin, die ihr sofort erklärt, dass eine Operation derzeit gar nicht möglich sei. Der Chefarzt sei gerade auf einem Kongress und danach im Urlaub. Sie bietet der Patientin an, sich in 3 Wochen wieder zu melden. Zu dieser Zeit befindet sich aber die Patienten im Sommerurlaub. „Da kann man leider nichts machen" meint die Sekretärin. Sie bedankt sie sich immerhin für die Anfrage und legt auf.
Die Patientin wendet sich daraufhin an eine Klinik, die auf minimalinvasive Eingriffe spezialisiert ist. Sie stößt auf diese Klinik, nachdem sie „Entfernung der Gallenblase in Berlin" bei der Suchmaschine „Google" eingegeben hat. Schon vom Webauftritt ist die Patientin beeindruckt: Die Website wirbt mit kurzen Liegezeiten, schönem Ambiente und hoher Kundenorientierung. Aus den Einträgen im Online-Gästebuch – geschrieben von bereits behandelten Patienten – geht deren außerordentliche Zufriedenheit eindeutig hervor.
Als die Patientin in der Klinik anruft, wird ihr Anliegen mit den Worten „Natürlich, wann immer sie wollen ..." entgegengenommen. Wenige Tage später ist sie operiert und nach 2 Tagen Liegezeit wieder entlassen.

> Die Patientin berichtet nachher sehr positiv von den sehr freundlichen und zugewandten Schwestern, dem „netten und vertrauensvollen" Arzt, der kurzen Liegezeit und dem hervorragenden Essen. Sie ist rundherum zufrieden, empfiehlt das Haus uneingeschränkt weiter – schließlich habe sie sich „nicht wie in einem Krankenhaus, sondern eher wie in einem Hotel gefühlt".

Dieses Fallbeispiel verdeutlicht einerseits noch einmal das unterschiedliche Verhalten von jüngeren und älteren Patienten: Die Älteren tun ausschließlich das, was der Hausarzt Ihnen empfiehlt, in diesem Falle „Gehen sie ins Krankenhaus XY... und lassen sie sich dort einen Termin für eine OP geben." Wenn der Chefarzt verreist ist, gedulden sie sich und warten eben noch 3 Wochen. Jüngere Patienten suchen sofort nach einer Alternative.

Andererseits hätte die Sekretärin mehr kundenorientiertes Verhalten zeigen können:

- Sie hätte auf einen anderen Operateur hinweisen können.
- Sie hätte einen Rückruf des Stellvertreters anbieten können.
- Sie hätte der Patientin einen zeitnahen konkreten Termin zur Vorstellung nennen könne.

Insgesamt zeigte sie gegenüber der Patientin wenig Hilfsbereitschaft, Freundlichkeit, Einfühlungsvermögen, Interesse und Herzlichkeit. Stattdessen hat das Krankenhaus eine Privatpatientin für immer verloren.

Sicherlich gibt es noch viel mehr Beispiele aus unterschiedlichen Bereichen eines Krankenhauses, die belegen, dass kundenorientiertes Verhalten noch nicht verbindlich umgesetzt wird.

Organisieren Sie für Ihre Mitarbeiter ein Business Etikette-Seminar, in dem sie u. a. lernen:

- ...wie sie den richtigen Ton treffen
- ...wie sie souverän mit Patienten und schwierigen Persönlichkeiten umgehen
- ...was sie tun können, wenn es ihnen die Sprache verschlägt (das ABC der richtigen Antworten)
- ...warum richtiges Zuhören gelernt sein will: „Listening is more than hearing"
- ...wie sie Gesprächskiller und Peinlichkeiten vermeiden können (das ABC der Tabuthemen)
- ... wie sie sich in Kunden hineinversetzen können
- ... wie sie mit Kundenwünschen umgehen können, ob sie nun unmittelbar erfüllbar sind oder nicht
- ... wie sie Kundenwünsche erraten können
- ... wie wichtig Freundlichkeit und ein Lächeln sind und dass es ein „Dafür bin ich nicht zuständig..." nicht gibt

2.9 Ethical Conduct Guidelines: Vom Leitbild zum Kodex für ethisches Unternehmenshandeln

Das gute Image eines Krankenhauses wird neben dem Verhalten der Mitarbeiter auch durch die herrschende Unternehmenskultur geprägt. Diese Kultur wird bisher über ein sogenanntes Leitbild schriftlich fixiert und nach innen sowie nach außen kommuniziert. Mit einem Leitbild legen Krankenhäuser fest, wie sie sich ihre Mission und ihre Vision vorstellen und welche grundlegenden Werte und Normen den Umgang mit den Mitarbeitern, den Patienten und den weiteren Kundengruppen bestimmen. Insbesondere liefert das Leitbild einen Rahmen für das Handeln aller. Dabei soll es sich an folgenden Fragen orientieren:

- Wer sind wir?
- Was machen wir? Was zeichnet uns aus?
- Was wollen wir erreichen?
- Was tragen wir bei?
- Wie gehen wir miteinander um?
- Wie gehen wir mit den Patienten und weiteren externen Kunden um?

Fast alle bundesdeutschen Krankenhäuser können mittlerweile auf ein eigenes Leitbild verweisen, zumal es im Rahmen des Qualitätsmanagements – z. B. für eine KTQ-Zertifizierung – explizit vorgeschrieben ist. Das Handeln nach einem Leitbild soll zu einem verlässlichen Miteinander führen. Dies wiederum spüren die externen Kunden, die sich in einem integeren und loyalen Umfeld wohl fühlen. Die spürbar angenehme Unternehmenskultur entsprechend eines Leitbildes kann ein Krankenhaus in der Region sogar bekannt machen und zu wirtschaftlichem Erfolg sowie zum Aufbau einer Marke führen.

Die meisten Krankenhäuser publizieren ihre Leitbilder auf ihren Websites. So formuliert beispielsweise das nach KTQ zertifizierte St. Elisabeth Krankenhaus Köln-Hohenlind auf seiner Homepage unter der Überschrift „Leitbild" folgende Aussage:

„Wir wollen mit unserem Leitbild zur Schaffung und Wahrung einer lebendigen Unternehmenskultur beitragen, die einerseits von gegenseitigem Vertrauen und Wertschätzung und andererseits von Leistungsbereitschaft und -fähigkeit geprägt ist" (vgl. http://www.hohenlind.de/allgemeines/leitbild).

Die folgenden zwölf Leitsätze, die im Einzelnen auf der Homepage näher ausgeführt werden, verdeutlichen, worauf es dem St. Elisabeth Krankenhaus Köln-Hohenlind bei seiner Unternehmenskultur ankommt:

Leitsatz 1: Wir sind verständnisvolle, engagierte Mitarbeiter mit fachlicher und sozialer Kompetenz, die Patienten und Angehörige auf der Grundlage christlicher Werte betreuen.
Leitsatz 2: Wir betreuen unsere Patienten individuell in übersichtlich strukturierten Fachabteilungen mit sinnvollen Organisationsabläufen und freundlicher Atmosphäre.
Leitsatz 3: Wir bauen auf höchste medizinische, pflegerische, ethische und organisatorische Standards, um eine individuelle, situationsbezogene Versorgung unserer Patienten zu gewährleisten.

Leitsatz 4: Wir begegnen uns gegenseitig mit Respekt, Toleranz und Vertrauen und schaffen durch kollegiale und professionelle Zusammenarbeit ein attraktives Arbeitsumfeld.
Leitsatz 5: Jeder Führende entscheidet und handelt als Vorbild.
Leitsatz 6: Durch Informationsaustausch auf allen Ebenen erfahren wir unsere Arbeit als einen Teil des Ganzen.
Leitsatz 7: Wir haben eine Kommunikations- und Informationsstruktur, die es Mitarbeitern, Patienten und berechtigten Personen ermöglicht, die benötigten Informationen problemlos zu erhalten.
Leitsatz 8: Als akademisches Lehrkrankenhaus der Universität zu Köln und aus unserer Historie heraus ist uns die Ausbildung im Gesundheitswesen ein besonderes Anliegen.
Leitsatz 9: Regelmäßige Fort- und Weiterbildung aller Mitarbeiter ist Grundlage unseres Qualitätsmanagements.
Leitsatz 10: Jeder von uns fühlt sich für die Sicherheit von Mitarbeitern und Patienten unseres Hauses verantwortlich.
Leitsatz 11: Die Optimierung der Ressourcennutzung, sowohl materiell als auch personell, ist für uns wichtiger Bestandteil eines verantwortungsbewussten, wirtschaftlichen Handelns zum Nutzen unserer Patienten.
Leitsatz 12: Wir sind uns unserer Verantwortung als ein großes katholisches Krankenhaus sowohl in wirtschaftlicher wie auch in gesellschaftspolitischer Hinsicht bewusst und stehen daher in aktiven Beziehungen zu unseren externen Partnern sowie den politisch und geistlich Verantwortlichen.

Leitbilder sollen Krankenhäuser dabei unterstützen, ihren Mitarbeitern das Bewusstsein für ethisches und verantwortliches Handelns zu vermitteln. In diesem Zusammenhang formuliert Martina Janning (2009): *„Starre grabschriftartige Leitbilder vergällen Beschäftigten die Arbeit. Gelebte Leitbilder hingegen kurbeln die Kommunikation und Entwicklung an"*.

Die Leitbilder in bundesdeutschen Kliniken ähneln sich sehr stark und die Inhalte sind oftmals recht allgemein gehalten. Deshalb stellt sich die Frage, inwieweit die in den Leitbildern formulierten Ziele tatsächlich im Klinikalltag konsequent und „spürbar" umgesetzt werden. Die Aussagen, die in zahlreichen Leitbildern hinsichtlich der Patientenorientierung immer wieder gemacht werden, lauten beispielsweise: *„Der Patient steht bei uns im Mittelpunkt"* oder *„Wir stimmen unser Handeln in kollegialer und fachlicher Achtung aufeinander ab"*. Solche Statements gehen wenig in die Tiefe und ihre Umsetzung bereitet wegen fehlender konkreter Regeln bzw. Vereinbarungen Schwierigkeiten. Verändert hat die Existenz von Leitbildern das Verhalten gegenüber den internen und externen Kunden eher wenig, entsprechend des Mottos „Papier ist geduldig".

Wir schlagen vor, die Unternehmenskultur in Form eines umfassenden Kodex für ethisches Unternehmenshandeln festzuschreiben, in dem Regeln und Vereinbarungen für den Umgang miteinander erarbeitet und deren Umsetzung ausdrücklich gefordert wird und deren Missachtung Konsequenzen hat. Nur für alle Mitarbeiter verbindlich vorgeschriebene Richtlinien führen dazu, dass sich das Verhalten tatsächlich positiv verändert.

Vom Leitbild zu Ethical Conduct Guidelines

Unternehmen anderer Branchen sind bereits dazu übergegangen, umfassende „Ethical Conduct Guidelines" bzw. einen umfangreichen Kodex für ethisches Unternehmenshandeln zu formulieren. Sie wollen ihre Integrität demonstrieren, Vertrauen bei ihren Kunden wecken und Umgangsformen mit internen und externen Kunden verbindlich festlegen. Im angloamerikanischen Raum ist ein Kodex für ethisches Unternehmenshandeln in größeren Unternehmen gang und gäbe. Ein für auf das Unternehmen zugeschnittener Verhaltenskodex soll einen Mindeststandard von angemessenem Miteinander im Betrieb sicherstellen.

Im Kontext der EU-Richtlinien gegen Diskriminierung werden Ethik-Richtlinien auch in deutschen Unternehmen künftig immer größere Bedeutung erhalten. Deshalb beginnen auch in Deutschland immer mehr Unternehmen damit, sogenannte „Ethische Richtlinien" standardmäßig zu formulieren und ihr Handeln danach auszurichten. So hat das Bundesarbeitsgericht auch kürzlich erst entschieden, dass der Betriebsrat mitbestimmen darf, wenn der Arbeitgeber durch sogenannte „Ethik-Richtlinien", also „Ethical Conduct Guidelines", das Verhalten der Beschäftigten und die betriebliche Ordnung regeln will (vgl. http://www.jurablogs.com/de/bag-betriebsrat-darf-bei-ethik-richtlinien-mitbestimmen).

Ethical Conduct Guidelines gehen inhaltlich weit über ein Leitbild hinaus. Ziel ist es, hohe ethische und rechtliche Standards zu formulieren, die für alle Mitarbeiter des Unternehmens verbindlich gelten und deren Verstoß Konsequenzen hat. Aus der folgenden Tabelle geht hervor, inwieweit sich die sehr allgemein gehaltenen Aussagen eines Leitbildes von den Inhalten eines Kodex für ethisches Unternehmenshandeln unterscheiden.

	Klassische Aussagen in einem Leitbild:	Formulierungsbeispiele für einen Kodex für ethisches Unternehmenshandeln
Mitarbeiter	Wir stimmen unser Handeln in kollegialer und fachlicher Achtung aufeinander ab.	Regeln bei Belästigung und unangemessenem Verhalten am Arbeitsplatz, z. B. sexuelle Belästigung oder Mobbing.
Patienten	Das Wohl des Patienten steht im Mittelpunkt.	Verpflichtung, dass jede Beschwerde eines Kunden in geeigneter Weise – entsprechend eines Standards – bearbeitet und der Kunde eine persönliche Rückmeldung bekommt.
Führung	Die Leitung führt in einem kooperativen Führungsstil.	Regeln, die die Führungskräfte verpflichten, Managementinstrumente beim Führen der Mitarbeiter einzusetzen.
Umwelt	Wir tragen zur Entlastung der Umwelt bei.	Verpflichtung, das Gesetze, Normen und Auflagen eingehalten werden.
Qualität	Hohe Qualität ist uns in allen Bereichen wichtig.	Verpflichtung, dass eine branchenspezifische Zertifizierung regelmäßig erfolgt.

In den Ethical Conduct Guidelines großer international tätiger Unternehmen geht es einerseits darum, ethische Richtlinien für das Auftreten des Unternehmens in der Öffentlichkeit festzulegen, damit der Umgang mit den externen Kunden einwandfrei ist. Andererseits geht es aber auch um Regeln, die das Handeln und das Verhalten der Mitarbeiter untereinander betreffen. Insbesondere geht es um einen wertschätzenden Umgang sowohl nach außen als auch nach innen. Es geht um integres und loyales Handeln am Arbeitsplatz, ohne Verstöße gegen geltendes Recht. Bezüglich des internen Umgangs miteinander können Regeln und Vereinbarungen für einen Kodex für ethisches Unternehmenshandeln folgende Punkte enthalten:

- Regeln zur professionellen Unternehmensführung
- Regeln zur integren und professionellen Führung der Mitarbeiter
- Regeln zur Einhaltung von Verhaltenspflichten im Unternehmen (z. B. zuvorkommendes und hilfsbereites Verhalten nach innen und nach außen)
- Regeln zur Ordnung am Arbeitsplatz
- Regeln zum Meldeverfahren bei Verstößen, z. B. Einrichtung einer sogenannten „Whistleblower-Hotline", an die sich Mitarbeiter wenden können, wenn ihnen rechtswidriges Verhalten von Kollegen oder Vorgesetzten auffällt
- Regeln zur Annahme von Geschenken und Zuwendungen, um Interessenkonflikte zu vermeiden
- Regeln bei Belästigung und unangemessenem Verhalten am Arbeitsplatz, z. B. sexuelle Belästigung oder Mobbing
- Regeln zum Schutz der Persönlichkeitsrechte der Arbeitnehmer nach dem Grundgesetz
- Regeln zur Einhaltung des deutschen und europäischen Datenschutzrechts
- Regeln für ein faires Miteinander aller Mitarbeiter untereinander
- Regeln für ein faires Miteinander zwischen Führungskräften und Mitarbeitern
- Regeln zur Gleichbehandlung aller Mitarbeiter hinsichtlich Geschlechts-, Religions- oder Nationszugehörigkeit
- Regeln zur Verbreitung und Weitergabe von Informationen zu Gesundheit und Sicherheit am Arbeitsplatz
- Regeln zur Förderung der Anwendung fortschrittlichster Technologien, zur Erzielung von Spitzenergebnissen u. a. beim Gesundheitsschutz der Arbeitnehmer

Ethische Richtlinien für den Umgang mit externen Kunden

Die folgenden Punkte, die ebenfalls in einem Kodex für ethisches Unternehmenshandeln Platz finden müssen, betreffen Regeln für den Umgang mit bzw. das Auftreten gegenüber externen Kunden.

- Regeln für ein ehrliches, von ethischen Erwägungen geprägtes Verhalten gegenüber allen externen Kunden. Dies beinhaltet, dass die Mitarbeiter bei der Ausführung ihrer Aufgaben mit Patienten, Angehörigen, zuweisenden Ärzten und allen weiteren Kunden, Dienstleistern, Lieferanten, Wettbewerbern und anderen beteiligten Personen gerecht und fair umgehen. Sie vermeiden es, aus unlauterem Geschäftsgebaren Vorteile zu ziehen.
- Regeln dazu, dass die Mitarbeiter ihre Dienstleistungen gemäß des festgeschriebenen Verhaltenskodex des Krankenhauses erbringen und dies im Sinne der unmittelbaren Interessen der Patienten und aller externer Kunden tun.
- Regeln, die den Kunden garantieren, dass Gesetze, Vorschriften und Branchennormen von allen Mitarbeitern des Krankenhauses eingehalten werden.
- Regeln, die den Kunden garantieren, dass sich niemand Vorteile durch eine ungesetzliche oder unethische Ausübung seiner Geschäfte verschafft.

- Regeln, die den Patienten (und allen anderen Kundengruppen) versichern, dass Ärzte und Pflegende die von ihnen verantworteten Aufgaben in gutem Glauben erledigen, dies mit einer ehrlichen Einstellung und integrem Verhalten tun und dabei mit der gebotenen Sorgfalt, Kompetenz und Vorsicht sowie dem entsprechenden Engagement auftreten und jederzeit vollkommen unabhängig nach bestem Wissen urteilen und handeln.

Folgende Verpflichtungen sollte ein Krankenhaus eingehen, um nach innen und nach außen zu demonstrieren, dass ihm Unternehmenskultur tatsächlich ein ernsthaftes Anliegen ist:

- Verpflichtung des Krankenhauses, alle Angestellten zu geltenden Gesetzen, Vorschriften, Verhaltensregeln, Branchennormen etc. regelmäßig auf dem Laufenden zu halten. In diesem Zusammenhang Verpflichtung, die Verantwortung für die Organisation entsprechender Schulungen zu übernehmen.
- Verpflichtung des Krankenhauses, dass Verstöße gegen Gesetze, Vorschriften, Verhaltensregeln, Branchennormen sofort der Geschäftsleitung gemeldet werden sollen, damit diese adäquat reagieren kann.
- Verpflichtung des Krankenhauses, dass jede Beschwerde eines Kunden in geeigneter Weise – entsprechend eines Standards – bearbeitet und der Kunde eine persönliche Rückmeldung bekommt.

Ethische Richtlinien müssen allen Mitarbeitern und allen externen Kunden öffentlich zugänglich gemacht und auch im Internet veröffentlicht werden.

Ethical Conduct Guidelines verschiedener Unternehmen

Aus den im Internet publizierten 20 Seiten langen Ethical Conduct Guidelines des US-amerikanischen Unternehmens PREMIER, einem sogenannten „Supply-Chain-Performance-Partner" für amerikanische Krankenhäuser, geht große Professionalität hervor (vgl. http://www.premierinc.com/about/mission/ethics-compliance). In den einzelnen Kapiteln der Ethical Conduct Guidelines von PREMIER werden ganz konkrete Richtlinien für den internen Umgang miteinander und den Umgang mit externen Kundengruppen festgelegt: Für jede einzelne interne und externe Kundengruppe – in diesem Fall für die externen Kunden, die Mitarbeiter, die Öffentlichkeit, die Zulieferer aus der Industrie und die Aktionäre – ist gesondert festegelegt, wie auf die Einhaltung eines „ethisch einwandfreien" Miteinanders geachtet wird und welche Regeln es gibt. Bei der Durchsicht der ethischen Richtlinien und des Webauftritts verwundert es nicht, dass PREMIER im Jahr 2006 den renommiertesten amerikanischen Qualitätspreis, den Malcolm Baldrige National Quality Award, erhalten hat.
Der US amerikanische Management Professor Robert Sutton (vgl. Sutton 2007) weist darauf hin, dass seiner Ansicht nach das amerikanische Unternehmen Mens Wearhouse (eine Kette von Herren Oberbekleidungsgeschäften) die umfassendsten, von der Logik her am besten nachvollziehbaren und überzeugendsten Ethical Conduct Guidelines vorweist, die bisher im Internet zu finden sind (vgl. http://www.menswearhouse.com). Der Gründer dieses Unternehmens, George Zimmermann, ist der Überzeugung, dass die in

seinem Code of Business Conduct (so werden die Ethischen Richtlinien bei Mens Warhouse bezeichnet) offengelegte Philosophie des Unternehmens ganz klar dazu beigetragen hat, dass das Unternehmen Mens Wearhouse Branchenführer in den USA ist.

Besonderheiten der Ethical Conduct Guidelines von Krankenhäusern

Wir sind der Ansicht, dass auch Krankenhäuser Ethical Conduct Guidelines festlegen sollten, die für alle Mitarbeiter im Umgang mit allen internen und externen Kunden gleichermaßen gelten. Sie können dabei helfen, ethische und rechtliche Herausforderungen bei der täglichen Arbeit zu bewältigen. Gerade Krankenhäuser sind in der Vergangenheit oft in die Schlagzeilen geraten, weil Bestechung, Korruption und schwerwiegende Verletzungen im Arbeitsrecht „aufflogen". Ein reflektiertes Vorgehen bei kritischen Ereignissen kann sicherlich ebenfalls gut in Ethical Conduct Guidelines festgelegt werden. Für die nachstehenden Sachverhalte bietet es sich an, verbindliche Vereinbarungen und Regeln zu formulieren.

* Der Umgang bzw. die Begleitung von sterbenden Patienten und ihren Angehörigen sowie die Arbeit in der Palliativmedizin
* Fragen zur Menschenwürde und der Umgang mit Patientenverfügungen
* Regeln zu Fixierungsmaßnahmen bei Patienten
* Regeln zur Schweigepflicht, z. B. gegenüber Angehörigen
* Regeln zu Verfahren, wie mit Rechtsbrüchen von Mitarbeitern umgegangen werden muss
* Regeln zu Verfahren, wie mit Fehlern von Mitarbeitern konstruktiv umgegangen werden kann

Ethische Richtlinien sollten gemeinsam von einer repräsentativen Anzahl von Mitarbeitern aller Berufsgruppen und aller hierarchischer Ebenen erarbeitet werden. Ihre Einhaltung trägt sicherlich zu einem angenehmen Miteinander der Mitarbeiter untereinander und zu einem professionellen Auftreten gegenüber allen Kundengruppen bei.

Die Entwicklung vom Leitbild zum Kodex für ethisches Handeln im Krankenhaus

Der Unterschied zwischen einem Leitbild und einem Kodex für ethisches Handeln wird schon deutlich, wenn man nur den Einleitungstext eines Leitbildes (z. B. denjenigen der Evangelischen Krankenhausgesellschaft Bergisch Gladbach, vgl. http://www.evk.de/Leitbild.aspx) mit der Einleitung der weiter oben erwähnten Ethical Conduct Guidelines des Unternehmens Mens Waerhouse vergleicht (vgl. http://www.menswearhouse.com)

Einleitungstext zum Leitbild der Evangelischen Krankenhaus-gesellschaft Bergisch Gladbach

Das Leitbild der Evangelischen Krankenhausgesellschaft Bergisch Gladbach will allen Mitarbeitern Orientierung geben, das Profil unserer Arbeit in der Öffentlichkeit darstellen und bei der Formulierung der Ziele helfen, die in Zukunft angestrebt werden. Das Leitbild soll verbindliches Selbstverständnis für alle werden, die in den Einrichtungen der Gesellschaft arbeiten. Es soll überprüfbar sein für alle, die in der Evangelischen Krankenhausgesellschaft beschäftigt sind oder mit ihr in Berührung kommen. Die Ziele, die in den Einrichtungen umgesetzt werden, stellen die Würde des Menschen, ihre Achtung, Erhaltung und Förderung in den Mittelpunkt. Wir sind ein Unternehmen, welches die Medizin, Pflege, Technik und Ökonomie mit praktischer menschlicher Zuwendung in Übereinstimmung bringt. Unser Leitbild lässt sich damit als gemeinsam getragener Versuch verstehen, das Ziel und die Aufgaben unserer Arbeit deutlich zu machen. Unsere christliche Orientierung mit dem zentralen Grundsatz der praktizierten Nächstenliebe kommt in diesem Leitbild zum Ausdruck.

Der folgende Text ist inhaltlich stark an den Einleitungstext der Ethical Conduct Guidelines von Mens Wearhouse angelehnt. Er könnte jedoch ebenfalls – leicht abgewandelt – Einleitungstext eines Kodex für ethisches Unternehmenshandeln sein, den sich ein Krankenhaus erarbeitet hat.

 Einleitungstext eines Kodex für ethisches Unternehmenshandeln für ein Krankenhaus

Mit diesem Verhaltenskodex sollen Ihnen – den, Mitarbeitern, Führungskräften und Geschäftsführern des XY Krankenhauses – führende Richtlinien gegeben werden, die sicherstellen, dass jeder von Ihnen sich in einer ethischen Art und Weise verhält, die in Einklang ist mit den Krankenhaus-Grundwerten Aufrichtigkeit, Vertrauen, Respekt und Integrität und im Einklang steht mit dem Firmen-Ruf als ein führendes Unternehmen im Gesundheitswesen, in allem was wir machen. Dieser Kodex und das Unternehmens-Zugeständnis zu den höchsten Standards der ethischen Verhaltensweise und Kundenorientierung weitet sich aus auf alle Vorgänge mit und zwischen unseren Patienten, unseren Kunden, unseren Lieferanten und unseren Anteilseignern. Das XY Krankenhaus nimmt seine Verpflichtung und diesen Kodex ernst, und erwartet das gleiche von jedem von Ihnen.

Wir schlagen vor, dass Krankenhäuser im Verlauf der nächsten Jahre Ihr Leitbild weiter entwickeln und hinsichtlich der einschlägigen Kriterien Mitarbeiterorientierung, Führung, Patientenorientierung, Sicherheit etc. konkrete Vereinbarungen, Verpflichtungen und Regeln erarbeiten, die zu einem umfassenden Kodex für ethisches Unternehmenshandeln führen.

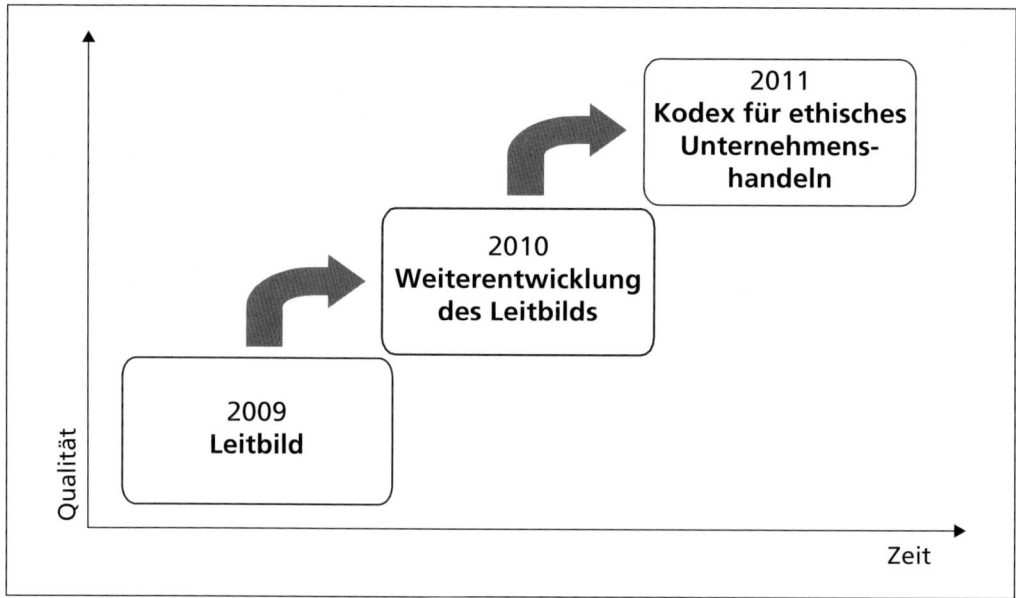

Die Entwicklung vom Leitbild zum Kodex für ethisches Unternehmenshandeln

Standesregeln für Manager

Sicherlich macht auch die Entwicklung eines eigenen Verhaltenskodex für Manager Sinn, damit sich das Handeln und das Verhalten von Managern eng an den Kundenwünschen orientiert. Die Harvard Business School-Professoren Rakesh Khurana und Nitin Nohria (vgl. Khurana & Nohria 2009) fordern sogar, dass Management endlich zu einer echten Profession wird. Sie behaupten, dass viele Manager aufgrund bisher fehlender Standesregeln unfähig, verantwortungslos und gierig sind. Dies zeige sich an maßlosen Gehältern und zahlreichen Korruptionsfällen. Die weltweite Finanz- und Wirtschaftskrise, so die Autoren, haben das Vertrauen in die Führungskräfte sehr vieler Unternehmen erschüttert und das Image vieler Unternehmen stark beschädigt. Khurana & Nohria (2009) schlagen deshalb wesentliche Neuerungen vor: Zum einen sollte es eine Pflichtausbildung mit einer Zulassungsprüfung für angehende Manager geben; zum anderen sollten sich auch Führungskräfte Standesregeln unterwerfen, das heißt einem Kodex gehorchen, der dem hippokratischen Eid für Mediziner ähneln könnte.

- Fällen Sie auf Geschäftsführungsebene die strategische Entscheidung für Ihr Kranken-haus, auf Basis des bereits existierenden Leitbildes umfassende Richtlinien für ethisches Unternehmenshandeln zu erarbeiten.
- Legen Sie ein zeitliches Ziel fest, bis wann Ihre Ethical Conduct Guidelines fertiggestellt sein sollen und ab wann sie in Kraft treten.
- Achten Sie beim Einbinden von Mitarbeitern darauf, hierarchie- und berufsgruppen-übergreifend vorzugehen und genügend Mitarbeiter zu beteiligen.
- Legen Sie den Mitarbeitern Muster von Richtlinien für ethisches Unternehmenshandeln vor, die Sie im Internet finden, z. B. diejenigen von Mens Wearhouse, und übertragen Sie diese gemeinsam auf Ihr Krankenhaus. In Kapitel 2.10 sind Webadressen von Richtlinien für ethisches Unternehmenshandeln weiterer internationaler Unternehmen aufgeführt, die als Orientierungshilfe dienen können.
- Erwägen Sie sorgfältig, welche sKonsequenzen folgen bzw. welche Sanktionen Ihnen zur Verfügung stehen, wenn die ethischen Richtlinien nicht eingehalten werden. Die Konse-quenzen und Sanktionen sind bereits Inhalt Ihrer Ethical Conduct Guidelines.
- Benennen Sie einen besonders integren Mitarbeiter zum Verantwortlichen. Sofern er diese Position bekleiden möchte, kann er sowohl die Erstellung als auch die Umsetzung begleiten und auf die Einhaltung achten.

Haben sich Ethical Conduct Guidelines erst einmal in einem Krankenhaus durchgesetzt und alle Führungskräfte und Mitarbeiter ihr Verhalten daran ausgerichtet, wird es dem Krankenhaus sicherlich viel leichter fallen als bisher, seine Integrität nach innen und außen positiv zu kommunizieren.

2.10 Fazit

Krankenhäuser bieten ausschließlich Dienstleistungen an, die viel komplexer vermarktet werden müssen als Produkte. Die Vermarktung geschieht nicht – wie bei Produkten – über Abbildungen, Daten, Fakten und Zahlen, sondern vielmehr über das Ambiente, die guten medizinischen Leistungen, bereits gebundene Kunden (Patienten, zuweisende Ärzte), freundliche und kompetente Mitarbeiter sowie reibungslose Prozesse. Darüber hinaus müssen sich die Mitarbeiter, die die Dienstleistungen erbringen, allen externen Kunden-gruppen gegenüber aufmerksam, freundlich und hilfsbereit verhalten. Sie sollten deshalb entsprechend gut von ihren Führungskräften geführt werden.

Das Image eines Krankenhauses wird nicht nur über sein *Corporate Design* (das visuelle Erscheinungsbild, das Logo, die Hausfarben, die Hausschrift) und seine *Corporate Com-munications* (den Einsatz kommunikationspolitischer Instrumente) geprägt. Das *Corpo-rate Behaviour*, also das Verhalten der Mitarbeiter untereinander und gegenüber den Kunden, prägt das Bild in der Öffentlichkeit entscheidend mit. Über Ethical Conduct Guidelines kann ein Krankenhaus der Öffentlichkeit sehr transparent kommunizieren, welche ethischen und rechtlichen Standards verbindlich nach innen und nach außen eingehalten werden. Ziel ist, insbesondere die eigene Integrität im Unternehmen zu leben und nach außen zu tragen.

Nach der Umsetzung der Erkenntnisse aus dem Bereich des Dienstleistungsmarketings können Patienten und alle weiteren Zielgruppen sowohl innerhalb des Krankenhauses als auch von außen „die Kundenorientierung" spüren. Dann „erleben" sie die Unternehmenskultur des Krankenhauses als „angenehm". Dadurch kann das Krankenhaus zu einer bekannten Marke werden, Patienten langfristig an das Haus binden und einen wichtigen Wettbewerbsvorteil gegenüber Mitbewerbern aufbauen.

2.11 Literatur

Begemann, P. (2003): Der große Business Knigge. Was Sie heute im Berufsleben wissen müssen. Frankfurt: Eichborn Verlag.

Bieberstein, I. (2001): Dienstleistungs-Marketing. Ludwigshafen (Rhein): Kiehl Verlag.

Bieger, T. (2007): Dienstleistungs-Management. Einführung in Strategien und Prozesse bei persönlichen Dienstleistungen. Stuttgart: UTB Haupt Verlag.

Freter, H. (2004): Marketing: Die Einführung mit Übungen. München: Verlag Pearson Studium.

Gerdes, M. (2008): Mitarbeiterführung durch Stationsleitungen im Krankenhaus. Hamburg: Diplomica Verlag.

Gerdes, M. (2008): Mitarbeiterführung durch Stationsleitungen im Krankenhaus: Erfordernisse, Anspruch und die Realität – Eine empirische Studie. München, Ravensburg: Grin Verlag.

Haller, S. (2002): Dienstleistungsmanagement: Grundlagen – Konzepte – Methoden. Wiesbaden: Gabler Verlag.

Janning, M. (2009). Wie Worte Wucht gewinnen. In: KMA Das Gesundheitswirtschaftsmagazin. Februar 2009, S. 40–43.

Khurana, R. & Nohria, N. (2009): Die Neuerfindung des Managers. In Harvard Business Manager, Januar 2009, S. 21–32.

Laufer, H. (2008): Grundlagen erfolgreicher Mitarbeiterführung: Führungspersönlichkeit – Führungsmethoden – Führungsinstrumente. Offenbach: Gabal Verlag.

Lüthy, A. & Schmiemann, J. (2004): Mitarbeiterorientierung im Krankenhaus: Soft Skills erfolgreich umsetzen. Stuttgart: Kohlhammer Verlag.

Lüthy, A. & Schmiemann, J. (2005): Die Führung von Mitarbeitern in schwierigen Zeiten. In: Hospital, 7. Jg., 2:16–19.

Lüthy, A. (2006): Zeitmanagement für niedergelassene Anästhesisten. In AINS Anästhesiologie Intensivmedizin Notfallmedizin Schmerztherapie 41. Jg., 7–8:514–518.

Lüthy, A. (2006): Innovative Instrumente zur Mitarbeiterführung im Krankenhaus: Ein Überblick. In: Berlin Medical 2:20–21.

Lüthy, A. & Buchmann, U. (2007): Überlebensstrategie Dienstleistungsmarketing: Patientenorientierung als Wettbewerbsvorteil im Krankenhaus. In: Berlin Medical 3:14–16.

Lüthy, A. (2008): Den Patienten ein klares Profil zeigen: Strategisches Dienstleistungsmarketing für Krankenhäuser. In: Jahrbuch Health Care Marketing. New Business Verlag, S. 85–92.

Matys, E. (2004): Dienstleistungsmarketing. Kunden finden, gewinnen und binden. Landsberg: Verlag Moderne Industrie.

Meffert, H. & Bruhn, M. (2006): Dienstleistungsmarketing: Grundlagen – Konzepte – Methoden. Wiesbaden: Gabler Verlag.

Scheuer, T. (2005): Marketing für Dienstleistungen. Wie Sie unsichtbare Leistungen erfolgreich vermarkten. Wiesbaden: Gabler Verlag.

Sisignano, A. (2001): Kommunikationsmanagement im Krankenhaus. So informieren Sie professionell und effizient. München: Luchterhand.

Stachel, K. (Hrsg. von Eiff, Wilfried) (2008): Patientenorientierte Krankenhausführung. Beiträge des Personalmanagements zur Markenbildung und Kundenorientierung von Krankenhäusern. Wegscheid: Berlin: Verlag WIKOM GmbH.

Stubenvoll, M. (2007): Kommunikation im Krankenhaus: Aus Sicht der Mitarbeitenden. Saarbrücken: Vdm Verlag Dr. Müller.

Sutton, R. (2006): Der Arschlochfaktor. Vom geschickten Umgang mit Aufschneidern, Intriganten und Despoten in Unternehmen. München, Wien: Hanser Verlag.

Thill, K. D. (2003): Der Klinik-check-up: Kundenorientiertes Dienstleistungsmanagement in Krankenhäusern und Pflegeeinrichtungen. Weinheim: Wiley-VCH.

Von Eiff, W. & Stachel, K. (2006): Professionelles Personalmanagement. Erkenntnisse und Best-Practice Empfehlungen für Führungskräfte im Gesundheitswesen. Wegscheid: Verlag WIKOM GmbH.

Winkelmann, O. (2008): Patientenorientierung als strategischer Erfolgsfaktor im Krankenhaus. München, Ravensburg: GRIN Verlag.

Wunderer, R. (2003): Führung und Zusammenarbeit. Eine unternehmerische Führungslehre. München: Luchterhand.

Zollondz, H.-D. (2008): Marketing Mix. Die sieben Ps des Marketings. Berlin: Cornelsen Verlag.

2.12 Webadressen

Der letzte Zugriff auf die hier aufgeführten Internetseiten erfolgte am 08.10.2008 und 09.10.2008.

Thema	Inhalt	Webadresse
Organisatorische Einbindung von Marketing im Krankenhaus	Empirische Untersuchung darüber, wie viele deutsche Krankenhäuser eine Marketingabteilung haben	http://www.faw-hannover.de/uploads/tx_tkalumniveranstaltungen/Vortrag_Bienert.pdf)
Mayo Klinik, USA	Marketing in der Mayoklinik	http://www.mayoclinic.com/health/AboutThisSite/SB00
Johns Hopkins Hospital, USA	Der sogenannte Pocket Guide, eine sehr ansprechende Broschüre des Johns Hopkins Hospital	http://www.hopkinsmedicine.org/about/Hopkins_Pocket_Guide_2007.pdf
Golden Helix Award	Der „Golden Helix Award" ist der älteste Preis für Qualitätsverbesserungen im Gesundheitswesen unter der Schirmherrschaft des Verbandes der Krankenhausdirektoren Deutschlands.	http://www.vkd-online.de/index.php?id=7
Klinik Award	Dieser Preis wird einmal jährlich im Rahmen einer Tagung von der Agentur Rotthaus. Com Health verliehen.	http://www.klinikaward.org/bewerbung.html
Club der Gesundheitswirtschaft	Erstmals im März 2008 vergebene Zukunftspreis der Gesundheitswirtschaft	http://cdgw.de/event130308.php

Thema	Inhalt	Webadresse
KTQ Award	Dieser Preis wird jedes Jahr im November auf dem KTQ-Forum verliehen.	www.ktq.de
Deutschlands kundenorientierteste Dienstleister	Einmal jährlich werden die besten 500 Dienstleister Deutschlands ermittelt und prämiert.	http://www.bestedienstleister.de
Netzwerk Gesundheitsfördernder Krankenhäuser	Der Preis des Deutschen Netzes Gesundheitsfördernder Krankenhäuser e. V. wird jährlich im Herbst im Rahmen der Nationalen Konferenz für Gesundheitsförderung im Krankenhaus und dem Forum Rauchfreier Krankenhäuser und Gesundheitseinrichtungen vergeben.	http://www.dngfk.de/dngfk-preis/
Zentrale Marketing-Verband in der Gesundheitswirtschaft	Der zentrale Marketing-Verband in der Gesundheitswirtschaft und Medizin Deutschlands verleiht den ZeMark-Med Award. Dieser wurde am 24.09.2008 im Rahmen der 4. Zentralen Marketing-Tagung in der Gesundheitswirtschaft erstmals überreicht.	http://www.zemark-med.de/seiten/award.html)
Ludwig Erhard Preis	Der renommierteste Qualitätspreis in Deutschland in Anlehnung an den EQA Award der EFQM	www.ilep.de
Familienfreundliches Krankenhaus	Der Marburger Bund hat es sich zum Ziel gesetzt, Hilfen zu geben, um in deutschen Krankenhäusern die Vereinbarkeit von Familie und Beruf zu erleichtern.	http://www.familienfreundliches-krankenhaus.de
Krankenhausbaromter 2008	Einmal jährlich vom DKI vorgelegter Bericht zur Situation deutscher Krankenhäuser	http://www.dkgev.de/media/file/5111.Bericht_KH_Barometer_2008.pdf
Ludwig Erhard Preis	DRK Kinderklinik Siegen, die im Jahr 2008 als Finalist für den Ludwig Erhard Preis, Deutschlands renommiertesten Qualitätspreis, prämiert wurde.	http://www.drk-kinderklinik.d

Thema	Inhalt	Webadresse
SRH Kliniken	Die *SRH Kliniken GmbH*, haben die „Initiative Neue Ärzte" ins Leben gerufen, um dem Ärztemangel entgegenzutreten.	www.initiative-neue-aerzte.de
Great Place to Work	Homepage von Great Place to Work	http://www.greatplacetowork.de
Rehazentrum Lübben	Great Place to Work-Krankenhaus aus dem Jahr 2007	http://www.rehazentrum.com
Wolfahrtklinik	Great Place to Work-Krankenhaus aus den Jahren 2007 und 2008	http://www.wolfartklinik.de/
Initiative Neue Qualität der Arbeit	Ergebnisse einer empirischen Studie, die den Zusammenhang zwischen betriebswirtschaftlichem Erfolg eines Unternehmens und dessen Ausprägung der Mitarbeiterorientierung belegt.	http://www.inqa.de/Inqa/Navigation/Gute-Praxis/kampagnen-wettbewerbe,did=229632.html
Karent	Ein Unternehmen, das bei dem Outplacement von Mitarbeitern behilflich ist.	http://www.karent.de
Business Etikette	Business Etikette in Deutschland	http://www.business-knigge.com/
Business Etikette	Internationale Business Etikette von A bis Z	http://www.businessetikette.de/texte/Etikette-A-Z.pdf
St. Elisabeth Krankenhaus Köln-Hohenlind	Leitbild mit 12 Leitsätzen	http://www.hohenlind.de/allgemeines/leitbild
Mitbestimmung des Betriebsrats bei Ethik-Richtlinien	Das Bundesarbeitsgericht – 1 ABR 40/07 – hat entschieden, dass der Betriebsrat mitbestimmen darf, wenn der Arbeitgeber durch sog. Ethik-Richtlinien („codes of conduct") das Verhalten der Beschäftigten und die betriebliche Ordnung regeln will.	http://www.jurablogs.com/de/bag-betriebsrat-darf-bei-ethik-richtlinien-mitbestimmen
Das US-Unternehmen Premier	Vorbildlicher Code of Business Conduct des Unternehmens Premier	http://www.premierinc.com/about/mission/ethics-compliance
Evangelische Krankenhausgesellschaft Bergisch Gladbach	Das Leitbild der Evangelischen Krankenhausgesellschaft Bergisch Gladbach, das Ethical Conduct Guidelines inhaltlich sehr nahe kommt.	http://www.evk.de/Leitbild.aspx

Thema	Inhalt	Webadresse
Code of Business Conduct	Code of Business Conduct des Solarenergieunternehmens Conery	http://www.conergy.de/ Desktopdefault.aspx/ tabid-1454/2130_read-7735/
Code of Business Conduct	Code of Business Conduct von Coca Cola	http://www.coca-cola-gmbh. de/unternehmen/international/ cobc/index.html
Code of Business Conduct	Code of Business Conduct von Brose Technik für Automobile	www.automotive-supplier-industry.de/index.php? download=Brose_Verhaltens-regeln.pdf
Code of Business Conduct	Code of Business Conduct von Bosch	http://www.bosch.com/content/ language1/html/4628.htm
Code of Business Conduct	Code of Business Conduct von Nestlé	http://www.nestle.com/ AllAbout/Governance/ CodeBusinessConduct/ CodeBusinessConduct.htm
Code of Business Conduct	Ethical Conduct Guidelines von Mens Wearhouse; Robert Sutton beurteilt sie als welt-weit die besten.	http://www.menswearhouse. com

2.13   Arbeitsmaterialien und Checklisten

Für folgende Führungsinstrumente werden Arbeitsmaterialien zur Verfügung gestellt:

1. Verbindliches Betriebliches Vorschlagswesen mit Prämien
2. Mitarbeiterjahresgespräche mit Zielvereinbarungen
3. Jährliche anonyme schriftliche Mitarbeiterbefragungen zur Zufriedenheit
4. Regelmäßige Beurteilung der Vorgesetzten durch die Mitarbeiter (anonyme Führungs-kräftefeedbacks mit einer Selbsteinschätzung des Vorgesetzten und der Fremdeinschät-zung der direkt unterstellten Mitarbeiter)

1. Formular für Verbesserungsvorschläge von Mitarbeitern

Datum:
Name des Mitarbeiters:
Abteilung:

Was soll wo verbessert werden?
(Bitte liefern Sie eine kurze Beschreibung)

....

....

....

....

Beschreibung der aktuellen/jetzigen Situation (Ist-Zustand)
(Bitte liefern Sie eine kurze Beschreibung)

....

....

....

....

Beschreibung der gewünschten Situation (Soll-Zustand)
(Beschreibung, evtl. Rückseite benutzen, Skizzen etc. beifügen)

....

....

....

....

Datum und Unterschrift des Mitarbeiters: ....

2. Gesprächsleitfaden zur Durchführung von Mitarbeiterjahresgesprächen mit Zielvereinbarungen

Name des Mitarbeiters: Name des Vorgesetzten:

Termin des Gesprächs:

Beginn des Gesprächs: Ende des Gesprächs:

I. Gesprächsphase: Rückschau auf die vergangene Arbeitsperiode

   1. Wenn Sie die Zielvereinbarungen *des letzten Mitarbeiterjahresgespräches* betrachten: Welche Ziele wurden erreicht, welche haben Sie nicht erreicht?

      Erreichte Ziele:

      Nicht erreichte Ziele:

   2. Sind Sie mit den Ergebnissen, die Sie seit dem letzten Gespräch erreicht haben, zufrieden?

   3. Was war förderlich, was war hinderlich, um die vereinbarten Ziele zu erreichen bzw. nicht zu erreichen?

   4. Wie erlebten Sie die Belastung an Ihrem Arbeitsplatz? Sind Sie zu hoch belastet, fühlen Sie sich eher unterfordert oder gerade richtig ausgelastet?

   5. Wo sehen Sie Ihre Stärken/Schwächen, wenn Sie Ihre Arbeit des vergangenen Jahres betrachten?

   6. Wie erlebten Sie die Zusammenarbeit mit Ihren Teamkolleginnen und -kollegen?

   7. Wie zufrieden waren Sie mit der Zusammenarbeit mit Ihrem Vorgesetzten? Was war problematisch, was war gut?

   8. Was wünschen Sie an Ihrem Arbeitsplatz zu verändern? Möchten Sie etwas vorschlagen?

   9. Welche Erwartungen haben Sie an sich selbst, an ihr Team und an Ihren Vorgesetzten?

II. Gesprächsphase: Vereinbarung neuer Ziele

Sicht der Mitarbeiterin/des Mitarbeiters:

   1. Welche Ziele Ihrer Abteilung sind Ihnen bekannt?

   2. Welche Ziele wollen Sie in der kommenden Arbeitsperiode erreichen?

   3. Welche besonderen fachlichen Interessen/Qualifikationen haben Sie?

   4. Wollen Sie ggf. neue Aufgaben übernehmen? Wollen Sie Aufgaben abgeben? Wenn ja, welche wollen Sie übernehmen, welche abgeben?

   5. Wie zufrieden sind Sie derzeit mit Ihren Aufgaben und Verantwortlichkeiten?

Sicht des Vorgesetzten:

6. Welches fachliche Interesse oder besondere Engagement können beobachtet werden?

7. Welche Aufgaben kommen in der nächsten Zeit auf den Mitarbeiter zu? Welche Veränderungen gibt es?

8. Welche Erwartungen hat der Vorgesetzte an den Mitarbeiter (Fachkompetenz, Zusammenarbeit, Umgang mit Kollegen und Kunden etc.)?

9. Welche Ziele sollte der Mitarbeiter, aus Sicht des Vorgesetzten im kommenden Jahr erreichen (etwa 3–5 Ziele)?

III. Gesprächsphase: Förderung des Mitarbeiters

Vorstellungen und Möglichkeiten aus Sicht des Mitarbeiters/der Mitarbeiterin

1. Wie stellen Sie sich Ihre berufliche Weiterentwicklung vor?

2. Welche Qualifikationen/Kenntnisse benötigen Sie für diese Zielerreichung?

3. Welche Maßnahmen oder Unterstützung brauchen Sie deshalb vom Unternehmen?

Überlegungen des Vorgesetzten zur Förderung des Mitarbeiters

1. Welcher konkrete Bedarf an Fördermaßnahmen lässt sich für den Mitarbeiter ableiten?

2. Welche *internen* Qualifizierungs- und Fördermaßnahmen lassen sich nutzen?

3. Welche *externen* Möglichkeiten der Fort- und Weiterbildung können zur Karriereplanung des Mitarbeiters beitragen?

4. Sonstige Verbesserungen (z. B. in der Kommunikation, in der Zusammenarbeit, in der Arbeitssituation oder bei der Hilfestellung des Vorgesetzten etc.)

Zusammenfassung

Für das kommende Jahr werden die folgenden Qualifizierungs- und Fördermaßnahmen geplant:

1. ....

2. ....

3. ....

Folgende Ziele werden für das kommende Jahr formuliert:
(Bitte formulieren Sie diese möglichst *präzise* und *prägnant*:)

1. ....

2. ....

3. ....

4. ....

5. ....

Sonstige Vereinbarungen

....

....

....

Datum, Unterschrift Vorgesetzte/r   Datum, Unterschrift Mitarbeiter/in

....

3. Durchführung einer anonymen Mitarbeiterzufriedenheitsbefragung

Wie *wichtig* schätzen Sie folgende Punkte ein?						Wie *zufrieden* sind Sie mit folgenden Punkten?				
1	**2**	**3**	**4**	**5**		**1**	**2**	**3**	**4**	**5**
					Arbeitsbedingungen					
☐	☐	☐	☐	☐	Eigener Verantwortungsbereich	☐	☐	☐	☐	☐
☐	☐	☐	☐	☐	Ausstattung der Fachabteilung mit modernen Geräten	☐	☐	☐	☐	☐
☐	☐	☐	☐	☐	Sicherheit Ihres Arbeitsplatzes	☐	☐	☐	☐	☐
☐	☐	☐	☐	☐	Aufstiegs- Karrieremöglichkeiten	☐	☐	☐	☐	☐
☐	☐	☐	☐	☐	Freude an Ihrer Arbeit	☐	☐	☐	☐	☐
					Das Team					
☐	☐	☐	☐	☐	Gutes Verhältnis zum Kollegium	☐	☐	☐	☐	☐
☐	☐	☐	☐	☐	Entscheidungen mit dem Team gemeinsam treffen	☐	☐	☐	☐	☐
☐	☐	☐	☐	☐	Mit dem Team Gemeinsames erleben	☐	☐	☐	☐	☐
					Kommunikation					
☐	☐	☐	☐	☐	Regelmäßige Gespräche mit dem Vorgesetzten	☐	☐	☐	☐	☐
☐	☐	☐	☐	☐	Regelmäßige Team-Besprechungen	☐	☐	☐	☐	☐
☐	☐	☐	☐	☐	Regelmäßige Dienstbesprechungen	☐	☐	☐	☐	☐
					Fort- und Weiterbildung					
☐	☐	☐	☐	☐	Interne Fortbildungsmöglichkeiten	☐	☐	☐	☐	☐
☐	☐	☐	☐	☐	Externe Fortbildungsmöglichkeiten	☐	☐	☐	☐	☐
☐	☐	☐	☐	☐	Einarbeitung an eigenen Arbeitsplatz	☐	☐	☐	☐	☐
					Konflikte					
☐	☐	☐	☐	☐	Schnelle Lösung von Konflikten	☐	☐	☐	☐	☐
☐	☐	☐	☐	☐	Lösung von Problemen im Team	☐	☐	☐	☐	☐
☐	☐	☐	☐	☐	Hilfe des Vorgesetzten bei Problemlösungen	☐	☐	☐	☐	☐
☐	☐	☐	☐	☐	Gespräche bei Konflikten mit dem Team	☐	☐	☐	☐	☐

					Dienstplan					
☐	☐	☐	☐	☐	Berücksichtigung Ihrer Wünsche	☐	☐	☐	☐	☐
☐	☐	☐	☐	☐	Transparente Gestaltung des Dienstplanes	☐	☐	☐	☐	☐
					Entlohnung					
☐	☐	☐	☐	☐	Ihr Lohn/Gehalt	☐	☐	☐	☐	☐
☐	☐	☐	☐	☐	Überstundenregelung	☐	☐	☐	☐	☐
☐	☐	☐	☐	☐	Urlaubsregelung	☐	☐	☐	☐	☐
					Vorgesetzte					
☐	☐	☐	☐	☐	Vertrauensverhältnis zum Vorgesetzten	☐	☐	☐	☐	☐
☐	☐	☐	☐	☐	Wertschätzung der eigenen Arbeit durch den Vorgesetzten	☐	☐	☐	☐	☐
☐	☐	☐	☐	☐	Motivation durch den Vorgesetzten	☐	☐	☐	☐	☐
☐	☐	☐	☐	☐	Lob des Vorgesetzten	☐	☐	☐	☐	☐
☐	☐	☐	☐	☐	Persönlicher Kontakt zum Vorgesetzten	☐	☐	☐	☐	☐
☐	☐	☐	☐	☐	Führungskompetenz des Vorgesetzten	☐	☐	☐	☐	☐
					Organisation					
☐	☐	☐	☐	☐	Leitbild des Krankenhauses	☐	☐	☐	☐	☐
☐	☐	☐	☐	☐	Zielvereinbarungen für das Krankenhaus	☐	☐	☐	☐	☐
☐	☐	☐	☐	☐	Das Arbeiten nach festgelegten Standards	☐	☐	☐	☐	☐
☐	☐	☐	☐	☐	Stellenbeschreibungen	☐	☐	☐	☐	☐
					Sonstiges					
☐	☐	☐	☐	☐	Verkehrsverbindung	☐	☐	☐	☐	☐
☐	☐	☐	☐	☐	Parkmöglichkeiten	☐	☐	☐	☐	☐
☐	☐	☐	☐	☐	Ausstattung der Dienstzimmer/Arbeitsplätze	☐	☐	☐	☐	☐

Bitte beurteilen Sie im Folgenden von 1 = sehr gut bis 5 = mangelhaft

Wie zufrieden sind Sie insgesamt mit Ihrem Arbeitsplatz in Ihrem Krankenhaus?

☐ 1   ☐ 2   ☐ 3   ☐ 4   ☐ 5

1. Wenn Sie etwas verändern dürften, was würden Sie gerne sofort umsetzten?

....

....

....

2. Was gefällt Ihnen an Ihrem Arbeitsplatz besonders gut?

....

....

....

3. Was gefällt Ihnen an Ihrem Arbeitsplatz überhaupt nicht?

....

....

....

Herzlichen Dank für Ihre Mitarbeit!

4. Führungskräftebeurteilung:

Selbstbewertung der Führungskraft und Fremdbewertung der Führungskraft durch den Mitarbeiter

(Dieser Bogen wird von der Führungskraft persönlich ausgefüllt.)

Dieser Bogen muss für die Fremdbewertung umformuliert so werden, damit jeder Mitarbeiter seinen jeweiligen Vorgesetzen (der sich selbstbewertet hat) in demselben Schema beurteilen kann.

Name der Führungskraft: ....

Bitte schätzen Sie anhand folgender Fragen Ihr Führungsverhalten ein.
Bewertet wird mit den Ziffern 1 bis 4 (1 = sehr wichtig/sehr zufrieden; 2 = wichtig/zufrieden; 3 = weniger wichtig/zufrieden; 4 = unwichtig/unzufrieden).

Wichtigkeit 1 2 3 4	Führen über Zielvereinbarungen Wie wichtig ist mir, als Führungskraft, und wie zufrieden bin ich mit…	Zufriedenheit 1 2 3 4
☐ ☐ ☐ ☐	…der regelmäßigen Durchführung von Mitarbeiterjahresgesprächen mit meinen Mitarbeitern	☐ ☐ ☐ ☐
☐ ☐ ☐ ☐	…den gemeinsam (Mitarbeiter & ich) vereinbarten Zielen	☐ ☐ ☐ ☐
☐ ☐ ☐ ☐	…meiner Unterstützung der Mitarbeiter bei ihrer Zielerreichung	☐ ☐ ☐ ☐
☐ ☐ ☐ ☐	…meiner Anerkennung bei erreichten Zielen	☐ ☐ ☐ ☐
☐ ☐ ☐ ☐	…meinen Feedbackgesprächen bei nicht erreichten Zielen	☐ ☐ ☐ ☐

Welche Unterstützung wünschen Sie sich, als Führungskraft, wenn es um Zielvereinbarungen geht?

Wichtigkeit 1 2 3 4	Informieren und adäquat fördern Wie wichtig ist mir, als Führungskraft, und wie zufrieden bin ich mit…	Zufriedenheit 1 2 3 4
☐ ☐ ☐ ☐	…den regelmäßigen Teambesprechungen unter meiner Leitung	☐ ☐ ☐ ☐
☐ ☐ ☐ ☐	…der transparenten Weitergabe von Informationen über die Gesamtsituation des Krankenhauses	☐ ☐ ☐ ☐
☐ ☐ ☐ ☐	…der Ermöglichung von Fort- und Weiterbildungen für meine Mitarbeiter	☐ ☐ ☐ ☐
☐ ☐ ☐ ☐	…meiner konkreten Hilfestellung bei Problemen	☐ ☐ ☐ ☐
☐ ☐ ☐ ☐	…meiner Delegation von Verantwortung und Aufgaben	☐ ☐ ☐ ☐
☐ ☐ ☐ ☐	…der Unterstützung meiner Mitarbeiter bei deren individuellen, beruflichen Entwicklung	☐ ☐ ☐ ☐

Welche Unterstützung wünschen Sie sich, wenn es um Informationen und der persönlichen Förderung Ihrer Mitarbeiter geht?

Wichtigkeit				**Förderung der Teamarbeit** Wie wichtig ist mir, als Führungskraft, und wie zufrieden bin ich mit...	Zufriedenheit			
1	2	3	4		1	2	3	4
☐	☐	☐	☐	...meiner persönlichen Erreichbarkeit für meine Mitarbeiter	☐	☐	☐	☐
☐	☐	☐	☐	...der Förderung der reibungslosen Zusammenarbeit in meinem Team	☐	☐	☐	☐
☐	☐	☐	☐	... Lob und Anerkennung von guten Leistungen an meine Mitarbeiter	☐	☐	☐	☐
☐	☐	☐	☐	...der Art und Weise, wie ich gegenüber meinen Mitarbeitern Kritik äußere	☐	☐	☐	☐
☐	☐	☐	☐	...meiner Unterstützung bei der Lösung von Konflikten in meinem Team	☐	☐	☐	☐
☐	☐	☐	☐	...meinem Engagement/Verständnis/Einfühlungsvermögen für das Team	☐	☐	☐	☐

Welche Unterstützung wünschen Sie sich, wenn es um die Förderung der Zusammenarbeit geht?

Wichtigkeit				**Arbeitsabläufe reibungslos gestalten** Wie wichtig ist mir, als Führungskraft, und wie zufrieden bin ich mit...	Zufriedenheit			
1	2	3	4		1	2	3	4
☐	☐	☐	☐	...meiner Organisationsfähigkeit	☐	☐	☐	☐
☐	☐	☐	☐	...meiner zeitnahen Umsetzung von Ideen und Vorschlägen aus meinem Team	☐	☐	☐	☐
☐	☐	☐	☐	...meiner effizienten Einarbeitung neuer Mitarbeiter	☐	☐	☐	☐
☐	☐	☐	☐	...der Nachvollziehbarkeit meiner Entscheidungen durch die Mitarbeiter	☐	☐	☐	☐
☐	☐	☐	☐	...meinem Engagement bei der kontinuierlichen Verbesserung von Arbeitsabläufen	☐	☐	☐	☐
☐	☐	☐	☐	...meiner Bereitschaft zu Veränderungen/Neuerungen	☐	☐	☐	☐

Was sind Ihre persönlichen Wünsche/Vorschläge um Arbeitsabläufe zu optimieren?

Wichtigkeit	**Vertrauen und Ausgeglichenheit** Wie wichtig ist mir, als Führungskraft, und wie zufrieden bin ich mit…	Zufriedenheit
1 2 3 4		1 2 3 4
☐ ☐ ☐ ☐	…der Art und Weise, wie ich Meinungen der Mitarbeiter ernst nehme	☐ ☐ ☐ ☐
☐ ☐ ☐ ☐	…meiner Einhaltung von getroffenen Entscheidungen	☐ ☐ ☐ ☐
☐ ☐ ☐ ☐	…dem Vertrauen, das meine Mitarbeiter zu mir haben	☐ ☐ ☐ ☐
☐ ☐ ☐ ☐	…meinem fairen Verhalten gegenüber meinen Mitarbeitern	☐ ☐ ☐ ☐

Ihre persönlichen Wünsche/Vorschläge zum Bereich: „Vertrauen und Ausgeglichenheit":

Wichtigkeit	**Werte und Visionen** Wie wichtig ist mir, als Führungskraft, und wie zufrieden bin ich mit…	Zufriedenheit
1 2 3 4		1 2 3 4
☐ ☐ ☐ ☐	…meinem Vorleben der einheitlichen Unternehmenskultur	☐ ☐ ☐ ☐
☐ ☐ ☐ ☐	…meiner Identifikation mit den Unternehmenszielen	☐ ☐ ☐ ☐
☐ ☐ ☐ ☐	…meiner aktiven Pflege von Beziehungen zu Kooperationspartnern	☐ ☐ ☐ ☐
☐ ☐ ☐ ☐	…meinem Verständnis für die Bedürfnisse der Patienten und Angehörigen	☐ ☐ ☐ ☐

Welche Unterstützung wünschen Sie sich, wenn es um das Vorleben von Werten und Visionen geht?

....

....

....

Vielen Dank für Ihre Mitarbeit!

3 Strategisches Marketing: Warum Marketing mit einer Strategie beginnt

3.1 Strategisches Marketing: Welche Aufgaben sich dahinter verbergen

In den letzten Jahren hat der Wettbewerb um Patienten die Krankenhäuser erreicht, deshalb ist strategisches Marketing von entscheidender Bedeutung für die deren zukünftige Ausrichtung. Strategisches Marketing verlangt klare Entscheidungen vom Krankenhausmanagement, damit sich das Krankenhaus marktorientiert präsentieren kann. Beim strategischen Marketing geht es darum, die Wettbewerbssituation zu analysieren und festzulegen, welches medizinische Angebot mit welchen Marketingaktivitäten für welche Zielgruppen so vermarktet werden kann, dass das Krankenhaus davon profitiert.

Strategisches Marketing ist die Voraussetzung dafür, einzelne Marketingaktivitäten im Krankenhaus auf operativer Ebene überhaupt umsetzen zu können. Ohne eine durchdachte Strategie sollten Krankenhäuser gar keine Marketingaktivitäten in Angriff nehmen, da Strategisches Marketing ermöglicht, die Marktposition des Krankenhauses zu ermitteln und die Marketingaktivitäten für die verschiedenen Zielgruppen vorausschauend zu planen. Strategisches Marketing ist somit eine wichtige Grundlage dafür, Marketing im Krankenhaus systematisch umzusetzen.

Die Aufgaben des Strategischen Marketings

Zunächst lassen sich für das strategische Marketing im Rahmen von Marktforschungsaktivitäten folgende Aufgaben benennen (vgl. auch Bienert 2006, http://www.faw-hannover.de/uploads/tx_tkalumniveranstaltungen/Vortrag_Bienert.pdf):

- *Analysen des Marktes und des Umfelds*, insbesondere die Durchführung von Markt- und Wettbewerbsanalysen, um die externen Gegebenheiten und die Wettbewerbssituation auf dem Markt zu erfassen
- *Unternehmensinterne Analysen*, insbesondere Chancen-Risiken- sowie Stärken-Schwächen-Bewertungen, um die Ist-Situation zu beschreiben
- *Analyse und Festlegung des medizinischen Leistungsangebots* der Abteilungen aufgrund der Ergebnisse interner und externer Analysen
- *Analyse der Zielgruppen*, insbesondere Evaluierung der Bedürfnisse und Wünsche von Patienten und zuweisenden Ärzten
- *Analyse der Konkurrenz*, insbesondere Beschaffung von Informationen über das medizinische Leistungsangebot und -potenzial der Konkurrenzkliniken

- Bestimmung der *strategischen Ausrichtung der kommunikationspolitischen Instrumente*
- *Marketing-Controlling*, insbesondere die Steuerung und Überwachung des Marketingbudgets

Das strategische Marketing bildet also die „Wurzel" des operativen Marketings, das im Rahmen des Marketing-Mix umgesetzt wird. Erst wenn (auf oberster Ebene der Krankenhausleitung) strategische Entscheidungen hinsichtlich des medizinischen Angebotes, der Zielgruppen und der Marketingaktivitäten getroffen worden sind, können Marketinginstrumente zum Einsatz kommen.

In Kapitel 2 wurde bereits erläutert, dass der Marketing-Mix in Krankenhäusern nur die *Leistungspolitik*, die *Kommunikationspolitik*, die *Personalpolitik*, die *Prozesspolitik* und das *Ambiente* umfasst. Demnach müssen im Rahmen des strategischen Marketings – nach Durchführung der internen und externen Analysen – folgende Entscheidungen zum Marketing-Mix getroffen werden:

- Welche medizinischen Leistungen bietet das Krankenhaus im Rahmen seiner Leistungspolitik an?
- Welche kommunikationspolitischen Instrumente sollen bei der Umsetzung der Kommunikationspolitik zum Einsatz kommen?
- Welche Art von Personalpolitik wird im Rahmen der Mitarbeiterorientierung angestrebt?
- Wie sollen Prozesse geregelt werden, um Patientenorientierung umzusetzen und wie sieht die Zusammenarbeit mit dem Qualitätsmanagement aus?
- Welches Corporate Design und welches Ambiente passen zum Krankenhaus? Welche Veränderungen sind eventuell nötig?

Es sind die klassischen vier Marketingstrategien, über die auch ein Krankenhaus entscheiden muss, um sich erfolgreich auf dem Markt behaupten zu können. Die folgende Vier-Felder-Tafel klassifiziert die Marketingstrategien entlang der Leistungstiefe bezogen auf die Kundengruppen.

Marketingstrategien	Bisherige Patienten und Klinikpartner	Neue Patienten und Klinikpartner
Bisherige Leistungsangebote	*Marktdurchdringung: höherer Umsatz mit bestehenden Leistungen* z. B. Integrierte Versorgung, Kooperative Belegarztmodelle, Angliederung eines MVZ an das Krankenhaus	*Marktentwicklung: bisherige Produkte an neue Kunden* z. B. Akquisition ausländischer Patienten, die dieselben Leistungen bekommen wie deutsche Patienten
Neue Leistungsangebote	*Produktentwicklung: neue Leistungen für bisherige Patienten* Angebot neuer medizinischer Leistungen, die das Krankenhaus bisher nicht anbot: z. B. Palliativmedizin, Diabeteszentrum	*Diversifikation: neue Leistungen für neue Kunden* z. B. Gesundheits- und Wellnesszentrum, Sozialstation zur ambulanten Krankenpflege

Folgende Marketingstrategien lassen sich unterscheiden:

- Die *Marktdurchdringungsstrategie* (auch *Penetrationsstrategie* genannt), dabei werden bereits vorhandene, bestehende Zielgruppen mit bestehenden Leistungen intensiver beworben
- Die *Marktentwicklungsstrategie*, die auf Wachstum ausgerichtet ist, und bei der die bisherigen Leistungen an neue Zielgruppen (Märkte) abgesetzt werden sollen
- Die *Produktentwicklungsstrategie*, die auf Wachstum ausgerichtet ist, und bei der neue Leistungsangebote an bestehende Zielgruppen (Märkte) abgesetzt werden sollen
- Die *Diversifikationsstrategie*, die auf Wachstum ausgerichtet ist, bei der insbesondere neue Leistungen neuen Zielgruppen angeboten werden

Ein Krankenhaus wird in der Regel zunächst die Strategie der Marktdurchdringung wählen, bevor neue Leistungen bzw. neue Kundengruppen entwickelt werden. Dies bedeutet den geringsten Ressourceneinsatz bei unter Umständen identischem Gewinn. Am aufwendigsten und somit auch mit dem größten Risiko behaftet ist die Diversifikationsstrategie, bei der Krankenhäuser sich nicht mehr nur im Bereich ihrer Kerndienstleistung – Medizin und Pflege – engagieren, sondern in „branchenfremden" Bereichen Leistungen anbieten, teilweise für Kunden, mit denen sie noch keine Erfahrungen haben. Um in diesem Zusammenhang die richtigen Entscheidungen treffen zu können, müssen Krankenhäuser die entscheidenden Analyseinstrumente anwenden.

Ein Beispiel: Was strategisches Marketing beinhaltet

Stellen Sie sich ein Krankenhaus vor, das sich im Rahmen seiner strategischen Entwicklung zunächst zwischen den folgenden beiden Alternativen entscheiden möchte:

- Soll es zukünftig nur spezialisierte Operationen, z. B. im Bereich der Knieprotetik, anbieten?
- Oder soll es ein breites orthopädisches Leistungsangebot von Wirbelsäulen- Hüft- über Knieoperationen bis hin zu Eingriffen an der Schulter anbieten?

In einem nächsten Schritt muss das Krankenhaus festlegen, wie es die jeweilige Entscheidung (ein hochspezialisiertes oder ein breit gefächertes Leistungsspektrum anzubieten) vermarkten möchte. Mit welchen Instrumenten soll das Krankenhaus auf seine neuen medizinischen Leistungen aufmerksam machen?
Hierzu führt es zunächst verschiedene externe und interne und Analysen durch, die im Verlauf dieses Kapitels (Kapitel 3.5 bis 3.7) vorgestellt werden. Um zu entscheiden, welches Leistungsangebot die orthopädische Fachabteilung zukünftig anbieten soll, können nach den Analysen folgende Fragen beantwortet werden:

- Welche Zielgruppen sind es, die mit dem neuen orthopädischen Angebot des Krankenhauses angesprochen werden sollen? Gibt es diese Zielgruppen in der Region? Nähere Ausführungen zu den *Zielgruppen* befinden sich in Kapitel 3.4.
- Gibt es genügend niedergelassene orthopädische Facharztpraxen, die dem Krankenhaus Patienten zuweisen würden? Diese Frage kann im Rahmen einer *Einweiseranalyse*, die in Kapitel 3.4 und 4.8 vorgestellt wird, beantwortet werden.

- Welche externen Bedingungen herrschen auf dem Markt und in dem Umfeld, in dem sich das Krankenhaus befindet? Welche gesundheitspolitischen Bestimmungen und Verordnungen reglementieren den Markt? Gibt es z. B. eine Mindestmengenregelung? Welche gesellschaftspolitischen Merkmale weist das Umfeld auf? Um diesen Fragen nachzugehen, ist die Durchführung *einer Markt- und einer Umfeldanalyse* notwendig, die in Kapitel 3.5 vorgestellt wird.
- Wie ist die Fachabteilung intern aufgestellt, welche Stärken und welche Schwächen hat die Abteilung? Welches Leistungsangebot wird derzeit abgedeckt? Diese internen Analysen werden in Kapitel 3.6 im Rahmen der SWOT-Analyse und der Portfolio-Analyse dargestellt.
- Welche Wettbewerber befinden sich bereits in der Region? Gibt es z. B. bereits fest etablierte ambulante OP-Zentren, die alle Fälle der Region „anziehen"? Antworten auf diese Fragen liefert eine *Konkurrenzanalyse*, die in Kapitel 3.7 vorgestellt wird.

Nachdem die externen und internen Analysen durchgeführt worden sind, kann das Krankenhaus des genannten Praxisbeispiels eine klare und nachvollziehbare Entscheidung hinsichtlich seiner Weiterentwicklung für die Abteilung Orthopädie fällen: Es kann sich nun neu positionieren und eine klare Strategie ableiten.

Die Strategie sollte durch eine Budgetplanung und einen Zeitplan, der sich auf das kommende Jahr bezieht, ergänzt und durch das Marketing-Controlling (vgl. Kapitel 3.9) begleitet werden. Dazu wird ein Maßnahmenplan mit den angestrebten Marketingaktivitäten (Pressearbeit, Öffentlichkeitsarbeit, kommunikationspolitische Instrumente etc.) erarbeitet. Die geplanten kommunikationspolitischen Instrumente (vgl. hierzu die Ausführungen in Kapitel 4) sollten auf die einzelnen Zielgruppen zugeschnitten und – unter Beachtung der rechtlichen Rahmenbedingungen (vgl. Kapitel 7) – umsetzbar sein.

Die Entwicklung und Umsetzung einer Marketingstrategie kann nur in engster Abstimmung mit der Geschäftsführung und den Abteilungen Qualitätsmanagement und Medizincontrolling geschehen. Die Geschäftsführung muss die Gesamtstrategie, das Marketingkonzept und alle Marketingaktivitäten unterstützen. Das Qualitätsmanagement muss Daten zum Nachweis der hohen Qualität liefern und das Medizincontrolling sollte alle relevanten Zahlen zur Verfügung stellen, die die Vertreter der Marketingabteilung für ihre Analysen benötigen.

Wo ist das strategische Marketing im Krankenhaus angesiedelt?

In Kapitel 2 wurde bereits ausgeführt, dass Marketing – wegen seiner komplexen Aufgaben – einen eigenen Funktionsbereich im Unternehmen bilden muss. Dieser sollte gleichberechtigt neben anderen Funktionsbereichen, wie beispielsweise Finanz- und Rechnungswesen, Beschaffung bzw. Einkauf, Controlling und Qualitätsmanagement stehen. Das strategische Marketing gehört zur Abteilung Marketing und muss – wie alle anderen Abteilungen der Verwaltung auch – eng mit der Geschäftsführung zusammenarbeiten.

3.2 Grundlagen: Warum eine Marketingstrategie für Krankenhäuser so wichtig ist

Bei Strategien geht es grundsätzlich ums Gewinnen. Strategien sind nicht nur im Geschäftsleben, sondern auch in der Politik, im Sport und bei vielen Spielen sehr wichtig. Uns allen sind Strategien gut bekannt: Eine Strategie ist kein detaillierter Plan oder ein Programm mit Anweisungen – vielmehr legt eine Strategie die Zusammenhänge und Richtung für die Handlungen und Entscheidungen fest. Eine Strategie setzt eine Vision voraus und trägt damit dem Zukunftsgedanken Rechnung. Auf Unternehmen übertragen beschreibt eine Strategie, wie sich ein Unternehmen zukünftig positionieren möchte, um wettbewerbsfähig zu bleiben.

Das Wort „Strategie" stammt vom griechischen „strategia" (= Allgemeinherrschaft) und das wiederum lässt sich zurückführen auf „stratos" (= Armee) und „-ag" (= führen, leiten). Die Ursprünge der Strategie liegen im militärischen Bereich, aber auch bei manchen Brettspielen wie z. B. Schach ist eine gute Strategie fürs Gewinnen notwendig. Strategien sind notwendig zur Durchsetzung von z. B. finanziellen, militärischen oder auch spielerischen Ziele; es soll zweckgerichtet und effektiv gearbeitet werden, mit einer möglichst optimalen Ressourcenverteilung. Eine einmal festgesetzte Strategie ist meistens nur sehr schwer zu korrigieren; Inkonsequenz in der Durchführung kann sowohl in Unternehmen als auch z. B. beim Schachspiel fatale Folge haben; eine einmal getroffene Entscheidung muss konsequent verfolgt werden. Außerdem unterscheidet man in der Geschäftswelt wie auch beim Schachspiel zwischen Strategie und Taktik.

Die Strategie ist etwas anderes als die Taktik

Eine Strategie beinhaltet einen längerfristig ausgerichteten Plan, um ein bestimmtes Ziel zu erreichen bzw. zu verwirklichen. Eine Taktik dagegen setzt sich aus einzelnen Schritten zusammen, die nacheinander zielgerichtet gegangen werden, um die Strategie zu verfolgen. Eine Taktik betrifft die operative Umsetzung der Strategie und umfasst den effizienten Einsatz von Mitteln und Maßnahmen.

Zwei Beispiele im Krankenhaus zur Unterscheidung von Strategie und Taktik

1. Die Fachabteilung eines Krankenhauses plant, im Rahmen einer Marktentwicklungsstrategie den Anteil an ausländischen Patienten in den nächsten drei Jahren um insgesamt 25 Prozent zu erhöhen. Das ist die Strategie des Hauses, da ein neues Geschäftsfeld, ein sogenannter blauer Ozean „erobert" werden soll (vgl. hierzu auch Kapitel 10). Taktik würde hier bedeuten, dass nun Marketingaktivitäten bestimmt werden müssen, um das strategische Ziel – nämlich die Steigerung des ausländischen Patientenanteils – zu erreichen. Dazu werden sowohl im Rahmen der Kommunikationspolitik (vgl. Kapitel 4) als auch im Rahmen der Pressearbeit (vgl. Kapitel 6) Möglichkeiten vorgestellt. Dieses Beispiel macht deutlich, dass eine Strategie nicht weiterhelfen kann, sofern nicht auch parallel die richtige Taktik festgelegt wird, u. a.

die Maßnahme, die Homepage des Krankenhauses mehrsprachig zu konzipieren, damit ausländische Patienten sie auch lesen und verstehen können.

2. Ein Krankenhaus verfolgt die Strategie, eine Marke zu werden. In Anlehnung an Brandmeyer et al. (2008) formuliert es, dass es erst zur Marke wird bzw. sein Wert erst dadurch gewinnt, wenn viele andere Menschen gut über das Krankenhaus denken. Es stellt sich nun die Frage, was das Krankenhaus tun muss, damit viele Menschen gut darüber denken und diese Strategie überhaupt erfolgreich umgesetzt werden kann. Diese Frage kann nur über die Anwendung einer Taktik beantwortet werden. Wenn das Krankenhaus eine Marke werden will, dann muss es einen Indentitätsprozess anregen (vgl. Kapitel 5), der das Krankenhaus zu einer neuen Identität führt. Hierfür können auf taktischer Ebene Workshops mit den Mitarbeitern organisiert, das Verhalten gegenüber den externen Kunden verbindlicher gestaltet, das Corporate Design des Krankenhauses verändert oder das Ambiente neu konzipiert werden.

Beide Beispiele belegen, dass eine Strategie alleine nicht ausreicht, um Ziele erfolgreich zu erreichen. Es muss parallel ebenfalls ein entsprechendes taktisches Vorgehen festgelegt werden. Auf die Markenbildung und den Identitätsprozess wird in Kapitel 5 noch einmal gesondert eingegangen.

Krankenhäuser und ihre Strategie

Krankenhäuser können heute – genau wie Unternehmen anderer Branchen – auf eine Strategie nicht mehr verzichten. Im Zusammenhang mit strategischem Marketing müssen sie sich früher oder später die folgenden Fragen stellen, da diese von entscheidender Bedeutung für ihre erfolgreiche Weiterentwicklung sind:

- Welches medizinische Leistungsangebot will das Krankenhaus zukünftig anbieten?
- Gibt es weitere Geschäftsfelder, auf denen das Krankenhaus zukünftig tätig sein will (z. B. die Errichtung eines MVZ, um den ambulanten und den stationären Bereich zukünftig intensiv miteinander zu verzahnen)?
- Welche Patientengruppen spricht das Krankenhaus derzeit an (nur jüngere oder auch ältere und hochbetagte)?
- Gibt es weitere Kundengruppen, die das Krankenhaus zukünftig „bewerben" bzw. akquirieren möchte (z. B. ausländische Patienten oder die Angehörigen von Patienten)?
- Wo und mit wem tritt das Krankenhaus in unmittelbare und mittelbare Konkurrenz mit seinem medizinischen Leistungsangebot?
- An welchem Standort bzw. an welchen Standorten will das Krankenhaus sein Leistungsangebot zukünftig ebenfalls anbieten?
- Lohnt sich der Markteintritt auf einem völlig neuen medizinischen Fachgebiet, z. B. Geriatrie oder Gerontopsychiatrie, da aufgrund des demografischen Wandels auf diesem Gebiet hohe Fallzahlen (z. B. eine Erhöhung des Anteils an dementen Patienten) vorhergesagt werden?
- Welchen Ressourcen (z. B. die personelle und medizintechnische Ausstattung betreffend) müssen vorhanden sein, damit ein neuer Markteintritt überhaupt realisiert werden kann?
- Welche Erlöse müssen erzielt werden, damit sich ein Markteintritt auch betriebswirtschaftlich rechnet?

Bezüglich der Taktik, die herangezogen werden soll, um die einmal festegelegte Strategie zu verfolgen, müssen die folgenden Fragen beantwortet werden:

- Wie bzw. über welche Medien soll das medizinische Leistungsangebot der Öffentlichkeit zukünftig kommuniziert werden? Welche Medien bieten sich für welche Zielgruppen an?
- Sollen für die einzelnen medizinischen Fachabteilungen Flyer erstellt werden oder nur für bestimmte Krankheitsbilder? Wer sind die Zielgruppen der Flyer – Patienten oder zuweisende Ärzte? Welche weiteren Medien bieten sich an, um den Kunden Informationen zu kommunizieren?
- Was soll über das Internet kommuniziert werden? Muss der Internetauftritt ausgebaut oder sogar völlig neu strukturiert werden?
- Lohnt sich das Drehen eines Imagefilmes über das Krankenhaus, der auf der Homepage abgelegt wird?
- Wie soll die Presse- und Öffentlichkeitsarbeit aussehen?
- Werden die Zielgruppen (Patienten, Zuweiser, Öffentlichkeit etc.) mit denselben Medien beworben oder nicht?
- Will das Krankenhaus Angehörige als neue Zielgruppe in ihren Marketingaktivitäten berücksichtigen und beispielsweise zunächst eine Angehörigenzufriedenheitsbefragung durchführen?
- Will das Krankenhaus auch ausländische Patienten als Zielgruppe bewerben? Muss es deshalb seine kommunikationspolitischen Instrumente mehrsprachig anbieten?
- Wie soll das Corporate Design, das Logo, die Hausschrift etc. aussehen? Soll hierfür eine Agentur beauftragt werden?
- Können Sponsoren gewonnen werden, die die Anschaffung von neuen hochmodernen medizinischen Geräten ermöglichen?

- Eine Strategie muss auf oberer Führungsebene unter Beteilung aller medizinischen Fachabteilungen erarbeitet werden, am besten in mehreren Klausurtagungen, Schritt für Schritt.
- Die erarbeitete Strategie muss zunächst im Führungskreis vollständig akzeptiert sein, bevor sie unmissverständlich an alle Mitarbeiter kommuniziert wird.
- Um Missverständnisse von Anfang auszuschließen, müssen die Vorteile, die die Strategie dem Krankenhaus bringt, immer wieder herausgearbeitet und kommuniziert werden.
- Dies geschieht am besten „Top-down", von der obersten bis zur untersten Ebene. Damit alle Mitarbeiter erreicht werden, muss eine Strategie auch schriftlich festgehalten und im Intranet abgelegt werden. So ist sie für die Mitarbeiter aller Ebenen rund um die Uhr nachlesbar (vgl. auch Kapitel 10 Managementregeln).

3.3 Eine Strategie festlegen: Wie Krankenhäuser vorgehen sollten

Zunächst gibt es drei Möglichkeiten, nach denen sich ein Krankenhaus strategisch ausrichten kann:

1. Die Offensivstrategie
Wenn sich eine Fachabteilung neu positionieren möchte, d. h. wenn die Geburtenanzahl in der Gynäkologie erhöht werden oder z. B. das chirurgisch-orthopädische Leistungsangebot um eine Handchirurgie erweitert werden soll, dann verfolgt das Krankenhaus eine *Offensivstrategie.*

2. Die Defensivstrategie
Das Krankenhaus verfolgt dann eine *Defensivstrategie,* wenn es z. B. die Patientenzahl in der „hart umkämpften Orthopädie" halten will, weil es mittlerweile auch in einigen Nachbarkliniken sehr gute Orthopädieabteilungen gibt. Mit einer *Defensivstrategie* versucht das Krankenhaus, seine Marktanteile zu halten. Auch das Halten von Marktanteilen erfordert Marketingaktivitäten.

3. Rückzugsstrategie
Wenn ein Krankenhaus wegen schlechter Belegung gezwungen wird, eine medizinische Fachabteilung zu schließen, spricht man von einer Rückzugsstrategie. Dies kann passieren, wenn z. B. die Patientenzahlen rückläufig sind, da immer mehr Leistungen dieser speziellen medizinischen Fachabteilung im ambulanten Bereich erbracht werden und die Krankenkassen auch nur diese ambulanten Leistungen vergüten wollen. Wenn bestimmte Geschäftsbereiche wegen sinkender Fallzahlen zukünftig nicht mehr gehalten werden können, kann es sinnvoll sein, einen notwendigen Rückzug sorgfältig strategisch zu planen. Ein unvermeidbarer Rückzug bei kleineren stationären Eingriffen beispielsweise könnte dann zu einem Vorstoß in den ambulanten OP-Sektor führen.

Im Zuge der Umsetzung strategischen Marketings sollten Krankenhäuser vier Phasen durchlaufen:

1. Zunächst sollte eine *strategischen Analyse* der internen und externen Ausgangssituation erfolgen.
2. Danach folgt die *strategische Planung* des medizinischen Leistungsangebotes.
3. Dann kann mit der *Umsetzung der Strategie und dem Einsatz kommunikationspolitischer Instrumente* begonnen werden.
4. Abschließend erfolgt die *Kontrolle* der umgesetzten Maßnahmen (z. B. Wirksamkeitsprüfung der kommunikationspolitischen Maßnahmen).

Phase 1: Die strategische Analyse der Ausgangssituation eines Krankenhauses
Im ersten Schritt müssen die internen und externen Bedingungen des Krankenhauses detailliert untersucht werden. Diese Analysen geben Auskunft darüber, in welcher Situation sich das Krankenhaus derzeit befindet. Für die Untersuchung der *externen Bedingungen* bieten sich die verschiedene Analysen an:

- die Marktanalyse (vgl. Kapitel 3.5),
- die Umfeldanalyse (vgl. Kapitel 3.5),
- die Konkurrenzanalyse (vgl. Kapitel 3.7),
- die Zielgruppenanalyse: Patienten und Zuweiser (vgl. Kapitel 3.4 und Kapitel 4.7).

Für die Untersuchung der *internen Situation* eines Krankenhauses ist die

* Portfolio-Analyse (vgl. Kapitel 3.6) oder die
* SWOT-Analyse: Stärken- und Schwächenanalyse bzw. Chancen-Risiken-Analyse (vgl. Kapitel 3.6)

besonders empfehlenswert.

Phase 2: Die strategische Planung des medizinischen Leistungsangebotes
Bei der strategischen Planung geht es darum, das medizinische Leistungsangebot der einzelnen Fachabteilungen festzulegen. Die medizinischen Fachabteilungen müssen gemeinsam mit dem Medizincontrolling prüfen, welche medizinischen Leistungen bisher schon zum Gesamterfolg des Krankenhauses beitragen und welche aber (noch) nicht. Diese Prüfung findet unter Heranziehung der Ergebnisse der internen Analysen von Phase 1 statt. In Phase 2 wird auch das weiter oben bereits erwähnte taktische Vorgehen (z. B. die einzelnen Instrumente der Kommunikationspolitik) festgelegt.
Ein Beispiel zum strategischen Vorgehen im Rahmen von Phase 2 zeigt, wie die Ergebnisse von Marktanalysen das medizinische Leistungsangebot beeinflussen können: Eine chirurgische Abteilung eines Krankenhauses möchte zukünftig neben der Allgemein- und der Fußchirurgie ebenfalls handchirurgische Eingriffe in sein medizinisches Leistungsspektrum aufnehmen. Im Rahmen der Marktanalyse (vgl. Kapitel 3.5) muss im Vorfeld unter anderem analysiert werden,

* ob überhaupt genügend Nachfrage auf dem Markt vorhanden ist,
* wie sich das Potenzial zuweisender Ärzte darstellt und
* wo sich konkurrierende Fachabteilungen mit einem sehr ähnlichen Angebot befinden.

Wenn – aufgrund der guten Prognose dieser externen Analysen – die Handchirurgie tatsächlich in das Leistungsangebot der Chirurgie aufgenommen werden soll, dann muss die passende kommunikationspolitische Strategie entwickelt und festgelegt werden, mit der die neue Handchirurgie auf dem Markt bekannt gemacht werden kann.

Phase 3: Die Umsetzung der Marketingstrategie
Genauso wichtig wie die Analyse und die Planung ist die Umsetzung der Strategie anhand der vorher festgelegten Taktik. Im Falle der soeben erwähnten neu eingeführten Handchirurgie erfordert die Entscheidung, ab sofort eine handchirurgische Sprechstunde und entsprechende Operationen anzubieten, die Information der Öffentlichkeit. Das Krankenhaus muss sich an die zuweisenden Ärzte, potenzielle Patienten und an die Bürger der Region wenden. Entsprechend der in Phase 2 festgelegten kommunikationspolitischen Strategie können nun mehrere Marketinginstrumente zum Einsatz kommen:

* Die Organisation der Presse- und Öffentlichkeitsarbeit (vgl. Kapitel 6),
* Ergänzung der Homepage mit einem Hinweis zur neu eingeführten Handchirurgie (vgl. Kapitel 4.4),
* die Gestaltung von Broschüren, Flyern und Printmedien (vgl. Kapitel 4.6),
* die Organisation von Veranstaltungen und Events (vgl. Kapitel 4.7) und
* die Durchführung von Marketingaktivitäten, z. B. Informationsveranstaltungen für einweisende Ärzte (vgl. Kapitel 4.8),

- die Bekanntgabe des neuen medizinischen Bereichs im Intranet und in der Mitarbeiterzeitung (vgl. Kapitel 4.13),
- Information der kooperierenden Krankenkassen in Form eines Newsletters (vgl. Kapitel 4.4).

Phase 4: Die Kontrolle der umgesetzten Maßnahmen
Der Prozess der strategischen Planung und Umsetzung schließt mit dem Marketingcontrolling, das in Kapitel 3.9. ausführlich vorgestellt wird. Im Rahmen der Fortführung des handchirurgischen Beispiels lässt sich über die Daten, die der Abteilung Medizincontrolling vorliegen, feststellen, wie viele Patienten das neue Angebot der Handchirurgie tatsächlich in Anspruch nehmen, woher sie kommen und welche niedergelassenen Ärzte sie zugewiesen haben.
Wenn keine Fallzahlsteigerung zu verzeichnen ist, ist es Aufgabe der Marketingabteilung, die Geschäftsführung darüber zu informieren. Gemeinsam muss dann entschieden werden, welche Marketingtaktik nun sinnvoll ist, um die handchirurgischen Patientenzahlen zu erhöhen.

3.4   Wissen, um wen es geht: Wer die Zielgruppen sind

Um eine Marketingstrategie entsprechend festzulegen, muss ein Krankenhaus genau wissen, wer seine Zielgruppen sind und welche Wünsche und Anforderungen sie an ein Krankenhaus haben.

Patienten und Angehörige

Zunächst stellen die Patienten und deren Angehörige die wichtigste Zielgruppe dar, da sie sich – bei elektiven Eingriffen – für die Behandlung in einem Krankenhaus entscheiden müssen. In unserer immer mobiler werdenden Gesellschaft gewinnt die bestmögliche Behandlung eine höhere Priorität gegenüber der wohnortnahen Versorgung.
Kontinuierliche anonyme Patienten- und Angehörigenbefragungen bieten sich an, um die Wünsche von Patienten zu erfahren. Ein Krankenhaus sollte es deshalb nicht versäumen, regelmäßig repräsentative Stichproben von Patienten nach ihrem Krankenhausaufenthalt zu ihrer Zufriedenheit zu befragen. Die Ergebnisse solcher Befragungen führen in der Regel zu wichtigen Hinweisen darüber, wie sich das Krankenhaus verbessern kann. Die Umsetzung von Verbesserungsvorschlägen, die Patienten auf ihren Fragebögen aufführen, sollte übrigens immer relativ rasch erfolgen. Auf die Erwartungen von Patienten und deren Angehörigen wird noch einmal im Kapitel 4.9 im Zusammenhang mit der Kommunikationspolitik eingegangen.

Zuweisende Ärzte

Zuweisende Ärzte sind ebenso wichtig wie Patienten, da sie die Wahl des Krankenhauses entscheidend beeinflussen. Zuweisende Ärzte können einerseits wichtige „Patientenlieferanten", aber auch Konkurrenten sein. Medizinische Versorgungszentren oder ambulante Operationszentren können dann Konkurrenten sein, wenn sie dieselben medizinischen Leistungen wie das Krankenhaus anbieten.

Bei elektiven Eingriffen sind die Zuweiser sozusagen „Lieferanten" für das Krankenhaus. Zwei Drittel der Krankenhauseinweisungen erfolgen immer noch aufgrund der Empfehlung eines Arztes. Die Umsetzung des strategischen Ziels, auf lange Sicht zu allen Zuweisern der Region eine solide Beziehung zu haben, führt zu einer erhöhten Bettenauslastung und somit zu einer Erhöhung des Marktanteils des Krankenhauses. Wie medizinische Abteilungen mit ihren Einweisern kommunizieren sollten und welche Kanäle sich anbieten, erfahren Sie im Kapitel 4.8 zum Thema „Einweisermarketing".

Kooperationspartner als wichtige Zielgruppe eines Krankenhauses

Die Kooperationspartner sind ebenfalls eine wichtige Zielgruppe des Krankenhauses (z. B. Therapeuten verschiedener Fachrichtungen, Hebammen, Psychologen, Labore, niedergelassene Radiologen, aber auch outgesourcte Wäschereien und sonstige Dienstleister). Außerdem gehören zu den Kooperationspartnern Lieferanten und Partner aus der Industrie (z. B. medizintechnische Unternehmen, die Pharmaindustrie und Medizinprodukthersteller).

Bisher ist es unüblich, diese Zielgruppe nach ihren Verbesserungsvorschlägen für die Optimierung der Zusammenarbeit mit dem Krankenhaus zu befragen. Wir sind sicher, dass solche Befragungen für die weitere Zusammenarbeit durchaus Sinn machen können. Die Durchführung bietet sich auch beispielsweise gut im Rahmen von Diplomarbeiten durch Studierende an.

Patientenverbände, Selbsthilfegruppen und die engagierte Öffentlichkeit

Patientenverbände und die engagierte Öffentlichkeit sind Multiplikatoren, die ebenfalls Kundengruppen eines jeden Krankenhauses sind. Darüber hinaus sind auch medizinische Fachgesellschaften, Interessenverbände, Banken als potenzielle Kapitalgeber sowie Persönlichkeiten aus Kommunal- und Bundespolitik Zielgruppen sowohl für kommunale als auch für privatwirtschaftliche Kliniken. Auf Marketingaktivitäten für Selbsthilfegruppen, die ebenfalls eine wichtige Zielgruppe darstellen, wird in Kapitel 4.10 gesondert eingegangen.

Medizinjournalisten

Journalisten sind daran interessiert, über Krankenhäuser zu berichten, sowohl über positive als auch über negative Dinge. Als wichtige Zielgruppe eines Krankenhauses werden sie oft noch unterschätzt. Im Kapitel 6 wird auf die Bedeutung der Presse- und Öffentlichkeitsarbeit gesondert eingegangen und dargestellt, wie Krankenhäuser am besten mit Presse- und Medienvertretern zusammenarbeiten können.

Mitarbeiter

Auch die Mitarbeiter der einzelnen Fachabteilungen sind eine wichtige Zielgruppe für Krankenhäuser. Mitarbeiter werden auch als interne Kunden bezeichnet und sind Botschafter der Marke eines Krankenhauses. Da sie im direkten Kontakt zu den Patienten stehen, sind sie wichtige Multiplikatoren, deren Einfluss einen großen Stellenwert bei der Außenwirkung eines Krankenhauses hat. In Kapitel 2 wurde bereits erläutert, welchen wichtigen Einfluss professionelle Mitarbeiterführung auf die Motivation und das Leistungsverhalten von Mitarbeitern hat und wie dies wiederum das Image eines Krankenhauses positiv beeinflusst.

Damit ein Krankenhaus strategische Marketingmaßnahmen planen und umsetzten kann, muss es sich gut über seine Zielgruppen informieren und sich in diese hineinversetzen können. Es geht darum, zu erfahren:

- Welche Wünsche und Bedürfnisse hat die jeweilige Zielgruppe?
- Welchen Eindruck hat die Zielgruppe heute vom Krankenhaus?
- Welchen Eindruck sollen die Zielgruppen zukünftig vom Krankenhaus bekommen?
- Wie wichtig sind den Zielgruppen einzelne Aspekte im Krankenhaus und wie zufrieden sind sie damit? Welchen Aspekten messen die Zielgruppen besonders hohe Bedeutung bei?

Um dies zu erfahren, bieten sich empirische, stichprobenartige Befragungen an, die leicht – auch im Rahmen von Diplomarbeiten an Hochschulen – durchgeführt werden können.

3.5 Externe Situationsanalysen: Die Marktanalyse und die Umfeldanalyse

Analysen sind nützliche Werkzeuge, da aus ihren Ergebnissen Strategien abgeleitet werden können. Um die Gegebenheiten innerhalb und außerhalb des Krankenhauses zu kennen, sollten zunächst das Krankenhause selbst, der Markt und das unmittelbare Umfeld des Krankenhauses systematisch analysiert werden.

Die Analysen finden auf zwei verschiedenen Ebenen statt: Auf der *internen Ebene* beziehen sie sich auf das Krankenhaus selbst, auf seine Stärken und seine Schwächen. Es geht hierbei um die Überprüfung von Sachverhalten, die das Krankenhaus im Wesentlichen selbst beeinflussen kann (siehe Kapitel 3.6).

Auf der *externen Ebene* beziehen sich die Analysen zum einen auf den relevanten Markt, der räumlich und sachlich abgegrenzt werden muss, zum anderen auf das Umfeld, d. h. auf Einflüsse und Trends, die von außen auf den relevanten Markt einwirken.

Bei der Analyse des Marktes werden in erster Linie (potenzielle) Kunden und Konkurrenten betrachtet. Bei der Analyse des Umfelds geht es um demografische und soziokulturelle Entwicklungen sowie um ökonomische und politisch-rechtliche Einflüsse, die vom Krankenhaus nicht beeinflusst werden können.

Das Ergebnis der internen und externen Analysen sollte eine fundierte Datenbasis sein, die es dem Krankenhaus ermöglicht, strategische Marketingentscheidungen zu treffen.

Die Marktanalyse

Die Marktanalyse ist eine ganzheitliche Betrachtung des Marktes des Krankenhauses. Der Markt ist dabei das Zusammenspiel zwischen den Zielgruppen, den Konkurrenzkrankenhäusern, dem unmittelbaren Umfeld und dem Krankenhaus mit seinem medizinischen Leistungsangebot. Auch die Konkurrenzanalyse (siehe Kapitel 3.7) ist Teil der Marktanalyse. Die detaillierte Kenntnis des eigenen Marktes versetzt ein Krankenhaus in die Lage, den Markt besser bedienen zu können als die Mitbewerber. Krankenhäuser, die den Markt und daher seine Potenziale kennen, können sich besser auf Veränderungen einstellen. Die Ergebnisse einer Marktanalyse liefern dem Krankenhaus

* wichtige Erkenntnisse über die eigene Positionierung im Wettbewerb,
* Fakten zu den Konkurrenten und
* einschlägige Informationen zum Zusammenspiel aller „Player" auf dem Markt.

Aufgaben der Marktanalyse

Aufgabe der Marktanalyse ist es, Potenziale, Entwicklungen und Bedingungen des regionalen Marktes möglichst genau zu identifizieren.
Bei vielen strategischen Entscheidungen, die ein Krankenhaus zu treffen hat, müssen die regionalen Marktbedingungen in die Überlegungen mit einfließen. Wenn der Markt nicht untersucht wird und seine Bedingungen unbekannt bleiben, können auf Dauer keine fundierten strategischen Entscheidungen getroffen werden. Hauptaufgabe des strategischen Marketings ist es deshalb, den Markt ständig im Auge zu behalten. Die Antworten auf Fragen wie z. B.

* „Wie hoch ist das derzeitige Potenzial an Patienten am Markt?" bzw.
* „Wie hoch ist das zukünftige Potenzial an Patienten am Markt?",
* „Wie hoch ist der Anteil, den das eigene Krankenhaus heute schon betreut?" bzw.
* „Wie hoch ist der Anteil, den das eigene Krankenhaus in Zukunft betreuen könnte?

müssen dem Krankenhaus bekannt sein. Nur mit diesem Wissen können sinnvolle Strategien abgeleitet werden.
Marktanalysen können nach Schäg (2008) bei folgenden anstehenden Entscheidungen zum Einsatz kommen:

* geplante Veränderungen im Leistungsspektrum des Krankenhauses im Rahmen der Frage „Gibt es Bedarf für einen neuen Schwerpunkt?"
* Blinde Flecken auf der Einweiserkarte in der Region können fachspezifisch und patientengruppenspezifisch identifiziert und daraus Maßnahmen abgeleitet werden.
* Bei der Planung von Projekten zur Integrierten Versorgung können relevante Kooperationspartner identifiziert werden.

- Bei der Planung von MVZ-Standorten kann ein geeigneter Facharztgruppen-Mix ermittelt werden.

Der Vortrag von Dr. Matthias Schäg, Leiter des Medizincontrollings der Uniklinik Magdeburg zum Thema „Marktanalyse unter Einbindung externer Daten ist abrufbar unter http://www.ztg-nrw.de/ZTG/content/e35/e6520/e7634/lecture_downloads7761/object7762/schaeg_ger.pdf.

Der relevante Markt

Zu Beginn einer Marktanalyse muss das Krankenhaus seinen sogenannten *relevanten Markt* ermitteln und abgrenzen. Der relevante Markt ist das Einzugsgebiet des Krankenhauses auf Basis der Patientenstatistik. In dem relevanten Markt befinden sich auch die Konkurrenzkrankenhäuser. Folgende Fragen verdeutlichen, welche Informationen ein Krankenhaus bekommt, wenn es seinen relevanten Markt kennt:

- Welche Patienten werden derzeit mit welchem medizinischen Leistungsangebot des Krankenhauses angesprochen (Säuglinge, Kleinkinder, Schulkinder, Jugendliche, Erwachsene, ältere Patienten, hochbetagte Patienten)?
- Welche Mitbewerber sind in dem relevanten Markt des Krankenhauses tätig?
- Sind Fachabteilungen einzelner Häuser aufgrund bestimmter medizinischer Leistungen oder besonderer Therapieformen bei bestimmten Patienten besonders beliebt?

Beispiel zur Bedeutung des relevanten Marktes

Wenn ein Krankenhaus eine geriatrische Fachabteilung einrichten will, muss es zunächst analysieren, wie hoch der Anteil älterer Menschen im relevanten Markt (d. h. dem Einzugsgebiet) ist. Das Krankenhaus sollte wissen, wie hoch das Potenzial an geriatrischen Behandlungen innerhalb der nächsten zehn Jahre steigen wird und wie viele geriatrische Abteilungen es bereits in der Region gibt.

Weiterhin sollte zwischen dem sachlichen und dem räumlichen Markt unterschieden werden. Bei unserem Beispiel würde dies bedeuten, dass entsprechend den geriatrischen Krankheitsbildern nach Diagnosen und Erlösen unterschieden wird. So wird festgelegt, auf welche geriatrischen Erkrankungen sich das Krankenhaus konzentrieren will.

Bei der räumlichen Abgrenzung spielen Entfernungen bzw. Fahrzeiten und die Erreichbarkeit des Krankenhauses für die in Frage kommende Zielgruppe eine Rolle. Bezogen auf unser Beispiel würde die Frage, wie gut Angehörige ihre älteren Verwanden erreichen können, relevant sein.

Im Fokus der Marktanalyse stehen Recherchen zu potenziellen Patienten bzw. Wissen über die Bewohner einer Region. Um das künftige Patientenpotenzial zu kennen, ist die demografische Entwicklung des relevanten Marktes besonders wichtig.

Um den Marktanteil der Fachabteilungen des Krankenhauses an der Behandlung von Patienten „zu messen", kann man den sogenannten Patientenabschöpfungsgrad berechnen. Dieser gibt an, wie viel Prozent des statistisch überhaupt möglichen Patientenpotenzials von der jeweiligen Fachabteilung des Krankenhauses bereits behandelt werden. Der Patientenausschöpfungsgrad errechnet sich somit folgendermaßen:

$$\text{Patientenausschöpfungsgrad} = \frac{\text{Ist-Fälle der Fachabteilung x 100}}{\text{Statistisch potenzielles Patientenaufkommen}}$$

Wenn beispielsweise nur 1 000 herzkranke Patienten von insgesamt 40 000 potenziellen Patienten in dem Herzzentrum einer Großstadt behandelt werden würden, wäre die Patientenausschöpfung von insgesamt 2,5 Prozent viel zu niedrig für das Krankenhaus.

Schlussbemerkung zur Marktanalyse

Marktanalysen werden bisher noch recht wenig durchgeführt. Dies liegt sicher daran, dass

- Marktanalysen zeit- und kostenaufwendig sind,
- die vorhandenen Softwareprogramme noch kein perfektes Werkzeug für Analysen sind (vgl. hierzu auch Kapitel 3.8 Analysen per Mausklick: Wie Softwareprogramme helfen können),
- immer mehr Daten zwar elektronisch und potenziell auch für Auswertungen zur Verfügung stehen, nicht alle vorhandenen Daten jedoch tatsächlich zugänglich, abrufbar und problemlos miteinander vergleichbar sind.
- Daten anderer Krankenhäuser zwar in Qualitätsberichten zur Verfügung stehen, sie aber – aufgrund der rechtlichen Vorgaben – kein wirklich aussagekräftiges Bild widerspiegeln.
- das Aktualisierungsintervall von zwei Jahren für zeitnahe Analysen, insbesondere mit dem Fokus „Veränderungen", zu lange ist.

Es ist zu erwarten, dass die Bedeutung der Marktanalysen im Gesundheitsmarkt weiter zunehmen wird. Es werden langfristig immer mehr und qualitativ immer bessere Datenquellen zur Verfügung stehen.
Marktanalysen helfen dem Krankenhaus, Vorhersagen zu seiner Weiterentwicklung zu machen. Sie führen letztlich dazu, den eigenen Markt besser zu verstehen und zu kennen. Marktanalysen sind eine Grundlage für die erfolgreiche Entwicklung von Marketingstrategien.

Die Umfeldanalyse

Eine Analyse des externen Umfelds hat das Ziel, die Umwelt- und Branchensituation eines Krankenhauses zu erfassen. Das Umfeld eines Krankenhauses umfasst die externen Bedingungen in einer geografischen Region (z. B. die Region Berlin), die für alle Kliniken gelten, die in dieser Region ihren Standort haben und deren Handeln entsprechend beeinflussen. Das Krankenhaus selbst hat auf diese externen Bedingungen seines Umfelds keinen Einfluss. Zum Umfeld gehören:

- Die *ökonomischen Umweltbedingungen*,
- die *technischen Umweltbedingungen*,
- die *soziokulturellen Umweltbedingungen* und die
- die *rechtlich-politischen Umweltbedingungen*.

Eine Umfeldanalyse liefert Antworten auf die Fragen:

- Wie entwickelt sich die ökonomische Situation des Gesundheitsmarktes in Deutschland?
- Wie entwickelt sich die medizinische Behandlung von Krankheiten? Gibt es Erkrankungen, die heute noch nicht, morgen aber heilbar sind (z. B. HIV-Infektion, Morbus Alzheimer, bestimmte onkologische Erkrankungen)?
- Wie entwickelt sich die politische Situation des Gesundheitsmarktes in Deutschland?
- Wie entwickelt sich die soziokulturelle Situation, d. h. wie sehen die demografischen Veränderungen aus, die Geburten- und Sterberaten, wie entwickelt sich der Gesundheitszustand der Bevölkerung, welche Krankheiten kommen zukünftig gehäuft vor (z. B. demenzielle Erkrankungen)?
- Wie wirken sich der demografische Wandel und die steigende Morbidität auf die Nachfrage der Bevölkerung bzw. auf das Angebot des Gesundheitsmarktes aus?

Die externen Bedingungen, die eine Region kennzeichnen, kann das Krankenhaus nicht selbst beeinflussen. Es muss sich den gegebenen Bedingungen des Marktes mit seinen Marketingstrategien anpassen. Es ist durchaus möglich, dass bestimmte Umfeldbedingungen Krankenhäusern sogar Chancen bieten, sich fachlich auszudehnen, sie können aber genauso gut Risiken beinhalten.
In der Regel decken die Ergebnisse von Umfeldanalysen externe Bedingungen auf, die sowohl für ein komplettes Krankenhaus als auch für einzelne Fachabteilungen sehr interessant und für das zukünftige Handeln richtungsweisend sein können.

Wie wird eine Umfeldanalyse durchgeführt?

Die Durchführung einer Umfeldanalyse empfiehlt sich in mehreren Schritten:
Legen Sie fest, welche Umfeldbedingungen von Interesse für das Krankenhaus sein könnten. Im Rahmen der politischen und rechtlichen Rahmenbedingungen bieten sich nachstehende Themenfelder an, um sie in einer Umfeldanalyse näher zu beleuchten:

- Wie sieht die Kranken- und die Bettenplanung des jeweiligen Bundeslandes aus?
- Welche aktuellen Veränderungen sieht die Gesundheits- und Sozialgesetzgebung auf Bundesebene derzeit vor?
- Gibt es Veränderungen im Tarifvertragsrecht?
- Wie sieht der aktuelle DRG-Katalog aus, gibt es – momentan oder in naher Zukunft – Neuerungen?
- Welche Tendenz zur Privatisierung von Krankenhäusern lässt sich beobachten?

Für die Bereiche Medizin und Medizintechnik können Antworten auf diese Fragen wichtige Ergebnisse für das weitere strategische Vorgehen liefern:

- Wie viele MVZ gibt es in der Nähe des Krankenhauses?
- Wo werden in der Region ambulante Operationen durchgeführt?
- Wie hoch ist die Anzahl von ambulanten Operationen in der Region? Wie ist der Trend?
- Welche Bedeutung haben minimalinvasive chirurgische Eingriffe in der Region?
- Welche Rolle spielen telemedizinische Anwendungen?
- Welche neuen Diagnoseverfahren sind durch modernste Technik möglich geworden?
- Welche Fortschritte werden von der Pharmaindustrie für welche Indikationsgebiete erzielt?

In Bezug auf den demografischen Wandel und den Gesundheitszustand der Bevölkerung sind Recherchen zu folgenden Aspekten empfehlenswert:

- Wie ist die Entwicklung der Geburten- und Sterberate in der Region, im Bundesland und auf Bundesebene?
- Wie sieht die Alterspyramide in der Region aus?
- Wie hoch ist die durchschnittliche Lebenserwartung der Menschen in der Region?
- Wie hoch ist der Anteil an ausländischen Mitbürgern und somit potenziellen Patienten? Welche Sprachen sprechen diese ausländischen Mitbürger?
- Gibt es bestimmte Krankheitsbilder, die in der Region besonders häufig vorkommen (z. B. bestimmte onkologische Erkrankungen, HIV-Infektionen etc.)?

Hinsichtlich der Patienten und der Öffentlichkeit sind im Rahmen der Umfeldanalyse untenstehende Fragen von Interesse für die strategische Entwicklung eines Krankenhauses:

- Welche Kaufkraft haben die Bürger der Region, die potenzielle Patienten sind?
- Welche gesundheitsbezogenen Bildungsangebote gibt es in der Region?
- Wie ist die Infrastruktur, ist das Krankenhaus gut erreichbar?
- Sind Patienten bereit, sich auch wohnortferner behandeln zu lassen?
- Lässt sich eine steigende Zahlungsbereitschaft für Gesundheitsdienstleistungen bei den Bürgern der Region beobachten?
- Wie sind die Ernährungsgewohnheiten in der Region?

Antworten auf diese Fragen bieten Sekundärquellen, aber auch eigene Recherchen, die das Krankenhaus selbst durchführen oder in Auftrag geben kann.

Da sich das Umfeld eines Krankenhauses ständig weiterentwickelt, müssen gerade die Mitarbeiter im strategischen Bereich gut informiert sein. Sie sollten den Markt und das Umfeld stets gut kennen und in der Lage sein, zu Änderungen am Markt Strategien für das Krankenhaus zu entwickeln.

Sowohl überregionale Tageszeitungen wie z. B. die FAZ, das Handelsblatt oder die Financial Times Deutschland als auch Fachzeitschriften wie z. B. KMA, F&W, die Krankenhausumschau, oder das Magazin Krankenhaus und Management berichten kontinuierlich über die aktuelle Entwicklung der Gesundheitspolitik. Einschlägige Gesundheitsportale sind ebenfalls nützliche Quellen, um aktuelle Informationen abzurufen. In Kapitel 3.13 sind empfehlenswerte Internetadressen aufgeführt. Außerdem stellen das Statistische Bundesamt und das Bundesministerium für Gesundheit kostenlose Informationen zur Verfügung. Des Weiteren können Qualitätsberichte, Gesundheitsberichte, Krankenhausverzeichnisse und Ärzteverzeichnisse hilfreiche Sekundärquellen sein.

3.6 Interne Unternehmensanalysen: Die SWOT-Analyse und die Portfolio-Analyse

Parallel zur Markt- und Umfeldanalyse sind vor allem auch die internen Analysen notwenig, in denen Informationen über das Krankenhaus verarbeitet werden. Mit diesen Verfahren werden die derzeitigen Stärken und Schwächen eines Krankenhauses analysiert und zur Ableitung von Marketingstrategien genutzt.

Die SWOT-Analyse

Die Abkürzung SWOT setzt sich aus den Anfangsbuchstaben der englischen Begriffe Strength (Stärken), Weakness (Schwächen), Opportunities (Chancen) und Threats (Risiken) zusammen.

Die SWOT-Analyse ist ein Verfahren, das die internen Stärken und Schwächen des Krankenhauses mit denen der wichtigsten Wettbewerber vergleicht. Sie ist eigentlich keine reine interne Analyse, sondern eine Kombination aus einer

- internen Unternehmensanalyse, d. h. eine Analyse der internen Stärken und Schwächen (Fähigkeiten und Ressourcen) des Krankenhauses, und einer
- externen Umfeldanalyse, d. h. Analyse der Chancen und Risiken, die auf unmittelbare Wettbewerbskrankenhäuser zurückzuführen sind. Auf das strategische Vorgehen der Konkurrenten hat das eigene Krankenhaus allerdings keinen direkten Einfluss.

Das Ziel einer SWOT-Analyse ist zunächst die Beschreibung der aktuellen „Ist-Situation" eines Krankenhauses. Dabei können Wettbewerbsvorteile, aber auch „Bedrohungen" recht einfach dargestellt und Handlungsempfehlungen für das Krankenhaus abgeleitet werden.

Charakteristisch für eine SWOT-Analyse ist die grafische Darstellung einer Vier-Felder-Matrix, in der die Stärken und Schwächen des eigenen Krankenhauses sowie die Chancen und Risiken der regionalen Konkurrenzhäuser eingetragen werden. Diese Art der Darstellung ist sehr übersichtlich und leicht verständlich.

Stärken (Strengths):	Schwächen (Weaknesses):
• Wo liegen die Stärken des Krankenhauses in personeller Hinsicht und in Bezug auf seine Ausstattung? • Welche Abeilungen haben hohe Fallzahlen und einen guten Ruf in der Öffentlichkeit? • In welchen Abteilungen ist die Patientenzufriedenheit am höchsten?	• Welche Schwächen lassen sich im Krankenhaus beobachten? • Hat eine Fachabteilung einen schlechten Ruf in der Öffentlichkeit? Gibt es Abteilungen mit einer offensichtlich zu geringen Auslastung?
Chancen (Opportunities):	**Risiken (Threats):**
• Welche Chancen bietet das medizinische Potenzial der Fachabteilungen? • Welche Chancen bietet der demografische Wandel hinsichtlich des medizinischen Leistungsangebots? • Welche Krankheitsbilder werden in der Region in Zukunft häufiger auftreten und müssen deshalb vermehrt behandelt werden?	• Welche „Bedrohung" stellen die medizinischen Leistungen der Konkurrenzhäuser dar?* • Ist der Träger/die Kommune bereit, zukünftig weitere Investitionen zu tätigen? • Gibt es gesetzliche Vorgaben, die die vorhandenen Strukturen bedrohen (Mindestmengen, ambulantes Potenzial)? * Die Daten hierzu werden im Rahmen einer Konkurrenzanalyse erhoben, die in Kapitel 3.7 vorgestellt werden.

Ein Beispiel zur SWOT-Analyse

Das folgende Beispiel verdeutlicht, dass eine SWOT-Analyse für die weitere strategische Planung eines Krankenhauses hilfreich sein kann.

Ein kommunales Krankenhaus befindet sich in einer Region, in der die demografische Entwicklung einen ganz besonders hohen Bedarf bei der Versorgung alter und hochbetagter Patienten prognostiziert.
Die bisherigen *Stärken* des Krankenhauses sind seine sehr gute, breit angelegte Innere Medizin, die immer noch hohes Potenzial hat, sowohl was das Know-how der Mitarbeiter als auch die medizinische Ausstattung betrifft. Die *Schwäche* des Krankenhauses ist, dass es bisher mit hohen Verlusten arbeitet, die insbesondere auf die allgemeinchirurgische Abteilung zurückzuführen sind.
Die *Chancen* des Krankenhauses, langfristig seine Marktanteile zu erhöhen, liegen offensichtlich in der Versorgung älterer und hochbetagter Patienten. Das haben Marktanalysen zum demografischen Wandel belegt. Eine weitere zukunftsträchtige Chance liegt auch darin, dass das Krankenhaus erst kürzlich komplett renoviert und ausgebaut wurde und nun ein sehr ansprechendes Ambiente hat.
Das *Risiko* ist, dass bereits ein Krankenhause in unmittelbarer Nähe, das zu einer privaten Klinikkette gehört, plant, eine Abteilung Geriatrie aufzubauen. Dieses Haus, so hat die Konkurrenzanalyse ergeben, bietet bisher allerdings keine Palliativmedizin an. Dort werden die Patienten in der letzten Lebensphase in ein Hospiz verlegt.

Nun dient die SWOT-Analyse dem Krankenhaus als Grundlage dafür, zu entscheiden, ob die internistische Behandlung von gerontologischen und geriatrischen Patienten zukünftig eines neues Profil der Abteilung Innere Medizin des kommunalen Krankenhauses sein kann. Das Krankenhaus hat bereits eine Abteilung Palliativmedizin, mit der die Abteilung Innere Medizin eng zusammen arbeitet. Aufgrund der SWOT-Analyse kommt das Krankenhaus zu dem Ergebnis, eine auf die Behandlung hochbetagter Patienten spezialisierte Abteilung Innere Medizin aufzubauen, die den Patienten ebenfalls – im Gegensatz zur Konkurrenz – palliativmedizinische Versorgung anbieten kann. Des Weiteren wird geplant, im Sinne einer verbesserten Angehörigenorientierung, den Kindern und Enkeln Rooming-In-Möglichkeiten anzubieten, die wegen der kürzlich durchgeführten Umbaumaßnahmen möglich geworden sind.

Dieses Beispiel zeigt, dass die Zukunft insbesondere kommunaler Krankenhäuser von der Anpassungsfähigkeit an neue Marktbedingungen aufgrund der eigenen Stärken und von der Wirtschaftlichkeit bei der Leistungserbringung abhängig ist. Aus der Strategie, neue Patientengruppen und deren Angehörige an das Krankenhaus zu binden, leiten sich auch die Marketingmaßnahmen bzw. der Einsatz der kommunikationspolitischen Instrumente auf operativer Ebene ab.

Ein weitere Beispiel einer SWOT-Analyse, die aus Routinedaten im Rahmen einer strategische Geschäftsfeldanalyse durchgeführt wurde, findet sich unter http://www.gebera.com/download/SWOT-Routinedaten.pdf. Datengrundlage für diese SWOT Analyse waren u. a.:

- Die Daten des Krankenhauses gemäß § 21 KHEntgG (§ 21-Datensatz),
- Qualitätsberichte der Wettbewerber,
- Leistungsdaten,
- Aktuelle Krankenhausstatistiken sowie
- Bevölkerungszahlen und Bevölkerungsprognosen

Die Ergebnisse liefern zum einen eindeutige Hinweise dazu, welche Geschäftsfelder für das Krankenhaus zukunftsweisend sind und daher weiter ausgebaut werden sollten. Zum anderen wird deutlich, welche Schwächen überwunden werden müssen, um die eigene Performance zu verbessern.

Die Portfolio-Analyse

Die Portfolio-Analyse wurde ursprünglich in der Finanzwirtschaft entwickelt. Hier wurden schon vor Jahren Portfolio-Analysen zur optimalen Zusammensetzung von Wertpapier-Portefeuilles für Investoren durchgeführt. Zur Darstellung von Produkt-Markt-Beziehungen hat die Boston Consulting Group das Konzept des Portfolio-Managements weiterentwickelt.

Heute ist die Portfolio-Analyse ein strategisches Instrument, das in vielen Branchen herangezogen wird, um den Erfolg oder Misserfolg von angebotenen Produkten, Leistungen oder auch ganzen Abteilungen zu analysieren. Die Portfolio-Analyse erlaubt es auch Krankenhäusern, die Leistungen einzelner Abteilungen bzw. alle medizinischen Leistungen, die das Haus erbringt, bezüglich ihres Erfolges zu beurteilen. Insgesamt werden die Leistungen dahingehend analysiert, welchen Einfluss sie auf den Umsatz des Krankenhauses haben.

Ziel der Portfolio-Analyse ist es, einerseits die Ausgewogenheit des Angebots der medizinischen Leistungen zu untersuchen, andererseits nach einem Ausgleich zwischen risikoarmen und risikoreichen medizinischen Abteilungen zu suchen. Die Ergebnisse einer Portfolio-Analyse ermöglichen es, verschiedene, zum Teil divergent arbeitende Abteilungen der jeweiligen Situation angemessen zu analysieren, um sinnvoll in die Zukunft zu planen.

Es gibt viele verschiedene Portfolio-Analysen. Das wichtigste Portfolio wird als Marktanteils- und Marktwachstums-Portfolio bezeichnet und lässt sich als Vier-Felder-Matrix einfach darstellen.

Die Marktanteils- und Marktwachstums-Analyse: Die Vier-Felder-Matrix

Anhand der folgenden Vier-Felder-Matrix wird auf die einzelnen Felder, die Achsenbezeichnungen und auf die daraus ableitbaren Strategien für das Krankenhaus eingegangen.

Marktwachstum:	Bezeichnung der Leistungen:	Bezeichnung der Leistungen:
hoch	Question Marks	Stars
niedrig	Poor Dogs	Cash Cows
Relativer Marktanteil:	niedrig	hoch

Der *Relative Marktanteil* berechnet sich aus dem eigenen Marktanteil im Verhältnis zum Marktanteil des stärksten Konkurrenten. Medizinische Fachabteilungen, die einen sehr hohen relativen Marktanteil haben, sind besonders erstrebenswert, da sie einen besonders hohen Cash Flow (hohe Umsätze und insgesamt höhere Erträge als Kosten) vorweisen können. Diese Abteilungen dienen dazu, andere Abteilungen, die nicht so erfolgreich sind, mitzufinanzieren.

Das *Marktwachstum* repräsentiert die Umwelt. Die Höhe des gesamten Marktwachstums gibt die Höhe des eigenen Wachstums vor, wenn das Unternehmen seine Marktanteile und somit die Wettbewerbsposition behalten möchte.

Diejenigen medizinischen Leistungen, denen zwar Wachstum vorausgesagt wird, die aber nur einen geringen relativen Marktanteil besitzen, werden in das „Question Marks“-Feld eingetragen. Sie befinden sich noch in der Einführungs- und Wachstumsphase in Anlehnung an den sogenannten Produktlebenszyklus. Um mit den Marktführern mithalten zu können und sich weiter zu entwickeln, erfordern „Question Marks“-Leistungen stetige Investitionen.

Diejenigen medizinischen Leistungen, die erfolgreich gewachsen sind und eine hohe Nachfrage aufweisen, werden als „Stars“ bezeichnet. Sie haben einen dominanten Marktanteil und zeigen hohes Marktwachstum mit einem normalen (positiven) Cash Flow.

Wenn Wachstumsraten von medizinischen Leistungen unter 10 Prozent im Jahr sinken, können „Star“-Leistungen in einer sogenannten Reife- und Sättigungsphase zu „Cash Cow“-Leistungen werden. Diese zeichnen sich dadurch aus, dass sie noch hoch nachgefragt werden und einen hohen Cash Flow einbringen, der für andere, z. B. vielversprechende Abteilungen genutzt werden kann.

„*Poor Dogs*" sind diejenigen Leistungen, die nur noch einen geringen relativen Marktanteil in einem nur noch langsam wachsenden oder sogar stagnierenden Markt vorweisen. Sie erbringen keinen angemessenen Cash Flow mehr und sind somit in ihrer Degenerationsphase angelangt. In solche medizinischen Leistungen sollte nicht mehr investiert werden. Sie sind dann sogenannte „Auslaufprodukte" der entsprechenden Fachabteilung.

Die Ableitung von Strategien aus der Vier-Felder Matrix

Aus der Vier-Felder- oder Portfolio-Matrix lassen sich insgesamt vier Normstrategien ableiten:

- Investitionsstrategie,
- Wachstumsstrategie,
- Abschöpfungsstrategie und
- Deinvestitionsstrategie.

Die *Investitionsstrategie* eignet sich sehr gut für die als „*Question Marks*" bezeichneten Leistungen. Durch Investitionen wird die Marktposition dieser medizinischen Leistungen verbessert und sie können zu „Stars" werden. Wenn diese Strategie nicht greift, dann sollte so schnell wie möglich deinvestiert werden, so dass Mittel frei werden, die für den Aufbau und die Unterstützung anderer medizinischer Abteilungen benötigt werden.

Die *Wachstumsstrategie* empfiehlt sich, wenn eine Abteilung eine bereits gewonnene Marktposition ausbauen kann und die Abteilung gegenüber ihren Konkurrenten die Marktführerschaft verteidigen muss. Ein weiteres Ziel wäre, die relativen Kostenvorteile langfristig zu erhalten.

Die *Abschöpfungsstrategie* empfiehlt, die Einnahmenüberschüsse, die die „Stars" der medizinischen Leistungen erwirtschaftet haben, anderen Geschäftseinheiten zuzuführen und zu versuchen, den hohen Marktanteil zu erhalten. Es sollten allerdings keine Anstrengungen mehr unternommen werden, um den Marktanteil weiter auszubauen.

Die *Deinvestitionsstrategie* empfiehlt sich dann, wenn die Nachfrage nur langsam wächst oder stagniert und der Cash Flow weiter sinkt.

Vor- und Nachteile der Portfolio-Analyse mit einer Vier-Felder-Matrix

Folgende Vorteile ergeben sich aus einer Portfolio-Analyse:

- Unterschiedliche Krankenhäuser könnten sich – sofern sie ihre internen Rechercheergebnisse offen legen – mit ihren entsprechenden Portfolios miteinander vergleichen und im gleichen Maßstab messen
- Die vier verschiedenen Strategien sind leicht abzuleiten und einfach nachvollziehbar.
- Die leicht verständliche Visualisierung der Vier-Felder-Matrix ermöglicht es, komplexe Sachverhalte zu Marktanteilen und Marktwachstumsraten klar und deutlich an die entsprechenden medizinischen Fachabteilungen zu kommunizieren.

Nachteilig ist, dass es nicht so einfach ist, allen wichtigen Faktoren einer medizinischen Fachabteilung Rechnung zu tragen und deren Marktanteile und Marktwachstumsraten korrekt vorzulegen bzw. vorherzusagen.

3.7 Die Konkurrenzanalyse: Wissen über Mitbewerber sammeln

Die Konkurrenzanalyse hat das Ziel, Wissen über konkurrierende Krankenhäuser der Region zu erwerben. Sie erlaubt, die Strategie des eigenen Krankenhauses mit derjenigen der Konkurrenz zu vergleichen, um ggf. strategische Entscheidungen daraus abzuleiten. Die Konkurrenzanalyse gibt darüber hinaus Auskunft darüber, welche Position das eigene Krankenhaus im Vergleich zu den Mitbewerbern auf dem Markt einnimmt. Fünf Fragen sollte eine Konkurrenzanalyse beantworten:

- Wer sind die Konkurrenzkrankenhäuser des eigenen Krankenhauses?
- Welche Ziele verfolgen die Konkurrenzkrankenhäuser?
- Welche Strategien verfolgen die Konkurrenten mit welcher Taktik?
- Was sind die Stärken und was sind die Schwächen der einzelnen Konkurrenzhäuser?
- Was sollte das eigene Krankenhaus tun, um sich von der Konkurrenz wirkungsvoll zu unterscheiden?
- Wie kann das Krankenhaus der Konkurrenz ausweichen, um sich nicht im ruinösen Wettbewerb zu verlieren? (vgl. auch die Ausführungen zur Blue Ocean-Strategie in Kapitel 10).

Wie eine Konkurrenzanalyse erstellt wird

Eine Konkurrenzanalyse kann in sechs Schritten durchgeführt werden:

1. *Definition der Hauptkonkurrenten*
Im ersten Schritt sollten die fünf bis sieben stärksten Wettbewerber des Krankenhauses bzw. bestimmter medizinischer Fachabteilungen identifiziert werden.

2. *Datensammlung aller verfügbaren Informationen zur Konkurrenz*
Im zweiten Schritt sollten alle relevanten Daten, Fakten und Zahlen zu den Mitbewerbern gesammelt und aufgelistet werden. Dazu kann eine Reihe von Datenquellen herangezogen werden:

- Qualitätsberichte der Konkurrenzhäuser,
- Internetauftritt der Konkurrenzhäuser,
- Zahlen des Statistischen Bundesamtes,
- Statistiken der Deutschen Krankenhausgesellschaft,
- Zahlen, die die Ärztekammern zur Verfügung stellen,
- Informationen des DIMDI,

- Zahlen der Kassenärztlichen Vereinigungen zu den Konkurrenzhäusern,
- Zahlen von Verbänden,
- Statistiken, die in Fachzeitschriften publiziert sind,
- Krankenhauspläne der Länder, anhand derer z. B. die Bettenkapazitäten der jeweiligen Fachabteilungen zu erfahren sind.

3. Identifikation der Leistungskriterien

Im dritten Schritt müssen diejenigen medizinischen Leistungen identifiziert werden, die insbesondere aus Patientensicht besonders wichtig sind. In einem Erfassungsbogen, der als EXCEL-Datei leicht erstellt werden kann, können die Bewertungskriterien zu den einzelnen Konkurrenzhäusern übersichtlich und systematisch eingetragen werden. Als Ergebnis ergibt sich für jeden Konkurrenten ein sogenanntes „Konkurrenzprofil". Folgende Bewertungskriterien können als Grundlage für den Erfassungsbogen dienen und erlauben, vergleichbare Informationen zu den Wettbewerbern systematisch zu sammeln:

- Welche medizinischen Leistungen bieten die Wettbewerber an?
- Welche medizinischen Schwerpunktbildung gibt es?
- Welche medizintechnische Ausstattung hat die Konkurrenz? Welche hochmodernen Geräte hat die Konkurrenz?
- Was sind die Kern-DRGs in den medizinischen Fachgebieten der Konkurrenzhäuser?
- Wie gut wird die ärztliche Betreuung der Wettbewerber beurteilt, wie ist der ärztliche Personalschlüssel?
- Wie ist der Personalschlüssel, der die pflegerische Versorgung der Wettbewerber kennzeichnet?
- Wie sehen Marketingaktivitäten für die zuweisenden Ärzte aus?
- Welche wissenschaftlichen Forschungsaktivitäten gibt es in welchen Fachgebieten? Werden die Ergebnisse publiziert und an die Presse und andere Medien weitergegeben?
- Wie ist das Profil und der Ruf der Chefärzte der einzelnen Fachabteilungen der Wettbewerber?
- Welche Fortbildungen bietet die Konkurrenz ihren Mitarbeitern an?
- Was wird für (potenzielle) Patienten über die medizinische Versorgung hinaus angeboten (z. B. Vernissagen, Infoveranstaltungen zu Krankheitsbildern, Internet am Patientenbett, Bibliothek bzw. Angebots von ausleihbaren E-Books für Patienten, Tage der offenen Tür etc.)?

4. Bewertung der Konkurrenten

Im vierten Schritt werden die konkurrierenden Krankenhäuser bzw. die medizinischen Fachabteilungen hinsichtlich der erhobenen Beurteilungskriterien einzeln bewertet. Dazu eignen sich ein Punktesystem ebenso wie das deutsche Schulnotensystem, bei dem die Noten eins (= sehr gut) bis fünf (= mangelhaft) vergeben werden.

5. Vergleich der Konkurrenz mit der Stärken-/Schwächeanalyse

Um herauszufinden, wie das eigene Krankenhaus im Vergleich zur Konkurrenz beurteilt werden muss, sollte nach der Bewertung der Leistungskriterien eine SWOT-Analyse des eigenen Krankenhauses durchgeführt werden (vgl. Kapitel 3.6).

6. Ableitung von operativen Marketingaktivitäten

Nach Abschluss der Schritte 1 bis 5 hat das Krankenhaus wichtige Informationen erhalten, die für die weitere strategische Planung maßgeblich sind. Anhand dieser Ergebnisse können strategische Entscheidungen zur zukünftigen Profilbildung des Krankenhauses ableitet und getroffen werden.

Die Konkurrenzanalyse ermöglicht einerseits festzustellen, wo das Krankenhaus im Verhältnis zu den Wettbewerbern am Markt steht. Andererseits ist es aufgrund des vorhandenen Datenmaterials auch möglich, den eigenen Marktanteil mit Hilfe folgender Formel zu errechnen:

$$\frac{\text{Anzahl der eigenen Fälle/DRG pro Jahr x 100}}{\text{Anzahl bestimmter Fälle/DRG in der Region}} = \text{relativer Marktanteil}$$

Wenn also ein Krankenhaus bereits 1 000 Fälle pro Jahr vorweisen kann und in der Region diese Fälle ca. 10 000mal behandelt werden, hat es bereits einen Marktanteil von 10 Prozent.

3.8 Analysen per Mausklick: Wie Softwareprogramme helfen können

Die zukünftige Ausrichtung des Leistungsspektrums der Kliniken ist eine zentrale strategische Aufgabe, vor der viele Krankenhäuser heute stehen. Um die richtigen Entscheidungen zu treffen, sind vielfältige Informationen notwendig. Die eigenen Leistungen zu quantifizieren stellt sicherlich kein Problem dar. Diese in einem nächsten Schritt mit den Leistungen anderer Konkurrenzkrankenhäuser in der Region zu vergleichen, ist eher schwierig, wenn keine Datenbanken mit den entsprechenden Vergleichsdaten zur Verfügung stehen. Das Unternehmen trinovis GmbH hat hierfür ein standardisiertes Vorgehen und insbesondere die Instrumente, nämlich Datenbanken und Softwarelösungen entwickelt. Damit kann eine schnelle und aussagekräftige Marktbewertung für eine Gesundheitseinrichtung durchgeführt werden. Durch ein IT gestütztes Vorgehen lassen sich Marktanalysen relativ schnell und kostengünstig vornehmen (vgl. http://www.klinik-markt-analyse.de/pdfs/kma.pdf.).

Auch andere Unternehmen bieten Softwareprogramme zur Unterstützung der Marktforschungsaktivitäten von Krankenhäusern ab. Diese Programme können sicherlich die tägliche Arbeit des strategischen Marketings erleichtern und die strategische Planung professionalisieren. Auf den Webseiten der Unternehmen werden Krankenhausmarktanalysen angeboten, die folgende Leistungen enthalten: Analysen zu Einzugsgebieten, Marktanteilen, Fallprognosen, Mitbewerberanalysen, Einweiser- und Nichteinweiseranalysen, demografische sowie epidemiologische Daten und Prognosen. Die Softwareprogramme, die um die 10 000 Euro kosten, erlauben, per Mausklick zu erfahren, welches Krankenhaus der Region welche Anteile an spezifischen Patienten hat und welche Behandlungsverfahren angewendet werden. Das Programm liest zunächst die Leistungsdaten des § 21 KHEntgG ein. Abfragen bzw. Analysen zum eigenen Krankenhaus führen automatisch zu Diagrammen bzw. Tabellen, die sofort auf dem Bildschirm angezeigt werden. Die Ergebnisse geben beispielsweise darüber Auskunft,

- woher die eigenen Patienten tatsächlich kommen,
- wie alt sie sind und
- welche Haupt- und Nebendiagnosen vorliegen.

Zusätzlich kann das Programm auch eine Liste mit allen in das Krankenhaus zuweisenden Ärzten anzeigen. Außerdem werden diejenigen niedergelassenen Ärzte aufgelistet, die bisher (noch) nicht Patienten an das Krankenhaus zuweisen. Das Softwareprogramm, das z. B. auf eine Datenbank mit allen niedergelassenen Ärzten (also potenziellen Zuweisern) zurückgreift, vergleicht, wer bereits an das Krankenhaus zuweist und wer nicht. Auf diese Weise kann ein Krankenhaus beispielsweise leicht erkennen, welche niedergelassenen Ärzte zukünftig mehr angesprochen werden sollten.

Eine weitere Datenbank enthält die Daten der Qualitätsberichte aller bundesdeutschen Krankenhäuser. Somit kann man mit wenigen Mausklicks eine Konkurrenzanalyse durchführen: Man gibt nur dasjenige Krankenhaus ein, mit dessen Leistungen man sich vergleichen lassen möchte und schon erhält man die Vergleichsdaten des Konkurrenzhauses. Außerdem kann man mithilfe des Programms herausfinden, welche Klinik in der Region beispielsweise die meisten handchirurgischen Eingriffe jährlich vornimmt und wie hoch der Anteil des eigenen Krankenhauses in der Region ist.

Solche Softwareprogramme können zusätzlich zu den medizinischen Leistungsdaten der Krankenhäuser auch auf demografische und epidemiologische Datenbanken zurückgreifen. Dies erlaubt die Erstellung von Prognosen dahingehend, dass bestimmte Prävalenzen unter Berücksichtigung von Altersgruppen und Geschlecht in Zukunft bestimmt werden können. In diesem Zusammenhang kann das Programm beispielsweise ausrechnen, wie viele Patienten mit Demenz in einer bestimmten Region bis zum Jahr 2020 zu erwarten sind. Anhand dieser Daten kann abgeleitet werden, wie sich die Fallzahlen der dementen Patienten bis 2010, 2015 und 2020 entwickeln werden.

3.9 Marketing-Controlling: Wie Sinn, Effizienz und Effektivität der Marktorientierung gemessen werden

Das Marketing-Controlling hat die Aufgabe, Sinn, Effizienz und Effektivität der eingesetzten marktorientierten Strategien, Mittel und Maßnahmen zu überprüfen. Anders als der Name vermuten lässt, steht im Mittelpunkt des Marketing-Controllings nicht die Kontrolle. Controlling bedeutet vielmehr Steuerung. In diesem Sinne versorgt das Marketing-Controlling das Krankenhausmarketing mit allen relevanten Informationen, die benötigt werden, um das Marketing auf der strategischen, taktischen und operativen Ebene effektiv zu steuern.

Krankenhäuser sind sehr komplexe Unternehmen. Sie zeichnen sich durch eine hohe Arbeitsteilung bei der Behandlung von Patienten aus. Alle an der Behandlung Beteiligten

(Ärzte, Pflegepersonal, Therapeuten u. a.) müssen koordiniert werden. Auch die Leistungsprozesse sind sehr individuell. Selbst bei gleicher medizinischer Diagnose gibt es eine Fülle von patientenindividuellen Parametern und sehr viele verschiedene Kombinationen von Behandlungsmöglichkeiten. Durch die hohe Entscheidungsautonomie von z. B. Chefärzten ist die Einflussmöglichkeit der Geschäftsführung auf die Gestaltung der Leistungsprozesse in den einzelnen Fachabteilungen eher gering. Die Ausrichtung des eigenen Handelns im ärztlichen und pflegerischen Bereich unterliegt nicht selten anderen Zielsetzungen als jenen der Geschäftsführung.

Der überwiegende Teil der Leistungsprozesse und damit auch der Kostenverursachung im Krankenhaus ist medizinisch initiiert. Eine Bewertung dieser Leistungen hinsichtlich Notwendigkeit, Effizienz und Effektivität ist für einen Nichtmediziner fast unmöglich. Erst die umfangreiche Sammlung und Analyse von Informationen über die klinischen Teilprozesse in Form von Indikatoren und Benchmarks schaffen die hierfür notwendige Transparenz bzw. Informationsbasis. Insofern stellt sich das Marketing-Controlling als ein unverzichtbares Instrument für das Management dar, um das Unternehmen Krankenhaus tatsächlich erfolgreich zu steuern.

Die Aufgaben des Marketing-Controllings

Die Aufgaben des Marketing-Controllings sind sehr vielfältig. Im Rahmen der *Informationsfunktion* stellt es die bei der Situationsanalyse gewonnenen Daten zum richtigen Zeitpunkt zur Verfügung. Je nach Fragestellung kann es sich dabei um Daten zu Mitbewerbern, Patienten, Kunden (z. B. zuweisende Ärzte), Entwicklungstrends in der Medizin oder auch um interne Daten aus dem Krankenhausberichtswesen handeln.

Marketing-Controlling hat aber auch eine *Frühwarnfunktion*, da frühzeitig auf Trends und Abweichungen in der Krankenhausumwelt hingewiesen werden muss. Bei Planabweichungen von den Marketingzielen müssen entsprechend schnell geeignete Anpassungsmaßnahmen eingeleitet werden.

Im Rahmen einer *Moderatorenfunktion* wird durch das Marketing-Controlling die Zielbildung im Rahmen der Marketingstrategie unterstützt.

Im Zusammenhang mit der *Planungsunterstützungsfunktion* wird das Marketingmanagement bei der operativen und strategischen Planung von markt-, wettbewerbs- und vor allem kundengerichteten Unternehmensaktivitäten unterstützt. Hier begleitet das Marketing-Controlling die Formulierung der Marketingziele, der Marketingstrategie und des Marketing-Mix, also den Einsatz der geeigneten Marketinginstrumente.

Zusammengefasst hat das Marketing-Controlling also eine wichtige Servicefunktion, indem es ein betriebswirtschaftliches Instrumentarium zur Verfügung stellt, das die strategische Planung und die zielorientierte Umsetzung dieser Planung unterstützt.

Es hat folglich auch eine *Kontrollfunktion*, da es zusätzlich die Zielerreichung überprüft. Schließlich hat es auch eine *Steuerungs- und Anpassungsfunktion*, da Mitarbeiter des Marketing-Controllings auf strategische Alternativen und erforderliche „Kursänderungen" hinweisen müssen, wenn es zu Abweichungen vom Marketingplan kommt (vgl. Auerbach 2001).

Strategisches und operatives Marketing-Controlling

Grundsätzlich kann jedes Instrument im Krankenhaus, das die Planung, Analyse und Kontrolle im Bereich des Marketings unterstützt, als Controlling-Instrument verstanden werden. Wichtig bei Auswahl und Einsatz der entsprechenden Instrumente ist, genau nach dem aktuellen und spezifischen Informationsbedarf zu fragen. Meist geht es einem Krankenhaus darum, marktorientierte Entscheidungen möglichst sicher und fundiert zu fällen. Dafür benötigt es entsprechende Informationen bzw. Kennzahlen, die das Marketing unterstützen sollen.

Fragt sich ein Krankenhaus zum Beispiel, ob es Sinn macht, im Rahmen einer Fachabteilung ein spezialisiertes Leistungsangebot zu platzieren und „zu bewerben", muss es hierfür nicht nur spezialisiertes Personal, sondern auch entsprechende Medizintechnik anschaffen. Zur Beantwortung dieser Frage werden im Vorfeld sowohl strategische, operative als auch qualitative und quantitative Informationen benötigt (vgl. auch Kapitel 3.10).

Das *strategische Marketing-Controlling* hat die Aufgabe, das Erfolgspotenzial einer unternehmerischen Entscheidung näher zu bestimmen – es geht darum, einen Beitrag zur langfristigen Existenzsicherung und zur Schaffung zukünftiger Entwicklungspotenziale zu leisten. In der Regel werden hierfür Instrumente angewendet, die qualitative Informationen liefern. Zu diesen Instrumenten zählen die bereits in Kapitel 3.5 und Kapitel 3.6 beschriebenen internen (SWOT-Analyse und Portfolio-Analyse) und externen (Marktanalyse und Umfeldanalyse) Analysen sowie die Konkurrenzanalyse (vgl. Kapitel 3.7).

Gerade bei strategischen Marketingentscheidungen kann sich das Krankenhaus keinesfalls nur auf unternehmensinterne Daten stützen. So muss bei einem Rückgang der Belegung einer bestimmten Fachabteilung beispielsweise ein Gesamtbild entworfen werden, in dem vor allem auch externe Entwicklungen in der Region berücksichtigt werden. Denkbar wäre z. B. eine Befragung der Einweiser und eine gleichzeitige Auswertung der Qualitätsberichte von Krankenhäusern im direkten Umfeld und damit eine Analyse der Mitbewerber (Stoffers 2006).

Beim *operativen Marketing-Controlling* werden wichtige Informationen dazu geliefert, wie der richtige Marketing-Mix unter Berücksichtigung von Wirtschaftlichkeitskriterien gestaltet werden sollte. Es geht also um die Umsetzung der Planung, um die kurzfristige Perspektive. Unterstützung liefert hier hauptsächlich das interne Berichts- und Qualitätswesen, das die Grundlage für die Entwicklung von Kennzahlen bildet. Hierzu gehören Angaben zum Ausmaß der Patientenzufriedenheit, Ergebnisse des Beschwerdemanagements, Qualitätskennzahlen, Patientenzahlen, das Einweiserverhalten und auch die Kosten für Marketingmaßnahmen.

Verfügbarkeit von Controlling-Daten

Es gibt sehr viele potenziell verfügbare Controlling-Instrumente im Krankenhaus, die sich allerdings meist auf quantitative Daten beziehen, die standardmäßig erfasst und ausgewertet werden. Hierzu gehören Fallzahlen, Verweildauern, Einweiserstatistiken, Qualitätskennzahlen und Kostengrößen. Qualitative Daten, wie die Zufriedenheit, Aussagen zum Image und zum Bekanntheitsgrad, müssen hingegen speziell erhoben werden und sind dadurch auch mit Zusatzkosten verbunden. Dies ist ein Dilemma.

Die Abteilung Marketing denkt und arbeitet in großen Teilen qualitativ bzw. verhaltenswissenschaftlich, aber gerade diese qualitativen Informationen sind in einem Krankenhaus-Informationssystem nicht abrufbar. Deshalb müssen Marktforschungsprojekte, wie z. B. Patientenbefragungen, durchgeführt werden, mit denen sich das Marketing dann sozusagen selbst kontrolliert und mit Informationen versorgt. Sehr sorgfältig muss also abgewogen werden, wie die bereits vorhandenen quantitativen Informationen für das Marketing-Controlling genutzt werden können und darüber hinaus ökonomisch sinnvoll weitere qualitative Zusatzinformationen erhoben werden (Storck 2005). Im Folgenden wird ein Instrument vorgestellt, das diese Integration sehr gut leistet: Die Balanced Scorecard.

Integriertes Marketing-Controlling durch die Balanced Scorecard

Robert Kaplan und David Norton entwickelten 1990 ein strategisches Steuerungsinstrument: Die Balanced Scorecard (= BCS). Wesentliche Zielsetzungen der BSC sind:

- Die Förderung zielgerichteten Denkens und Handelns eines Unternehmens,
- das Erkennen von mehrdimensionalen Zielzusammenhängen zwischen Kunden, Kosten und Leistungen,
- die Verknüpfung und das Herunterbrechen von Strategien mit dem täglichen Handeln des Unternehmens und
- das konkrete Messen der Erreichung von Zielen durch strategiekonforme Kennzahlensysteme.

Aus Sicht von Kaplan und Norton war damals die Zeit reif für ein neues Instrument, da die Steuerung von Unternehmen immer komplexer wurde und Finanzkennzahlen alleine keine verlässliche Informationsgrundlage waren, um ein Unternehmen zu führen. Auch andere Erfolgsfaktoren, wie Perspektiven für Kunden, für Märkte und die Güte der Prozesse im Betrieb sollten dabei berücksichtigt werden. So sind in der klassischen Form der BCS die vier Perspektiven

- Finanzen,
- Kunden,
- Leistungsprozesse und
- Ressourcen

logisch miteinander verknüpft und erlauben die unterschiedliche Betrachtung von Dimensionen des Unternehmens.

Eine Verknüpfung der Dimensionen sieht wie folgt aus: Will ein Unternehmen seine *Finanzziele* erreichen, so muss es seine *Kundenbedürfnisse* optimal erfüllen. Der einzige, der Geld in das Unternehmen bringt, ist eben der Kunde. Dies erreicht das Unternehmen nur, indem es die Erwartungen seiner Kunden durch optimale *Leistungsprozesse* erfüllt. Optimale und wettbewerbsfähige Leistungsprozesse erreicht ein Unternehmen nur dann, wenn es die entsprechenden *Ressourcen*, z. B. leistungsstarke Mitarbeiter, eine perfekte Organisation, gute IT-Prozesse und eine hohe Qualität der Leistungen vorhält.

Die Umsetzung der Unternehmensstrategie scheitert häufig, weil Unternehmen es in der Regel aus verschiedenen Gründen nicht schaffen, ihre Pläne auch tatsächlich umzusetzen. Es gibt folglich eine Lücke zwischen den Unternehmensplänen und dem tatsächlichen Tun.

Die BSC soll diese Lücke schließen, in dem sie konsequent misst, ob die einmal gesetzten Ziele tatsächlich erreicht worden sind. Dies geschieht mit Hilfe eines Kennzahlensystems, das als „Scorecard" bezeichnet wird.

Den oben beschriebenen Dimensionen (Finanzen, Kunden, Leistungen, Ressourcen) werden strategische Ziele zugeordnet, die durch Ursache-Wirkungsbeziehungen miteinander verbunden sind. Den Zielen können dann eindeutige Kennzahlen zugeordnet werden, mit denen sie messbar sind. Danach werden ihnen konkrete Maßnahmen zugeordnet. Anhand eines Beispiels kann dieser Zusammenhang verdeutlicht werden:

- Im Rahmen der Dimension Kunde könnte ein strategisches Ziel sein, die Anzahl der zuweisenden Ärzte einer Fachabteilung zu erhöhen.
- Eine Ursache-Wirkungsbeziehung lässt sich unschwer erkennen, da mehr Zuweisungen zu mehr Patienten, d. h. höheren Fallzahlen, führen.
- Wenn das erklärte Ziel eine Steigerung der Belegungsrate (= Kennzahl) von 60 Prozent auf 80 Prozent ist, dann ist diese Steigerung über die Fallzahlen der Abteilung messbar.
- Konkrete Maßnahmen, die abgeleitet werden könnten, sind dann diverse Marketingaktivitäten für die Zielgruppe „zuweisende Ärzte der Fachrichtung XY". Insbesondere müssen kommunikationspolitische Maßnahmen festgelegt werden (z. B. Besuche der Chefärzte bei den niedergelassenen Fachkollegen, die bisher noch nicht zuweisen).

Die BSC bildet in ihrem Ziel- und daraus abgeleiteten Kennzahlensystem mehrere Sichtweisen der Organisation und ihres Umfeldes ab und gewährleistet somit eine ausgewogen („balanced") formulierte Strategie. Das Unternehmen wird ganzheitlich betrachtet.

Übertragung der BSC auf das Krankenhaus

Bei der Übertragung der vier Perspektiven (Finanzen, Kunden, Leistungen, Ressourcen) einer BSC auf das Krankenhaus, gibt es drei hemmende Faktoren zu beachten:

Erstens haben viele Krankenhäuser noch keine wirklichen Strategien formuliert. Dies ist auch darauf zurückzuführen, dass der Krankenhausmarkt in vielen Bereichen staatlich reguliert wird und Krankenhäuser keine beliebigen Ziele hinsichtlich ihrer Fallzahlen formulieren dürfen. Budgetrestriktionen sowie die staatliche Einflussnahme über die Krankenhausplanung in Hinblick auf Bettenzahlen und medizinische Leistungsangebote spielen eine wichtige Rolle bzw. geben den Rahmen vor (Borges & Schmidt 2002).

Zweitens ist es natürlich keine Frage, dass finanzielle Ziele bzw. „schwarze Zahlen schreiben" eine wichtige Perspektive für Krankenhäuser darstellen. Der Auftrag eines Krankenhauses, die medizinische Versorgung der Bevölkerung zu garantieren, ist aber mindestens genauso wichtig.

Drittens gilt es, hinsichtlich der Frage, welche Kundenperspektive berücksichtigt werden muss, zu beachten, dass ein Krankenhaus nicht nur Patienten als Kunden hat, sondern auch niedergelassene Ärzte, Krankenkassen und viele andere Zielgruppen aus unterschiedlichsten Bereichen. Durch die hohe Zahl von Anspruchsgruppen wird die BSC recht schnell sehr komplex, obwohl sie eigentlich nicht mehr als 20 bis 25 Messgrößen umfassen sollte (Borges & Schmidt 2002).

Die Lösung liegt darin, dass eine Balanced Scorecard für jedes Krankenhaus ganz individuell erarbeitet werden muss. Der Zwang, sich auf ungefähr 20 der wichtigsten strategischen Ziele reduzieren zu müssen, die alle in einem Ursache-Wirkungszusammenhang stehen und etwas zum übergeordneten Finanzziel beitragen müssen, führt dazu, dass eine Auswahl der relevantesten Größen getroffen werden muss.

Die Entwicklung der BSC im Krankenhaus

Eine ausformulierte Strategie bildet die Basis für die Einführung einer BSC. Ein Problem ist jedoch, dass in den meisten Krankenhäusern auf oberster Unternehmensebene (noch) keine operationalen Ziele definiert werden. Die Gründe hierfür können in der geringen Erfahrungen hinsichtlich des strategischen Managements liegen, aber auch auf eine zu starke Einbindung der Geschäftsführung in das operative Geschäft oder auf die Angst vor Verbindlichkeit im zukünftigen unternehmerischen Handeln zurückgeführt werden. Aus diesen Gründen ist die Strategieentwicklung an sich oft ein wesentlicher Bestandteil des BSC-Projektes. Externe und interne Analysen als Basis und Unterstützung der Strategieentwicklung sind bereits in den Kapitel 3.5 bis 3.7 dargestellt worden. Auch die Analyse bereits im Krankenhaus vorhandener Visionen oder Leitbilder ist hilfreich. Diese werden zwar häufig als beliebig und oberflächlich kritisiert, enthalten aber in der Regel bereits für die Scorecard wichtige Perspektiven. Leitbilder sind insbesondere dann hilfreich, wenn sie das Verhalten der Mitarbeiter gegenüber Zielgruppen konkretisieren, medizinische Qualitätsaspekte formulieren oder Kriterien des innerbetrieblichen Miteinanders festlegen (vgl. auch Kapitel 2.9). Ist die Basis der Unternehmensstrategie formuliert, wird die BSC in den folgenden Schritten entwickelt:

1. *Aus der Unternehmensstrategie strategische Marketingziele und -kennzahlen ableiten*
Jeder Dimension (Finanzen, Kunden, Leistungen, Ressourcen) wird zunächst eine überschaubare Anzahl an strategischen Zielen zugeordnet, maximal fünf. Diese strategischen Ziele müssen konkret und operational, also umsetzbar sein. Die Minimalanforderungen an operationale Ziele sind, dass diese nach Inhalt, Ausmaß, Zeitbezug und Zielgruppe spezifiziert werden. Durch Zuordnung zu den verschiedenen Dimensionen wird die Ausgewogenheit der strategischen Ziele gewährleistet.
Messgrößen helfen, den Zielerreichungsgrad zu verfolgen. Hilfreich für die Identifikation und Definition geeigneter Größen ist die Frage: „Woran würden wir merken, dass wir das Ziel erreicht haben?".
Das Marketing-Controlling leistet in diesem Prozess einen wichtigen Beitrag zur effizienten Zielerreichung der Marketingziele, da es darauf achtet, dass die Ziele des Marketings wirklich konkret formuliert werden. Absichtserklärungen wie beispielsweise der Wunsch „Wir möchten unsere Patienten zufrieden stellen" sind inhaltlich nicht präzise und so kaum geeignet, die Controllingfunktion sicherzustellen. Da Controlling ohne klare Zielvorgaben nicht möglich ist, ist der Schritt der präzisen Formulierung besonders wichtig.

2. *Festlegung der Marketing-Zielwerte für die zu planende Periode*
Die Zielwerte sind die konkrete Ausprägung des strategischen Ziels mit einem Zeitbezug. So wird etwa das Ziel „die Anzahl der Privatpatienten steigern" auf „Zahl der

Privatpatienten um 3 Prozent innerhalb eines Jahres steigern" konkretisiert. Die Ergebniskennzahlen entsprechen in der Regel den Marketingzielen. Gemessen werden z. B. Marktanteile, Kundenzufriedenheit oder der Bekanntheitsgrad des Krankenhauses oder einer Fachabteilung.

Zu beachten ist hier, dass die gewünschten Ergebnisse häufig von mehreren Einflussfaktoren abhängig sind. Bei dem genannten Beispiel der Erhöhung des Privatpatientenanteils können innovative Serviceideen, ein konsequentes Beziehungsmanagement oder öffentlichkeitswirksame Informationskampagnen alle ihren Beitrag zum Zielwert leisten. Die Lösung liegt in der durchaus subjektiven Gewichtung der einzelnen Faktoren. Jeweils die primären Einflussfaktoren sollten als relevante Kennzahlen in das Marketing-Controlling-System integriert werden. Dabei muss es sich aber um Kennzahlen handeln, die mit vertretbarem Aufwand für Datengewinnung und -pflege messbar und unmittelbar durch die Marketingmitarbeiter auch beeinflussbar sind.

Unterschieden werden ökonomische und psychologische Marketingziele. Die ökonomischen Marketingziele sind quantifizierbar und beziehen sich häufig auf unterschiedliche Ebenen der Leistungsnutzung innerhalb des Krankenhauses. Hierzu zählen u. a. Kontaktzahlen (Internetauftritt, Servicehotlines), Besucherzahlen (Ausstellungen, Veranstaltungen, Vorträge) oder Patientenzahlen (Präventivpatienten, Privatpatienten etc.).

Psychologische Marketingziele beziehen sich auf mentale Prozesse innerhalb der Zielgruppen, z. B. den Bekanntheits- und Wissensaufbau sowie auf die Beeinflussung der wahrgenommenen Servicequalität und die Kundenzufriedenheit. Insgesamt sollte der Zielkatalog auf wenige, d. h. fünf bis sieben zentrale Ziele begrenzt werden. Nach seiner Definition ist jedes definierte Marketingziel in eine oder mehrere Kennzahlen zur Messung des Zielerreichungsgrades zu „übersetzen".

3. Festlegung der durchzuführenden Marketingmaßnahmen

Um z. B. den Zielwert der Erhöhung des Privatpatientenanteils zu erhalten, müssen konkrete Maßnahmen geplant und durchgeführt werden, wie beispielsweise neue innovative Serviceangebote für Wahlleistungspatienten, die zielgerichtete Kommunikation dieser Leistungen in entsprechenden Broschüren und im Internet oder gezielte Mailingaktionen in Wohngebieten, in denen ein besonders gut situiertes Bevölkerungsklientel wohnt. Aus den verschiedenen Zielen wird ein ganzes Portfolio an Marketingmaßnahmen abgeleitet und innerhalb und außerhalb des Krankenhauses umgesetzt.

4. Einbindung der Zielwerte in das Berichtswesen des Krankenhauses

Nach der Entwicklung der BSC gilt es, diese in den laufenden Betrieb einzubetten. So schließt die BSC die Lücke zwischen Strategie und konkretem Tun. Vor allem die IT-gestützte Einbindung in das allgemeine Berichtswesen des Krankenhauses sowie die Institutionalisierung von Datenerhebung, -pflege und -auswertung stellen weitere Aufgaben bzw. Erfolgsfaktoren des Marketing-Controlling dar.

5. Überprüfung der erreichten Kennzahlenwerte über Soll-Ist-Vergleiche

Nach Abschluss der Maßnahmen bzw. nach Ablauf der Planperiode sind Soll-Ist-Vergleiche durchzuführen, um hieraus Anhaltspunkte für zukünftige Verbesserungen der Marketingeffektivität und -effizienz abzuleiten.

Praxisrelevanz der Balanced Scorecard im Krankenhaus

In der Praxis ist jede Scorecard individuell zu entwickeln. Bei der Erstellung eines Marketing-Cockpits (integrierte Darstellung aller marktbezogenen und unternehmensbezogenen Kennzahlen) im Krankenhaus müssen komplexe Ursache-Wirkungsbeziehungen identifiziert und abgebildet werden – zwischen den Oberzielen und den Marketingzielen, zwischen den Zielen und ihren Kennzahlen sowie zwischen den einzelnen Funktionsbereichen des Krankenhauses. Dieses Ursache-Wirkungsgeflecht wird als „Strategy Map" bezeichnet.

Aufgrund der Komplexität der Ursache-Wirkungsmechanismen ist es in der Praxis fast unmöglich, die von den Marketingaktivitäten verursachten Kosten ihren entsprechenden Auswirkungen eindeutig gegenüberzustellen. Sehr häufig lassen sich erzielte Markterfolge nicht eindeutig den einzelnen Maßnahmen zuordnen. So stellt sich beispielsweise die Frage, ob die steigende Anzahl an Privatpatienten in den letzten sechs Monaten auf den Relaunch des Internetauftritts, die neue Imagebroschüre, die positive Mund zu Mund-Propaganda oder auf das erweitere Serviceangebot im Rahmen der Wahlleistungen zurückzuführen ist. Es könnten ebenso gut andere Maßnahmen oder Ereignisse sein (z. B. Pensionierung des Chefarztes der Konkurrenzabteilung in einem Nachbarkrankenhaus), die zu einer erhöhten Anzahl von Privatpatienten geführt hat.

Zum Verhältnis zwischen Marketingmaßnahmen und Erfolg

Tatsächlich ist die Inanspruchnahme von Krankenhausleistungen stets das Ergebnis vielfältiger Einflüsse, die sich schlecht isolieren lassen. Hinzu kommt, dass zwischen der Durchführung einer Marketingmaßnahme und ihrem Effekt innerhalb der Zielgruppe nicht immer ein direkter zeitlicher Zusammenhang gegeben ist. Bei der Nachfrage nach medizinischen Leistungen bewirkt ein „Mehr" an Marketing nicht immer eine Erhöhung der Gesamtnachfrage. Ausnahmen hiervon stellen Präventiv-, Wellness- und sonstige Wahlleistungen dar, deren Nutzung nicht unmittelbar an das konkrete Auftreten einer Erkrankung gekoppelt ist.

Im Fokus des Krankenhausmarketings muss daher die konsequente – langfristig ausgerichtete – Imagepflege stehen, die dazu führt, dass sich die Konkurrenzsituation gegenüber Mitbewerbern verbessert.

Kurzfristig eine künstliche Nachfrage zu erzeugen, ist deshalb weder sinnvoll noch nutzbringend. Außerdem ist es meistens viel zu kostenintensiv. Das positive Image eines Krankenhauses ist das Ergebnis eines langen Interaktionsprozesses zwischen dem Krankenhaus und der Öffentlichkeit. Möglicherweise führt dieser Prozess erst nach Monaten oder Jahren zu einer stärkeren Nachfrage der Krankenhausleistungen. Eine konkrete Zurechnung dieses „Marketingerfolgs" zu einer bestimmten Maßnahme ist dann gar nicht mehr möglich.

Häufig lassen sich auch die im Rahmen einer Marketinginitiative entstandenen Kosten nicht genau von anderen Kostenpositionen trennen: Stellt das Telefontraining des Empfangspersonals nun eine Marketing- oder eine Personalmaßnahme dar? Unstrittig ist, dass diese Maßnahme in der Praxis häufig durch die Marketingabteilung angestoßen wird und sicherlich zu einer positiven Beeinflussung des Krankenhausimages führt. Image und Bekanntheitsgrad stellen jedoch derartig umfassende und globale Zielgrößen dar, dass es schwierig ist, mit ihnen konkrete Kostenpositionen zu verbinden. Die Effizienz von Marketingmaßnahmen ist daher leider nur bedingt messbar. Diese Tatsche schreckt sicherlich viele Geschäftsführer davon ab, Geld in Marketingaktivitäten zu investieren. Es gilt aber als gesicherte Erkenntnis, dass die Ausgaben für Marketingaktivitäten mit dem finanziellen Nutzen, den Unternehmen daraufhin haben, positiv korrelieren.

Der Beitrag des Marketing-Controllings zum Krankenhausmarketing insgesamt

Mit dem Einsatz insbesondere der BSC übernimmt das Marketing-Controlling nicht nur eine wichtige Servicefunktion für das Krankenhausmarketing, sondern auch für viele andere Funktionsbereiche des Krankenhauses. Da es kontinuierlich Informationen und Transparenz über das gemeinsam Erreichte liefert, erleichtert es die funktionsübergreifenden Marketingplanungen, fördert die erfolgreiche Umsetzung von Zielen und Strategien und schult das strategische Denken innerhalb des Krankenhauses.

Die bisher relativ geringe Verbreitung der BSC unter Krankenhausmanagern liegt vor allem daran, dass die Scorecard zwar schnell erstellt ist, die Implementierung aber sehr aufwändig ist und bis zu drei Jahren dauern kann. Ein Kritikpunkt in diesem Zusammenhang ist, dass die politische Entwicklung auf dem Krankenhausmarkt – vor allem aufgrund der ständig wechselnden gesetzlichen Rahmenbedingungen – nicht mit ausreichender Zuverlässigkeit vorhergesagt werden kann und Ziele deswegen manchmal gar nicht mehr realistisch sind.

Borges und Schmidt (2002) beurteilen die BSC als ein unverzichtbares strategisches Steuerungsinstrument im Krankenhaus, weil sie der Komplexität des Leistungsgeschehens im Krankenhaus besonders gut Rechnung trägt. Der Vorteil der BSC liegt vor allem in der konsequenten Fokussierung auf die strategisch wirklich bedeutsamen Zielgrößen und deren Quantifizierung. Diese Zielgrößen sind nicht vorgegeben, sondern resultieren aus der individuellen Unternehmensstrategie.

Die BSC hat zum Ziel, die methodische Lücke zwischen Strategieentwicklung und Tagesgeschäft zu schließen und bietet die Möglichkeit, den strategischen Erfolg des Unternehmens auch jenseits der finanziellen Ziele im Sinne von Frühindikatoren zu messen.

3.10 Ein Praxisbeispiel aus der Gynäkologie: Welchen Erfolg strategisches Marketing haben kann

Die gynäkologische Abteilung einer mittelgroßen Berliner Klinik verzeichnete von 2001 bis 2005 kontinuierlich sinkende Fallzahlen. Dies war vor allem auf den Rückgang der Geburtenzahlen in der Abteilung Geburtshilfe zurückzuführen, ein ehemals erfolgreicher und sehr leistungsfähiger Bereich der gynäkologischen Klinik.

Die Klinikleitung stand vor der Entscheidung, die Geburtshilfe entgültig aufzugeben und in der Abteilung nur noch die konservative und operative Versorgung gynäkologischer Krankheitsbilder anzubieten. Die Geschäftsführung hat allerdings jahrelang gezögert, diesen endgültigen Schritt zu wagen, da zu einer leistungsfähigen Gynäkologie eben auch eine Geburtshilfe gehört. Geburten geben dem Krankenhaus ein positives Image und Frauen werden als wichtige Zielgruppe über dieses Ereignis auch an die Gynäkologie des Krankenhauses gebunden. Die Schließung der Geburtshilfe hätte unter Umständen zu einem Imageverlust und zu weiter sinkenden Patientinnenzahlen geführt. Der Ausweg aus dieser schwierigen Situation wurde in der Spezialisierung der Fachabteilung gesehen.

Um die Möglichkeit einer Spezialisierung fundiert zu analysieren, wurden einige Instrumente, die in den Kapiteln 3.5 bis 3.7 vorgestellt worden sind, eingesetzt. Dies waren unter anderem eine intensive Stärken- und Schwächenanalyse, eine Markt- sowie eine Umfeldanalyse. Die Umfeldanalyse ergab, dass sich die Region auf weiter sinkende Geburtenraten einstellen musste und unter den vielen Krankenhäusern, die eine Geburtshilfe vorhalten, ein heftiger Konkurrenzkampf entstanden war. Es konnte also nur um das Abwerben der Schwangeren gehen, verbunden mit erheblichen finanziellen Investitionen in neue Kreissäle und weitere kostenintensive serviceorientierte Angebote. Gleichzeitig wäre der Erfolg dieser Investitionen völlig ungewiss gewesen. Eine weitere Konkurrenzanalyse ergab, dass sich das Thema Etablierung von Brustzentren noch in der Findungs- und Konzeptionsphase befand und auch hinsichtlich der regionalen Verteilung eine Chance bestand, ein derartiges Zentrum in dem Bezirk, in dem sich das Krankenhaus befindet, aufzubauen. Die Bewertung der internen Ressourcen zeigte noch einmal die Stärken auf dem Gebiet der gynäkologischen Operationen. Gleichzeitig bot sich die Chance einer Neuorientierung und Spezialisierung der Abteilung, da ein Chefarztwechsel unmittelbar bevor stand.

Die Klinikleitung formulierte das Ziel, ein Brustzentrum aufzubauen, die sinkenden Fallzahlen bei den Geburten damit einerseits zu kompensieren, bzw. die Leistungen und somit auch die Erlöse andererseits zu steigern. Dies würde eine sichere Stabilisierung der Gynäkologie bedeuten.

Die wichtigste Umsetzungsmaßnahme war die Neubesetzung der Chefarztstelle mit einem ausgewiesenen Brustkrebsspezialisten, die schnelle Fallzahlsteigerung, der Abschluss eines Disease Management-Programms mit den Krankenkassen sowie die Zertifizierung als Brustzentrum.

Alle Ziele konnten in relativ kurzer Zeit erfolgreich erreicht werden und die Abteilung hat sich mittlerweile hinsichtlich der Fallzahlen zum zweitgrößten Brustzentrum der Stadt entwickelt. Eine enge Kooperation mit Selbsthilfegruppen wie z. B. Mammazone – Frauen und Forschung gegen Brustkrebs e. V. sowie ein dichtes Kooperationsnetz mit niedergelassenen onkologischen Schwerpunktpraxen stabilisierte die Position und eröffnete weitere Wachstumschancen.

Auf der Website der Klinik und in anderen Informationsmedien erscheint die Abteilung mit einem eigenen Logo und strebt offensichtlich an, einen hohen Markenbekanntheitsgrad zu erlangen. Dies zeigt sich heute auch in einem überregional guten Ruf, der sich natürlich auch – als Leuchtturmfunktion – auf das positive Image des gesamten Krankenhauses auswirkt (weitere Ausführungen zur Markenbildung finden Sie in Kapitel 5).

Dieses Praxisbeispiel zeigt, wie sinnvoll es ist, strategische Entscheidungen auf den Ergebnissen gründlicher Analysen zu treffen.

3.11 Fazit

Strategisches Marketing ist für Krankenhäuser lange Jahre recht bedeutungslos gewesen. Erst die Privatisierungswelle, der zunehmende Kostendruck, die veränderte Konkurrenzsituation mit neuen Wettbewerbern sowie eine Veränderung der Ansprüche des Patientenklientels haben dazu geführt, dass auch Krankenhäuser Marktforschung betreiben müssen, aus dessen Ergebnissen sie Schlussfolgerungen für ihr Leistungsportfolio, ihre Marketingstrategie und die dazugehörige Marketingtaktik ableiten.

Damit sich ein Krankenhaus heute erfolgreich positionieren kann, muss es ein eigenes Profil entwickeln und sich eindeutig von seinen Wettbewerbern differenzieren. Dafür muss es sowohl die internen Stärken und Schwächen, die externen Bedingungen am Markt, als auch seine Zielgruppen sowie seine Konkurrenten sehr gut kennen. Die in diesem Kapitel vorgestellten Analysen unterstützen das Krankenhaus dabei, sich selbst, den Markt und das Umfeld umfassend zu untersuchen, um aus den Ergebnissen eine fundierte strategische Marketingplanung abzuleiten bzw. zu entwickeln.

Abschließend wollen wir noch in Anlehnung an Deming (1980) darauf hinweisen, dass Zahlen zwar für die Buchhaltung sehr wichtig sind, sie sich aber nicht dazu eigenen, die wahren Potenziale und Defizite eines Unternehmens zu erfassen. Zahlen können nämlich keine aktuellen Prozesse abbilden, sondern nur Leistungen der Vergangenheit. „Unsichtbare Zahlen" sind dagegen viel wichtiger: Etwa der Nutzen von zufriedenen Patienten, das Leistungspotenzial von zufriedenen Mitarbeitern und die positive Außenwirkung von wirklich engagierten Ärzten und Pflegenden.

3.12 Literatur

Asum, H. & Kerth, K. (2008): Die besten Strategietools in der Praxis: Welche Werkzeuge brauche ich wann? Wie wende ich sie an? Wo liegen die Grenzen? Hanser Wirtschaft.

Backhaus, K. & Schneider, H. (2007): Strategisches Marketing. Schäffer Poeschel Verlag.

Becker A. & Beck, U. (2006): Markt- und Konkurrenzanalysen auf der Basis des Qualitätsberichts nach § 137 SGB V, In: Das Krankenhaus. 3:203–2009.

Bienert, M. L. (2004): Marktorientierung und Strategiefindung. Landsberg/Lech: ecomed.

Borges, P. & Schmidt, R. (2002): Die Balanced Scorecard als Steuerungsinstrument im Krankenhaus. In: Betriebswirtschaftliche Forschung und Praxis, 2/2002 101, Herne: NWB Verlag.

Carsten, A., Hankeln, C., Lohmann, R. (2004): Entwicklung und Implementierung von Strategien im Krankenhaus mit Hilfe einer Balanced Scorecard. In: Journal für Anästhesie und Intensivbehandlung. 1:98–103.

Deming, W. E. (1980): Out of crisis. MIT Press Cambridge.

Elste, F. (2004): Marketing und Werbung in der Medizin – Erfolgreiche Strategien für Praxis, Klinik und Krankenhaus, Wien: Springer.

Goyen. M. (2008): Im Spannungsfeld zwischen Ethik und Marketing. In: Management & Krankenhaus. Ausgabe 04, S. 3.

Hofmann, A. (2007): Portfolio Management – Möglichkeiten und Grenzen der verschiedenen Methoden. Grin Verlag.

Homburg, C. & Krohmer, H. (2006): Marketingmanagement Strategie – Instrumente – Umsetzung – Unternehmensführung, 2, Wiesbaden: Gabler.

Horak, C. (2002): Integrierte Steuerung mit der Balanced Scorecard. In: Kongress Tagungsband ConSozial 2002 (http:///www.contrast.at/4_news_veran/artikel/Integr_Steuerung.pdf.

Kahl, S. & Mittelstaedt, L. (2007): Strategisches Klinikmarketing: Grundlagen – Konzepte – Instrumente, Hamburg: Dr. Kovac.

Kormann, W., Borchers, M., Stephan, D. (2006): Klare Diagnose –richtige Behandlung: Strategieentwicklung auf Basis von medizinischen Struktur- und Marktanalysen. In: krankenhaus umschau. 6:472–475.

Lüthy, A. (2002): Marktforschung. In: Rumler, A. (Hrsg): Marketing für mittelständische Unternehmen. Teia-Lehrbuchreihe. SPC Teia Lehrbuchverlag.

Moormann, M. (2008): ...weil Marketing mehr ist als das Verteilen von Flyern. In: Management & Krankenhaus. 2:2.

Papenhoff, M., Schmitz, F. (2007): Markt – was ist das? Analyse des Marktanteils nicht so einfach wie gedacht. In: krankenhaus umschau. 11:1042–1044.

Picker, M. (2008): Portfolio-Analyse: Einsatz von Portfolios in der Strategieformulierung von strategischen Geschäftseinheiten. Grin Verlag.

Rotthaus, S. (2006): Klinik-Marketingetats und Marketing-Schwerpunkte 2006. In: Rotthaus-Studie 2006, S. 7.

Runte, T. (2007): SWOT-Analyse für Dienstleistungsunternehmen. Grin Verlag.

Schönenberger, M. (2005): Strategisches Management im Krankenhaus. In: Schweizerische Ärztezeitung. 9:562–573.

Statistische Ämter des Bundes und der Länder (2008): Demografischer Wandel in Deutschland – Auswirkungen auf Krankenhausbehandlungen und Pflegebedürftige im Bund und in den Ländern. In: Ausgabe der Statistischen Ämter des Bundes und der Länder. Heft 2.

Stausberg, M. & Harmeier, J. (2007): QM Methoden in der Praxis: SWOT-Analyse. Weka Media.

Stoffers, C. (2006): Ohne Marketing-Controlling geht es nicht. In: Krankenhaus Umschau, 3:198–199, Kulmbach: Baumann Verlag.

Storcks, H. (2005): Wie messbar ist Krankenhausmarketing? – Marketing-Controlling im Krankenhaus. In: Krankenhaus Umschau, 11:965–968.

Toth, A. & Bitsch, A. (2008): Kombinierte Analysen zur Steuerung von Kliniken. In: Das Krankenhaus. 4:345–349.

Zimolong, A (2007): SWOT-Analyse aus Routinedaten: Strategische Geschäftsfeldanalyse im Krankenhaus

3.13 Webadressen

Der letzte Zugriff auf die hier aufgeführten Internetseiten erfolgte am 09.11.2008.

Inhalt	Webadresse
Vortrag von Dr. Matthias Schäg, Leiter des Medizin Controllings der Uniklinik Magdeburg zum Thema „Marktanalyse unter Einbindung externer Daten"	http://www.ztg-nrw.de/ZTG/content/e35/e6520/e7634/lecture_downloads7761/object7762/schaeg_ger.pdf
Vortragfolien zum Thema Strategisches Marketing von Prof. Dr. L. Bienert	http://www.faw-hannover.de/uploads/tx_tkalumniveranstaltungen/Vortrag_Bienert.pdf
Bundesministerium für Gesundheit	www.bmg.bund.de
Statistisches Bundesamt Deutschland	www.destatis.de
Krankenhaus Markt-Analyse Homepage	www.klinik-markt-analyse.de

Inhalt	Webadresse
Blog Zukunft Krankenhaus – diverse Artikel	http://www.blog.zukunft-krankenhaus.de/
Krankenhäuser suchen und finden	http://www.krankenhaus.de/
Website des deutschen DRG-Systems	http://www.g-drg.de/cms/
Website Deutsche Krankenhaus Gesellschaft	http://www.dkgev.de/
Informationen zu Qualitätsmanagement und Serviceangeboten	http://www.klinik-kompass.de/
Klinikmarkt inside – Newsletter mit Top Informationen zum Krankenhausmarkt	http://www.klinikmarkt-inside.de/kmi/
Klinikfinder	http://www.klinik-lotse.de/khsWeb2/Home.do
Das *DIMDI* stellt ein hochwertiges Informationsangebot für alle Bereiche des Gesundheitswesens zur Verfügung. Mehr als 70 Datenbanken, ICD-10, ICF etc.	http://www.dimdi.de
Onlinemagazin der KMA	www.kma-online.de
Online-Ausgabe der KU – Krankenhausumschau mit aktuellen News aus dem Gesundheitsmanagement	http://www.ku-gesundheitsmanagement.de
f&w – *führen und wirtschaften im Krankenhaus* ist eine Fachzeitschrift für das Krankenhausmanagement	http://www.bibliomed.de/
Zeitschriftenportal der Zeitschrift das Krankenhaus	http://www.daskrankenhaus.de/
Beispiel einer SWOT-Analyse, die aus Routinedaten im Rahmen einer strategische Geschäftsfeldanalyse durchgeführt wurde	http://www.gebera.com/download/SWOT-Routinedaten.pdf
Bericht zum Krankenhausbaromter 2008	http://www.dkgev.de/media/file/5111.Bericht_KH_Barometer_2008.pdf

4 Kommunikationspolitik
Unternehmensziele transparent machen: So treten Sie mit externen und internen Kunden in den Dialog

4.1 Grundlage der Kommunikationspolitik: Wie Dienstleistungen materialisiert werden

Die Besonderheiten und die Materialisierung von Dienstleistungen wurden bereits in Kapitel 2 ausführlich behandelt. An dieser Stelle geht es nun darum, wie diese Dienstleistungen in der PR-Arbeit erlebbar gemacht und gegenüber den Zielgruppen kommuniziert werden. Insbesondere werden die folgenden Fragen beantwortet:

- Wie werden die Besonderheiten eines Krankenhauses, die Qualitäten der Dienstleistungen in Wort, Bild und Verhalten umgesetzt?
- Wie wird dies von der Kommunikationspolitik des Unternehmens genutzt, um die Unternehmensziele gegenüber Patienten, Mitarbeitern und Kunden zu transportieren und erlebbar zu machen?

Beim Dienstleistungsmarketing geht es generell darum, eine immaterielle, nicht sichtbare Dienstleistung durch sichtbare „Materialisierungen" zu kommunizieren und für die Zielgruppen so erfahrbar zu machen, dass eine positive Qualitätsassoziation entsteht. Für Krankenhäuser bieten sich die unterschiedlichsten „Materialisierungen" ihrer Leistungen an, um ihren Zielgruppen zu vermitteln, dass sie eine hervorragende medizinische Betreuung bieten, den Patienten umfassend informieren, serviceorientiertes Handeln selbstverständlich ist und „spürbar" umgesetzt wird.

Materialisierungen können z. B. gut geschultes, freundliches Personal sein, ein sauberes, helles und ansprechendes Ambiente, Zertifikate und Qualitätssiegel sowie ein moderner Webauftritt. All dies sind vertrauensfördernde Maßnahmen, die gute Dienstleistungen belegen und zwar unmittelbar während der Kunde die Dienstleistung erhält (vgl. auch Kapitel 2).

Warum sollten Krankenhäuser nicht über ihr medizinisches Leistungsangebot hinaus auch mit kurzen Wartezeiten, gut informierten Ärzten und einer souveränen Patientenaufnahme zur Marke werden?

Kunden und Patienten müssen regelrecht begeistert werden. Sie müssen von der Dienstleistung überzeugt und gerne bereit sein, das positiv Erlebte weiterzutragen. So werden sie zu Markenbotschaftern gegenüber Freunden und Bekannten. Der Kunde muss den Krankenhausaufenthalt als durchweg überzeugende Erfahrung erlebt haben, über die er gerne redet, um sie mit anderen zu teilen. Was diesen Erlebnisaspekt angeht, haben Dienstleistungen einen unschlagbaren Vorteil gegenüber Konsumgütern. Dienstleistungen werden immer erlebt, Produkte werden in der Regel nur konsumiert oder verwendet.

Zielgruppen eines Krankenhauses

Primär sind es natürlich die Patienten, differenziert nach ihren Krankheitsbildern, an die sich Krankenhäuser richten, wenn sie ihre Kommunikationsaktivitäten planen und umsetzen (vgl. auch Kapitel 1). Dennoch ist es wichtig, dass neben den Patienten auch die folgenden Zielgruppen angesprochen werden:

- Angehörige und enge Freunde der Patienten
- Zuweisende (niedergelassene) Ärzte
- Krankenkassen und der Medizinische Dienst der Krankenkassen
- Gesundheitspolitische Entscheidungsträger
- Öffentlichkeit, insbesondere Bürger der Region
- Zulieferer aus den Bereichen Medizintechnik, Pharmazie und krankenhaustypische Verbrauchsmaterialien
- Kooperationspartner (ausgegliederte Tochterfirmen, Partner aus dem therapeutischen Bereich wie niedergelassene Psychologen, Krankengymnasten und andere)
- Selbsthilfegruppen
- Medizinjournalisten

Diese sogenannten sekundären Zielgruppen haben einerseits einen großen Einfluss darauf, ob Patienten ein bestimmtes Krankenhaus wählen, andererseits haben sie – als externe Kunden – dieselben Wünsche nach angemessenen und umfassenden Informationen, Serviceleistungen, kurzen Wartezeiten und freundlichem Personal wie die primäre Zielgruppe der Patienten.

Im Folgenden werden die unterschiedlichen Kommunikationsinstrumente vorgestellt, mit denen die einzelnen Zielgruppen angesprochen werden können. Marketingaktivitäten für zuweisende Ärzte, für Angehörige von Patienten und für Selbsthilfegruppen werden im Verlauf des Kapitels ausführlicher behandelt.

4.2 Öffentlichkeitsarbeit, Public Relations und Werbung: Was diese Begriffe bedeuten

Innerhalb des Marketings gehört die Öffentlichkeitsarbeit/Public Relations (PR) im Rahmen des Marketing-Mix (setzt sich zusammen aus Produkt, Preis, Vertrieb und Kommunikation) zur Kommunikationspolitik. Auch die Begriffe Werbung, Verkaufsförderung, Direktmarketing und Sponsoring gehören als Instrumente zur Kommunikationspolitik eines Unternehmens.

Die Begriffe *Öffentlichkeitsarbeit, PR und Werbung* werden gerne als Synonyme benutzt, obwohl sie ganz unterschiedliche Ansätze und Instrumente umfassen. Die Zielsetzung mag identisch sein: Der Absatz eines Produktes bzw. die Nachfrage nach einer Dienstleistung soll gefördert werden – kommuniziert wird jedoch auf ganz unterschiedlichen Ebenen.

Die *Werbung* – die im Krankenhaus wenig bis gar nicht zum Einsatz kommt – zielt auf das Auslösen von Kauf- oder Inanspruchnahmeimpulsen. In der Regel geschieht dies durch große und kostenintensive Kampagnen, die ein Produkt bzw. eine Dienstleistung in den unterschiedlichsten Medien einem anonymen Personenkreis bekannt machen sollen. Werbung ist also eine bewusste, meist unpersönliche, unaufgeforderte und einseitige Beeinflussung zur Förderung des Umsatzes bzw. zur Änderung von Einstellungen. Werbung lebt grundsätzlich von Bildern und muss in kürzester Zeit einen bleibenden Eindruck hinterlassen.

In der *Öffentlichkeitsarbeit bzw. PR* von Krankenhäusern geht es vor allem darum, Glaubwürdigkeit für das Haus und die Dienstleistungen zu vermitteln. PR besteht aus Texten, beschäftigt sich mit Inhalten, Argumenten und Fakten. Hierdurch soll ein positives Image aufgebaut werden, welches die Vertrauensgrundlage ist, auf der alle weiteren Kommunikationsmaßnahmen aufbauen (Puttenat 2007). Public Relations pflegt die Beziehungen des Krankenhauses zur Öffentlichkeit mit dem Ziel, Akzeptanz für die angebotenen Dienstleistungen zu schaffen und natürlich auch, den Bekanntheitsgrad des Unternehmens zu erhöhen.

Die integrierte Kommunikation

Obwohl sich Werbung und Öffentlichkeitsarbeit also deutlich von einander unterscheiden, ist es für die Gesamtkommunikation eines Krankenhauses wichtig, dass sämtliche kommunikative Maßnahmen, die mit dem Haus und den Dienstleistungen im Zusammenhang stehen, ineinander greifen und sich aufeinander beziehen.
Integrierte Kommunikation bedeutet, alle Informationen über das Unternehmen bewusst aufeinander abgestimmt zu gestalten. Unterschiedliche Quellen wie z. B. Pressemitteilungen, Fachartikel, Anzeigen und Imagefilme werden zu einer Einheit formiert, um den Zielgruppen ein stimmiges visuelles Erscheinungsbild, das Coporate Design (vgl. auch Kapitel 5), zu präsentieren und einen widerspruchsfreien Unternehmensauftritt zu gewährleisten. Dies muss im Rahmen der Entwicklung eines Kommunikationskonzeptes (vgl. Kapitel 4.3) berücksichtigt werden.

Crossmedia Kommunikation

Ein neuerer Begriff, der über die integrierte Kommunikation hinausgeht, ist der Begriff der „Crossmedialen Kommunikation", auch kurz Crossmedia genannt. Hiermit sind aufeinander abgestimmte Maßnahmen gemeint, die im Rahmen der Kommunikationspolitik parallel stattfinden. Das Besondere an einer crossmedialen Kommunikation ist nicht allein die Übermittlung einer Werbebotschaft auf verschiedenen Kommunikationskanälen. Per Definition muss die Werbebotschaft so gestaltet sein, dass sie dem Kunden auf mindestens drei Medien parallel angeboten wird. Erst dann kann die Botschaft „richtig" bzw. nachhaltig empfangen werden. Die neuen Medien haben diese Entwicklung kräftig vorangetrieben. Crossmedia folgt dabei einer durchgängigen Leitidee, die die Kommunikation der strategischen Ziele eines Unternehmens bezogen auf seine Produkte bzw. Dienstleistungen unterstützt und sich dabei den Besonderheiten der verschiedenen Kanäle anpasst.

Ein Beispiel für den Einsatz einer crossmedialen Öffentlichkeitsarbeit bietet das Universitätsklinikum Freiburg. Mit unterschiedlichen und vernetzten Medien spricht es verschiedene Zielgruppen an. Zu diesen Medien gehören sowohl

- ein Gesundheitsmagazin, das im gesamten südbadischen Raum an Arztpraxen, Apotheken und Zahnarztpraxen verteilt wird,
- als auch ein tagesaktuelles Online-Magazin, mit dem Patienten, Einweiser, Journalisten und alle interessierten Leser kontinuierlich informiert werden.
- Zusätzlich gibt es einen wöchentlich erscheinenden Online-Newsletter (www.ampuls-online.de), der das Online-Magazin weiter bewirbt.

Die interne Kommunikation erfolgt im Universitätsklinikum Freiburg über eine Mitarbeiterzeitung, die ebenfalls durch ein Online-Magazin flankiert wird. Durch aufeinander abgestimmte Maßnahmen sowie eine Neustrukturierung und Erweiterung der Medien im Print- und Onlinebereich konnte die Kommunikationspolitik des Universitätsklinikums entscheidend verbessert werden. Dies spiegelt sich darin wider, dass seit dieser Neustrukturierung der Kommunikation zahlreiche Abteilungen einen Patientenzuwachs aufgrund der erschienenen Beiträge verzeichnen.

Rolle der klassischen Werbung

Wie bereits weitere oben aufgeführt, spielt die klassische Werbung in Krankenhäusern eine eher untergeordnete Rolle. Dies hat vor allem ethische Gründe – wer will schon kranken Menschen versprechen, dass sie in jedem Fall geheilt werden können? Auch wenn diese ethischen wie auch die bestehenden rechtlichen Beschränkungen durch die sich ändernden Rahmenbedingungen und vor allem den Wettbewerbsdruck der Krankenhäuser untereinander zunehmend aufgeweicht werden (vgl. auch Kapitel 7), so wird zukünftig die Information und Aufklärung über Krankheitsverhütung, Therapiemöglichkeiten und Leistungsspektren der Krankenhäuser eine ungleich größere Rolle als Werbung spielen.
Dies gilt zumindest für die Kernleistungen eines Krankenhauses, die Medizin und die Pflege. Andere Möglichkeiten, das Instrument der klassischen Werbung einzusetzen, sind allerdings für Dienstleistungen und Produkte des sogenannten „Zweiten Gesundheitsmarktes" sehr wohl vorstellbar. Ging es früher beim Gesundheitswesen vorrangig darum, Leben zu retten, spielt heute, bedingt durch den demografischen Wandel und den technischen Fortschritt, das Interesse an Gesundheit eine große Rolle. Der Lebensstil wird schon heute stark von Aktivitäten zum Erhalt der Gesundheit geprägt.
Es wird davon ausgegangen, dass die Zukunft dem „Zweiten Gesundheitsmarkt" gehört, der aus allen privat finanzierten gesundheitsbezogenen Produkten und Gesundheitsdienstleistungen besteht (Magazin für Wirtschaft und Finanzen 2008). Präventionskurse, Wellnessangebote, gesunde Nahrungsmittel und vieles mehr können klassisch beworben werden.

Die Frage, ob diese Angebote und Aktivitäten zum Image des Krankenhauses passen, muss natürlich jedes Haus für sich beantworten. Stellen Sie sich folgendes Szenario vor: Ein Krankenhaus verkauft gesundes Quellwasser in Flaschen, die als Produkt der Klinik etikettiert sind. Bei einer Probe finden Lebensmittelhygieniker heraus, dass das Wasser verunreinigt ist. Nicht auszudenken, welchen negativen Imagetransfer dies auf die Kerndienstleistungen eines Krankenhauses haben könnte. Der Vertrauensverlust in die medizinische Qualität, vorher durch entsprechende PR-Arbeit mühsam aufgebaut, wäre wahrscheinlich nachhaltig, bzw. zumindest über einen langen Zeitraum hinweg, zerstört.

4.3 Das Kommunikationskonzept: Wie die Öffentlichkeitsarbeit geplant wird

Die meisten PR-Experten im Krankenhaus sehen sich, absorbiert durch die alltägliche Arbeit, nicht in der Lage, wirklich konzeptionell zu arbeiten. Öffentlichkeitsarbeit ist ein operatives Geschäft: Zahllose Anrufe sind entgegenzunehmen, Anfragen von Journalisten müssen bearbeitet werden und schließlich ist die Abteilung auch interner Dienstleister aller anderen Abteilungen.

Dennoch, ein fundiertes Konzept sichert eine systematische Vorgehensweise, enthält eine Planung, die ziel- und ergebnisorientiert ist und sorgt dafür, dass die verfügbaren Ressourcen effizient eingesetzt werden. Es geht also kurz gesagt darum, was die Öffentlichkeitsarbeit mit welchen Mitteln erreichen will.

Auch originelle Marketingideen, wie etwa „Kundenbonuskarten" für Patienten, die auf den ersten Blick ein wenig gewagt oder befremdlich wirken, können leicht geplant und umgesetzt werden. Letztlich geht es bei „Kundenbonuskarten" darum, Patienten, die wiederholt in einer Klinik sind, als sogenannte „Stammkunden" vergünstigt oder gar kostenfrei bestimmte Präventionsangebote nutzen zu lassen. Eingebettet in eine tragfähige Konzeption machen solche Aktionen Sinn und erhalten die notwendige Akzeptanz durch die Klinikleitung.

Maßnahmen, die nach dem Gießkannenprinzip ausgeschüttet werden – eine Pressemeldung hier, ein Event oder eine Mitarbeiterveranstaltung dort – können, wenn sie einzeln betrachtet werden, vielleicht sogar erfolgreich sein. Ohne ein Gesamtkonzept, in dem auch die von der Unternehmensstrategie ableitbaren Ziele genannt werden, verpuffen aber auch die besten Einzelmaßnahmen. Bei einem Kommunikationskonzept ist die sinnvolle Vernetzung der Einzelmaßnahmen extrem wichtig.

Ob es sich um große, umfangreiche PR-Konzepte handelt, die die gesamte Öffentlichkeitsarbeit strukturieren, oder um kleinere Konzepte, die sich auf ein konkretes Projekt (z. B. einen Relaunch des Intranet oder die Entwicklung eines neuen Präventionsangebotes) beziehen: Der Ablauf und die Inhalte der Konzeptentwicklung sind die gleichen.

Am Anfang steht in der Regel ein Problem, das gelöst werden muss (z. B. das Bekanntmachen eines neuen Chefarztes einer Fachabteilung in der Öffentlichkeit). Diese Herausforderung bildet den Ausgangspunkt für die Zielformulierung. Das Kommunikationskonzept hat nun die Funktion eines Navigationsinstrumentes für die Einzelaktionen bzw. die gesamte Kommunikation. Das Kommunikationskonzept besteht in der Regel aus den folgenden acht Bausteinen (vgl. auch „Checkliste Kommunikationskonzept" in Kapitel 4.15):

1. Situationsanalyse: „Wo stehen wir?", „Wer sind unsere Konkurrenten?"
2. Positionierung des Krankenhauses: „Wer sind wir?"

3. Beschreibung des Krankenhausprofils: „Was haben wir zu bieten?" Ziel- und Zielgruppenanalyse: „Was wollen wir erreichen?", „Wen wollen wir erreichen?"
4. Entwicklung der Kommunikationsinhalte: „Was wollen wir unseren Zielgruppen mitteilen?"
5. Ressourcenplanung: „Welche finanziellen Mittel haben wir zur Verfügung", Welche Mitarbeiter können wir einsetzen?"
6. Festlegung der Kommunikationsmittel: „Mit welchen Maßnahmen wollen wir die Inhalte vermitteln?"
7. Aktionsplan: „Wie gehen wir vor – in welcher Reihenfolge und in welchem Zeitraum?"
8. Evaluation der Maßnahmen: „Wie kann ich den Erfolg der Maßnahmen messen?"

Die einzelnen Bausteine werden nun nacheinander ausführlich beschrieben.

Bausteine 1 und 2 des Kommunikationskonzeptes: Situationsanalyse

Mit der Unternehmenskommunikation soll das Image des Krankenhauses geprägt werden. Wichtig sind in diesem Zusammenhang die Alleinstellungsmerkmale der Klinik, die diese unverwechselbar machen:

* Was zeichnet das Krankenhaus aus?
* Welches sind die Besonderheiten im Vergleich zu den Mitbewerbern?

Diese Analyse sollte sehr ehrlich und schonungslos sein, denn sie ist die Basis für die gesamte Krankenhauskommunikation und der Ausgangspunkt, um Schwächen in der öffentlichen Wahrnehmung zu beseitigen und Stärken zu betonen. Das Ergebnis der Positionierung ist der gewünschte Imagestandort des Krankenhauses. Die Positionierung ist der Ausgangspunkt für alle Themen und Botschaften, die kommuniziert werden sollen. Die Analyse wird sich in der Regel mit folgenden Themen befassen (in Anlehnung an Deg 2007):

* Dienstleistungsspektrum der Klinik
* Klinikleitung
* Mitarbeiter
* Service
* Kunden und Kooperationen
* Position am Markt

Dienstleistungsspektrum, Klinikleitung und Mitarbeiter

Während es bei der Analyse des Dienstleistungsspektrums darum geht, welche medizinischen, pflegerischen und präventiven Dienstleistungen angeboten werden und welche besonderen Qualitätsmerkmale diese haben, geht es bei den Themen Klinikleitung und Mitarbeiter darum, Persönlichkeiten aufzuspüren.
Welche Medienpräsenz eine Klinikleitung entwickeln kann, zeigt sich z. B. an der Persönlichkeit von Prof. Dr. Roland Hetzer (vgl. Interview mit Prof. Dr. Roland Hetzer im Ka-

pitel 5.3). Als Direktor des Deutschen Herzzentrums und herausragender Chirurg hat er es durch seine kontinuierliche Medienpräsenz geschafft, das Deutsche Herzzentrum Berlin zu einem der führenden Herzzentren weltweit zu machen. Der Name des deutschen Herzzentrums ist untrennbar mit dem Namen „Professor Hetzer" verbunden. Sicher kann nicht jedes Krankenhaus mit einer solchen Persönlichkeit aufwarten. Aber auch Ärzte mit einem besonderen sozialen Engagement, mit besonderen Talenten (Musiker, Maler, Cartoonisten) können sicherlich Botschafter und Sympathieträger des Krankenhauses sein und die Öffentlichkeitsarbeit positiv gestalten.

Service, Kunden und Marktposition

Wird der Patientenservice analysiert, sollte man erforschen, ob es im Krankenhaus besondere Dienstleistungs- und Serviceangebote gibt, die bei den Patienten gut ankommen:

- Gibt es in einer bestimmten Abteilung z. B. besonders kurze Wartezeiten?
- Welche besonderen Behandlungs- und Therapieprozesse verbessern die Versorgung?
- Welche Unterstützungsangebote für Angehörige bietet die Klinik an?

Auch die Fragen nach Sponsoringaktivitäten, Unterstützung besonderer Projekte, dem Engagement im Bereich Kunst und Kultur sowie die Betreuung prominenter Patienten können viel dazu beitragen, ein genaues Bild von den Stärken und Schwächen des Krankenhauses zu vermitteln.

Schließlich müssen noch Informationen zur speziellen Position des Krankenhauses am Markt zusammengetragen werden. Hierzu gehören neben der Größe und dem Standort der Klinik unter anderem auch die Innovationsstärke des Hauses etwa bei neuen Therapiemethoden und Medizintechnologie sowie besondere Auszeichnungen und Preise der Klinik. Auszeichnungen und Preise, die sich für Krankenhäuser eignen, sind in Kapitel 2.5 aufgeführt.

Die Beschäftigung mit all diesen Aspekten wird zu einer recht genauen Situations- und Positionsanalyse führen. Zusammen mit einer SWOT-Analyse und einer Konkurrenzbetrachtung (siehe Kapitel 3.5 und 3.6) sind dies die ersten Schritte zur Entwicklung eines Konzeptes als Voraussetzung für eine erfolgreiche Gestaltung von Kommunikationsprozessen auf der operativen Ebene.

Die Konkurrenzanalyse beantwortet die Frage, wer auf welche Weise an demselben Markt partizipiert (vgl. auch Kapitel 3.7). Dies bestimmt die IST-Position des eigenen Krankenhauses maßgeblich und unterstützt die Entscheidung, welche Strategien und Kommunikationsmaßnahmen die richtigen sind. Eine weitere gute Möglichkeit, entscheidende Informationen über die Mitbewerber zu erhalten, sind Klinikvergleiche, wie etwa der Berliner Klinikführer des Tagesspiegels. Hier ist nicht nur auf Basis der Fallzahlen schnell zu erfassen, wer die Marktführer in einer Region sind, auch Daten zur Patientenzufriedenheit und die Empfehlungsbereitschaft zuweisender Ärzte geben wichtige Informationen darüber, wie der Markt bei der Behandlung bestimmter Krankheitsbilder verteilt ist.

Sehr genau sollte auch die Kommunikationsarbeit der Mitbewerber analysiert werden – welchen Slogan nutzen sie, welche Botschaften und Bilder verwenden sie. Die entsprechenden Webseiten, Zeitungsanzeigen, Presseberichte und Artikel in Fachzeitschriften sind ergiebige Quellen für derartige Informationen.

Der Kommunikationsexperte als Schatzsucher

Denken Sie daran, dass Sie nicht der alleinige Experte für das Erfassen einer Situationsanalyse sind. Sie beherrschen vielleicht das Werkzeug, aber das Wissen über Ihre Organisation tragen potenziell alle Mitarbeiter in sich. Ihre Aufgabe ist es, diese Wissensschätze zu heben und für die Positionsbestimmung nutzbar zu machen.
Stellen Sie deshalb Mitarbeitern aller Abteilungen im Interview oder in Gruppendiskussionen folgende Fragen:

- Wie sehen sie das Krankenhaus?
- Welches Stärken sehen die Mitarbeiter?
- Welche Schwächen können sie beobachten?
- Welches Feedback erhalten sie von den Patienten?

Auch wenn Eigen- und Fremdwahrnehmung häufig nicht übereinstimmen, spiegelt die Sicht der Mitarbeiter doch die Identität eines Krankenhauses wider.

Baustein 3: Beschreibung des Krankenhausprofils

Das Krankenhausprofil ist der Extrakt aus den oben beschriebenen Analyseergebnissen. Es ist eine Zusammenfassung und Präzisierung, die die Besonderheiten auf den Punkt bringen und deutlich machen, wie sich die Klinik von anderen unterscheidet. Das Profil wird so zum unverwechselbaren Kurzportrait des Hauses und es kann vielfältig genutzt werden: in Broschüren, für den Webauftritt als grundsätzliche Information über das Haus für alle externen Zielgruppen sowie für Journalisten.

**Praxisbeispiel
Klinikportrait**

Die Schlosspark-Klinik wurde 1960 ausschließlich mit privaten Mitteln einer kleineren Investorengruppe gegründet. Gemeinsam mit ihrer Partnerklinik, der Park-Klinik Weißensee, gehört sie heute zu den größeren privat geführten Kliniken Berlins. Sie steht *allen* gesetzlich und privat versicherten Patienten offen.

Die Klinik arbeitet seit vielen Jahren wirtschaftlich erfolgreich. Dennoch, bei aller Notwendigkeit ökonomisch zu handeln, hat die Medizin Vorrang. Die ärztlichen Entscheidungen zum Besten der Patienten stehen immer im Vordergrund. Wir sind stolz auf unsere renommierten Chefärzte und darauf, ein breites medizinisches Leistungsspektrum anzubieten. In den einzelnen medizinischen Fachdisziplinen werden aber auch weiterhin konsequent Spezialisierungen aufgebaut, mit denen das Haus eine Spitzenposition auf dem Berliner Krankenhausmarkt einnehmen will.

Bei der Etablierung innovativer Angebote, wie z. B. das Gesundheitszentrum an der Klinik oder das eigene Hotel auf dem Klinikgelände, ist die Schlosspark-Klinik oft einen entscheidenden Schritt voraus. Als eine der ersten Kliniken bundesweit wurde sie nach KTQ (Kooperation für Transparenz und Qualität im Krankenhaus) zertifiziert. Darüber hinaus ist sie Mitglied im Deutschen Netzwerk Gesundheitsfördernder Krankenhäuser der WHO. Das Gesundheitszentrum der Klinik bietet ein komplettes Gesundheitsprogramm, bestehend aus Vorsorgekursen, klassischen Präventionsprogrammen und gesundheitsbezogenen Informationsveranstaltungen an.

Als Haus mit idealer Größe ist die Klinik überschaubar und bei den Patienten sehr beliebt. Die schöne Lage direkt am Schlosspark Charlottenburg, das hotelähnliche Ambiente und der hervorragende Service tragen sehr zur Zufriedenheit der Patienten bei. Sie heben in entsprechenden Befragungen besonders die persönliche Zuwendung, das Gefühl der Geborgenheit sowie die Wohlfühlatmosphäre hervor.

Baustein 4: Ziel- und Zielgruppenanalyse

Die Erarbeitung der Kommunikationsziele in Bezug auf die Zielgruppen, die angesprochen werden sollen, ist eine sehr wichtige Phase bei der Erarbeitung des Kommunikationskonzeptes. Zum einen müssen die Kommunikationsziele aus den Marketingzielen des Unternehmens abgeleitet werden, zum anderen muss hierbei die Zielgruppe möglichst präzise bestimmt werden. Laut Definition sind Zielgruppen nach bestimmten Merkmalen beschreibbare Personengruppen, die durch unterschiedliche Kommunikationsmaßnahmen ganz gezielt angesprochen werden sollen (Schmidtbauer & Knödler-Bunte 2004). Die Hauptmerkmale, nach denen Zielgruppen definiert werden, sind soziografische Merkmale (Geschlecht, Alter, Bildungsgrad, Einkommen), Einstellungsmerkmale (Werte, Motive, Interessen) und Verhaltensmerkmale (Informations- und Kommunikationsverhalten, Konsumgewohnheiten).

In der Vergangenheit haben (wegen der sich stark individualisierenden Gesellschaft) soziodemografische Merkmale an Erklärungskraft verloren. Der Trend entwickelt sich nun in Richtung Konsumententypologien. Interessant sind diejenigen Ansätze, die für den Gesundheitsbereich entsprechende Typologien entwickelt haben.

Typologie nach Roland Berger

In einer Roland Berger-Studie von 2005 (www.rolandberger.com) werden fünf neue Typen von Konsumenten klassifiziert, die es Marketingstrategen erleichtern, neuartige Gesundheitsleistungen zu platzieren. Auf Basis des Konsumentenverhaltens und des Gesundheitsbewusstseins wurden unterschiedliche Konsumenten identifiziert, die jeweils ähnliche Werte und Bedürfnisse in Gesundheitsfragen haben. Bei den fünf Grundtypen handelt es sich um:

- Typ 1: die rundum Aktiven
- Typ 2: die sorglosen Sportler
- Typ 3: die traditionellen Minimalisten
- Typ 4: die passiven Zauderer und
- Typ 5: die selbstkritischen Interessierten

Diese fünf Typen bilden zu etwa gleichen Teilen die Bevölkerung ab, und ihr Hauptunterscheidungsmerkmal ist ihre persönliche Einstellung zu Gesundheitsfragen. Die Studie kommt zu der Empfehlung, dass Unternehmen, die die Chancen im „Zweiten Gesundheitsmarkt" (vgl. Kapitel 4.2) nutzen wollen, diese Grundtypen kennen sollten, um die richtigen Kommunikationsinstrumente einzusetzen.

Entwicklung einer Vermarktungsstrategie in Anlehnung an die Typologie nach Roland Berger

Der Nutzen dieser Typologie soll anhand eines Beispieles näher beleuchtet werden. Es gibt Krankenhäuser, die mit einem Medical Check-up ein spezielles Klientel an ihre Kliniken binden wollen. Bei dem ein- oder zweitägigen Angebot wird der Körper des Patienten komplett untersucht und auf bestimmte Parameter geprüft. Die gängigsten Bestandteile des Medical Check-up sind Blutuntersuchungen, Herz-Kreislauf Prüfungen, Ultraschalluntersuchungen von Organen, aber auch Darmspiegelungen, Computertomografien und diverse andere präventiv orientierte diagnostische Maßnahmen.

Solch umfangreiche Vorsorgeuntersuchungen, die weit über das von der gesetzlichen Krankenversicherung getragene Angebot hinausgehen, werden aber ohne Verdacht auf eine Erkrankung von den Kassen nicht finanziert. Die Zielgruppen sind also Selbstzahler oder auch große Unternehmen, die das Angebot für ihre Führungskräfte nutzen, sowie Privatversicherte. Die angebotenen Leistungen des Medical Check-up gehören zum zweiten Gesundheitsmarkt und entsprechende Vermarktungsstrategien können zur Anwendung kommen.

Bezieht man die oben beschriebene Typologie mit in diese Erwägungen ein, so könnte man folgende Kommunikationsstrategien entwickeln: Da die rundum Aktiven (Typ 1) sportlich aktiv sind, sich für Wellness interessieren und viel Geld für Vorsorge und Zusatzversicherungen ausgeben, sind sie genau die richtige Zielgruppe für den Medical Check-up. Kombiniert mit der Möglichkeit, zum Check-up noch ein Wellnessangebot anzubieten, wäre eine solche Kommunikationsstrategie aller Wahrscheinlichkeit nach sehr erfolgreich.

Da für die sorglosen Sportler (Typ 2) Sport ein wichtiger Lebensinhalt ist und sie sich wenig Gedanken um ihre Gesundheit machen, die dabei nur ein angenehmer Nebeneffekt ist, empfiehlt es sich, den Medical Check-up um sportbetonte Module zu erweitern. So könnte bei dieser Zielgruppe erfolgreich zusätzlich ein Leistungsfähigkeitstest angeboten werden oder ein Test, welche Sportarten am günstigsten für ihre körperliche Konstitution sind.

Bei den traditionellen Minimalisten (Typ 3), bei denen sich Gesundheitsvorsorge auf gelegentliche Arztbesuche reduziert, die sportlich kaum aktiv sind und generell wenig Interesse an Gesundheitsthemen zeigen, wird es schon schwieriger, den Medical Check-up anzubieten. Hier könnte es notwenig sein, den umfangreichen Gesundheitscheck auf einige wenige Untersuchungen zu reduzieren, also auf ein kleines Basisprogramm.

Der passive Zauderer (Typ 4), der zwar der Meinung ist, er müsste mehr für seine Gesundheit tun, sich aber nicht wirklich dazu entschließen kann, stellt eine schwierige Zielgruppe dar. Hier sollte das Medical Check-up-Programm als sehr niedrigschwelliges Programm präsentiert werden. Dass heißt, schnelle Zugangsmöglichkeiten, flexible Terminvergaben – alles muss so konzipiert sein, dass es auch für den passiven Zauderer keine unüberwindbare Hürde bedeutet, sich anzumelden.

Schließlich ist da noch der selbstkritisch Interessierte (Typ 5), der sich intensiv mit Gesundheitsthemen und dem eigenen Gesundheitszustand befasst und bereit ist, dafür viel Geld auszugeben. Diese Kunden werden kritisch die unterschiedlichen Diagnostiker und Beratungsangebote im Rahmen des Gesundheitschecks beäugen. Die modernsten Verfahren werden gerade gut genug sein und Hightech ist willkommen. Im Zweifel sollte es möglich sein, auch Zusatzangebote anzubieten sowie viele ausführliche Informationen im Voraus zu geben.

Ein Gesundheitscheck sollte also für jeden dieser Typen die richtigen Angebote enthalten. Dies bedeutet, dass ein möglichst flexibles Angebot zusammengestellt und formuliert werden sollte, damit man mit seiner Dienstleitung nicht nur Teilpopulationen des Marktes anspricht.

Baustein 5: Entwicklung der Kommunikationsinhalte

Die Kommunikationsinhalte müssen sehr präzise auf die Zielgruppen zugeschnitten werden, da in unserem Informationszeitalter mit seiner Flut täglicher Nachrichten die meisten Botschaften gar nicht empfangen werden. Die Kommunikationsinhalte werden direkt aus der Positionierung des Krankenhauses abgeleitet (vgl. Punkt 1 des Kommunikationskonzeptes). Hier wurde bereits festgelegt, welche unverwechselbaren Alleinstellungsmerkmale das Krankenhaus hat. Vor allem die Stärken des Krankenhauses sollen inhaltlich betont werden.

Im Folgenden wird anhand des Beispiels einer Fachklinik für Orthopädie beschrieben, wie bestimmte Kommunikationsinhalte der Botschaften, nämlich sogenannte

- Themenfelder,
- Dachbotschaften,
- Teilbotschaften,
- Storytelling und die
- Visualisierung

im Einklang mit der Corporate Identity des Krankenhauses entwickelt werden.

Kommunikationsinhalte der Botschaften: Themenfelder

Themenfelder stecken das Terrain der Kommunikationsinhalte ab. Für die Orthopädische Fachklinik können alle medizinischen Themen, die mit der Behandlung und Pflege der Patienten der Klinik zu tun haben, Kernthemen sein (z. B. Sportverletzungen, Sportmedizin, Gelenkverschleiß, künstliche Gelenke, Rückenschmerzen, Wirbelsäulenerkrankungen, Physiotherapie, Rehabilitation, innovative Behandlungsmethoden, neue Medizintechnik u.v.m). Diese *direkten Kernthemen* sind in allen Kommunikationsmedien der Fachklinik aufzugreifen und somit ein Muss.

Aus diesen direkten Kernthemen lassen sich *indirekte Kernthemen* ableiten. Für die Fachklinik bieten sich im Rahmen der Prävention folgende Möglichkeiten an:

- Wie schützt man sich am besten vor Sportverletzungen?
- Welche Übungen stärken den Rücken?
- Wie werden Senioren mit einer künstlichen Hüfte wieder mobil?

Des Weiteren können sich *tangierende Themen* aus dem regionalen Umfeld, aus der aktuellen Situation oder auch aus relevanten Zielgruppen ergeben. So könnte sich die Fachklinik für Orthopädie an einer öffentlichkeitswirksamen Informationskampagne zum Thema „Kinder tragen zu schwere Schulranzen" beteiligen. Im Rahmen von Informationsveranstaltungen in den jeweiligen Grundschulen könnten Ärzte des Krankenhauses den Eltern der Schulkinder erklären, warum zu schwere Schultaschen Gefahren für die kindliche Haltung bedeuten und Schädigungen des Rückens verursachen können.

Es gibt aber auch Themen, die aus ganz anderen Bereichen stammen und nicht in einem direkten Bezug zum Krankenhaus stehen. Diese *partizipierenden Themen* können aber dennoch sehr imagewirksam sein. Beispielsweise könnte die Fachklinik gezielt junge Künstler ansprechen und für diese regelmäßig Kunstausstellungen in den Räumlichkeiten der Klinik ausrichten.

Wichtig ist, dass die Themen zur Identität passen (vgl. auch Kapitel 5) und scharf umrissen sind. Es ist nicht sinnvoll, alles und jedes, von dem man sich eine gewisse Öffentlichkeit verspricht, aufzugreifen und dadurch „geschwätzig" zu wirken. Ein prägnantes Kommunikationsprofil entwickelt sich nur, wenn man bei der Themenauswahl konsequent zwei Blickwinkel einnimmt: Einerseits den Blickwinkel des Unternehmens und damit die Themen, zu denen das Unternehmen gerne etwas beitragen möchte und andererseits den Blickwinkel der Zielgruppe und somit die Themenbereiche, die dort gefragt sind.

Dachbotschaften

Dachbotschaften markieren essenzielle Kernaussagen zu einem Unternehmen und seinen Dienstleistungen. Sie haben strategischen Charakter und bestimmen die Kommunikationsinhalte langfristig. Es sollten stets nur wenige Botschaften sein. Später werden aus den Dachbotschaften die Teilbotschaften entwickelt.

Wie kommt man nun zu diesen Dachbotschaften? Wenn der hier beschriebene Weg der Erarbeitung eines Kommunikationskonzeptes bereits beschritten wurde, so liegen diese Dachbotschaften eigentlich schon vor. Es sind die Ergebnisse der SWOT-Analyse, die im Rahmen der Frage nach der Positionierung des Krankenhauses erarbeitet wurden. Aus allen vier Feldern der Analyse (vgl. Kapitel 3.6) ist es möglich, die Grundwerte herauszulösen und daran die Angelpunkte für die Dachbotschaften festzulegen. Vor allem sind es natürlich die Stärken, die das größte Potenzial zur Entwicklung von Dachbotschaften haben.

Wenn bei der SWOT-Analyse unserer Orthopädischen Fachklinik zum Beispiel deutlich geworden ist, dass die Patienten regelmäßig besonders zufrieden mit der Servicequalität des Krankenhauses sind, das zugewandte Personal und das hervorragende Essen loben, so liegt es nahe, genau daraus eine Kernaussage zu machen. Auch die Stärke, als Fachklinik besonders viel medizinisches Know-how zu binden und über herausragende Erfahrungen mit dem Einsatz neuester Prothesen zu verfügen, ist ein Kommunikationskapital, das überaus wirkungsvoll eingesetzt werden kann.

Wie Dachbotschaften formuliert werden

Aus den textlichen Rohformen müssen nun Dachbotschaften formuliert werden, wobei es nicht darum geht, Werbe- oder PR-Texte zu produzieren. Vielmehr soll die Botschaft aus zwei, maximal drei Sätzen bestehen, die die Basis für spätere Texte darstellen. Jede Botschaft wird zunächst aus den folgenden drei Bausteinen zusammengesetzt:

- Kern der Botschaft – aus der SWOT-Analyse extrahiert
- Begründung der Botschaft – beweiskräftig und mit inhaltlicher Substanz
- Nutzenversprechen der Botschaft – herausgearbeitete Vorteile für die Zielgruppe

In der folgenden Tabelle (nach Schmidtbauer & Knödler-Bunte 2004) ist dargestellt, wie eine Dachbotschaft entstehen kann. Die Tabelle illustriert die Vorgehensweise an unserem Beispiel der Orthopädischen Fachklinik.

Formulierung von Dachbotschaften auf der Basis einer SWOT-Analyse

Kernaussage (aus der SWOT-Analyse extrahiert)	Begründung (beweiskräftig und mit inhaltlicher Substanz)	Nutzen versprechen (herausgearbeitete Vorteile für die Zielgruppe)
Die Patienten erhalten einen hervorragenden Service, ...	... da die Klinikmitarbeiter besonders geschult sind, möglichst alle Wünsche zu erfüllen ...	... und Patienten in einer angenehmen Umgebung schneller gesunden.
Durch medizinisches Know-how erhöht die Klinik die Behandlungssicherheit, ...	... da sich die Ärzte, Therapeuten und das Pflegepersonal darauf konzentrieren, was sie am besten können ...	... und die Komplikationsraten so deutlich gesenkt werden.
Es werden nur innovative Medizinprodukte eingesetzt, ...	... da das medizinische Behandlungsergebnis von Dauer sein soll ...	... und die Patienten so möglichst schnell wieder ihr gewohntes Leben aufnehmen können.

Teilbotschaften

Aus den Dachbotschaften können nun eine Fülle von Teilbotschaften abgeleitet werden, die aber immer noch konzeptioneller Natur sind und ebenfalls noch nicht direkt mit den Zielgruppen in Berührung kommen. Teilbotschaften erweitern eine Dachbotschaft, konkretisieren sie oder bearbeiten nur bestimmte Aspekte. Welche Funktion sie auch übernehmen, sie dürfen die Dachbotschaft niemals relativieren oder konterkarieren. Während die Dachbotschaften übergreifend sind, bilden die Teilbotschaften Bausteine der Argumentation, die auch zielgruppenspezifisch formuliert werden können. So könnten zu der Dachbotschaft *„Die Patienten erhalten einen hervorragenden Service..."* folgende Teilbotschaften formuliert werden:

- Mit besonderer Sorgfalt wird das Essen von unserem Fünf-Sterne-Koch zubereitet, da zur Genesung auch gesunde, schmackhafte Ernährung gehört.

- Die Patienten können jederzeit in Kontakt mit ihrer Familie, Freunden aber auch mit ihrer Arbeit treten, da in allen Bereichen Wireless Lan genutzt werden kann und ein Krankenhausaufenthalt nicht bedeutet, plötzlich „offline" zu sein.
- Die Patientenzufriedenheit ist der Klinikleitung besonders wichtig, darum werden regelmäßig Zufriedenheitsbefragungen durchgeführt, aus denen schon viele Verbesserungen der Krankenhausprozesse abgeleitet wurden.

Das System der Teilbotschaften darf sich intern nicht widersprechen, muss gut aufeinander abgestimmt und sinnvoll strukturiert sein. Teilbotschaften haben eine besondere Bedeutung, wenn es um die Planung konkreter Maßnahmen und Aktionen geht. So eignen sich in unserem Beispiel die formulierten Teilbotschaften zur Serviceorientierung des Krankenhauses schon hervorragend dazu, eine Informationsbroschüre „Service" für die Patienten zu entwickeln, da bereits einzelne Servicemodule genannt werden.

Story (Storytelling)

Ein relativ neues Konzept ist der Ansatz, Dachbotschaften in eine Geschichte einzubetten. Botschaften sauber zu formulieren und argumentativ zu verketten reicht oft nicht aus. Inhalte brauchen auch Emotionen, damit sie sinnlich erfasst werden können. Geschichten inspirieren. Es gibt unterschiedliche Ansätze, eine „Story" zu entwickeln. Bei vielen Krankenhäusern, gerade bei konfessionellen, stehen bei der Story des Hauses die christlichen Gründer im Vordergrund, bei Stiftungen sind es natürlich die Stifter und deren spezielle Biografie und Visionen. Andere Geschichten können sich z. B. auf den Standort beziehen. Immer geht es darum, eine oder alle Dachbotschaften in den Zusammenhang einer Geschichte zu setzen. Dabei sollte diese nicht mehr als zwei DIN A4-Seiten lang sein. Langatmige historische Abrisse über die wechselhafte Geschichte eines Standortes sind allenfalls für einige historisch besonders Interessierte nützlich, andere Leser langweilen sich.

Praxisbeispiel
Storytelling

Auf der Homepage der privaten Max Grundig Klinik (http://www.max-grundig-klinik.de/index.php?id=40) findet sich folgende „Story" zur deren Geschichte. Sie trägt den Titel „Fortschritt mit historischen Wurzeln".

Die Max Grundig Klinik, wie wir sie heute kennen und erleben, gibt es in dieser Form seit 1988. Denn zwei Jahre zuvor, 1986, war es Max Grundig selbst, der der gesamten Bühlerhöhe neues Leben einhauchte und daraus „seine" Bühlerhöhe machte.
Die medizinische Tradition der Max Grundig Klinik ist jedoch deutlich älter und reicht weit zurück, bis in die Anfänge des vorigen Jahrhunderts. Es war 1910, als Hertha Isenbart, eine vermögende Generalswitwe, die Entscheidung traf, auf der Bühlerhöhe ein schlossähnliches Genesungsheim für höhere Offiziere bauen zu lassen. Mit diesem Bau wollte sie ihrem verstorbenen Mann ein bleibendes Denkmal setzen. Zusätzlich zum Genesungsheim entstand ein Sanatorium, beide Gebäude existieren noch immer – aus dem Genesungsheim ist mittlerweile das Schlosshotel geworden, und das Sanatorium wurde zur Max Grundig Klinik.

Schon 1913 wurden hier die ersten Patienten behandelt. Wie wir Berichten von damals entnehmen können...

Visualisierung der Botschaften und Tonalität

Botschaften bestehen nicht nur aus Wörtern. Botschaften müssen auch in Bildwelten umgesetzt werden. Bilder haben einen stärkeren kommunikativen Reiz als Wörter, vor allem in unserer stark visuell geprägten Welt. Die Bilder zu den sprachlichen Kommunikationsinhalten sollten nicht dem Zufall überlassen werden, sondern müssen zum Krankenhaus passen. Mit Bildern sind Grafiken, Videoclips, Fotos, logoähnliche Zeichnungen und Illustrationen gemeint – alle sollten prägnant für die jeweilige Klinik stehen und somit sauber in das Corporate Design des Hauses passen.

Tonalität bedeutet, mit welchem Stil und welcher Stimmung die Botschaften an die Rezipienten vermittelt werden, es geht um den emotionalen Kommunikationsstil. Im Rahmen der Krankenhauskommunikation wird man sich hierbei schnell darauf einigen, dass bei der Vermittlung medizinischer Inhalte ein eher nüchtern informativer Charakter der richtige Stil ist, während zu den Themen Pflege, Beratung und auch Serviceaspekte durchaus wärmer und emotionaler kommuniziert werden darf.

Baustein 6: Ressourcenplanung

Jede Kommunikationsabteilung eines Krankenhauses benötigt ein eigenes Budget. Ohne Budget ist es weder möglich, eine Maßnahmenplanung für das kommende Jahr zu formulieren, noch wird man den Erfolg von Kommunikationsmaßnahmen messen bzw. den Kosten- und Nutzenaspekt vernünftig bewerten können. Ohne Budget sind die Mitarbeiter dazu verdammt, auf sporadische Anforderungen der Geschäftsleitung oder anderer Abteilungen zu reagieren. Dies wird in der Praxis natürlich auch im Rahmen einer konzeptionellen Planung unterjährig geschehen, aber mit einem Kommunikationskonzept kann auf einer inhaltlichen Argumentationsgrundlage abgewogen werden, in welchem Ausmaß und Kontext diese Wünsche und Anforderungen bearbeitet werden. Arbeit auf Zuruf untergräbt die eigene Effizienz, obwohl man gleichzeitig subjektiv das Gefühl hat, sehr viel zu leisten.

Man sollte einerseits die Ressourcenplanung schon vor dem Festlegen der Kommunikationsmittel bzw. der Maßnahmenplanung im Blick behalten, da die finanziellen und personellen Möglichkeiten von vornherein Grenzen setzen. Es hat keinen Sinn, aufwändige Medienkampagnen zu planen, wenn die Summen, die hiefür zur Verfügung gestellt werden müssen, völlig aus dem Rahmen fallen.

Andererseits sollte man sich nicht allzu sehr vom finanziellen Korsett einzwängen lassen. Sinnvolle Kommunikationsmaßnahmen, abgeleitet aus strategischen Marketingvorgaben, innovativ geplant, haben schon häufig Klinikleitungen davon überzeugt, das Budget der Unternehmenskommunikation zu erhöhen.

Eine Marketingjahresplanung sollte Folgendes enthalten:

- Ziel der Maßnahme
- Maßnahme/Projektnamen (z. B. Tag der Offenen Tür, Anzeigen, Imagefilm)
- Anzahl der Arbeitswochen der Mitarbeiter für die Maßnahme
- Priorität des Projektes
- Einzelkosten für die Maßnahme
- Gesamtkosten aller Maßnahmen

Wir gehen davon aus, dass ein Akutkrankenhaus der Schwerpunktversorgung mit 500 Betten z. B. folgende Marketingmaßnahmen durchführen kann, wenn es ein Budget von 120 000 Euro hat (die aufgelisteten Kosten sind Näherungswerte).

- Fünf unterschiedliche Patientenbroschüren herstellen (30 000 Euro)
- Neues Patientenmagazin entwickeln (50 000 Euro)
- Internetauftritt pflegen und erweitern (5 000 Euro)
- LCD Display in der Eingangshalle installieren (8 000 Euro)
- Auf einer Gesundheitsmesse anwesend sein (8 000 Euro)
- Neun Vernissagen mit Pressebegleitung ausrichten (5 000 Euro)
- Einen Tag der Offenen Tür ausrichten (5 000 Euro)
- Zwei Anzeigen schalten (2 000 Euro)
- Neuen Imagefilm über das Krankenhaus produzieren lassen (6 000 Euro)
- Fortbildung für einen Mitarbeiter finanzieren (1 000 Euro)

Eine Studie von rotthaus.com (2006) zum Thema Marketingetats und Marketingschwerpunkte zeigte, dass sich viele Kliniken mittlerweile bewusst sind, wie wichtig Marketing ist. Dass diese erhöhte Aufmerksamkeit wirkt, zeigt sich dann auch bei den geplanten Marketingaufwendungen der Krankenhäuser. Zwar geben noch immer fast 50 Prozent der Kliniken weniger als 0,1 Prozent ihres Gesamtumsatzes für den Bereich Marketing aus, aber immerhin fast 5 Prozent investieren über 1 Prozent des Umsatzes für Marketing. Unter den privaten Kliniken sind dies sogar 22,2 Prozent. Gleichzeitig beabsichtigen jedoch 42 Prozent der Krankenhäuser ihre jährlichen Marketingaufwendungen zu steigern. Lediglich knapp 2 Prozent der Krankenhäuser planen eine Senkung der Marketingaufwendungen.

Baustein 7: Festlegung der Kommunikationsmittel

Der Maßnahmenplan legt fest, mit welchen Mitteln die definierten Botschaften den Zielgruppen vermittelt werden. In diesem Buchabschnitt wird die Begriffsbestimmung im Vordergrund stehen, da die einzelnen Kommunikationsmaßnahmen, die für ein Krankenhaus relevant sind (Internet, Broschüren, Printmedien allgemein, Veranstaltungen), in diesem Kapitel noch ausführlich dargestellt werden. Der Bereich Pressearbeit wird in einem eigenen Kapitel (6) umfassend behandelt.

Bestimmung wichtiger Begriffe

Kommunikationsinstrumente sind die großen Bereiche, die für die Kommunikation zur Verfügung stehen. Dies sind PR, Werbung, Verkaufsförderung, Direktmarketing und Sponsoring. Auf die Bedeutung von PR im Bereich des Krankenhauses wurde schon unter 4.2 eingegangen. Nicht alle Kommunikationsbereiche bieten sich gleichermaßen für das Krankenhaus an. Weder klassische Werbekampagnen, um Kaufimpulse bzw. Inanspruchnahmeimpulse auszulösen sind verbreitet, noch das Instrument der Verkaufsförderung. Sinnvoll einsetzbar sind dagegen die Bereiche PR, Direktmarketing und Sponsoring.

Unter *Kommunikations-Mix* versteht man den kombinierten Einsatz und die abgestimmte Verknüpfung der unterschiedlichen Kommunikationsinstrumente. So ist es für ein Krankenhaus, das auf einer Messe vertreten ist, sinnvoll, zeitgleich Presse und PR Berichterstattung zu ausgewählten Themen zu platzieren.

Kommunikationsmaßnahmen sind die einzelnen Kommunikationsaktivitäten, wie etwa „Tag der offenen Tür", Anzeigen, Pressekonferenzen, Patientenzeitungen.

Der *Kommunikationsträger* ist der Kanal bzw. das Medium, über das die Botschaften transportiert werden. Beispiele hierfür sind das Internet oder Zeitungen.

Baustein 8: Der Aktionsplan

Wenn die Kommunikationsmaßnahmen ausgewählt worden sind, geht es darum, diese in einen Aktionsplan zu überführen. Dies muss nach einer gewissen Struktur erfolgen, damit eine planvolle systematische Abarbeitung möglich ist. Aktions- bzw. Maßnahmenpläne können, je nach Bedarf, nach den Kommunikationsbereichen eingeteilt, sowie nach Zielgruppen oder nach ihrem zeitlichen Ablauf strukturiert werden. Folgendes Beispiel zeigt einen Aktionsplan nach Kommunikationsbereichen gegliedert, bezogen auf ein Kalenderjahr:

Werbung

• Acht Anzeigen für Patientenveranstaltungen schalten

Direktmarketing

• Mailingaktion zuweisender Ärzte über neues Therapieangebot
• Mailingaktion Versand neues Programm Gesundheitszentrum
• Persönlicher Besuch von Chefärzten in den Praxen ihrer zuweisenden Ärzte

Events

• Tag der offenen Tür
• Acht Patientenveranstaltungen
• Neujahrsempfang für zuweisende Ärzte
• Auf einer Gesundheitsmesse anwesend sein
• Drei Vernissagen ausrichten

Presse/Öffentlichkeitsarbeit

• Neuen Imagefilm über die Klinik produzieren
• Fünf unterschiedliche Patientenbroschüren herstellen

- Neues Patientenmagazin entwickeln
- Internetauftritt pflegen und erweitern
- Kontinuierliche Pressearbeit durchführen

Interne Kommunikation

- Jahresauftaktveranstaltung zur Unternehmensstrategie
- Neues Programm für Fort- und Weiterbildung
- Intranetrelaunch beginnen

Natürlich ist es auch möglich, diesen Aktionsplan in Tabellenform zu bringen und die Hinweise zu Zielgruppen, Zeitplanung und Ressourcen zu integrieren.

Baustein 9: Evaluation

Jeder, der Konzepte entwickelt, sollte bei den Einzelmaßnahmen mit dabei sein. Kein „Tag der offenen Tür", an dem der PR-Verantwortliche nicht selber vor Ort anwesend ist, und keine Vortragsveranstaltung, bei der er sich nicht persönlich über die Qualität der Veranstaltung und die Resonanz bei der Zielgruppe überzeugt. Konzeption und Erleben der Einzelmaßnahmen sind der erste wichtige Schritt zur Erfolgskontrolle.
Internetauftritte, Broschüren, Vorträge, Ausstellungen, „Tage der offenen Tür", Giveaways – Krankenhäuser treten mit all diesen Maßnahmen in den Dialog mit ihren Zielgruppen. Da dies mit erheblichen Kosten verbunden ist, kommt es im Krankenhausalltag häufig zu Diskussionen, ob das Geld für Marketingausgaben nicht besser in die technische Geräteausstattung oder das Personalbudget gesteckt werden sollte. Ohne aussagefähige Leistungs- und Erfolgskennzahlen gehen Marketing-/PR-Verantwortliche häufig als „Verlierer" aus derartigen Gesprächen hervor.
Bei jeder Maßnahmenplanung sollten Evaluationskriterien mit einbezogen werden. Es gibt viele Maßnahmen zur Erfolgsmessung, die recht einfach vom Krankenhaus selbst durchgeführt werden können, wie z. B.:

- Erfassen von Besucherzahlen
- Besucherbefragungen bei Veranstaltungen
- Presseresonanz auf Veranstaltungen
- Telefonanrufe nach Anzeigenschalten (immer Telefonnummer für Kontakt angeben)
- Responsemöglichkeit bei einem Mailing (Möglichkeit, unentgeltlich Broschüre anzufordern)
- Auswertung des „Traffic" auf der Website

Schwieriger messbar sind die psychografischen Marketingziele. Diese beziehen sich auf die mentalen Prozesse bei der Zielgruppe. Hier möchte man mit den entsprechenden Maßnahmen z. B. den Bekanntheitsgrad des Krankenhauses oder einzelner Fachabteilungen durch Wissensaufbau bei der Zielgruppe erhöhen. Auch die wahrgenommene Servicequalität oder die Kundenzufriedenheit sollen beeinflusst werden. Die Kennzahlen zur Messung des Erfolgs derartiger Maßnahmen werden über entsprechende Befragungen, wie etwa Kundenzufriedenheitsbefragungen, als Ergebniszahlen erhoben.

Auch Leistungskennzahlen können bei der Bewertung von Kommunikationsmaßnahmen als Messgrößen herangezogen werden. In diesem Fall wird gefragt, welche Dienstleistungen ein Krankenhaus seinen Anspruchsgruppen bieten muss, um das gewünschte Ergebnis zu erhalten. Möchte man zum Beispiel mehr Patienten zur Inanspruchnahme präventiver Kurse motivieren, so wäre die Kennzahl der Anstieg der Patientenzahl in diesem Bereich. In der Praxis werden aber die Leistungszahlen in der Regel nicht von einem Faktor alleine beeinflusst. Meist sind es mehrere Einflussfaktoren, wie etwa innovative Serviceideen, ein konsequentes Beziehungsmanagement oder öffentlichkeitswirksame Informationskampagnen. Hier muss man subjektiv eine Auswahl treffen, welche der Kommunikationsmaßnahmen als beeinflussender Faktor auswählt und gewichtet wird.

Wer macht die PR-Konzepte?

Konzepte zu entwickeln ist aufwendig und kostet viel Zeit. Bleibt die Frage zu klären, ob es realistischerweise für einen PR-Experten im Krankenhausbetrieb möglich ist, im Rahmen der täglichen Arbeit umfangreiche Konzepte zu entwickeln. Bei großen, umfassenden Kommunikationskampagnen, wenn z. B. ein neuer Marktauftritt geplant ist, oder auch nur der Internetrelaunch ansteht, ist es sicher sinnvoll, sich von externen Agenturen unterstützen zu lassen. Aber externe Berater haben auch Nachteile: Sie kennen den Alltag im Krankenhaus und die wichtigen Akteure nicht. Es hat sich bewährt, überschaubare Konzepte, wie etwa die Maßnahmenplanung für das kommende Jahr und auch kleinere Kampagnen, im Haus selbst zu konzipieren und für wirklich komplexe Fragestellungen Agenturen hinzuzuziehen. Dies gilt selbstverständlich auch für die Marktforschung (vgl. Kapitel 3).

4.4 Online-Aktivitäten: Wie das Internet und die neuen Medien genutzt werden

Beim Online-Marketing nutzen Unternehmen alle Möglichkeiten, die das Internet bietet, um in den Dialog mit Kunden zu treten. Neben der eigenen Website, die mittlerweile Standard ist, sind weitere Beispiele Bannerwerbung, bezahlte Suchmaschinenergebnisse, Suchmaschinenoptimierung und Newsletter. All diese Maßnahmen sind einseitige Kommunikationsaktivitäten vom Unternehmen zum Kunden.

Das Medium Internet hat ohne Zweifel in den letzten Jahren auch für Krankenhäuser enorm an Bedeutung gewonnen und ist zu einem der wichtigsten Medien schlechthin geworden. Auch die ausführliche Darstellung der eigenen Klinik in gesundheits- und medizinbezogenen Internetportalen spielt für Krankenhäuser eine große Rolle. Beispielsweise bieten inzwischen bekannte Klinikportale wie www.kliniken.de und www.dka.de eine bundesweite Datenbank für Krankenhäuser an. Hier können Patienten zum Beispiel ein Krankenhaus nach Behandlungsschwerpunkten aussuchen. Auch regionale Krankenhausgesellschaften bieten einen solchen Service.

Online-Marketing spielt für Krankenhäuser eine immer größere Rolle – sei es die Entwicklung oder der Relaunch einer Homepage, sei es die via Internet betriebene Pressearbeit oder elektronische Newsletter, seien es Blogs, Podcasts oder RSS-Feeds (Vgl. auch Kapitel 6.3). Patienten sind heute besser informiert als früher, ihre Ansprüche steigen und es ist die Aufgabe von Krankenhäusern, die entsprechenden Informationen zu liefern.

Die Krankenhaus-Homepage

Entsprechend der Vorhersage von Lüthy & Heuser im Jahr 1998, können heute etwa 90 Prozent aller deutschen Krankenhäuser eine Internetseite vorweisen. Private Krankenhäuser und große Klinikketten haben sich im Netz ebenso fest etabliert wie Rehabilitationseinrichtungen. Aber nur etwa 20–30 Prozent der Krankenhausbetreiber setzen sich ernsthaft mit den Inhalten ihrer Homepage auseinander, obwohl sie eine wichtige Funktion im Marketing-Mix einnehmen. Die Inhalte einer Website sollen nicht nur neue Patienten ansprechen, sondern die Website sollte ein Medium der Kundenbindung auf allen Ebenen sein. Dies erfordert fundiertes Know-how sowohl im Marketing als auch in der Umsetzung aller technischen Möglichkeiten.

Der Nutzen eines eigenen Internetauftritts liegt auf der Hand: Das Krankenhaus kann die besonderen Leistungen des Hauses nicht nur regional sondern auch überregional und international präsentieren und einen Überblick über das Krankenhaus, die Mitarbeiter und das komplette Leistungsspektrum geben.

Die wichtigsten Zielgruppen für Ihre Homepage sind primär folgende regionale Zielgruppen: Patienten und ihre Angehörigen, Hausärzte und Medienvertreter (vgl. Heuser & Lüthy 1998). Häusern, die sich aufgrund ihrer Spezialisierungen im internationalen Wettbewerb befinden und auch Patienten aus anderen Ländern anziehen, können ihre Webseiten auch zur zielgerichteten Akquisition ausländischer Patienten nutzen. So bietet beispielsweise das Deutsche Herzzentrum Berlin seine Webseiten nicht nur in deutscher und englischer Sprache, sondern auch auf russisch und arabisch an (vgl. httb://www.dhzb.de).

 Die Homepage aus Patientensicht

Aus Patientensicht soll die Krankenhaus-Homepage darüber Auskunft geben,

- welche Behandlungen das Krankenhaus anbietet,
- welche Qualifikation die behandelnden Ärzte haben
- wie die Qualität der medizinischen Leistungen zu beurteilen ist,
- wie sich die Einrichtung der Zimmer gestaltet und,
- welche Wahlleistungen zu welchem Preis erworben werden können.

Es wird nicht mehr lange dauern, bis Patienten sich auch online für eine Untersuchung im Krankenhaus anmelden können. Rüsten Sie sich schon heute dafür, diese Möglichkeit auf Ihrer Homepage baldmöglichst zu schaffen.
Auch Hausärzte und Einweiser können auf der Homepage direkt angesprochen werden. Wir empfehlen Ihnen, sich regelmäßig mit mindestens einem Ihnen gut bekannten Zuweiser zusammenzusetzen, um mit ihm die Websites des Krankenhauses systematisch durchzugehen. Auf diese Weise erfahren Sie, welchen Eindruck die Webseiten derzeit hinterlassen, welche Informationswünsche von Seiten der Zuweiser zusätzlich an diese Seiten gestellt werden.

Für Krankenhäuser stellt sich bei der Einrichtung einer Homepage zuerst die Frage: Wie hoch ist der Return-On-Investment (ROI)? Man braucht jedoch keinen Taschenrechner, um zu dem Ergebnis zu kommen, dass sich 10 000–15 000 Euro Investitionen in die Klinikwebsite für das Krankenhaus lohnen. Für die Berechnung des Nutzens ist allein relevant, wie viele potenzielle Patienten über eine Website akquiriert werden können. Die hohe Zahl an Internetnutzern aller Altersklassen, die Konkurrenz auf dem Klinikmarkt und die Situation im Gesundheitswesen allgemein rechtfertigen die Investition in die Entwicklung und Optimierung der Homepage (Vgl. Elste 2007).

Deutschlands beste Klinik-Website

Dieser von Novartis initiierte Wettbewerb prämiert bereits im 6. Jahr Kliniken, die mit besonders guten Internetauftritten im Web präsent sind. Im Jahr 2008 spricht Novartis von einer Rekordbeteiligung von mehr als 334 Teilnehmern, die sich um „Deutschlands Beste Klinik-Website" bewarben. Die Sieger wurden in 2009 gekürt und kamen aus Bad Rothenfelde, Berlin und Rendsburg. Gewinner ist die Schüchtermann-Klinik in Bad Rothenfelde (www.schuechtermann-klinik.de). Platz zwei belegte die Chirurgische Klinik I der Berliner Charité (www.charite.de/chi/) und den dritten Platz das Klinikum Rendsburg (www.kkh-rendsburg.de).

Bei dieser Initiative wählt eine Jury jedes Jahr aus den jeweils zehn besten Klinik-Websites die drei Sieger aus. Die Sieger werden dafür mit besonderer Publicity in der Zeitschrift „Management und Krankenhaus" belohnt. Bei diesem Wettbewerb wird neben der Bedienerfreundlichkeit auch der innovative Charakter und Informationsgehalt der Websites beurteilt. Hierzu gehört beispielsweise der Einsatz von PodCasts und 3D-Animationen genauso wie der Online-Service für Patienten (Termine, Rezepte, Befundabfrage etc.). Welche Kriterien im Einzelnen bei der Bewertung Berücksichtigung finden, ist nachzulesen im Website-Guide von Novartis (http://www.novartis.de/downloads/ueber_novartis/Website_Guide_2008.pdf.)

Bevor Sie eine Agentur beauftragen, Ihnen eine Webpage zu erstellen oder ihre bestehende Website zu verbessern, müssen Sie selbst genau wissen, was Sie wollen, welche Zielgruppen Sie erreichen und was sie mitteilen möchten. Vorab sollten Sie sich also unter anderem folgende Fragen stellen (vgl. Maier & Wilp 2007, S. 68 f.):

• Wie nutzen die Zielgruppen das Medium Internet?
• Welche Anliegen möchte das Krankenhaus mit der Website kommunizieren?
• Welche Informationen sollen eingestellt werden?
• Wie sollte die Gliederung aussehen?
• Soll es auch einen internen – passwortgeschützten – Bereich geben?

Weiterhin sollten sie vorab klären, auf welche Weise Journalisten die Website nutzen können (vgl. Kapteil 6.3) und vor allem, wer die Website wie pflegen und aktualisieren soll. Die Antworten werden der beauftragten Agentur im Briefing zur Verfügung gestellt, damit sie sich bei der Erstellung der Seiten darauf einstellen kann. Falls Sie die Website selbst betreuen, achten Sie auf ein einfach zu bedienendes Content-Management-System.

Sollten Sie die Texte selbst verfassen, bedenken Sie auch hier die Besonderheiten bei der Erstellung von Webtexten (vgl. dazu Kapitel 6.3).

Ein Beispiel aus den USA

Das Memorial Sloan-Kettering Cancer Centre (MSKCC) in New York City, USA (vgl. http:www.mskcc.org) ist ein sehr gutes Beispiel dafür, wie Krankenhäuser vor allem auch durch das Internet zur – sogar weltweit bekannten – Marke werden können.

Dieses auf onkologische Erkrankungen spezialisierte Krankenhaus hatte bereits vor zehn Jahren einen sehr umfangreichen Auftritt im World Wide Web (vgl. Heuser & Lüthy 1998). Bereits damals arbeiteten mehrere Vollzeitmitarbeiter „rund um die Uhr" ausschließlich an der kontinuierlichen Entwicklung des Webauftritts. Dies zahlte sich auch aus, denn 1997 gaben bereits 20 Prozent der aufgenommenen Patienten an, wegen des hervorragenden Webauftritts dieses Krebszentrum gewählt zu haben. Mitarbeiter und Patienten bestätigen, dass deren Slogan „The best cancer care – anywhere" dort tatsächlich spürbar umgesetzt wird. Betrachtet man die heutigen Websites des MSKCC, so fällt auf, dass das medizinische Behandlungsangebot, die Hinweise zur Krebsprävention, das dort arbeitende Personal und sämtliche Serviceleistungen, die die Zielgruppen in Anspruch nehmen können, sehr professionell vorgestellt und somit auch gut vermarktet werden. Für Journalisten gibt es sogar eine 24 Stunden und 7 Tage pro Woche erreichbare Hotline. Sicherlich können deutsche Krankenhäuser auf diesen Webseiten wertvolle Anregungen finden, die zur Umsetzung auf ihr jeweiliges Haus einladen.

Web 2.0 für Krankenhäuser

Der Begriff „Web 2.0" bezeichnet die veränderte Nutzung des Internets, in dem die Benutzer Inhalte selber erstellen. Maßgebliche Inhalte werden nicht mehr nur zentral von großen Medienunternehmen erstellt und über das Internet verbreitet, sondern auch von einer Vielzahl von Individuen, die sich mit Hilfe sozialer Software zusätzlich untereinander vernetzen. So entstehen Videos (z. B. Youtube), Weblogs und Wikis. Web 2.0 meint auch Podcasting, Bloggen, RSS-Feeds und Google-Maps. Wer mit diesen Begriffen noch nichts anfangen kann, ist im Web 2.0 noch nicht zu Hause.

Krankenhäuser sind im Web 2.0 definitiv noch nicht zu Hause, obwohl dadurch ganz neue Möglichkeiten zur Patientenbindung genutzt werden können. Einzelne Ansätze gibt es jedoch, wie zum Beispiel einige wenige Blogs von Geburtskliniken mit Neugeborenen. Auch Online-Grußkarten, die Angehörige an Patienten verschicken können, sind auf einigen Webseiten vertreten.

Chatrooms & Blogs

Einige Krankenhäuser bieten inzwischen *Chatrooms* an, in denen Patienten zum Beispiel virtuell und in Echtzeit mit dem Chefarzt sprechen und Informationen erhalten können. Um auf den Chat aufmerksam zu machen, können Sie diesen auf der Homepage und in der Tagespresse ankündigen oder ihn mit einer Telefonaktion verbinden. Geben Sie auf Ihrer Internetseite auch Tipps, wie Patienten am Chat teilnehmen können. Selbstverständlich können Sie den Informationsaustausch auch per E-Mail abwickeln, bei dem Mediziner innerhalb von kurzer Zeit antworten können. Nicht zuletzt können Sie das Internet auch für Ihre stationären Patienten nutzen und Ihnen elektronische Post von Angehörigen und Freunden ans Bett zukommen lassen, die sie vorher ausgedruckt haben.

Ein Beispiel für die Ankündigung eines Chatrooms finden Sie bei den Salus-Kliniken (http://www.salusforum.de/chat.html):

Herzlich Willkommen in unserem Salus Chatroom

Wir möchten mit diesem Chatroom hauptsächlich ehemaligen Patienten unserer Klinik die Möglichkeit geben, Kontakte zu Mitpatienten und Gleichgesinnten aufrechtzuerhalten oder mit anderen Betroffenen Erfahrungen auszutauschen oder einfach nur mal zu plaudern. Es kann aber natürlich auch jeder, der sich angesprochen fühlt, hier gerne mitmachen. Der Chat kann jederzeit genutzt werden. Ob andere gerade anwesend sind, sehen Sie bei Betreten des Raums. Gewährleistet ist eine Anwesenheit in der Zeit von 19.00 bis 21.00 Uhr. Auch erfahrene Mitglieder aus Selbsthilfegruppen sind dann anwesend, um mit Ihnen ins Gespräch zu kommen. Falls Sie sich noch nicht für das Forum angemeldet haben, müssen Sie sich für den Chatroom anmelden.

Wenn Sie das erste Mal im Chat sind und nicht genau wissen, wie dieser funktioniert, können Sie all Ihre Fragen einfach stellen. Die anderen Anwesenden helfen Ihnen gern. Am sichersten bekommen Sie Hilfe, wenn Sie in der Zeit von 19.00–21.00 einen der Moderatoren ansprechen.

Wir hoffen auf regen Austausch und freuen uns auf Ihre Beteiligung.

Als Ansprechpartner finden Sie von 19.00–21.00 Uhr einen Moderator. Dies sind meist ehemalige Patienten aus der Salus Klinik, die schon langjährig Mitglied in einer Selbsthilfegruppe sind. Falls Sie sich noch nicht für das Forum angemeldet haben, können Sie sich für den Chatroom hier kostenfrei registrieren lassen.

Über die Ihnen anschließend zugeschickte E-Mail aktivieren Sie selbst Ihre Anmeldung. Dann brauchen Sie nur noch Ihren Chat-Namen und Ihr Passwort eingeben und es kann losgehen. Wenn Sie bereits registriert sind, können sie sich direkt beim Chat anmelden.

Blogs (Abkürzung für Weblog) sind eine Art Online-Tagebuch, in dem der neueste Eintrag immer zuerst und die weiteren in chronologischer Reihenfolge untereinander erscheinen. Blogs sind eine der einflussreichsten Bewegungen im Internet und ein nicht zu unterschätzendes PR-Tool, weil sie Einfluss auf die Unternehmen und die Medienarbeit haben – gleichgültig ob sie PR für Medikamente, Autos oder Krankenhäuser machen.

Unter http://de.wordpress.com/tag/sana-kliniken/finden Sie zum Beispiel zahlreiche Blogs über die Sana-Kliniken und unter http://blog.doccheck.com/de/blogs/80 stellt sich eine Ärzteinitiative vor. Die Helios-Kliniken veröffentlichen ihren aktuellen Wissensbericht unter http://www.wissensbilanz.de/blog/archives/101-HELIOS-Kliniken-GmbH-veroeffentlicht-aktuellen-Wissensbericht.html.

Ein weiteres Krankenhaus kann unter http://www.jameda.de/berlin/kliniken/vivantes-klinikum-neukoelln/uebersicht/70026395000_2 bewertet werden.

Blogs in der Presse- und Öffentlichkeitsarbeit haben u. a. folgende Eigenschaften:

- Informationen aus einem Weblog können sich schnell verbreiten
- Die Themen aus Medizin und Gesundheit werden zunehmend auch von anderen Medien übernommen
- Blogs stehen für transparente und interaktive Kommunikation
- Ein Unternehmens-Weblog bietet andere Möglichkeiten zur Kommunikation als eine relativ statische Homepage
- Blogs steigern die Bekanntheit, sind gut geschrieben und positionieren damit das Krankenhaus auch in den Medien.

Die Anzahl der deutschsprachigen Weblogs wird inzwischen auf mehr als 27 Millionen geschätzt. Der größte Unterschied zu dem, was Sie sonst im Netz finden, liegt in der gewaltigen Dynamik, die Blogs bei jedem Posting und mit jedem Link entwickeln können (vgl. Neu & Breitwieser 2005, S. 49 ff.) Die Blogging Community lebt vom Austausch: Sie liest sich gegenseitig, ist also für Ihr Krankenhaus als Multiplikatorengemeinde von großer Bedeutung.

 Eigener Krankenhaus-Blog

Sie können mit Blogs viel Positives erreichen, indem Sie selbst Themen zur Diskussion stellen, Einblicke in den Krankenhausalltag gewähren, Reaktionen auf Neuigkeiten abfragen und vor allem, indem Sie auf die gewünschten Zielgruppen treffen und mit ihnen in den Dialog treten können.

Blogs sind sehr einfach einzurichten – ähnlich wie ein Mail-Account. Bei der grafischen Gestaltung haben Sie die Wahl zwischen mehreren vorgegebenen Layouts, die sich Ihren Bedürfnissen spezifisch anpassen lassen. Blogs sind deshalb so attraktiv, weil sich Inhalte dort mit sehr geringem Aufwand veröffentlichen lassen. Dies macht sie gerade auch für Journalisten interessant (vgl. dazu auch Kapitel 6.3). Blogs scheinen oft glaubwürdiger als so manche Presseinformation und können ein ebenso wertvoller Multiplikator sein wie jedes andere traditionelle Medium.

Viele Unternehmen, nicht nur Krankenhäuser, möchten in den Dialog mit ihren Kunden bzw. Patienten treten, wissen aber häufig nicht, wie sie dies anstellen sollen. Dahinter steht die Überzeugung, dass guter Kundendienst bzw. kontinuierliche Patientenbetreuung das beste Marketing ist.

Das Internetportal www.getsatisfaction.com, ist einer der ersten Versuche, Kundendienst und Marketing komplett in die Hände von Verbrauchern zu geben. Die über 1 000 Firmen, die auf der Website vertreten sind, lassen sich von ihren Kunden und Konsumenten bewerten und kommentieren. Eine Handvoll Nutzer eines Produktes reicht, um ein neues Forum anzulegen. Dort sammeln sich dann Klagen, Anregungen oder Fragen.

Bisher zögern die meisten Firmen sehr, in diesen Kunden-Chat aktiv einzugreifen, aber die Erfahrung zeigt, dass sich rund 40 Prozent irgendwann doch daran beteiligen, die Kundenerfahrung mit zu formen. Einige kleinere Firmen verlinken sogar den Kundendienst „getsatisfaction.com" mit ihrer eigenen Firmenwebsite. Das ist eine mutige Entscheidung, denn nun kann – im Grunde weltweit – jeder Mensch mit Interzugang nachlesen, wenn eine Bestellung schlampig ausgeführt wurde, ein Produkt fehlerhaft oder eine Dienstleistung ungenügend war. Die Effekte sind allerdings fast immer positiv. Der Kunde schätzt die Signalwirkung von Unternehmen, die sich auf einem offenen Feld mit ihnen in Verbindung setzen. Transparenz weckt Vertrauen. Der Gewinn, der aufgrund von Empfehlungen von Referenzkunden resultiert, ist weitaus größer, als sich so mancher PR-Experte vorstellen kann, der ängstlich Blogs über die eigene Firma liest (Heuer 2008). Das Blog-Portal www. getsatisfaction.com beschreibt sich wie folgt:

Get Satisfaction is a direct connection between people and companies that fosters problem-solving, promotes sharing, and builds up relationships. Thousands of companies use this neutral space to support customers, exchange ideas, and get feedback about their products and services. Get Satisfaction is open, transparent, and free. You're free to ask, free to answer, and free to start a new conversation. Everyone is invited and encouraged to participate: companies, employees, customers – anyone with an opinion, an answer, or something to say.

4.5 Imagefilme: Wie ein bleibender Eindruck entsteht

Das Medium Film ist in den vergangenen Jahren immer mehr zu einem wichtigen kommunikationspolitischen Instrument für Unternehmen aller Branchen geworden (siehe auch Kapitel 6.3). Dies ist einerseits darauf zurückzuführen, dass die Kosten für die Produktion von digitalen Filmen deutlich geringer geworden sind. Viele Unternehmen können es sich heute leisten, einen kurzen Imagefilm produzieren zu lassen, um ihn dann auf ihrer Website zu präsentieren. Andererseits ermöglichen Filmsequenzen, darauf wurde bereits in Kapitel 2.4 hingewiesen, insbesondere Dienstleistungsunternehmen, ihre Leistungen, ihr Ambiente und ihre Mitarbeiter sehr anschaulich zu kommunizieren. Dies liegt an den Möglichkeiten, die das Medium Film besitzt. Bewegte Bilder, ein Sprecher im Hintergrund, ansprechende Musik sowie Animationen lösen bei den Betrachtern mehr Neugier und Gefühle aus als „leblose" Bilder oder Texte. Ganz gleich, ob ein Krankenhaus nur über sein Leistungsangebot informieren möchte, ob es um neue Patienten wirbt oder innovative Operationsmethoden vorstellen möchte, ein Film eignet sich hervorragend, die verschiedenen Zielgruppen sehr lebendig und fesselnd anzusprechen.

Guten Imagefilmen gelingt es sicherlich leichter, die Identität eines Krankenhauses zu kommunizieren und neugierig auf das jeweilige Haus zu machen, als einer Broschüre oder einem Flyer.

Inhalte im Imagefilm eines Krankenhauses

In einem Imagefilm können zum einen das Ambiente des Krankenhauses und die dazugehörigen einzelnen medizinischen Fachabteilungen authentisch vorgestellt werden. Wenn sich die Mitarbeiter (die Talent haben, vor einer Kamera zu agieren) in kurzen Statements äußern, bekommt der Zuschauer einen realen Eindruck der Menschen (Ärzte, Pflegende und Therapeuten), die in dem Krankenhaus arbeiten.

Zum anderen eignen sich Filme auch sehr gut dazu, Patienten während ihres Aufenthaltes (von der Aufnahme bis zur Entlassung) zu begleiten, um dem Zuschauer die Angst vor einem Krankenhausaufenthalt zu nehmen. Wenn das Leben im Krankenhaus gezeigt wird und der Betrachter sofort von Patienten mit demselben Leiden angesprochen wird, können positive Assoziationen vermittelt werden. Letztlich kann der Patient über einen Imagefilm bereits Vertrauen zu einem Krankenhaus aufbauen.

Mit filmischen Mitteln gelingt es relativ einfach, das Image eines Krankenhauses zu kommunizieren. Wenn beispielsweise alle Szenen sorgfältig zusammengestellt sind, können sie das Image von absoluter Spitzenqualität des Krankenhauses transportieren, wie der – allerdings recht lange – Imagefilm des Unfallkrankenhauses Berlin (vgl. http://www.ukb.de) belegt.

Ziel sollte es sein, mit dokumentarischen Teilen und zahlreichen weiteren zur Verfügung stehenden Gestaltungselementen den Imagefilm zum wirklichen „Hingucker" werden lassen, um bei den Zuschauern auf Anhieb Begeisterung und Neugier auszulösen.

Neben Imagefilmen, die sich hauptsächlich an Patienten und zuweisende Ärzte richten, scheinen auch Imagefilme Sinn zu machen, die ausschließlich potenzielle neue Mitarbeiter ansprechen. Im Zuge des Wunsches vieler Krankenhäuser, sich nach außen und nach innen als attraktive Arbeitgeber darzustellen, bieten sich Imagefilme sicherlich dazu an, neue Ärzte zu akquirieren. Krankenhäuser, die schon sehr mitarbeiterorientiert agieren, haben hier natürlich einen Vorteil. Die Mitarbeiterorientierung kann in diesem Fall im Film dokumentiert werden, wobei verschiedene Führungskräfte und Mitarbeiter zu Wort kommen. Auch hier kann die emotionale Wirkung des Mediums Film dazu führen, potenzielle Mitarbeiter für sich zu interessieren.

Briefing für eine Agentur

Wenn Sie eine Agentur beauftragen, sollten Sie ein sorgfältiges Briefing geben und folgende Fragen beantworten bzw. folgende Tipps beachten:

- Was für einen Film brauchen Sie? Soll er sich an Patienten, zuweisende Ärzte, potenzielle Mitarbeiter oder die Öffentlichkeit richten?
- Gute Imagefilme, besonders im Internet, sind heute sehr kurz, maximal 4 Minuten lang. Mehr Zeit wollen sich die Betrachter nicht nehmen, um sich ein Bild von einem Krankenhaus zu machen bzw. sich einen ersten Eindruck zu verschaffen.
- Lassen Sie deshalb so viel wie möglich weg, da ein guter Film nicht überfrachtet sein darf. Langweilen Sie den Zuschauer nicht mit zu vielen Fakten.
- Was für ein Budget steht Ihnen zur Verfügung? Was darf der Film insgesamt kosten? Rechnen Sie mit mindestens 15 000 Euro für einen ca. 3–4 Minuten langen guten Imagefilm. Die Bearbeitung bzw. Reduktion eines 20- bis 30-minütigen Imagefilmes auf einen ansprechenden 3 Minuten-Film kostet ca. 7 000 bis 10 000 Euro; dafür müssen unbedingt die originalen Drehbänder zur Verfügung stehen, eine einfache DVD reicht nicht aus.
- Drehen Sie lieber gar keinen Film als einen schlechten.
- Bitte bedenken Sie: Ein Imagefilm ist kein Ersatz für gedruckte Broschüren, Flyer oder ein persönliches Gespräch.

- Die Stärke des Mediums Film liegt nämlich genau bei der Visualisierung derjenigen Leistungen, die sich mit Worten schwer ausdrücken lassen.
- Versetzen Sie sich in die Lage des Betrachters: Was erwartet ein Patient oder ein zuweisender Arzt, wenn er den Imagefilm Ihres Krankenhauses sieht?
- Welches Gefühl soll der Betrachter mitnehmen, welche Assoziationen sollte er haben, nachdem er ihn gesehen hat?
- Weitere Hinweise erhalten Sie unter http://www.intervideo-filmproduktion.de/Leitfaden-Filmproduktion.pdf.

Für einen vier Minuten langen Film rechnen DVD- und TV-Produktionsfirmen mit ein bis maximal drei Drehtagen, je nachdem ob beispielsweise auch „steril" im OP gedreht werden soll. Die Produktionsfirmen kümmern sich einerseits um das Filmkonzept, das Drehbuch und die Drehplanung. Andererseits drehen sie die Filmaufnahmen mit einem Kamerateam, das mindestens aus Redakteur, Kameramann und Assistent besteht. Sie übernehmen die Nachbearbeitung in ihren Postproduktionsstudios, wobei Schrifteinblendungen, Grafikarbeiten oder Logo-Animationen sowie eine Vertonung mit Archivmusik oder Sprachaufnahmen mit einem professionellen Sprecher kein Problem darstellen. Das Endprodukt ist ein Masterband Digi-Beta oder ein DVD-Master für eine Pressung. Aber auch Filmdateien für das Internet oder für Powerpoint-Präsentationen können problemlos erstellt werden.

4.6 Broschüren und Flyer: Wie sie inhaltlich gut und informativ gestaltet werden

Wenn für Patienten ein Krankenhausaufenthalt ansteht und sie sich für eine Klinik entscheiden müssen, sind sie in der Regel ängstlich und befürchten Komplikationen bei der medizinischen Behandlung. Es besteht nahezu bei jeder Erkrankung eine gewisse Unsicherheit, wie diese ausgehen wird. Die Genesung ist letztlich vom medizinischen Behandlungserfolg abhängig. In dieser Lage ist das Informationsbedürfnis von Patienten besonders hoch.

Was Patienten von schriftlichen Informationen erwarten

Es werden vor allem Informationen über die medizinischen Schwerpunkte der Klinik benötigt sowie über die fachlichen Qualitäten der dort beschäftigten Ärzte (Picker Institut Deutschland, 2006). Welche Art von Informationen benötigen Patienten in dieser Situation? Eine Literaturrecherche der Bertelsmannstiftung (Schäfer 2006) zeigt, dass Patienten generell mündliche Informationen präferieren. Schriftliche Informationen müssen folgende Kriterien erfüllen:

- Leicht zugänglich sein,
- übersichtlich sein und Detailfülle vermeiden,
- grafisch einleuchtend dargestellt sein,

- nicht zu hohe kognitive Anforderungen stellen,
- sprachlich verständlich sein,
- an das Wissen der Nutzer anschließen,
- an mündliche Informationen und Austauschmöglichkeiten gekoppelt
- und zielgruppenspezifisch ausgerichtet sein.

Bezüglich des Inhalts erwarten Patienten Informationen zu folgenden Themen:

- Die jeweilige Krankheit
- Notwendige Untersuchungen und Eingriffe
- Behandlungsverfahren und Versorgungsmöglichkeiten
- Durchschnittliche Behandlungsdauer
- Eventuelle Komplikationen
- Negative Begleiterscheinungen, z. B. Schmerzen
- Entlassungsvorbereitung
- Nachsorge

Inhaltliche Struktur von Patienteninformationen

Die Abteilung Epidemiologie, Sozialmedizin und Gesundheitssystemforschung der Medizinischen Hochschule Hannover entwickelte schon im Jahr 2000 gemeinsam mit der Ärztlichen Zentralstelle für Qualitätssicherung die sogenannten DISCERN-Kriterien, die ursprünglich für den Gebrauch bei gedruckten Patienteninformationen eingesetzt wurden (vgl. www.discern.de). Im Zentrum dieser Initiative stand, Patienten anhand einer Liste von Kriterien dazu zu befähigen, gedruckte Patienteninformationen bezüglich ihrer Qualität zu beurteilen. Medizinische Laien sehen sich einer Flut von Informationsmaterialien zu Krankheitsbildern und deren Behandlungsmöglichkeiten ausgesetzt, die durchaus verwirrende Empfehlungen enthalten und teilweise auch widersprüchlich sind. Für Patienten ist es oft schwierig oder sogar unmöglich zu entscheiden, welche Informationen nützlich sind und welche besser verworfen werden. DISCERN ist also ein Hilfsmittel, das entwickelt wurde, um Nutzern von Patienteninformationen zu helfen, Behandlungsalternativen einzuschätzen.

In Krankenhäusern werden Patientenbroschüren in großer Zahl hergestellt. Neben den Abteilungsbroschüren, die lediglich das Leistungsspektrum darstellen, gibt es eine Fülle von indikationsbezogenen Flyern, in denen auch detaillierte Angaben zu den Behandlungsmöglichkeiten in der jeweiligen Klinik dargestellt werden. Da Krankenhäuser eine hohe Glaubwürdigkeit vermitteln, sind sie in besonderem Maße dazu verpflichtet, qualitativ hochwertige Patienteninformationen zu gestalten.

In der Praxis sieht das Erstellen von Patientenbroschüren leider oft anders aus. Der Kommunikationsexperte greift in der Regel auf Textfragmente zurück, die von den jeweiligen Ärzten der Abteilung zugearbeitet wurden und meist wenig dazu geeignet sind, qualitativ hochwertige Broschüren zu erstellen. Sicher wird jeder versuchen, so gut wie möglich nachzubessern und Zusatzinformationen zu recherchieren, nach den DISCERN-Kriterien würden diese Broschüren in der Regel aber durchfallen.

Um die Qualität der Informationsbroschüren zu verbessern, sollte man die folgenden, aus den DISCERN-Kriterien abgeleiteten Merkmale bei der Erstellung von Broschüren berücksichtigen:

- Mit der Broschüre klare Ziele verfolgen
- Für den Nutzer bedeutsame Informationen zusammenstellen
- Informationsquellen benennen
- Erstellungsdatum der Informationen vermerken
- Ausgewogen und objektiv formulieren
- Zusätzliche Informationsquellen aufführen
- Auf Bereiche von Unsicherheit hinweisen
- Die Wirkungsweise eines Behandlungsverfahrens beschreiben
- Den Nutzen eines Behandlungsverfahrens beschreiben
- Die Risiken eines Behandlungsverfahrens ausführen
- Die Folgen einer Nicht-Behandlung benennen
- Die Auswirkungen von Behandlungsverfahren auf die Lebensqualität beschreiben
- Verdeutlichen, wenn es mehr als ein mögliches Behandlungsverfahren gibt

Der DISCERN-Initiative geht es ganz klar darum, die gemeinsame Entscheidungsfindung (shared decision making) zwischen Patient und Arzt zu unterstützen. Qualitativ gute Informationen sind ein Hilfsmittel für die Wahl des jeweils besten Verfahrens. Sogar bei einer klaren Behandlungsabfolge und wenigen Wahlmöglichkeiten werden qualitativ gute Informationen helfen, eine Behandlungsmaßnahme zu verstehen und einzuschätzen, was von der Behandlung zu erwarten ist. Das Mehr an guter Information macht den Patienten mündig. Übrigens ist DISCERN ebenso ein nützliches Instrument für die Bewertung von Patienteninformationen im Internet.
Vielleicht ist es in der Praxis nicht immer möglich, diese Kriterien in ihrer Reinform zu verwenden; dennoch sind sie sehr hilfreich, Patienteninformationen gut zu strukturieren. Kapitel 4.15 enthält eine Checkliste zu diesem Thema.

Beispiele gelungener Patienteninformationen sind unter http://www.patienten-information.de abrufbar. Dieses gemeinsame Portal der Bundesärztekammer und der Kassenärztlichen Bundesvereinigung wird vom Ärztlichen Zentrum für Qualität in der Medizin (ÄZQ) geleitet, einem gemeinsamen Institut von Bundesärztekammer und Kassenärztlicher Bundesvereinigung. Auf diesem Portal lassen sich ausschließlich von der ÄZQ geprüfte und für qualitativ gut befundene Informationen zu allen möglichen Krankheiten finden. Das Beispiel einer anschaulichen Patienteninformation zur Thematik Beckenbodenschwäche und Harninkontinenz ist unter http://www.patienten-information.de/gesundheitsinfos/beckenbodenschwaeche-harninkontinenz/?content_tab=bewertung&matchedKeyword=Inkontinenz abgelegt und entsprechend der DISCERN-Kriterien bewertet.

Entwicklung von Patienteninformationen

- Wenn Sie die Entwicklung einer Patientenbroschüre zu einem Krankheitsbild bzw. einem Behandlungsverfahren planen, nutzen Sie die Checkliste „Entwicklung von Patientenbroschüren" in Kapitel 4.15. Geben Sie diese Checkliste dem Arzt, der die medizinischen Texte liefern soll.
- Selbst wenn nicht alle Kriterien erfüllt werden, gibt dies Ihren Broschüren eine einheitliche, gut lesbare und sehr seriöse Form. Auch wenn es sich um einfache Behandlungsmethoden, wie z. B. die OP einer Gallenblase handelt, können die Kriterien – in reduzierter Form – gut genutzt werden.
- Vehemente Kritik seitens der Ärzte müssen Sie nicht fürchten, da die DISCERN-Kriterien von Ärzten entwickelt wurden und von der Bundesärztekammer ausdrücklich befürwortet werden!

Sprachstil und Gestaltung

Jeder PR-Experte kennt unzählbare Beispiele für schlechte und leserfeindliche Textformulierungen. Informationsbroschüren scheinen alle schlechten Attribute von Texten magisch anzuziehen. Sie sind als Experte dafür verantwortlich, dass Ihre Krankenhausbroschüren so formuliert werden, dass sie für Patienten gut lesbar und verständlich sind. Dies bezieht sich nicht nur auf medizinische Fachtermini. Diese müssen selbstverständlich übersetzt bzw. erläutert werden. Stilistische Fehler sollten Sie unbedingt vermeiden. Seien Sie unnachgiebig, auch auf die Gefahr hin, die eine oder andere Diskussion mit dem Verfasser des Textes führen zu müssen. Redigieren Sie die Texte so, dass sie:

- lebendig sind (so wenig Substantivierungen wie möglich, aktive Verben),
- kurze prägnante Sätze haben (keine Bandwurmsätze, keine Verschachtelungen),
- Zusammenfassungen für die wichtigsten Informationen beinhalten,
- Beispiele genannt werden,
- sich die Informationen sich auf das Wesentliche beschränken (Wiederholungen vermeiden),
- gut gegliedert sind und einen „Roten Faden" haben,
- einfache grafische Darstellung von Daten nutzen (eindeutige Beschriftung, maximal zwei Informationen).

Untersuchungen haben gezeigt, dass erzählende (narrative) Elemente ebenfalls die Informationsaufnahme deutlich verbessern. So erhöhen Erfahrungsberichte von Patienten nicht nur die Aufmerksamkeit für medizinische Informationen, sondern steigern auch die Bereitschaft, fundierte Urteile zu fällen (Schäfer 2006).

Die grafische Gestaltung aller Printmedien orientiert sich kompromisslos an den Gestaltungsrichtlinien, dem Corporate Design, der Klinik. Dies bedeutet, dass das Logo benutzt wird, die Hausfarben und die Hausschrift. Eine besondere Bedeutung haben Fotos, Bilder, Grafiken und andere Gestaltungselemente. Jede Broschüre sollte diese Elemente beinhalten, nichts ist weniger ansprechend, als eine Informationsbroschüre ohne Bilder. Verwenden Sie jedoch keine „blutigen" Operationsfotos. Für Mediziner mag dies interessant sein, Patienten werden davon abgestoßen. Patienten gehen davon aus, dass in einem Krankenhaus operiert wird, und mehr kann kein Laie auf diesen Fotos erkennen. Wenn medizinische Grafiken und Abbildungen verwendet werden, müssen diese vernünftig beschriftet werden, nur so entfalten sie einen echten Informationsgewinn für die Patienten. Bilden Sie keine Hightech-Geräte ohne Menschen ab, dies wirkt wenig ansprechend und seelenlos.

4.7 Veranstaltungen und Events: Wie sie geplant und durchgeführt werden

Wenn Kliniken ihre Türen öffnen, dann gewähren sie interessierten Menschen einen Blick hinter die Kulissen. Da die Themen Gesundheit und Krankheit viele Menschen bewegen und im Trend liegen, ziehen Veranstaltungen, wie z. B. ein „Tag der offenen Tür", in der Regel viele Personen an. Bereiche, die normalerweise durch ein großes Schild „Kein Zutritt" tabu sind, erfreuen sich dabei besonderer Beliebtheit. Eigentlich gibt es in einem Operationssaal gar nicht so viel zu sehen, aber wenn er geöffnet ist, schieben sich Menschenmassen durch ihn hindurch.

Es gibt nur wenige Krankenhäuser, die nicht mit schöner Regelmäßigkeit einmal im Jahr einen „Tag der offenen Tür" organisieren, wobei alle Kliniken mehr oder weniger ähnliche Angebote machen. Es gibt eine Leistungsshow der einzelnen medizinischen Bereiche, z. B. zeigt die Endoskopie ihre Geräte und lässt Gummibärchen aus einer Demonstrationspuppe angeln. Darüber hinaus gibt es ein Angebot für Kinder und vielleicht eine Tombola. Natürlich kann auch der OP besichtigt werden. Aber: Es kann durchaus auch in die Positionierungsstrategie eines Hauses (z. B. einer onkologischen Fachklinik) passen, keinen „Tag der offenen Tür" zu veranstalten. Vielleicht passt es nicht zum Image des Hauses, einen Clown zu engagieren und eine Hüpfburg aufzustellen?

In jedem Fall sollte, neben den unterhaltsamen Aspekten einer solchen Veranstaltung, ganz deutlich das medizinische Profil der Klinik in den Vordergrund gestellt werden.

 „Tag der offenen Tür" im Krankenhaus

Wählen Sie wechselnde gesundheitsbezogene Schwerpunktthemen für Ihren „Tag der offenen Tür". So werden je nach Thema unterschiedliche Abteilungen des Hauses mit einbezogen, was auch den Vorteil hat, dass der Personaleinsatz im Rahmen bleibt und es ist „jeder einmal dran". Besonders wichtig ist, dass die verantwortlichen Ärzte, am besten auch die Chefärzte, an diesem Tag anwesend sind. Das Interessanteste für Besucher ist, mit einem Arzt zu sprechen, entweder die persönliche Krankheitsgeschichte zu erzählen oder allgemeine Fragen zu stellen.

Auch das Angebot von sogenannten Individuellen Gesundheitsleistungen wie kostenlose Blutdruckmessungen, Blutzuckerbestimmungen, Sehschärfetests, und Cholesterinbestimmungen erfreuen sich besonderer Beliebtheit und werden gut angenommen. Dies ist darauf zurückzuführen, dass diese teilweise kostenpflichtig beim niedergelassenen Arzt oder in den Apotheken abgegeben werden.

Patienteninformationsveranstaltungen

Eine andere Möglichkeit, gesundheitsbezogene Themen im Rahmen von Veranstaltungen zu platzieren, ist, das Krankenhaus nur als Rahmen zur Verfügung zu stellen, eventuell unterstützt durch einige eigene Spezialisten. Große Selbsthilfe- oder Patienteninteressengruppen veranstalten häufig große Tagungen, um z. B. neue Behandlungsverfahren vorzustellen und mit Experten zu diskutieren. Zwar steht das jeweilige Krankenhaus dabei nicht im Vordergrund, aber natürlich wird es in Zusammenhang mit dem Thema genannt und auch wahrgenommen.

Weitere Beispiele für Veranstaltungen im Krankenhaus sind sogenannte Patienteninformationsveranstaltungen, in denen Mediziner und Therapeuten der Klinik zu Krankheitsbildern, Diagnose und Therapiemöglichkeiten aus ihrem Fachbereichen Vorträge halten und für anschließende Fragen zur Verfügung stehen.

Diese Veranstaltungsform wird von sehr vielen Krankenhäusern genutzt, so dass es, vor allem in Großstädten, zu einem unüberschaubaren Angebot kommen kann. In Berlin hat eine große Tageszeitung sogar eine Extrarubrik auf einer redaktionell betreuten Gesundheitsseite eingerichtet, in der diese Veranstaltungen angekündigt werden.

Patienteninformationsveranstaltungen sind eine hervorragende Möglichkeit, mit potenziellen Patienten ins Gespräch zu kommen und sie an das Krankenhaus zu binden. Voraussetzungen für erfolgreiche Veranstaltungen sind

- eine hohe Beteiligung der internen Mitarbeiter der jeweiligen Abteilung,
- eine hohe Anzahl von Besuchern der Veranstaltung,
- Sympathie und Kompetenz des präsentierenden Arztes und
- ein guter Gesamteindruck des Krankenhauses.

Folgende Faktoren können Sie als Kommunikationsexperte positiv beeinflussen:

- Bewerben Sie das Angebot intensiv, wenn nötig auch mit – leider oft teueren – Anzeigen.
- Sorgen Sie dafür, dass die Präsentationen der Ärzte im einheitlichen Folienlayout nach den Gestaltungsrichtlinien Ihres Hauses erstellt werden.
- Legen Sie vorhandenes Informationsmaterial zum Thema aus.
- Legen Sie eine Teilnehmerliste aus, in der Sie danach fragen, ob die Besucher an weiteren Veranstaltungen interessiert sind.
- Teilen Sie Evaluationsbögen aus, um von den Teilnehmern ein anonymes Feedback zu dieser Veranstaltung zu bekommen (ein Kugelschreiber mit Krankenhauslogo als Giveaway ist eine nette Geste als Dankeschön).
- Werten Sie die Feedbackbögen aus, dann wissen Sie, was Sie beim nächsten Mal ebenfalls beachten sollten bzw. was sich die Teilnehmer noch wünschen.
- Stellen Sie unentgeltlich zumindest Wasser zur Verfügung.

Nichts ist für die engagierten Krankenhausärzte frustrierender, als ein zu geringer Zuspruch externer Teilnehmer bei solchen Veranstaltungen. Daher sollte das Bekanntmachen dieser Patientenveranstaltungen sorgfältig und unter Nutzung aller zur Verfügung stehender Kanäle betrieben werden. Hierzu gehört natürlich das Internet, aber es können auch Flyer erstellt werden, die an kooperierende Arztpraxen verschickt werden mit der Bitte, sie im Wartezimmer auszulegen. Denken Sie auch daran, das Angebot im eigenen Haus zu kommunizieren. Auch Mitarbeiter und deren Angehörige sowie Besucher der Klinik gehören in diesem Fall zur potenziellen Zielgruppe. Eine weitere gute Vermarktungsstrategie ist die Kooperation mit dem städtischen bzw. bezirklichen Gesundheitsamt. Hier herrscht in der Regel ein breites Interesse bezüglich der Information und Beratung zu gesundheitlichen Themen der Bevölkerung.

Planung und Durchführung größerer Veranstaltungen

Mit der Planung und Durchführung einer großen Veranstaltung ist die Unternehmenskommunikation eines Krankenhauses aufgrund der in der Regel knappen Personalressourcen sicher überfordert. Schon deswegen, aber auch aufgrund der notwendigen Einbindung anderer Berufsgruppen, ist es sinnvoll, eine interdisziplinäre Projektgruppe für die Vorbereitung des Tages zu gründen. Realistisch ist es, ungefähr ein halbes Jahr vor dem Ereignis mit der Planung zu beginnen. Dieser Zeitraum scheint vielleicht großzügig bemessen, aber es müssen folgende Dinge geklärt werden:

- Festlegung des genauen Termins und des Ortes (regionale Konkurrenztermine beachten)
- Thema abstimmen (Vorschläge müssen aus der Unternehmenskommunikation kommen, da diese Mitarbeiter die strategische Ausrichtung der Klinik kennen)
- Festlegen, welche Kollegen bzw. Fachabteilungen eingebunden werden müssen und diese vorab informieren
- Finanzielles Budget abschätzen und festlegen
- Äußeren Rahmen bestimmen (mit oder ohne Verpflegung?)
- Zielgruppen festlegen – an wen richtet sich die Veranstaltung?
- Veranstaltungsangebote und Inhalte festlegen
- Räume, Ausstattung und Personaleinsatz festlegen
- Referenten benennen, eventuell Künstler anfragen
- Verantwortlichkeiten für Einzelthemen in der AG benennen
- Ablaufplan erstellen
- Verantwortlichkeiten während der Veranstaltung vereinbaren

Darüber hinaus müssen Themen bearbeitet werden, die zur originären Tätigkeit des PR-Experten in der Klinik gehören. Von ihm müssen die folgenden Aufgaben erledigt werden:

- Auswahl der Kommunikationsmittel: persönliche Einladungen, Flyer, Ankündigung im Internet und Intranet, Hinweis in der Mitarbeiterzeitung, Anzeigenschaltung, Veranstaltungshinweis an die Tageszeitung (Achtung: Fristen recherchieren, Medieninteresse ausloten!)
- Verteiler für die Einladungen festlegen
- Präsente und Streuartikel auswählen

Hinsichtlich des Medieninteresses lohnt es sich, das Regionalfernsehen oder einen Radiosender anzufragen, der mit einem Ü-Wagen live Vorort übertragen kann. Die Veranstaltung

161

steht und fällt mit der Besucherresonanz nach dem Motto, je mehr Besucher, desto besser. Nur wenn ein breites Publikum erreicht wird, ist der Personal- und Ressourcenaufwand für ein solches Event gerechtfertigt.

Häufig wird unterschätzt, wie wichtig derartige Großveranstaltungen für die involvierten Mitarbeiter sind und welchen positiven Effekt sie mit sich bringen. In der Regel führt bereits die gemeinsame Vorbereitung eines solchen Tages zu einer hohen Identifikation mit dem Arbeitsplatz. Mitarbeiter lernen Klinikbereiche kennen, die sie vorher vielleicht gar nicht wahrgenommen haben und entwickeln einen gewissen Stolz, wenn die Veranstaltung ein Erfolg wird. Für die gesamte Veranstaltungsplanung und Umsetzung ist daher eine sorgfältige Nachbereitung genauso wichtig wie die Vorbereitung. Zur Evaluation und Analyse, was besonders gut aber auch was weniger gut bzw. schlecht oder gar nicht geklappt hat, gehört es unbedingt, dass die Klinikleitung persönlich Anerkennung und ausdrückliches Lob für das Mitarbeiterengagement ausspricht.

4.8 Marketingaktivitäten für einweisende Ärzte: Wie Zuweiser beworben werden

Zuweisende Ärzte gehören zur wichtigsten Kundengruppe eines Krankenhauses. Immer noch werden rund 70 Prozent aller Patienten von niedergelassenen Ärzten in die Klinik eingewiesen und das hausärztliche bzw. fachärztliche Empfehlungsverhalten gegenüber den Patienten hat großes Gewicht.

Kliniken sind aufgerufen, ihren wirtschaftlichen Erfolg eigenständig und durch die strategische Lenkung der Patientenströme sicherzustellen. Ein besonderer Erfolgsfaktor ist hierbei das Zuweisermarketing, also das nachhaltige Kommunizieren und das sorgfältige Beziehungsmanagement zwischen Klinik und einweisenden Ärzten. Und es geht in diesem Zusammenhang nicht nur um die zahlenmäßige Sicherung der Patientenströme. Genauso wichtig ist, dass Patienten mit den „richtigen" Krankheitsbildern zugewiesen werden sowie die sorgfältige und ressourcenschonende Therapieabsprache mit den niedergelassenen Ärzten. Dies steigert die Behandlungsqualität, senkt die Kosten und trägt somit zur Konkurrenzfähigkeit des Krankenhauses bei.

Was zuweisenden Ärzten wichtig ist

Noch im Jahr 2005 ergab eine Klinikstudie zur Marketingorientierung deutscher Krankenhäuser, dass die systematische Kontaktpflege zu einweisenden Ärzten häufig auf Initiativen einzelner Fachabteilungen beruht und weniger auf umfassenden Konzepten der Geschäftsleitung bzw. Marketingabteilung (Mayer 2006). Obwohl diese zwischenmenschliche Beziehungspflege sicherlich wichtig ist, wird sie jedoch nicht der prominenten Rolle des Zuweisers als „Zulieferer" gerecht. Fortbildungsmaßnahmen oder Stammtische für niedergelassene Ärzte sind bestenfalls eine nette Zugabe, machen aber keinesfalls das Zuweisermarketing aus.

Viel entscheidender ist, das Schnittstellenmanagement der Patientenübergabe zwischen ambulantem und stationärem Sektor perfekt zu organisieren. Die Praxis zeigt, dass die

Probleme immer dort auftreten, wo es zum direkten Kontakt zwischen Arzt und Klinik kommt. Fehlende Erreichbarkeit und eine schlechte Kommunikation schrecken Einweiser ab. Die Recherche zu entsprechenden Befragungen und Erfahrungen aus der eigenen Arbeit bestätigen es immer wieder: Die Bereiche, mit denen zuweisende Ärzte häufig unzufrieden sind, sind folgende:

• Schlechte Erreichbarkeit der Klinikärzte
• Schwierigkeiten und Widrigkeiten, für Patienten ein Bett zu bekommen
• Mangelhaft informierte Patienten, die vor der Entlassung ungenügend über ihr Krankheitsbild aufgeklärt wurden
• Teure Arzneimittelempfehlungen, die das Praxisbudget belasten

Hesse und Schreyögg (2007) werteten die schriftliche Befragung zuweisender Ärzte regressionsanalytisch aus, um diejenigen Faktoren zu identifizieren, die die Gesamtzufriedenheit von einweisenden Ärzten am meisten beeinflussen. Sie kamen zu dem Ergebnis, dass den zuweisenden Ärzten die Leistungsfähigkeit in den Kernleistungsbereichen Medizin, Pflege und technische Ausstattung am wichtigsten ist. Befragungsitems mit besonders hoher Relevanz für die Zufriedenheit waren folgende:

• Krankenhausärzte führen die hausärztliche Medikation fort
• Krankenhausärzte berücksichtigen bei der Medikamentenempfehlung das hausärztliche Budget
• Qualität der Pflege
• Medizinisches Niveau
• Fachlicher Ruf
• Wartezeit bei der Aufnahme
• Technische Ausstattung

Auch die EVA PAZ-Studie der Universität Heidelberg (Elste 2004) kommt zu dem Ergebnis, dass bestimmte Faktoren ausschlaggebend für Hausärzte sind, ein spezielles Krankenhaus zu wählen. Die im Jahr 2002 befragten niedergelassenen Ärzte gaben als wichtigste Kriterien für die Wahl eines Krankenhauses die medizinische Kompetenz und die praktische Zusammenarbeit an. Am häufigsten wurde von den Einweisern die schlechte Kommunikation zwischen Krankenhaus und Niedergelassenem kritisiert. Arztbriefe brauchen zu lang und bei Rückfragen ist der Ansprechpartner in der Klinik nicht erreichbar. Häufig sehen zuweisende Ärzte auch ein Defizit bezüglich ihres Informationsstandes zum Leistungs- und Behandlungsspektrum eines Krankenhauses. Es ist nicht auszuschließen, dass durch mangelndes Wissen in diesem Bereich potenzielle Patienten für das Krankenhaus verloren gehen. Daher ist es wichtig, dass die Krankenhäuser kontinuierlich ihre therapeutischen Möglichkeiten und Qualitäten gegenüber den zuweisenden Ärzten kommunizieren.

Überprüfen, ob das Krankenhaus erreichbar ist

Leider sind die Sprechstundenzeiten niedergelassener Ärzte und die Dienstzeiten der Krankenhausärzte wenig kompatibel. Während die einen nachmittags bis in den Abend hinein ihre patientenstärksten Sprechzeiten haben, ist häufig der Krankenhausarzt, hat er nicht gerade Dienst, bereits im Feierabend. Ruft dann eine Arztpraxis in der Klinik an, landen die Anrufer viel zu oft auf dem Anrufbeantworter des Chefarztsekretariates der gewünschten Fachabteilung.
Überprüfen Sie, wie dies in Ihrem Haus geregelt ist:

- Wird der Anruf weitergeleitet und wenn ja, wohin?
- Ist es zufriedenstellend geregelt, dass eine Arztpraxis auch nachmittags und abends nach einem freien Bett für einen Patienten fragen kann, ohne über die Erste Hilfe-Stelle zu gehen?

Wenn nicht, so regen Sie an, eine Hotline einzurichten. Diese kann natürlich auch von gut informiertem Pflegepersonal bedient werden. Auch die Weiterschaltung des Telefons auf die jeweilige Station ist besser, als auf einem Anrufbeantworter oder in einer Endloswarteschleife zu enden. Verbesserungen in diesem Bereich können Sie schnell, ohne aufwendige Analyse, anstoßen.

Kennen Sie die Zuweiser Ihrer Klinik?

Am Anfang eines systematischen Zuweisermarketings steht immer die Analyse der einweisenden Ärzte. Entweder Sie haben selber Zugriff auf diese Daten, oder Sie erhalten die entsprechende Statistik vom Medizincontrolling. Lassen Sie sich die Arztpraxen nach Fachrichtung, nach Abteilung, in die sie einweisen und nach Fallzahl auflisten. Diese so entstehende Datenbank ist Ihre Basis für alle weiteren Maßnahmen. Schnell finden Sie so die Topeinweiser der Klinik, die Sie als VIPs betrachten sollten. Gehen Sie sicher, dass diese Personen auch den Chefärzten der jeweiligen Abteilungen bekannt sind und drängen Sie darauf, dass diese Ärzte zu allen Krankenhausveranstaltungen nicht nur per Post, sondern auch persönlich, am besten vom Chef- oder Oberarzt, eingeladen werden. Es ist ungleich schwieriger, einen nicht überzeugten Kunden zu gewinnen, als einen überzeugten Kunden zu halten. Vieleinweiser haben eine hohe Bindung an das Krankenhaus, diese gilt es zu pflegen.

Zuweiser werden häufig als A-, B- und C-Zuweiser klassifiziert. Damit wird die Gruppe der Ärzte in Viel-, Mittel- und Wenigzuweiser eingeteilt. Die Vielzuweiser machen die kleinste Gruppe aus – in der Regel sind es 20 Prozent aller einweisenden Ärzte – aber sie sind oft für bis zu 80 Prozent aller Zuweisungen verantwortlich. Mitteleinweiser machen meist 30 Prozent der in ein Krankenhaus einweisende Ärzte aus, sind aber nur für 15 Prozent der Zuweisungen verantwortlich. Die C-Zuweiser schließlich machen oft die Hälfte aller zuweisenden Ärzte aus, weisen aber lediglich 5 Prozent aller Patienten in das jeweilige Krankenhaus ein.

Klassifizieren Sie Ihren Datenpool nach dieser Systematik (siehe auch Kapitel 3.10). Dies ist nicht nur sinnvoll, um die Top-Zuweiser herauszufiltern, sondern auch, um Kommunikationsmaßnahmen sinnvoll zu adressieren. So ist die Chance, aus einem B-Zuweiser einen A-Zuweiser zu machen, sehr viel höher, als einen C-Zuweiser zu bewerben. Vor allem in Zusammenhang mit Zuweiserbefragungen können Sie auf diese Unterscheidung keinesfalls verzichten. Um Urteile abzugeben, muss es einen Erfahrungsschatz beim Befragten geben. Sie können es sich z. B. sparen, Ärzte hinsichtlich ihrer Zufriedenheit zu befragen, wenn sie der Klinik pro Jahr lediglich 2 bis 4 Patienten zuführen.

Eine ebenfalls sinnvolle Analyse Ihres Datenpools ist die räumliche Verteilung der zuweisenden Arztpraxen. In welchem Radius befinden sich die größten Einweiserpraxen? Gibt es Regionen, die in räumlicher Nähe sind, aber dennoch ein „Weißer Fleck" hinsichtlich potenzieller Einweiserpraxen? Lohnt es sich, in diesen Bereichen gezielt Kontakt zu den Praxen aufzunehmen und auf das eigene Leistungsangebot hinzuweisen oder sind dort gar konkurrierende Kliniken gelegen, was die Annahme nahe legt, dass die Ärzte dort gebunden sind? Diese Art der Analyse wird Geocoding genannt, sie wird auch von entsprechenden Softwareanbietern vertrieben.

▶ Lokalisation der zuweisenden Ärzte

- Machen Sie sich einen schematisierten Regionalplan Ihres Einzugsgebietes, platzieren Sie das eigene Haus und Wettbewerber in der Karte. Kennzeichnen Sie ebenfalls die Lage und Größe der zuweisenden Arztpraxen. Dieser Übersichtsplan macht deutlich, wo sich „Weiße Flecken" befinden. Wenn Sie die Ressourcen zur Verfügung haben, können Sie dies natürlich auch mit einer Geocoding-Software bequem am PC erledigen.
- Recherchieren Sie, wo in diesen Bereichen Arztpraxen sind, die entsprechende zu Ihrem Leistungsspektrum passende Krankheitsbilder behandeln und denken Sie über eine mögliche Akquisestrategie nach. Besprechen Sie sich mit den Chefärzten der Klinik zu diesem Thema. Welche Erfahrungen und Ideen haben diese zur vorliegenden Analyse? Kommen z. B. Mailingaktionen mit Infos zum Leistungsspektrum der eigenen Klinik, aber auch Einladungen zu ärztlichen Fortbildungsveranstaltungen in Frage?

Der Analyse des Zuweiserpotenzials folgt die strategische Maßnahmenplanung. Hierzu ist notwendig, nicht nur allgemein die Zuweiserkommunikation verbessern zu wollen, sondern konkrete Ziele zu formulieren, die überprüfbar sind (Wilp 2007). Diese Ziele sollten quantifizierbar sein. Zum Beispiel wäre es denkbar, eine realistische Anzahl an B- Einweisern zu A-Einweisern zu machen oder etwa 3 Nichteinweiser neu zu akquirieren.

Marketinginstrumente für zuweisende Ärzte

Beim Einsatz von Instrumenten einer erfolgreichen Zuweiserkommunikation geht es darum, konkrete Maßnahmen zu planen, die von der vorausgegangenen Strategieplanung abgeleitet wurden. Die Strategieplanung ist jedoch ohne eine Ermittlung der Zielgruppenbedürfnisse kaum möglich. Daher ist die Einweiserbefragung eines der wichtigsten Kommunikationsmaßnahmen.

Die Einweiserbefragung

Um das Beziehungsmanagement mit einweisenden Ärzten zu gestalten, ist eines der wichtigsten Kommunikationsinstrumente die in diesem Kapitel schon erwähnte Zuweiserbefragung. Obwohl über die Präferenzen von Einweisern viel publiziert wurde und diese sich wahrscheinlich nicht entscheidend von Region zu Region unterscheiden, sollte ein Krankenhaus dennoch in regelmäßigen Abständen eine eigene Befragung durchführen. Zum einen erhält man eine Rückmeldung, welches Image das Krankenhaus in den Augen der kooperierenden Ärzte hat, zum anderen demonstriert die Klinik ihr Interesse an den Ärzten und schafft einen Kommunikationsanlass. Welche Befragungsinstrumente eingesetzt werden, ob die Befragung mit Unterstützung eines externen Institutes oder in Eigenregie durchgeführt werden soll, ist abhängig vom vorhandenen Know-how in der Klinik und den zur Verfügung stehenden finanziellen Ressourcen. Befragungen zuweisender Ärzte beziehen sich meist auf folgende Themenbereiche:

- Fachlicher Ruf eines Krankenhauses
- Kommunikation und Kooperation mit Krankenhausärzten
- Qualität von Medizin und Pflege
- Freundlichkeit und Service des Personals
- Technische Ausstattung
- Patienteninformation und -aufklärung

Wenn sich ein Krankenhaus dazu entschließt, eine Befragung in Eigenregie durchzuführen, so ist es empfehlenswert, in folgenden Schritten vorzugehen und einige wichtige Dinge zu beachten:

- Festlegung des Befragungszeitraumes (Achtung, Ferienzeiten beachten!)
- Selektion des Verteilers (Zuweiser, die weniger als 5 Patienten zugewiesen haben, sollten nicht befragt werden. Sie verfügen kaum über Erfahrungen mit der Klinik und die Rücklaufquote ist nicht erwähnenswert)
- Bei der Konstruktion des Fragebogens auf Fragen und Antwortskalen achten; hier gibt es Regeln, die beachtet werden müssen
- Fragen Sie ausdrücklich nach negativen Erlebnissen mit der Klinik in Form von Freitextangaben. Auch wenn diese nur einzelne kritische Episoden widerspiegeln, kann man daraus als Krankenhaus viel über Organisationsprobleme in den Abteilungen lernen.
- Den Fragebogen kurz halten – niedergelassene Ärzte haben wenig Zeit!
- Möglichkeit der Anonymität beachten, auch wenn viele Ärzte keinen Gebrauch davon machen
- Setzen Sie einen Termin, bis wann Sie sich über eine Antwort freuen würden und ermöglichen Sie eine portofreie Rücksendung. Das Angebot, den Fragebogen auch online zu bearbeiten, macht nur Sinn, wenn Sie annehmen, dass eine ausreichend große Anzahl von Ärzten dieses Angebot auch nutzen würde.
- Formulieren Sie ein Anschreiben, in dem Sie erklären, welche Intention Sie verfolgen und stellen Sie in Aussicht, bei Interesse über die Ergebnisse zu informieren (kann auch in Zusammenhang mit einem Dankesbrief und dem Hinweis auf die Website, auf der die Ergebnisse veröffentlicht werden, geschehen.
- Bemühen Sie sich, bei weiteren Befragungen den selben Fragebogen, allenfalls mit wenigen Veränderungen, zu nutzen, damit die Datenlage vergleichbar wird. So können Sie nachvollziehen können, ob es Veränderungen hinsichtlich einzelner Kriterien gibt und Ihre Verbesserungsmaßnahmen, die Sie abgeleitet haben, Wirkung zeigen.

In Kapitel 4.15 „Arbeitsmaterialien und Checklisten" finden Sie einen Fragebogen, den Sie für eine Zuweiserbefragung leicht einsetzen und auswerten können. Er ermöglicht Ihnen, zu evaluieren, wie zufrieden die Einweiser mit bestimmten Abläufen sind und welchen Stellenwert sie ihnen beimessen. Handlungsbedarf besteht dann, wenn die Zuweiser etwas für sehr wichtig halten, damit aber recht unzufrieden sind.

Im Rahmen der meisten Zuweiserbefragungen wird von einer Rücklaufquote um die 30 Prozent berichtet. Dies ist realistisch, da die Bereitwilligkeit niedergelassener Ärzte, auf Befragungen zu antworten, nicht allzu hoch ist. Die Gründe sind vielfältig: nicht abgearbeitete Postberge, Ärger über ausufernde Dokumentationen in der ärztlichen Praxis oder einfach keine Zeit, sich um diese Dinge zu kümmern. Sie können den Rücklauf deutlich erhöhen, wenn Sie schriftlich, besser noch mündlich per Telefon, an die Beantwortung des Fragebogens erinnern. Die mündliche Erinnerung ist natürlich sehr viel aufwendiger, aber auch wirksamer, da der persönliche Kontakt in der Regel überlegen ist.

 So erhöhen Sie den Response

Verbinden Sie die Versendung des Fragebogens mit der Einladung zu einem angenehmen Ereignis in der Klinik, zum Beispiel einem Empfang mit zertifiziertem ärztlichem Fortbildungsprogramm. Zum einen steigern Sie so die Akzeptanz der Befragung, zum anderen haben Sie die Möglichkeit, bei einer entsprechenden telefonischen Nachfassaktion die Einladung in den Vordergrund zu stellen und nebenbei an die Beantwortung des Fragebogens zu erinnern. Auch die Teilnehmer am Empfang selber können noch einmal an die Befragung erinnert werden.

Bei der Ergebnisdarstellung ist es wichtig, die Gesamtaussagen auf die einzelnen medizinischen Fachabteilungen der Klinik herunterzubrechen. Nur so fühlen sich die Krankenhausärzte auch direkt angesprochen. In diesem Zusammenhang kann es vorkommen, dass einzelne Abteilungen unterrepräsentiert sind und so die Aussagekraft der Ergebnisse in Frage gestellt wird. Versuchen Sie daher schon während des Fragebogenrücklaufs ständig im Blick zu behalten, welche Arztgruppen die geringsten Rücklaufquoten erreichen. Es lohnt sich, dann genau dort noch einmal nachzufassen.

Wenn Sie die Ergebnisse präsentieren – und dies sollte in möglichst vielen Gremien, gegenüber den Mitarbeitern persönlich sowie im Intranet und in der Mitarbeiterzeitschrift geschehen –, stellen Sie sich auf eine Methodendiskussion ein. Häufig wird mehr über die Güte einer Befragung als über Ergebnisse diskutiert, die gerne erst einmal in Frage gestellt werden.

Versuchen Sie zu vermitteln, dass es nicht um eine exakte wissenschaftliche Erhebung geht, sondern um die Evaluation der Kundenzufriedenheit zu einem bestimmten Zeitpunkt. Es geht auch nicht darum, einzelne Abteilungen an den Pranger zu stellen, sondern darum, mit den geeigneten Maßnahmen Verbesserungen in der Zusammenarbeit zwischen Klinik und zuweisenden Ärzten zu etablieren. Welche Instrumente hierfür geeignet sind, erfahren Sie in den folgenden Abschnitten.

Online-Kommunikation mit zuweisenden Ärzten: Das Ärzteportal

Eine Befragung der contec GmBH zum Stand des Zuweisermanagements in deutschen Krankenhäusern aus dem Jahr 2007 (Janßen und Messner) zeigte, dass zwar nach wie vor die traditionellen Formen des Beziehungsmanagements wie Fortbildungsveranstaltungen und Chefarztvorträge bevorzugt eingesetzt werden, aber bereits an dritter Stelle der Wichtigkeit die EDV technische Anbindung der Zuweiser in Form eines Zuweiserportals folgt. Die befragten Klinikmanager sehen hier eine der wichtigen zukünftigen Aufgaben, obwohl nur 70 Prozent der Kliniken bisher in der Lage sind, dies umzusetzen.

Die Idee dieser Zuweiserportale ist bestechend: Als weiterführende Entwicklung statischer arztspezifischer Internetseiten im Rahmen von Klinikwebseiten, sind diese Portale echte dialogorientierte Bereiche, in denen dem zuweisenden Arzt, Passwort-geschützt, quasi die interne Krankenhauswelt mit ihren vielfältigen Informationen über die gemeinsam betreuten Patienten zur Verfügung steht.

Praxisbeispiel
Klinikreferenten – das Key Account-Konzept wird
auf das Krankenhaus übertragen

Die SRH Kliniken nutzen das Konzept des Kundenbetreuers, der ein spezielles Kundensegment betreut, für die Gestaltung ihrer Zuweiserkommunikation. Speziell geschulte Mitarbeiter der Klinik besuchen regelmäßig die einweisenden Ärzte in ihrer Praxis und suchen so den persönlichen Dialog mit dieser wichtigen Zielgruppe – ob es um die Vorstellung neuer Leistungsangebote geht, Informationen zu besonderen Versorgungsverträgen oder darum, Beschwerden entgegen zu nehmen. Der Kundenbetreuer nimmt Anregungen und Wünsche des Arztes auf und vertritt diese Kundenwünsche in der Klinik.
Ziel ist es, die Zusammenarbeit mit den zuweisenden Ärzten kontinuierlich zu verbessern, um die Schnittstellenproblematik zu minimieren.

4.9 Marketingaktivitäten für Angehörige: Wie man Angehörige an das Krankenhaus bindet

Jeder, der schon Verwandte, Freunde und Lebenspartner im Krankenhaus begleitet hat, verfügt über zahlreiche Erfahrungen, die nicht selten sehr negativ geprägt sind. Von Ärzten und Pflegenden in eine „Mitläuferrolle" gedrängt, wird das von Sorgen, Ängsten und Unsicherheit geprägte Informationsbedürfnis von Angehörigen in Flurgesprächen, einer unwürdigen und sehr ineffektiven Kommunikationsform, abgehandelt. Personal hastet den Klinikflur entlang und gibt hierbei nur fragmentierte, nicht verständliche Informationen an Angehörige weiter, die danach eher verstört als beruhigt sind (Geisler 2007).

Was Angehörige wollen

Zumindest im Bereich der Intensivpflege gibt es in vielen deutschen Krankenhäusern eine Initiative, die die besondere Rolle von Angehörigen im Rahmen der Patientenbetreuung auf Intensivstationen anerkennt. Hier geht es darum, besonders großzügige und flexible Besuchszeiten anzubieten und die Angehörigen bei der Pflege des Patienten mehr in das therapeutische Konzept einzubinden. Die Stiftung Pflege e. V. vergibt hierfür ein Zertifikat „Angehörigenfreundliche Intensivstation" (http://www.stiftung-pflege.info). Rund 22 Krankenhäuser bundesweit (Stand Februar 2008) haben dieses Zertifikat erworben.

Die unterstützende Rolle, die Angehörige bei der physischen und psychischen Gesundung von Patienten haben, ist weitgehend anerkannt und Initiativen wie die „Angehörigen-freundliche Intensivstation" belegen dies. Welche Rolle Angehörige als Marketingziel-gruppe und Multiplikatoren haben, scheint den meisten Krankenhäusern bisher entgangen zu sein bzw. legen sie nicht ihren Fokus darauf.

Studien zu den Erwartungen von Angehörigen gibt es nur vereinzelt und dann meist auch nur im Kontext mit Fragen zur Versorgungsforschung dramatischer Krankheitsbilder. Allgemeiner angelegte Studien sind lediglich aus den Niederlanden und Finnland, beide aus den Jahren 2004, bekannt (http://www.journalmed.de/newsview.php?id=7385). Diese belegen, dass das Hauptinteresse der Angehörigen darin besteht, ausführliche Informationen über die Krankheit und den Zustand ihres Familienmitglieds zu erhalten. Über 95 Prozent der befragten Angehörigen äußerten dieses Bedürfnis, dem jedoch in weniger als 50 Prozent entsprochen wurde. Die meisten Informationen erhielten sie vom Pflege-personal; in einigen Fällen war eine Broschüre die einzige Informationsquelle.

Ähnliche Ergebnisse zeigt die finnische Studie. Auch hier äußerten Angehörige als wich-tigsten Wunsch, Informationen über die medizinische Behandlung und die Pflege des Patienten zu erhalten. Die meisten Auskünfte erhielten sie hingegen zu Fakten, die den Betrieb und die Organisation der Station betrafen. Auch seelischen Beistand erwarteten etwas mehr als die Hälfte der Befragten. Sie wünschten sich, dass sich das Personal mehr Zeit zum Zuhören nehmen sollte.

Angehörige als Kunden begreifen

Krankenhausmanager werden in diesem Zusammenhang sofort auf dünne Personaldecken, die knappe Zeit der Ärzte auf Station haben und den Kostendruck, der auf deutschen Krankenhäusern lastet, verweisen. Die angespannte Arbeitssituation der Ärzte und der Pflegekräfte, der Personalabbau sowie die Leistungsverdichtung im Klinikalltag lassen tatsächlich die Frage aufkommen: Wann und wo soll es überhaupt Möglichkeiten geben, entsprechend auf die Bedürfnisse von Angehörigen einzugehen?

Zugegeben, diese Situationsbeschreibung ist nicht von der Hand zu weisen. Dennoch, wenn Angehörige nicht nur als zeitraubend und die Stationsarbeit behindernd wahrge-nommen werden, sondern als Multiplikatoren, die als zufriedene Kunden die beste Refe-renz für ein Krankenhaus sind, könnte das Bewusstsein für einen kundenorientierteren Umgang mit Angehörigen steigen.

Was können nun Krankenhäuser tun, um Angehörige zu zufriedenen Kunden zu machen? Hier bieten sich einerseits entsprechende Kommunikationsinstrumente, wie Internetseiten,

Printmedien und Veranstaltungen, aber auch spezielle Kurse, zum Beispiel für pflegende Angehörige, an. Andererseits sind auch empirische Befragungen von Angehörigen sinnvoll und die systematische Überprüfung, inwieweit die organisatorischen Rahmenbedingungen auf den Stationen angehörigenfreundlich sind.

Die Autorinnen Anja Lüthy und Uta Buchmann entwickelten und erproben derzeit einen Fragebogen, um die Zufriedenheit von Angehörigen zu ermitteln. Erste Ergebnisse liegen ab Juli 2009 vor und können bei den Autorinnen eingesehen werden. Ziel ist es, in einem ersten Schritt die Bedürfnisse und Wünsche von Angehörigen zu erfassen, um diese in einem zweiten Schritt auf den Stationen so weit als möglich zu erfüllen.

Nur wenige Internetauftritte von Kliniken haben eine Rubrik „Angehörige". Nur selten ist an einer Stelle komprimiert zusammengefasst, wie am schnellsten die richtigen Ansprechpartner auf den einzelnen Stationen zu finden und telefonisch zu erreichen sind. Auch Wegbeschreibungen und Hinweise dazu, ob es Parkmöglichkeiten gibt, finden sich immer noch nicht überall.

Wir empfehlen, einen Flyer für Angehörige zu gestalten, der u. a. auf folgende Fragen Antworten gibt:

- Wann und wo ist ein Arzt zu sprechen?
- Wie können am besten Termine mit einem Arzt vereinbart werden?
- Wann finden die ärztlichen Visiten statt?
- Unter welcher Telefonnummer ist die Station Tag und Nacht erreichbar?
- Wird man im Ernstfall, wenn es dem Patienten schlechter geht, benachrichtigt?
- Wann sind die Besuchszeiten am günstigsten, ohne den Klinikalltag zu stören?
- Gibt es die Möglichkeit, mit dem Angehörigen in der Nähe spazieren zu gehen?
- Bietet das Krankenhaus selbst oder die nähere Umgebung die Möglichkeit, einen Kaffee zu trinken (z. B. Café, Bistro o.Ä.)?

All dies sind Informationen, die den Angehörigen schon zur Verfügung gestellt werden können, bevor sie überhaupt das Krankenhaus betreten haben. Sie bekommen einen guten Eindruck, da sie signalisiert bekommen: „Wir möchten, dass Sie sich wohl bei uns fühlen und gut informiert sind".

 Website aus Sicht des Angehörigen

Überprüfen Sie Ihre Internetseiten: Gibt es alle relevanten Informationen für Angehörige auf einen Blick, oder müssen diese mühselig zusammengesucht werden? Versetzen Sie sich in die Lage eines Informationssuchenden, z. B. der Enkel einer Patientin. Seine Großmutter ist gestern unerwartet in die Klinik eingeliefert worden.

- Wie erfährt der Enkel, wo sie liegt und wie es ihr geht?
- Wie kommt er am besten dort hin?
- Kann er dort Blumen für sie kaufen?
- Wie kann er in Erfahrung bringen, was ihr fehlt?
- An welche Adresse kann er z. B. E-Mailgrüße an das Patientenbett seiner Großmutter senden, die zu ihr in Papierform weitergeleitet werden?

Schnell wird Ihnen deutlich werden, wo Defizite auf den Webseiten sind und was man verbessern und verändern sollte.

Ein gutes Beispiel für Angehörigenorientierung findet sich in der Geburtshilfe des DRK Klinikums Westend in Berlin. Unter dem Label „Familienfreundliche Geburtshilfe" können hier sogenannte Familienzimmer genutzt werden, in denen die Frauen mit Partner und Neugeborenen gemeinsam logieren. Vor dem Hintergrund des heiß umkämpften Geburtsklinikmarktes in Berlin ist dies eine Image-wirksame Maßnahme.

Wie die zitierten Studien aus den Niederlanden und Finnland zeigen, sind jedoch die Hauptprobleme für Angehörige mangelnde Gesprächsmöglichkeiten mit dem Krankenhauspersonal sowie mangelnde Unterstützung beim Umgang mit dem Kranken und der Krankheit. Neben der Unterstützung durch den Sozialen Dienst im Krankenhaus, der bei allen Fragen rund um die Anschlussbehandlung bzw. -pflege, bei Fragen zur behindertengerechten Ausstattung von Wohnungen, aber auch bei allen anderen persönlichen Problemen, die durch die Erkrankung entstanden sind, berät und hilft, müssen zufriedenstellende Gelegenheiten geschaffen werden, mit Ärzten und Pflegepersonal zu sprechen. Unverzichtbar ist hierbei z. B. die Nennung der zuständigen Ärzte und deren Sprechzeiten für Angehörige in entsprechenden Informationsblättern.

Angehörigengespräche sollten nicht auf dem Flur in Eile geführt werden, sondern in einer geschützten Gesprächsatmosphäre. Sollten sich Ärzte und auch Pflegepersonal gestresst und überfordert damit fühlen, ist ein Kommunikationstraining ratsam. Angehörige sind wichtige Menschen: Sie erzählen in ihrem sozialen Umfeld, wie sie das Krankenhaus als Angehöriger wahrgenommen haben, ob sie es weiterempfehlen würden, ob das Pflegepersonal freundlich war, die Ärzte Zeit hatten oder sie sich mit dem Patienten eher allein gelassen fühlten.

4.10 Zusammenarbeit mit Selbsthilfegruppen: Wofür Kooperationen gut sind

Im Zuge der Patienten- und Angehörigenorientierung wird die professionelle Zusammenarbeit von Selbsthilfegruppen und Krankenhäusern künftig immer wichtiger. Vor drei Jahren wurde sogar ein Gütesiegel für Krankenhäuser entwickelt, das ihnen erlaubt, ihre Kooperationsbereitschaft mit Selbsthilfegruppen auch nach außen zu kommunizieren. Der BKK Bundesverband (2008) nennt sechs gute Gründe, warum Krankenhäuser mit der Selbsthilfe kooperieren sollten:

1. es entspricht den Patientenwünschen,
2. es gibt gute Beispiele, bei denen diese Kooperation ein großer Gewinn für die Patienten ist,
3. aus rechtlichen Gründen,
4. aus medizinischen Gründen,
5. aus Versorgungsgründen und
6. aus wirtschaftlichen Gründen.

Die besonderen Vorteile für das Krankenhaus liegen im Informationsgewinn. Wird das Erfahrungswissen der Betroffenen mit einbezogen, erweitert dies die fachliche Kompetenz und die ganzheitliche Versorgung der Patienten. Die ärztliche Betreuung wird durch praktische und psychosoziale Unterstützung ergänzt. Fachabteilungen, die intensiv mit Selbsthilfegruppen zusammenarbeiten, empfinden eine spürbare Entlastung. Die Arzt-Patienten-Beziehung verändert sich positiv und verbessert die Compliance. Eine Zusammenarbeit mit der Selbsthilfe wirkt sich nicht nur günstig auf die Kommunikation mit den Patienten selbst aus, sondern bezieht auch die oft notwendige Unterstützung durch die Angehörigen mit ein. Selbsthilfefreundlichkeit als ausgewiesenes Qualitätsmerkmal stellt einen Beitrag zur Patientenorientierung dar.

Allen voran haben Hamburger Krankenhäuser und Kliniken in Nordrhein Westfalen vor etwa vier Jahren erkannt, dass die Zusammenarbeit mit Selbsthilfegruppen einen Wettbewerbsvorteil darstellt, der das Image einer Klinik in der Öffentlichkeit positiv beeinflussen kann.

Die KISS-Initiative aus Hamburg

Zurückzuführen ist das Gütesiegel auf die sogenannte KISS Hamburg (Kontakt und Informationsstelle für Selbsthilfegruppen Hamburg), die im Jahr 2005 zusammen mit mehreren Krankenhäusern und Selbsthilfegruppen ein Kooperationsmodell durchführte. Im Rahmen des Projektes entstand das „Gütesiegel Selbsthilfefreundliches Krankenhaus". Im August 2006 wurde es zum ersten Mal an ein Hamburger Krankenhaus verliehen.

Gewürdigt werden soll insbesondere die gezielte Zusammenarbeit zwischen Selbsthilfegruppen und Krankenhäusern, die vor allem den Patienten und ihren Angehörigen zugute kommt. Im Rahmen des Projekts, das vom Bundesverband der Betriebskrankenkassen gefördert wird, können sich Krankenhäuser durch den Nachweis einer breiten und systematischen Zusammenarbeit mit Selbsthilfegruppen und -organisationen für das Gütesiegel qualifizieren.

Gerade nach einem Unfall oder nach der Diagnose einer chronischen oder unheilbaren Krankheit ist die persönliche Betroffenheit bei Patienten und Angehörigen am größten. In dieser Situation kann die Zuwendung und Kommunikation mit Selbsthilfegruppen schon im Krankenhaus helfen, die Krankheit zu verarbeiten und Perspektiven für die Zeit nach dem Krankenhausaufenthalt zu entwickeln. In selbsthilfefreundlichen Krankenhäusern werden Patienten und Angehörige schon während der stationären Behandlung dabei unterstützt, zu einer Selbsthilfegruppe Kontakt aufzunehmen.

Grundlage für die Vergabe des Gütesiegels „Selbsthilfefreundliches Krankenhaus" ist ein Kriterienkatalog, der in enger Kooperation zwischen der KISS Hamburg, den Qualitätsbeauftragten der in Hamburg beteiligten Krankenhäuser und Vertretern von Selbsthilfegruppen erarbeitet wurde. Darüber hinaus stellt die KISS Hamburg einen Leitfaden zur Verfügung, der es Krankenhäusern erleichtert, selbsthilfefreundlich zu werden (vgl. http://www.nakos.de/site/unterstuetzung/kooperation/krankenhaeuser/).

Aktivitäten in Nordrhein-Westfalen

Auch in Nordrhein-Westfalen haben interessierte Krankenhäuser wie auch Selbsthilfegruppen die Möglichkeit, Anregungen, Kenntnisse und Erfahrungen aus dem oben erwähnten Hamburger Modellprojekt „Qualitätssiegel Selbsthilfefreundliches Krankenhaus" zu nutzen. Auf der Basis vorliegender Qualitätskriterien für ein selbsthilfefreundliches Krankenhaus werden zukünftig weitere Impulse gesetzt werden, um die Zusammenarbeit zwischen

Akteuren der Selbsthilfe und des Krankenhauses gezielt zu verbessern (http://www.nakos.de/site/data/NAKOS/NAKOS_INFO95_SHfrdlKKH_NRW.pdf).

Die Geschäftsführerin der Krankenhausgesellschaft Sachsen Anhalt e. V., Dr. Lieselotte Franke, hat auf der 27. Jahrestagung der Deutschen Selbsthilfegruppen im 2006 darauf hingewiesen, dass die Tradition der Zusammenarbeit zwischen Krankenhäusern und Selbsthilfegruppen erst wenige Jahre alt ist (vgl. http://www.dag-shg.de/site/data/DAGSHG_JT06_BerichtFranke.pdf). Dr. Franke führte in ihrem Vortrag aus, dass es hauptsächlich dem Engagement der Selbsthilfegruppen zu verdanken sei, dass sie heute einen wichtigen, eigenständigen Beitrag zur Gesunderhaltung leisten und ein wichtiges Angebot für Patienten und Angehörige darstellen.

Dr. Franke forderte sogar die Aufnahme eines eigenen Kriteriums „Selbsthilfefreundliches Krankenhaus" im KTQ-Katalog für Krankenhäuser. Damit könnte der KTQ-Beauftragte eines Krankenhauses Kontaktperson zu den Selbsthilfegruppen werden und diese Kontakte wiederum könnte das Krankenhaus im Rahmen seiner Darstellung in der Öffentlichkeit nutzen.

Die Wünsche von Betroffenen und Ärzten: Ergebnisse einer Studie

Eine von Dr. Franke zitierte Studie von W. Slesina der Abteilung Medizinische Soziologie an der Martin-Luther-Universität Halle-Wittenberg untersuchte im Jahr 2005 die Zusammenarbeit von Selbsthilfegruppen und Ärzten in Krankenhäusern. Die Ergebnisse der Untersuchung belegen eindeutig die Wünsche, die die befragten Selbsthilfegruppen gegenüber Krankenhäusern haben:

- zusätzliche Informationen über die Krankenhäuser,
- eine bessere Verarbeitung der Krankheitsfolgen,
- lebensweltliche Hilfe durch Krankenhausmitarbeiter und
- Informationen über Selbsthilfegruppen an Patienten und deren Angehörige.

Die Ärzte gaben an, durch die Kooperation mit den Selbsthilfegruppen

- Unterstützung in der klinischen Arbeit bekommen zu haben,
- Feedback nach Entlassungen erhalten zu haben,
- Informationen über auftretende Probleme bekommen zu haben und
- Zugang zu neuen Patienten erhalten zu haben.

Die Wünsche, die die Ärzte u. a. an Selbsthilfegruppen richteten, lauteten:

- eine größere Bereitschaft zur Kooperation (Vorträge, Patientenseminare),
- partnerschaftliche Kooperationen,
- Aufklärung der Patienten selbst über Selbsthilfegruppen und
- mehr Informationen über das Krankheitsbild insbesondere bei seltenen Erkrankungen.

Selbsthilfegruppen in Deutschland

Unter der Webadresse http://www.arzt-und-gesundheit.de finden Sie ein umfassendes Verzeichnis von deutschen Selbsthilfegruppen.

Krankenhäuser sollten sich entsprechend ihres medizinischen Leistungsspektrums genau überlegen, mit welchen Selbsthilfegruppen eine Kooperation überhaupt Sinn macht.

Das Brustzentrum der Abteilung Gynäkologie des Caritas Krankenhauses St. Josef in Regensburg ist beispielsweise vor einigen Jahren eine Kooperation mit der Selbsthilfe-gruppe mamazone – Frauen und Forschung gegen Brustkrebs e. V. eingegangen. Seit etwa zwei Jahren findet nun regelmäßig einmal wöchentlich eine Sprechstunde für Brustkrebspa-tientinnen statt, die von einem betroffenen Mitglied von mamazone e. V. abgehalten wird (vgl. http://www.mamazone.de/mamazone/regionalgruppen/regensburg).

Die Vorteile, die sich für das Brustzentrum aus der Kooperation ergeben, liegen auf der Hand: Die Selbsthilfegruppe dient regelrecht als Lotse für neue Patientinnen, der entspre-chende Chefarzt wird über die Grenzen von Regensburg hinweg bekannt.

4.11 Ausländische Patienten: Wie neue Zielgruppen zum wirtschaftlichen Erfolgsfaktor werden

„Der russische Patient – Hoffnung für deutsche Kliniken?" So titelt der Tagesspiegel am 6. Februar 2009 einen Artikel zum Thema Behandlung ausländischer Patienten und welche wirtschaftlichen Chancen und Hoffnungen Kliniken mit dieser besonderen Klientel verbin-den. Auf der Suche nach neuen Einnahmequellen jenseits des mit den Krankenkassen ver-abredeten Budgets, hoffen viele Krankenhäuser auf optimale Auslastung und ein lukratives Zusatzgeschäft.

Doch wie steht es mit den Chancen, ein Stück von dem Kuchen „Gastpatienten" abzu-bekommen? Dies hängt vor allem vom medizinischen Angebot der Krankenhäuser ab, aber auch vom Standort der jeweiligen Klinik. Während große Universitätsklinika – aber auch hochspezialisierte Kliniken mit einem entsprechenden innovativen Versorgungsan-gebot und sogenannter Hightechmedizin – durchaus zu Magneten für Gastpatienten werden können, haben es Kliniken der Grund- und Regelversorgung eher schwer, Pati-enten in ausreichend großer Anzahl zu werben. Kenner auf diesem Gebiet sprechen von einer Quote von max. 1 Prozent, bezogen auf die Anzahl aller behandelten Patienten über alle Kliniken. Hochspezialisierte Fachkliniken wie das Herzzentrum Berlin berichten von einem Anteil bis zu 5 Prozent.

Die Beweggründe, sich im Ausland behandeln zu lassen, lassen sich auf vier Hauptmoti-ve begrenzen. Dies sind nach Ehrbeck, Guevara und Mango (www.academyhealth. org/2008/monday/washington4/6_9_2008_4_45/hohmanns.ppt) folgende:

- Es wird die weltweit beste Behandlungsmöglichkeit gesucht (40 Prozent der Patienten),
- Es wird eine bessere Behandlungsmöglichkeit als im Heimatland gesucht (32 Prozent der Patienten),
- Im Heimatland gibt es Wartezeiten (15 Prozent der Patienten),
- Im Ausland ist die Behandlung preiswerter (13 Prozent der Patienten).

Entwicklungszahlen und Herkunftsländer

Das Institut für Arbeit und Technik an der Fachhochschule Gelsenkirchen, eine international tätige Einrichtung zur Erforschung und Gestaltung von Veränderungsprozessen in Wirtschaft, Politik und Gesellschaft, untersuchte unter anderem auch den „Wirtschaftsfaktor Gastpatienten" und kommt in einer Pressemeldung im November 2008 zu dem ernüchternden Ergebnis, dass die Zahl der ausländischen Patienten in der Bundesrepublik stagniert (http://www.iatge.de/aktuell/presse/presse_info.php?pfad=2008/080811. html&presse_id=200808110). Während in der Bundesrepublik im Jahr 2005 noch 54 059 Patienten mit Wohnort im Ausland behandelt wurden, sank die Zahl im Jahr 2006 auf 53.728 Patienten. Nur an wenigen Standorten sind Gastpatienten ein interessanter Wirtschaftsfaktor für deutsche Krankenhäuser. Dies betrifft vor allem die Städte München und Berlin, die die höchsten Zuwachsraten verzeichnen. Die meisten ausländischen Patienten kommen dabei aus den Nachbarländern, angeführt von den Niederlanden, Frankreich, Österreich und Polen. Die Hoffnung auf die reichen Patienten aus den Golfstaaten fällt dagegen deutlich ab. Rund 40 000 der knapp 54 000 im Jahr 2006 behandelten ausländischen Patienten hielten sich als Touristen in der Bundesrepublik auf und benötigten in diesem Zusammenhang eine medizinische Notfallversorgung im Krankenhaus (Kopfverletzungen, akute Herzprobleme oder Alkoholmissbrauch). An elektiven Diagnosen steht die Epilepsie mit bundesweit 673 Fällen an erster Stelle, gefolgt von Lungen- (444), Brust- (384) und Prostatakrebs (259).

Die Analyse kommt zu dem Ergebnis, dass bei den insgesamt rund 17 Mio. im Krankenhaus behandelten Patienten pro Jahr die Gastpatienten lediglich einen Bruchteil der Leistungen der Krankenhäuser abbilden und so auch nur unwesentlich zur Refinanzierung der Krankenhäuser beitragen können. Von größerer Bedeutung sei vielmehr das Engagement der Gesundheitswirtschaft im Ausland, bei dem die Leistungen zu den Patienten gebracht werden, anstelle die Patienten in die Bundesrepublik zu holen.

Marketingstrategien und -maßnahmen

Jedes Krankenhaus, welches diese zusätzliche Erlösquelle für sich nutzen möchte, muss sich darüber im Klaren sein, dass die Akquise ausländischer Patienten aufwendig und mit Investitionen verbunden ist. Wenn Krankenhäuser ein ernsthaftes Interesse an diesem Versorgungsbereich haben, muss auch hier am Anfang eine Marketingkonzeption stehen, in der folgende Aspekte berücksichtigt werden (in Anlehnung an Morar, Keller & Felske 2005):

- Einordnung in die Gesamtstrategie des Krankenhauses
- Welche Organisationseinheit im Krankenhaus soll mit der Aufgabe betraut werden und wie ist die Anbindung an die Krankenhausleitung?
- In welchem Land sollen die Patienten geworben werden?
- Was charakterisiert das jeweilige Gesundheitssystem (Ärztedichte, Versorgungsqualität, evtl. Wartelisten auf medizinische Leistungen)?
- Welche Länder haben welchen Behandlungsbedarf?
- Welche Indikationen können behandelt werden?
- Wie sind die eigenen Schwerpunkte und Ressourcen?

- Welche persönlichen Kontakte können genutzt werden, sind Agenturen und Vermittler eine erfolgversprechende Strategie?
- Gibt es regionale oder überregionale Netzwerke, denen sich das Krankenhaus anschließen könnte?
- Welches sind die geeigneten Kommunikationsinstrumente?
- Welche Ressourcen werden benötigt?
- Welche Erfolgskennzahlen werden definiert?

Je nach Produktportfolio und Ausrichtung lassen sich unterschiedliche Strategien identifizieren, wie man als Krankenhaus auf dem internationalen Patientenmarkt auftreten und werben möchte:

Strategien zur Entwicklung eines Leistungsspektrums für ausländische Patienten

Strategie	Angebotspalette
„Wir machen alles" (z. B. Unikliniken)	• Breites Leistungsspektrum • Hoher Verwaltungsaufwand
„Wir machen nur, was wir gut können" (z. B. hochspezialisierte Fachkliniken)	• Spezielle medizinische Dienstleistungen • Renommierte Chefärzte • Effiziente Produkte mit hohen Erlösen • Weniger Verwaltungsaufwand
„Wir bieten Medizin und Service" (Regelkrankenhäuser mit besonders attraktivem Standort)	• Medizinische Produkte und besondere Serviceleistungen • Bei besonderen touristischen Highlights • Service auch außerhalb der Klinik
„Prof. X ist weltweit bekannt" (Personenbezogene Strategie, die sich für alle Krankenhäuser eignet)	• Medizinische Leistung auf einen Experten bezogen • Internationales Office direkt in der Klinik • Geringer Verwaltungsaufwand

Das A und O ist, ausländische Patienten auf die eigenen Angebote aufmerksam zu machen und sich als attraktiver und leistungsfähiger Anbieter medizinischer Dienstleistungen darzustellen. Hier empfiehlt es sich vor allem, das Internet zu nutzen und die Website des Krankenhauses in die jeweilige Landessprache, mindestens jedoch in korrektes Englisch zu übersetzen. Die Charité in Berlin (www.charite.de) hat zum Beispiel auf ihrer Homepage einen Link „International Patients" platziert. Hier öffnet sich ein englischer Eingangstext und die Möglichkeit, weitere Informationen auf englisch, arabisch und russisch herunterzuladen. Auch fremdsprachige Imagefilme vermitteln ein Bild der Charité und der medizinischen Leistungen, die Patienten und Kunden hier erwarten können.

Das Deutsche Herzzentrum Berlin hält neben einem deutsch- und englischsprachigen Webauftritt ebenfalls Websites in arabischer und russischer Sprache vor (vgl. www.dhzb. de).

Besonders wichtig ist, das Profil, bzw. die Highlights und das Besondere der Klinik, herauszustellen. Wie bereits erwähnt, werden Universitätskliniken und Spezial- bzw. Fachkliniken hier kaum Probleme haben. Eher schwierig ist es für mittelgroße Krankenhäuser der Grund- und Regelversorgung, besonders attraktive Angebote für ausländische Patienten zu entwickeln und zu kommunizieren. Hier kann es die besondere regionale Lage sein (z. B. Grenznähe oder attraktive Großstadt), spezielle, für den angesprochenen Kulturkreis entwickelte Serviceangebote oder ein angenehmes „Drumherum", das die Wahlentscheidung bei ausländischen Interessenten herbeiführt.

In jedem Fall sollte ein Serviceangebot schriftlich formuliert und die entsprechenden Serviceangebote benannt werden. Auch Auskünfte darüber, welche Angebote im eigenen Haus und welche mit Kooperationspartnern erbracht werden, sind wichtig. Besondere Attraktivitäten und Besonderheiten außerhalb des Hauses, die sich in der Nähe befinden, gilt es zu berücksichtigen.

Vermarktungsnetzwerke und Kooperationspartner

Viele Kliniken arbeiten bei der Bewerbung ausländischer Patienten mit Vermittlern, Botschaften und Konsulaten, einige in Netzwerken (meist regional) oder sogar mit der Tourismusindustrie zusammen. Gerade im Bereich der Patientenvermittler ist es oft schwierig, die seriösen von den unseriösen Anbietern zu unterscheiden. Vorsicht ist geboten, wenn unrealistische Patientenzahlen versprochen werden. Von Vorteil ist, wenn die Vermittler über medizinisches Wissen verfügen und Kenntnisse über Klinikprozesse haben.
Für regionale Vermarktungsnetzwerke gibt es innerhalb Deutschlands einige gute Beispiele. Allein in Berlin haben sich zwei Netzwerke gegründet, das NBMC (Network for better Medical Care, www.nbmc-berlin.de) und die Gesundheitsstadt Berlin (www.gesundheitsstadt-berlin.de). Während sich im NBMC ausschließlich Berliner Krankenhäuser zusammengeschlossen haben, die sich über das Portal gegenseitig bei der Akquise ausländischer Patienten unterstützen wollen, zielt der eingetragene Verein Gesundheitsstadt Berlin auf die Vermarktung vieler in der Gesundheitsbranche tätiger Unternehmen und versteht sich gleichzeitig als Informationsportal für alle Themen rund um die Gesundheit. Mit den im NBMC entwickelten Qualitätsstandards verpflichten sich die teilnehmenden Krankenhäuser, eine optimale Versorgung und ein Höchstmaß an Wohlbefinden der Patienten zu gewährleisten.

Während die Kooperation mit Botschaften und Patientenvermittlern üblich ist, werden Tourismusunternehmen bisher von den Krankenhäusern erst vereinzelt angesprochen. Die Tourismusbranche ist jedoch auf Dienstleistungen spezialisiert, die außerhalb des Kerngeschäftes der Kliniken liegen und sie könnte Kliniken bei der Vermarktung ihrer Angebote unterstützen (Juszczak & Nöthen 2006). Ob es um die Organisation von Ausflugsprogrammen oder Shopping Touren geht, Kooperationspartner aus der Tourismusbranche wären für diese Themen die richtigen Ansprechpartner. Vor allem durch Kooperationen der Krankenhäuser auf Kommunal-, Regional- oder Länderebene gemeinsam mit Tourismus- und Hotelgesellschaften sind Synergieeffekte möglich. Ein gutes Beispiel hierfür ist „Munich Health and Recreation" (http://www.muenchen.de/health/home/453/index.html). Die Stadt München hat hier ein besonderes Portal eingerichtet, das Interessenten über Informationen zur Stadt, zu Serviceangeboten aus dem Wellnessbereich und zu medizinischen Behandlungsmöglichkeiten an den unterschiedlichen Standorten des Klinikums München informiert. Viele touristische Informationen, wie Hotels und Fahrpläne des öffentlichen Nahverkehrs runden diese wirklich informative Seite ab.

Schulung des medizinischen und pflegerischen Personals

Damit Deutschland erste Anlaufstelle für Auslandspatienten bleibt, bieten die Kliniken neben optimaler medizinischer Betreuung erstklassigen Service. Bei der Verpflegung wird Rücksicht auf religiöse Vorschriften genommen und z. B. koscheres Essen oder Speisen nach den Vorschriften des Korans serviert. Englische und arabische Zeitungen sind ebenso wichtig wie Fernsehprogramme aus der Heimat via Satelliten-TV. Patientinnen aus dem arabischen Raum werden nur von Ärztinnen, Schwestern und Physiotherapeutinnen behandelt. Generell wird zwischen direkten und indirekten Serviceleistungen unterschieden. Zu ersteren zählen z. B. Dolmetscherleistungen, Arztbriefe in der Muttersprache, Abhol- und Bringservice vom bzw. zum Flughafen sowie spezialisierte Stationen. Indirekte Serviceleistungen sind beispielsweise Flug- und Hotelbuchungen, Sightseeing- und Shoppingtouren, Wellnessprogramme sowie spezielle Serviceleistungen für begleitende Personen.

Doch was sind die Besonderheiten ausländischer Patienten und warum ist deren Versorgung aufwendig? Gastpatienten haben häufig eine sehr hohe Erwartung und teilweise auch unrealistische Vorstellungen von der Medizin in Deutschland, sicher verstärkt durch die hohen Kosten, die sie auf sich nehmen, um sich hier behandeln zu lassen. Dabei kommen viele mit schweren Erkrankungen leider oft viel zu spät. Dies liegt teilweise daran, dass sie vergeblich auf medizinische Hilfe in ihrem Heimatland gewartet haben, teilweise daran, dass sie den Gang zum Arzt, oft aufgrund mangelnden Vertrauens in das Gesundheitssystem, verzögert haben. Ausländische Patienten haben immer ein hohes Informationsbedürfnis, aber meistens Verständigungsprobleme, da sie nur selten unsere Sprache und häufig auch kein ausreichendes Englisch sprechen und verstehen. Sie reisen meist mit ihren Familienangehörigen an und haben ganz andere ethische und moralische Vorstellungen. Sie wissen oft wenig bis gar nichts über Deutschland und unsere Gesellschaft. Auf alle diese Aspekte, die einen prägenden Einfluss auf das Verhalten der Gastpatienten haben, sollte das Krankenhauspersonal vorbereitet sein. Möchten Krankenhäuser professionell auftreten, sollte das Personal sowohl zum Thema kulturelle Besonderheiten als zumindest in einer Fremdsprache – vorzugsweise Englisch – geschult werden. Es empfiehlt sich ebenfalls, eine Liste aller Mitarbeiter zu erstellen, die über besondere Fremdsprachenkenntnisse verfügen, um im Bedarfsfall die richtigen und hilfreichen Mitarbeiter für Dolmetschersituationen ansprechen zu können. (Ehrbeck, Guevara und Mango 2008; www.academyhealth.org/2008/monday/washington4/6_9_2008_4_45/hohmanns.ppt).

4.12 Social Sponsoring und Soziales Engagement: Welche Möglichkeiten es gibt und welche Grenzen

Beim Social Sponsoring handelt es sich um die Bereitstellung von Geld, Sachmitteln oder Dienstleistungen durch Unternehmen zur Förderung sozialer Projekte. Es muss sich dabei allerdings um ein langfristiges Engagement handeln, einmalige Spenden sind kein Social Sponsoring im eigentlichen Sinne. Dies machen die Firmen nicht uneigennützig, sondern nach dem Prinzip von Leistung und Gegenleistung. Der Sponsor erwartet eine Gegenleistung, die sein Image fördert. Das Unternehmen möchte sich profilieren, etwa durch Förderung der Mitarbeitermotivation und ihrer Identifikation mit dem Unternehmen. Social Sponsoring gewinnt in dem Maße an Bedeutung, in dem die öffentliche Finanzierung von Sozialleistungen zurückgeht. Unternehmen, die in soziale Organisationen bzw. Projekte investieren, tun dies in der Regel eingebettet in die eigene Marketingstrategie – zur effizienten und nachhaltigen Erreichung ihrer Kommunikationsziele.

Auch für Krankenhäuser kann Social Sponsoring eine lohnenswerte Kommunikationsstrategie sein. Neben dem Imagegewinn und den oben genannten positiven Aspekten hinsichtlich der Mitarbeiteridentifikation, bringen Krankenhäuser gerade im Sozialbereich über die finanziellen Unterstützungen hinaus weitere wichtige Kompetenzen ein. Sie haben einen großen berufsgruppenübergreifenden Wissenspool, von der Pflege, über die Ärzte, Psychologen, Therapeuten und auch Sozialpädagogen beschäftigen sie Mitarbeiter, die im Gesundheits- und Sozialbereich aus ihrer Professionalität heraus wichtige Berater- und Unterstützerfunktionen wahrnehmen können.

Social Sponsoring ist im Krankenhausbereich noch nicht sehr weit verbreitet. Vielleicht liegt es daran, dass es – so sehr strategisch geplante Social Sponsoring-Aktivitäten für die Unternehmenskommunikation an Bedeutung gewonnen haben – dennoch schwierig ist, vor allem zwei entscheidende Fragen zu beantworten:

- Wie findet man das richtige Social Sponsoring-Projekt?
- Wie transportiert eine Sponsorenschaft die positive Imagebildung besonders öffentlichkeitswirksam?

Wenn sich ein Krankenhaus dazu entschließen sollte, ein soziales Projekt langfristig zu fördern, so sollte bei der Auswahl natürlich darauf geachtet werden, was zu einem Krankenhaus überhaupt passt, bzw. mit welchen Problemen oder Themen sich das Haus besonders identifiziert. In der Praxis entstehen Sponsoringaktivitäten häufig aus einem bestimmten Anlass heraus, einem Jubiläum etwa, bei dem das Haus seine besondere Verbundenheit mit der Region oder dem Bezirk ausdrücken will. Auch die Initiative einzelner, engagierter Mitarbeiter kann in einem Engagement für ein Soziales Projekt münden. Häufig sind es auch persönliche Kontakte im Kreise der Klinikleitung, die dazu führen, dass ein bestimmtes Projekt ausgewählt wird. Wichtig ist, dass es einen Bezug gibt und hausinterne Promoter.

„Tue Gutes und rede darüber!" – diese Aussage trifft ganz besonders für das Social Sponsoring zu. Der Gegenwert für das Engagement sind die PR-Möglichkeiten, die intensiv ausgeschöpft werden sollten. Hierzu gehört die Platzierung des Sponsorship auf der

Website der Klinik genauso wie die regelmäßige Berichterstattung über die Aktivitäten in allen internen Medien. Ein besonderer Vorteil liegt bei der erhöhten Aufmerksamkeit der Medien gegenüber Sozialen Projekten. Ein engagiertes Krankenhaus hat gute Chancen, regelmäßig in der Berichterstattung des Lokalteils der Tagespresse und auch im Fernsehen präsentiert zu werden, zumal bei entsprechenden Aktionen häufig eine Fülle von Bildmaterial vorliegt.

Praxisbeispiel

Pressemeldung über Social Sponsoring eines Berliner Krankenhauses:
Berliner Morgenpost, 30. März 2007

Park-Klinik spendet für das Kinderprojekt Arche
Von Tatjana Kotlorz

Schürfwunden, Kratzer und Insektenstiche sind bei den Kindern der Hellersdorfer Kinder- und Jugendeinrichtung Die Arche e.V. an der Tagesordnung, verrät der Gründer und Projektleiter der Einrichtung, Pastor Bernd Siggelkow. Für die dafür notwendige medizinische Soforthilfe will jetzt die Park-Klinik Weißensee sorgen. Die 350-Betten-Klinik in privater Trägerschaft feiert am 1. April ihr zehnjähriges Jubiläum. Doch statt die Sektkorken knallen zu lassen, will die Park-Klinik lieber spenden. 10 000 Euro sollen heute für einen Erste-Hilfe-Raum im Kinder- und Jugendwerk Die Arche e.V. bereitgestellt werden. Auch ärztliche Beratungsangebote vor Ort sollen in der Arche organisiert werden. In die Hellersdorfer Jugendeinrichtung kommen vor allem Kinder aus sozial schwachen Familien.

4.13 Interne Kommunikation: Wie die Mitarbeiter informiert und beteiligt werden

„Öffentlichkeitsarbeit beginnt zu Hause" – diese Aussage berücksichtigt die Tatsache, dass die eigenen Mitarbeiter sog. „Opinionleader" einer Organisation sind und mit ihrer Meinung und Zufriedenheit das Image eines Unternehmens prägen. Gut informierte Mitarbeiter sind wichtige PR-Mitstreiter, die in ihrem privaten Umfeld, mit Familie, Freunden und Bekannten über ihre Arbeit und ihren Arbeitgeber sprechen und so auf der persönlichen Ebene eine wichtige Visitenkarte des Unternehmens darstellen.

Die meisten Unternehmen haben die zunehmende Bedeutung der Internen Kommunikation erkannt und so liegt die Interne Kommunikation bei einer Umfrage aus dem Jahre 2003 von 300 börsennotierten Unternehmen Deutschlands nach dem Internet und der Medienarbeit schon auf Platz 3, weit vor dem Lobbying, der Verkaufsförderung, klassischen Werbung, Sponsoring und Messen (Bernnat & Gross 2003). Auch im Krankenhaus gewinnt die Interne Kommunikation an Bedeutung. Viele Kliniken gründen weitere Standorte, gründen Tochterfirmen, da sie ihr Angebot diversifizieren und zudem nimmt die Fluktuation des Personals zu. Auch die Qualifikation der Mitarbeiter nimmt zu, denkt man nur an die verschiedenen Zusatzqualifikationen in der Pflege. Mit höherer Qualifikation steigt das Interesse an Informationen und die Fähigkeit, diese angemessen zu verarbeiten.

Noch bedeutender wird die Interne Kommunikation, wenn Veränderungsprozesse in einem Unternehmen anstehen. Umstrukturierungsprozesse mit dem Ziel, durch Entlassungen Kosten einzusparen, verunsichern und ängstigen Mitarbeiter. Interne Widerstände wachsen und können eine gravierende Bremswirkung bei der Umsetzung von entsprechenden Maßnahmen entwickeln. Gerade in solchen Phasen ist es besonders wichtig, umfassend und zeitnah zu informieren und den Dialog zu fördern. Ängste, Befürchtungen und daraus entstehende Widerstände, Blockaden und kontraproduktive Gerüchte sollten vermieden werden. Eine frühzeitig einsetzende Kommunikationsstrategie unterstützt den Erfolg einer Änderungsmaßnahme nachhaltig!

Die Aufgaben und Ziele der internen Kommunikation sind zusammenfassend folgende:

- Organisatorische Abläufe optimieren
- Das „Wir"-Gefühl fördern
- Durch Information motivieren
- Durch Information Transparenz und Vertrauen in die Führung schaffen
- Durch hohen Wissensstand Kompetenz ermöglichen
- Ängste und Unsicherheiten bei Veränderungen abbauen (Change-Situationen)

Wie sieht nun der Alltag von Mitarbeitern in deutschen Krankenhäusern aus? Ohne ein allzu düsteres Bild malen zu wollen – die Bedingungen werden härter. Personalabbau, Arbeitsverdichtung, Überstunden, stagnierende Gehälter, kürzer werdende Verweildauern, die dazu führen, dass mehr Patienten in kürzeren Intervallen von weniger Personal versorgt werden müssen und dabei das Wissen, dass der Arbeitsplatz nur in den Krankenhäusern wirklich sicher ist, die im härter werdenden Wettbewerb bestehen. Schlanke Prozesse, Produktivitätssteigerung, Standardisierung von Prozessen und Leistungen, dies alles sind Begriffe, die mit industriellen Fertigungsprozessen in Verbindung gebracht werden, mittlerweile aber Einzug in die Alltagssprache der Führungsebene der Krankenhäuser gehalten haben.

Gerade im Krankenhaus arbeiten viele unterschiedliche Mitarbeitergruppen zusammen, die teils ganz unterschiedliche Interessenlagen und Sichtweisen haben. Nicht selten prägt auch eine völlig unterschiedliche Sprache und Argumentation das Verhältnis der Kollegen untereinander. Jeder, der im Krankenhaus arbeitet, kennt viele Beispiele hierfür: teilweise institutionalisierte Probleme zwischen Pflege und Ärzten, konfliktreiche Beziehungen zwischen den medizinischen Mitarbeitern einerseits und der Verwaltung und Administration andererseits, denen Nichtwissen und praxisferne Sichtweisen auf die Patientenversorgung unterstellt werden. Aber, gerade in schwierigen Zeiten gilt es, erfolgreich zusammenzuarbeiten. Die Zeichen in deutschen Krankenhäusern stehen auf Veränderung und dies muss mit dem damit verbundenen Changemanagement bestmöglich gemeistert werden. Gelingen wird dies nur mit informierten, motivierten Mitarbeitern, die sich mit den Unternehmenszielen identifizieren und Vertrauen haben, dass mit Hilfe ihres Einsatzes der Unternehmenserfolg gesichert bleibt. Wie kann dies gelingen? Das Zauberwort heißt „Interne Kommunikation". Dabei wird Interne Kommunikation nicht als etwas verstanden, das vor allem in Bezug auf Veränderungen aktiv werden soll, sondern vielmehr als kontinuierlicher Prozess, der mit proaktiven Informationen Gerüchten vorbeugt.

Auch die Interne Kommunikation kommt nicht ohne ein Konzept aus. Das Vorgehen unterscheidet sich nicht wesentlich von dem unter Punkt 4.3 genanntem Vorgehen. Die Zielgruppe ist in diesem Fall eine andere, nämlich generell alle Mitarbeiter, die natürlich auch noch in Subgruppen entsprechend ihrer Funktion oder ihres Aufgabengebietes unterteilt werden können. Dazu gehören auch Auszubildende, Zivildienleistende, Kooperationspartner (z. B. Konsiliarärzte), Dienstleister (z. B. Reinigungsfirma) und Tochterfirmen (z. B. ausgegliederte Küchenversorgung, Häusliche Krankenpflege, Medizinische Versorgungszentren etc.). Am Anfang eines planvollen Vorgehens bei der Internen Kommunikation geht es ebenfalls um eine Bestandsaufnahme. Es gilt, herauszufinden, wie die Kommunikation im Krankenhaus funktioniert und wo es Schwachstellen gibt. Hierfür können die unterschiedlichsten Quellen genutzt werden, wie Ergebnisse von Mitarbeiterbefragungen und Zertifizierungen, die Struktur und Zusammensetzung von klinikinternen Arbeitsgruppen, interne Netzwerke und das Erfassen von Kommunikationsstrukturen über die einzelnen Hierarchieebenen hinweg.

Interner Kommunikations-Mix

Hinsichtlich der Kommunikationsinstrumente können den oben genannten Zielen folgende Kommunikationsmittel zugeordnet werden (nach Niederhaus 2004):

Ziele und Kommunikationsmittel (nach Niederhaus 2004)

Ziele	Kommunikationsmittel
Führung der Mitarbeiter	Persönliche Gespräche
Vertrauen	Persönliche Gespräche, Web-Chats
Identifikation, Wir-Gefühl	Mitarbeiterzeitung, Events, Betriebsfeste
Zusammenarbeit	Workshops, Events
Motivation	Events, persönliche Gespräche, Betrieblicher Ideenwettbewerb
Wissensvermittlung, Information	Mitarbeiterzeitung, Intranet, persönliche Gespräche, Weiterbildung, E-Learning, Management-by-walking-around
Verhaltensänderung	Persönliche Gespräche, Coaching, Team-coaching

Interne Medien

Im Folgenden wird eine Auswahl wichtiger Interner Kommunikationsmittel beschrieben, ihre Bedeutung sowie ihre Einsatzmöglichkeiten.

Intranet

Das Intranet ist das zentrale Informations- und Kommunikationsportal zur Verwaltung des gesamten Firmenwissens. Damit es seine effiziente und effektive Nutzung auch wirklich entfalten kann, benötigt es eine hohe Nutzerakzeptanz, d. h. die Mitarbeiter nutzen es ausgiebig, sind zufrieden mit der Wissensbereitstellung und arbeiten selber aktiv daran, diesen Wissenspool durch eigene Ideen und Vorstellungen weiterzuentwickeln. Voraussetzung dafür ist eine gute Informationsarchitektur, die die Inhalte intuitiv nutzbar und zugänglich macht. Folgende Merkmale sollten erfüllt sein:

- Informationsstruktur ist klar, übersichtlich, schnell erreichbar
- Informationen sind aktuell
- Intranet wird kontinuierlich gepflegt
- Fachliche aber partiell auch persönliche Relevanz (z. B. Gehaltstabellen, Pinwand)
- Einbindung der Mitarbeiter
- Klare Funktion im Rahmen der innerbetrieblichen Kommunikationsinfrastruktur

Akzeptanzprobleme bei den innerbetrieblichen „Usern"

Intranets sind meist über Jahre „gewachsene" Systeme, die voller Dateiengräber sind. Häufig werden die Inhalte abteilungs- bzw. herausgeberorientiert strukturiert, so dass die Mitarbeiter Informationen nur dann finden, wenn sie die Verantwortungsgebiete der Abteilungen kennen. Die Folge ist ein Verlust an Mitarbeiterproduktivität, da zum einen viel zu viel Zeit zum Suchen verschwendet wird, zum anderen das benötigte Wissen gar nicht gefunden wird.
Folgende Defizite finden sich besonders häufig, wenn die Mitarbeiter das Intranet nicht so intensiv nutzen, wie es wünschenswert wäre:

- Vorgesetzte nutzten das Intranet nicht als Informations- und Kommunikationsmittel
- Anwender kennen das Angebot im Intranet nicht
- Es herrschen unklare Zuständigkeiten bzgl. der Pflege der Seiten
- Navigationsstruktur ist zu komplex, zu umständlich und die Informationen sind nicht auffindbar
- Auswahl ist nicht interessant und mit zu wenig Nutzen verbunden
- Texte sind nicht online-tauglich, schlechte grafische Gestaltung, Schreibweise
- Reizüberflutung – zu viele Angebote, sei es optisch oder inhaltlich
- Nicht alle Mitarbeiter haben einen Netzzugriff

Diese Defizite gilt es zu bearbeiten. Bietet die bisherige Struktur des Intranets keine Optimierungsmöglichkeiten, sollte ein Intranetrelaunch initiiert werden. Bei der Planung eines solchen Projektes ist es ratsam, ein sogenanntes Contentmanagement-System zu installieren. Ein Intranet bleibt umso aktueller und lebendiger, je mehr Kompetenzen den einzelnen Unternehmensbereichen hinsichtlich der Pflege „ihrer" Seiten übertragen werden. Die unterschiedlichen Redakteure erhalten die entsprechenden Zugriffsrechte, können aber das Layout des Intranets dabei nicht verändern, da sie in vorgefertigten Schablonen arbeiten. Folgende Inhalte sollten Bestandteile eines „lebendigen" Intranets sein:

- Unternehmensdaten
- Informationen der Geschäftsführung
- Datenbanken
- Dokumentationen
- Vorlagen, Formulare
- Anweisungen zur Arbeitssicherheit, Dienstanweisungen

- Arbeitsplatz und Organisation
- Krisenkommunikation
- Aktuelle Pressemitteilungen
- Mitarbeiterzeitung als Download und Archiv
- Blogs, Foren
- Programmhinweise, Veranstaltungen, Termine
- Branchennachrichten
- Aktuelle Projekte und Hintergründe
- Infos des Betriebsrats
- Suchfunktionen
- Freizeittipps, Unterhaltsames

Mitarbeiterzeitung

Die Mitarbeiterzeitung ist ein „Klassiker" unter den Instrumenten zur Internen Kommunikation und darf nicht unterschätzt werden. Oft mit einem etwas altbackenen Image versehen, fragen sich viele Kommunikationsexperten im Krankenhaus, ob nicht die Online-Kommunikation über Newsletter und Intranet dieses klassische Printmedium überflüssig macht. Aber, eine Zeitung kann man anfassen, mitnehmen und auch Angehörigen zeigen. Man kann sie aufheben und Gedrucktes bleibt bestehen. Hinzu kommt, dass viele Krankenhausmitarbeiter keinen Zugang oder nur einen eingeschränkten Zugang zu PCs haben (z. B. Küchenmitarbeiter und die Wäscheversorgung). Für diese Mitarbeitergruppen stellt die Zeitung eine der wichtigsten Informationsquellen über unternehmensinterne Themen und Neuigkeiten dar.

Die Mitarbeiterzeitung ist, wenn sie gut gemacht ist, nicht nur ein Informationsmedium, sondern kann auch die Identifikation mit dem Unternehmen fördern. In der Regel ist sie in erster Linie ein Organ der Geschäftsführung und es sind meist positive Meldungen darin zu finden. Allerdings ist zu beachten, dass die Glaubwürdigkeit einer solchen Zeitung steigt, wenn nicht nur Erfolgsstorys abgedruckt werden, sondern auch Themen und Projekte, die nicht ganz so gut gelaufen sind, nach dem Motto: Wir haben Fehler gemacht, können also auch noch etwas dazu lernen.

Mitarbeiterzeitungen helfen, einzelne Unternehmensteile zusammenzuschweißen und ein „Wir-Gefühl" zu schaffen. Gerade Krankenhäuser haben in den letzten Jahren Unternehmensteile herausgenommen und in Tochterunternehmen umgewandelt. Diese Unternehmensteile weiterhin in einen guten Informationsfluss einzubeziehen und die Mitarbeiter an das „Mutterunternehmen" motiviert zu binden, kann durch die Mitarbeiterzeitung unterstützt werden.

Wie eine Mitarbeiterzeitung entsteht

Eine Mitarbeiterzeitung sollte hinsichtlich ihres Umfanges und der Erscheinungshäufigkeit der Unternehmensgröße angepasst sein. Wenn es sich um ein mittelgroßes Krankenhaus handelt, ist es ausreichend, die Zeitung vier- bis sechsmal jährlich herauszubringen. Schließlich müssen die Seiten immer wieder mit Neuigkeiten gefüllt werden und es muss für die Redaktionsplanung genügend Zeit eingeplant werden.

Inwieweit externe Unterstützung beim Layout und der Grafik benötigt werden, richtet sich nach der Größe der Abteilung Unternehmenskommunikation. Sollten dort grafisch begabte Kollegen arbeiten, so ist es natürlich möglich, das Layout der Zeitung – entsprechend des Corporate Design – im Hause zu bearbeiten. In jedem Fall sollte das Magazin aber in einer Druckerei gedruckt werden. Es gibt nichts Liebloseres, als kopierte Seiten, die dann gleich den offensichtlich niedrigen Stellenwert der Mitarbeiterzeitung suggerieren.

Es empfiehlt sich, die Zeitung mit einer festen Aufteilung in unterschiedliche Rubriken zu gestalten. Dies erlaubt dem Leser eine gewisse Orientierung und es erleichtert den Zeitungsproduzenten ihre redaktionelle Arbeit.

Das Redaktionsteam in einem Krankenhaus sollte immer interdisziplinär zusammengesetzt sein und auch unterschiedliche Hierarchien abbilden. Dies belebt nicht nur die Zeitungsinhalte, die ja primär für alle Mitarbeitergruppen geschrieben werden, sondern erhöht auch die Akzeptanz der Zeitung auf allen Ebenen der Belegschaft. Wenn möglich, sollten die Redaktionsmitglieder alle drei bis vier Jahre rotieren. Dies bringt frischen Wind in die Redaktion. Wichtig ist auch, Korrespondenten aus unterschiedlichsten Abteilungen der Klinik für das Artikelschreiben zu aktivieren.

Inhalte und Themen

Damit die Mitarbeiterzeitung nicht zum einseitigen Instrument verkümmert und ihr womöglich das Image anhängt, nur Sprachrohr der Klinikleitung zu sein, ist es wichtig, Dialogprogramme, also Bestandteile, die zum Mitmachen bzw. Interagieren einladen, einzubinden (Sisignano 2001):

- Leserbriefe
- Preisausschreiben
- Tauschbörse für Mitarbeiter
- Korrespondenten aus den unterschiedlichen Abteilungen oder auch aus kooperierenden Unternehmen
- Redaktionsteam (möglichst rotierend)
- Vorstellung von neuen Mitarbeitern durch Interviews und Fotos
- Redaktionelle Mitarbeit (Seitengestaltung von Abteilungen des Hauses)
- Feedback über Coupon oder Antwortkarte

Bei der Mitarbeiterzeitung ist es wie in allen anderen Printmedien: Lebendig wird ein Medium, wenn unterschiedliche journalistische Formen wie Interviews, Nachrichten, Kommentare, Portraits, Fotos und Comics zur Auflockerung der häufig entstehenden Textwüsten eingesetzt werden. Folgende Themen eignen sich für die Mitarbeiterzeitung eines Krankenhauses:

- Aktuelle Informationen (Belegzahlen, Marktsituation, Entwicklungstendenzen der Gesundheitsbranche, Gesundheitspolitik)
- Neue Leistungen (neue Therapien, Diagnosemöglichkeiten, besonderer Patientenservice, neue medizinische Geräte)
- Personalnachrichten (Jubiläen, Ruhestand, Neueintritte, Babys)
- Veranstaltungen (externe und interne)

- Marketingmaßnahmen
- Presseveröffentlichungen
- Abteilungen (Berufsgruppen, einzelne Mitarbeiter und deren Arbeitsbereiche)
- Schulungs- und Fortbildungsangebote
- Leserbriefe
- Lobseite (Patienten, die sich schriftlich besonders bedankt haben)
- Beiträge der Geschäftsführung
- Beiträge des Betriebsrats
- Unterhaltungsteil

 Qualität von Korrespondentenbeiträgen

Nicht jeder kann gut schreiben. Dies kann im Rahmen der Produktion einer Mitarbeiterzeitschrift zum Problem werden. Machen Sie von vornherein deutlich, dass Sie sich vorbehalten, Artikel zu redigieren und auch zu kürzen. Nichts ist langweiliger, als lange unverständliche Artikel, die nicht zum Punkt kommen. Dies hat nichts mit Zensur zu tun, sondern etwas mit Qualitätskontrolle. Gehen Sie dabei mit dem nötigen Fingerspitzengefühl vor, da Sie sich die Korrespondenten nicht vergraulen möchten!

Folgende weitere Instrumente werden der internen Kommunikation zugerechnet:

- Betriebsversammlung
- Sprechstunden
- Infotafel (Schwarzes Brett)
- Kurse, Seminare
- Betriebliches Vorschlagswesen
- Anonyme Mitarbeiterzufriedenheitsbefragungen
- Ehrung der Jubilare
- Betriebsfeste
- Rundschreiben
- Qualitätsberichte, Umweltberichte, Geschäftsberichte
- Mitarbeiterzeitungen
- Intranet
- E-Mail
- Newsletter

Der Kommunikations-Mix – gezielt und nachhaltig kommunizieren

Planung und Einsatz der unterschiedlichen Kommunikationsinstrumente lassen sich nicht von den Zielen der internen Kommunikation trennen. Das Vorgehen bei der Planung der internen Kommunikation entspricht im Prinzip genau dem der Planung eines allgemeinen Kommunikationskonzeptes. Es ist hierbei auch möglich, die interne Kommunikation in ein bereits bestehendes umfassendes Kommunikationskonzept einzubetten. Dreh- und Angelpunkt sind zum einen die Unternehmensziele, zum anderen die Analyse des Ist-Zustandes und hierbei die Benennung von Problemen und Verbesserungspotenzialen.

Die Anzahl der einzusetzenden Instrumente ist nicht wichtig. Der Kommunikationserfolg ist eher abhängig von dem richtigen Einsatz einer Anzahl auf einander abgestimmter Instrumente, die den Großteil des Informations- und Kommunikationsbedürfnisses der Mitarbeiter und Führungskräfte abdecken. Hilfreich ist der Aufbau und die Pflege einer internen Medieninfrastruktur (Meier 2005), bei der z. B. wichtige Instrumente wie die Mitarbeiterzeitschrift, Unternehmensleitungsbriefe, Mitarbeiterversammlungen und Abteilungssitzungen hinsichtlich des zeitlichen Einsatzes, der Zielgruppe, der Funktion, dem Inhalt und der Form beschrieben werden. So ergibt sich ein jährlicher Maßnahmenplan, der die wichtigsten Kommunikationsinhalte abbildet.

Die Kommunikation mit den Mitarbeitern sollte nie abbrechen, auch wenn es sicher Zeiten gibt, in denen aufgrund vieler Veränderungen und neuer Informationen häufiger kommuniziert wird. In der Regel wird im Rahmen der Internen Kommunikation Top-down, also einseitig von Geschäftsführung zu Mitarbeitern, kommuniziert. Sorgen Sie als Kommunikationsexperte dafür, dass auch dialogorientierte Instrumente eingesetzt werden. In viel größerem Maße fördern diese die wirkliche Auseinandersetzung mit einem Thema, die Identifikation mit den Firmeninteressen sowie das Gefühl auf Seiten der Mitarbeiter gehört, wertgeschätzt und akzeptiert zu werden. Auch auf Seiten des Krankenhausmanagements eröffnet eine solche Zweiwege-Kommunikation ganz neue Blickwinkel und Sichtweisen auf betriebliche Zusammenhänge, die sie so vielleicht noch nicht wahrgenommen haben.

Bezüglich der Internen Kommunikation muss herausgestellt werden, dass die Kommunikation eines Unternehmens nicht die Aufgabe einer einzelnen Abteilung oder Person ist. Auch und vor allem die Geschäftsführung bzw. Firmenleitung muss den Informationsfluss gegenüber Führungskräften, einzelnen Mitarbeitergruppen oder der Gesamtbelegschaft sichern. Ein guter interner Kommunikationsmanager hat Zugang zu allen wichtigen Informationen aus der Geschäftsführung und sitzt in den entsprechenden Krankenhausgremien. Die umfassende Unterstützung der Krankenhausleitung ist eine unverzichtbare Voraussetzung für erfolgreiche Unternehmenskommunikation nach innen, aber auch nach außen.

4.14 Fazit

Krankenhäuser müssen durch Öffentlichkeitsarbeit und Public Relation nicht nur Kunden und Patienten zufrieden stellen, sondern sie regelrecht begeistern. Letztlich geht es darum, Kunden zu gewinnen, die, überzeugt von der Dienstleistung, gerne bereit sind, das positiv Erlebte weiterzutragen und so gegenüber Freunden und Bekannten zum Markenbotschafter werden. Die klassische Werbung ist hierbei nicht hilfreich. Vielmehr wird über die Öffentlichkeitsarbeit Akzeptanz für die angebotenen Dienstleistungen geschaffen, der Bekanntheitsgrad erhöht, das Image positiv geprägt, um schließlich zu einer unverwechselbare Marke zu werden.

Dies geschieht über eine abgestimmte Gesamtkommunikation, die auf einem Kommunikationskonzept basiert. Alle Informationen über das Krankenhaus werden bewusst aufeinander abgestimmt. Es gibt unterschiedliche Maßnahmen der Marketingkommunikation, wie Pressemitteilungen, Fachartikel, Anzeigen, Imagefilme, Veranstaltungen und andere Instrumente. Diese müssen zu einer Einheit formiert werden. So wird gegenüber Patienten, niedergelassenen Ärzten, Besuchern, Angehörigen und Vertragspartnern ein einheitliches visuelles Erscheinungsbild, das Coporate Design, vermittelt.

Die meisten PR-Experten im Krankenhaus sehen sich, durch die alltägliche Arbeit absorbiert, nicht in der Lage, wirklich konzeptionell zu arbeiten. Öffentlichkeitsarbeit ist operatives Geschäft. Dennoch, eine Konzeption sichert eine systematische Vorgehensweise, enthält eine Planung, die ziel- und ergebnisorientiert ist und sorgt dafür, dass die verfügbaren Ressourcen effizient eingesetzt werden.

Das Medium Internet hat auch für Krankenhäuser enorm an Bedeutung gewonnen und ist zu einem der wichtigsten Medien geworden. Auch die ausführliche Darstellung der eigenen Klinik in gesundheits- und medizinbezogenen Portalen spielt eine große Rolle. Hier können Patienten zum Beispiel ein Krankenhaus nach Behandlungsschwerpunkten aussuchen. Sei es die Entwicklung oder der Relaunch einer Homepage, sei es die via Internet betriebene Pressearbeit oder der elektronische Newsletter, seien es Blogs, Podcasts oder RSS-Feeds, Patienten sind heute besser informiert als früher und ihre Ansprüche steigen.

Trotz neuer Medien gibt es immer noch einen hohen Bedarf an schriftlichen Informationen, gerade wenn ein Krankenhausaufenthalt ansteht und sich die Patienten, ängstlich um ihre Gesundheit besorgt, für eine Klinik entscheiden müssen. Krankenhäuser, die generell als besonders vertrauenswürdig von Patienten wahrgenommen werden, haben eine hohe Verpflichtung, qualitativ gute Patienteninformationen herzustellen und besondere Sorgfalt sowohl beim Inhalt als auch bei der Gestaltung walten zu lassen.

Zu einer der wichtigsten Kundengruppen zählen die zuweisenden Ärzte. Durch nachhaltige Kommunikation und ein sorgfältiges Beziehungsmanagement sichern sich Kliniken zum einen Patientenströme, tragen aber zum anderen auch dazu bei, dass die „richtigen" Krankheitsbilder zugewiesen werden. Von der Befragung, über die Online-Kommunikation bis hin zum Key Account-Konzept bieten sich eine Fülle von Instrumenten an, die die Kommunikation zwischen Klinik und zuweisendem Arzt professionalisieren.

Auch die Kommunikation mit Angehörigen und Selbsthilfegruppen gilt es zu intensivieren. Kliniken sollten das Potenzial erkennen, das unterstützende Kommunikationsstrukturen bieten. Es geht vor allem darum, die Wünsche dieser Kundengruppen zu erkennen, zu erfüllen und ihnen das Gefühl zu geben, gut aufgehoben zu sein. Der Dank sind nicht nur positive Weiterempfehlungen, sondern auch sozial unterstützende Bedingungen, die die Patienten schneller genesen lassen.

„Öffentlichkeitsarbeit beginnt zu Hause", dies beschreibt den Stellenwert der internen Kommunikation besonders gut. Dienstleistungen im Krankenhaus werden von Menschen erbracht, die gut informiert, hoch motiviert und besonders identifiziert sein sollten. Dies zu fördern und zu gewährleisten, ist Aufgabe der Internen Kommunikation. Gerade wenn Veränderungsprozesse in einem Unternehmen anstehen – und in welchem Krankenhaus ist dies zurzeit nicht der Fall? – ist es besonders wichtig, umfassend und zeitnah zu informieren und den Dialog zu fördern. Ängste, Befürchtungen und daraus entstehende Widerstände, Blockaden und kontraproduktive Gerüchte sind Gift für die Entwicklung der Unternehmenspersönlichkeit.

Die Öffentlichkeitsarbeit ist für Krankenhäuser – wie für alle anderen Dienstleistungsunternehmen auch – das Herzstück des Marketingkonzeptes. Auf einem regulierten Markt wie dem Gesundheitsmarkt spielen die klassischen Instrumente des Marketing-Mix, wie z. B. die Preis- und die Distributionspolitik, kaum eine Rolle. Die Kommunikationspolitik ist zusammen mit der Personalpolitik, der Leistungspolitik und dem Ambiente das Marketinginstrument, das das Krankenhaus relativ leicht gestalten und gegenüber dem Patienten einsetzen kann.

Krankenhäuser, die Kommunikationspolitik unterbewerten und nicht genügend Ressourcen für eine schlagkräftige Public Relations-Abteilung zur Verfügung stellen, werden es schwer haben, im Wettbewerb zu bestehen.

4.15 Literatur

Bernnat, R. & Gross, M. (2003): Wertkreation mit Kommunikation. Herausforderungen und Perspektiven für Unternehmen, Produkte und Marken. Frankfurt: Booz Allen Hamilton und c-trust.

Die Bundesregierung (2008): Der „Zweite Gesundheitsmarkt" wächst. In: Magazin für Wirtschaft und Finanzen, Nr. 061, 08/2008. www.bundesregierung.de/Content/DE/Magazine/Magazin-WirtschaftFinanzen/061/sb-zweiter-gesundheitsmarkt.html.

Deg, R. (2007): Basiswissen Public Relations. Professionelle Presse- und Öffentlichkeitsarbeit. Wiesbaden: VS Verlag für Sozialwissenschaften.

Elste, F. (2004): Werbung und Marketing in der Medizin. Wien: Springer.

Elste, F. (2007): Website-Guide – der offizielle Leitfaden zum Wettbewerb Deutschlands Beste Klinik-Website, Wiesbaden: Medical Tribune Verlagsgesellschaft & Nürnberg: Novartis Pharma GmbH6.

Geisler, L. (2007): Feind, Freund oder Partner? – Angehörige im Krankenhaus. In: Dr. med. Mabuse, Nr. 167: 23–26, URL: http://www.linus-geisler.de/art2007/200705mabuse-angehoerige.html.

Hesse, A. & Schreyögg, J. (2007): Determinanten eines erfolgreichen Einweisermarketing – eine explorative empirische Analyse-Studie. In: Gesundheitsökonomie & Qualitätsmanagement, 5:1–5. Stuttgart: Thieme Verlag.

Heuer, S. (2008): Darf ich behilflich sein? In: Das Marketing ist tot. Es lebe das Marketing, brand eins Wirtschaftsmagazin, Heft 02/2008.

Heuser, J. & Lüthy, A. (1998): Praxishandbuch Intranet und Internet @ Krankenhaus. Baumann Verlag.

Janßen, U. & Messner, T. (2007): Der persönliche Kontakt ist der wichtigste. In: Krankenhaus Umschau, 12:1198–1199. Kulmbach: Baumann Fachverlage.

Lüttecke, H. (2004): Presse- und Öffentlichkeitsarbeit im Krankenhaus. Stuttgart: Kohlhammer.

Juszczak, J. & Nöthen, M. (2006): Studie zeigt: Top-Service gefragt. In: Deutsches Ärzteblatt, Jg. 103, 20:A1358–A1360.

Maier, G. & Wilp, R. (2007): Public Relations in Gesundheitsunternehmen. Handbuch für Krankenhäuser und Pflegeeinrichtungen. Göttingen: Vandenhoeck & Ruprecht.

Mayer, A. G. (2006): Marktorientierung deutscher Krankenhäuser. Ku Special, Nummer 32 – 01/2006. Kulmbach: Baumann Fachverlage.

Meier, P. (2005): Trendwende in Sicht. Zur Veränderung der Internen Kommunikation in der Schweiz. In: Berg, H-J./Kalthoff-Mahnke M./Wolf E. (Hrsg.). Jahrbuch Interne Kommunikation 2005. inkom Grand Prix-Büro, Dortmund, S. 48–49. www.inkom-grandprix.de.

Morar, R., Keller, C. & Felske, K. (2005): Positiv aber mit Risiken – Die Behandlung ausländischer Patienten gründlich vorbereiten. In: Krankenhaus Umschau, 10:826–828. Kulmbach: Baumann Fachverlag.

Neu, H. & Breitwieser, J. (2005): Public Relations. Die besten Tricks der Medienprofis. Göttingen: Business Village.

Niederhaus, C. (2004): Interne Kommunikation. Schnell und effektiv. Neckarsulm: Business Village.

Picker Institut Deutschland (2006): Qualitative Evaluation von patienten- und bedarfsgerechten Informationen über Gesundheitsleistungen. Ergebnisbericht, Oktober 2006, www.bertelsmann-stiftung.de/cps/rde/xbcr/SID-88A204DF-AE3AA929/bst/FokusgruppenBericht_Picker_061024.pdf.

Puttenat, D. (2007): Praxishandbuch Presse- und Öffentlichkeitsarbeit. Eine Einführung in professionelle PR und Unternehmenskommunikation. Wiesbaden: Gabler.

rotthaus.com, health (2007): Workshop zur Marketingplanung 2008 mit der Hirslanden Klinikgruppe. www.rotthaus.com.

rotthaus.com health (2006): Studie: Klinikmarketingetats und Marketingschwerpunkte 2006. www.rotthaus.com/studien.

Schäfer, D. (2006): Bedarf an Patienteninformationen über das Krankenhaus – Eine Literaturanalyse. Gütersloh: Bertelsmannstiftung.

Schmidtbauer, K. & Knödler-Bunte E. (2004): Das Kommunikationskonzept – Konzepte entwickeln und präsentieren. Potsdam: university press UMC.

Sisignano, A. (2001): Kommunikationsmanagement im Krankenhaus. Neuwied und Kriftel: Luchterhand.

Storcks, H. (2005): Wie messbar ist Krankenhausmarketing? – Marketing-Controlling im Krankenhaus. In: Krankenhaus Umschau, 74. Jg., 11:965–968.

Wilp, R. (2007): Wie tickt der Niedergelassene. In: Krankenhaus Umschau, 12:1200–1202. Kulmbach: Baumann Fachverlage.

4.16   Webadressen

Thema	Inhalt	Webadresse
Crossmediale Kommunikation	Online Newsletter der Universität Freiburg als Beispiel für Crossmediale Kommunikation im Krankenhausbereich	www.ampuls-online.de
Konsumententypen auf dem Zweiten Gesundheitsmarkt	Website der Roland Berger Unternehmensberatung	http://www.rolandberger.com/company/press/
Kliniksuch- und Informationsportal	Großes Angebot an Möglichkeiten, sich über Kliniken, Pflegeheime, Krankheitsbilder und Jobmöglichkeiten zu informieren	www.kliniken.de
Klinikinformationsportal	Große Datenbank über alle Kliniken mit Trägerinformationen	www.dka.de
Klinikwebsites	Kriterien für den von Novartis gesponserten Wettbewerb für die beste Klinikseite Deutschlands. Gute Hilfe, um die eigene Website zu perfektionieren.	www.novartis.de/downloads/ueber_novartis/Website_Guide_2008.pdf
Imagefilm	Ein hilfreicher Leitfaden dazu, was bei der Filmproduktion zu beachten ist.	http://www.intervideo-film-produktion.de/fileadmin/user_upload/Leitfaden-Film-produktion.pdf

Thema	Inhalt	Webadresse
Konsumenten- und Kundenportal	Die über 1 000 Firmen, die auf der Website vertreten sind, lassen sich von ihren Kunden und Konsumenten bewerten und kommentieren.	www.getsatisfaction.com
Qualität von Patienteninformationen	Vorstellung der Qualitätskriterien, entwickelt von der Medizinischen Hochschule Hannover und der Ärztlichen Zentralstelle für Qualitätssicherung	www.discern.de
Versorgung ausländischer Patienten	Website des IAT, Institut für Arbeit und Technik an der Fachhochschule Gelsenkirchen, eine international tätige Einrichtung zur Erforschung und Gestaltung von Veränderungsprozessen in Wirtschaft, Politik und Gesellschaft	www.iatge.de/aktuell/presse/ presse_info.php?pfad= 2008/080811.html&presse_ id=200808110
Angehörige im Krankenhaus	Auf dem Deutschen Interdisziplinären Kongress für Intensiv- und Notfallmedizin, 2004, wurde resümiert, wie Kliniken mit Angehörigen umgehen und auf eine niederländische Studie Bezug genommen.	www.journalmed.de/ newsview.php?id=7385
Angehörige und Krankenhäuser	Kriterien für die Zertifikatsvergabe „Angehörigenfreundliches Krankenhaus"	www.stiftung-pflege.info
Selbsthilfe und Krankenhäuser	Projektbeschreibung der Initiative Selbsthilfefreundliches Krankenhaus in Nordrhein-Westfalen	www.nakos.de/site/data/ NAKOS/NAKOS_INFO95_ SHfrdlKKH_NRW.pdf
Selbsthilfe und Krankenhaus	Infos zu Arzt Praxen, Heilmitteln, medizinischen Geräten und Gesundheit. Ausführliche Liste aller Selbsthilfegruppen bezogen auf die Krankheitsbilder.	www.arzt-und-gesundheit.de
Selbsthilfe und Krankenhäuser	Seite mit vielen Materialien und Hinweisen, wie Krankenhäuser Selbsthilfeorganisationen unterstützen können.	www.nakos.de/site/unterstuetzung/kooperation/ krankenhaeuser
Selbsthilfe und Krankenhäuser	Beispiel für Kooperation zwischen Selbsthilfe und Krankenhaus	www.mamazone.de/mamazone/regionalgruppen/ regensburg

4.17   Arbeitsmaterialien und Checklisten

Checkliste
Kommunikationskonzept

- Situationsanalyse „Wo stehen wir"
- Positionierung „Wer sind wir?"
- Ziele „Was wollen wir erreichen?"
- Zielgruppen „Wen wollen wir erreichen?"
- Welche Inhalte und Botschaften sollen vermittelt werden?
- Strategie „Wie werden die Ziele erreicht?"
- Maßnahmen „Womit werden die Ziele erreicht?"
- Ressourcen „Was kann ich ausgeben, welche Mitarbeiter stehen zur Verfügung?"
- Evaluation/Erfolgskontrolle „Wie kann ich überprüfen, dass die Maßnahmen erfolgreich waren, welches sind die Messgrößen?"

Checkliste
Situationsanalyse

1. Dienstleistungsspektrum der Klinik
- Welche medizinischen, pflegerischen und präventiven Dienstleistungen werden angeboten?
- Welche Angebote außerhalb der Kernleistungen gibt es? (Stichwort 2. Gesundheitsmarkt)
- Besondere Qualitätsmerkmale der Dienstleistungen (Zertifizierungen, Einsatz innovativer Medizintechnik)

2. Klinikleitung
- Bieten sich auf die Persönlichkeit der Geschäftsführung zielende Maßnahmen an?

3. Mitarbeiter
- Renommierte Chefärzte in den medizinischen Fachabteilungen
- Besonderes Engagement der Mitarbeiter
- Spezielle Aktivitäten zum Leben der Unternehmenskultur, wie z. B. Laufgruppen etc.

4. Service
- Besondere Dienstleistungs- und Serviceangebote für die Patienten
- Besondere Patientenorientierte Behandlungs- und Therapieprozesse
- Angebote für Angehörige, kurze Wartezeiten

5. Kunden und Kooperationen
- Sponsoringaktivitäten, Unterstützung von Sozialen Projekten
- Besonderes Engagement im Bereich Kunst und Kultur (z. B. Ausstellungen)
- Prominente Patienten

- Mitgliedschaften bzw. Funktionen in krankenhausspezifischen Verbänden
- Teilnahme an Messen, Durchführung von Veranstaltungen

6. Position am Markt
- Größe und Standort der Klinik
- Innovationsstärke des Hauses bei der Etablierung neuer Therapiemethoden, neuer Medizintechnologie oder neuer Organisationsformen
- Auszeichnungen oder Preise (z. B. Deutschlands kundenorientiertester Dienstleister)
- Im Vergleich zu Wettbewerbern positive Umsatzentwicklung, Investitionen in Gebäude und Ausstattung
- Marktführerschaft bei der Erbringung medizinischer Leistungen (z. B. im Rahmen eines regionalen oder überregionalen Klinikvergleichs)

Checkliste
Entwicklung von Patienteninformationen

- Welche Ziele hat diese Broschüre?
- Welches sind die wirklich wichtigen, bedeutsamen Informationen für die Patienten?
- Wie wirkt das beschriebene Verfahren, die beschriebene Therapie
- Welchen Nutzen hat das Verfahren, die Therapie
- Gibt es Risiken bei der Behandlung? Wie sehen diese aus?
- Was wären die Folgen bei einer Nichtbehandlung?
- Was würde geschehen, wenn die Erkrankung nicht behandelt wird?
- Wie wirkt sich das Behandlungsverfahren, die Therapie auf die Lebensqualität aus?
- Gibt es mehr als dieses Behandlungsverfahren, wenn ja, welche?

Allgemeines:

- Informationsquellen nennen
- Erstellungsdatum vermerken
- Ausgewogen und unbeeinflusst formulieren
- Zusätzliche Informationsquellen aufführen
- Auf Bereiche von Unsicherheit hinweisen

Dieser Fragebogen richtet sich an niedergelassene Ärzte, die in der Vergangenheit an das Xxx Krankenhaus Patienten zugewiesen haben.

1. Bitte bewerten Sie anhand des Schulnotensystems (Note 1 bis 6), welche Erfahrungen Sie oder Ihre Patienten, mit der medizinischen Qualität der Fachabteilungen des Martin-Luther-Krankenhauses bisher gemacht haben!

medizinische Qualität der Fachabteilungen						Keine Erfahrung	
	1	2	3	4	5	6	0
Fachabteilung Unfallchirurgie	☐	☐	☐	☐	☐	☐	☐
Fachabteilung Visceral- und Gefäßchirurgie	☐	☐	☐	☐	☐	☐	☐
Fachabteilung Plastische Chirurgie	☐	☐	☐	☐	☐	☐	☐
Fachabteilung Frauenheilkunde und Geburtshilfe	☐	☐	☐	☐	☐	☐	☐
Fachabteilung Innere Medizin	☐	☐	☐	☐	☐	☐	☐
Fachabteilung Intensivmedizin und Anästhesie	☐	☐	☐	☐	☐	☐	☐
Fachabteilung Notfallambulanz	☐	☐	☐	☐	☐	☐	☐

2. Wenn Sie Patienten in xxx Krankenhaus einweisen, wie wichtig sind für Sie die nachfolgenden Aspekte einerseits und wie zufrieden sind Sie mit diesen Merkmalen andererseits? Bitte bewerten Sie zuerst den linken Teil der Tabelle, bevor Sie die Angaben zur Zufriedenheit in der rechten Tabellenhälfte machen.

Wie *wichtig* sind für Sie die einzelnen Kriterien?							Wie *zufrieden* sind Sie mit den einzelnen Kriterien?					
1	2	3	4	5	6		1	2	3	4	5	6
						Organisation						
☐	☐	☐	☐	☐	☐	Verfügbarkeit freier Betten/Kapazität	☐	☐	☐	☐	☐	☐
☐	☐	☐	☐	☐	☐	Ablauf der Aufnahme der elektiven Patienten	☐	☐	☐	☐	☐	☐
☐	☐	☐	☐	☐	☐	Ablauf der Aufnahme der Notfallpatienten	☐	☐	☐	☐	☐	☐
☐	☐	☐	☐	☐	☐	Ablauf der Patientenentlassung/ Überleitung	☐	☐	☐	☐	☐	☐
						Kommunikation						
☐	☐	☐	☐	☐	☐	Telefonische Erreichbarkeit der ärztlichen Kollegen der Fachabteilung	☐	☐	☐	☐	☐	☐
☐	☐	☐	☐	☐	☐	Absprachen zur Vermeidung von Doppeldiagnostik mit den ärztlichen Kollegen der Fachabteilung	☐	☐	☐	☐	☐	☐
☐	☐	☐	☐	☐	☐	Absprachen zu abweichenden Therapieentscheidungen	☐	☐	☐	☐	☐	☐

Wie **wichtig** sind für Sie die einzelnen Kriterien?							Wie **zufrieden** sind Sie mit den einzelnen Kriterien?					
1	2	3	4	5	6		1	2	3	4	5	6
☐	☐	☐	☐	☐	☐	Informationen über den Patienten während des Krankenhausaufenthaltes von der Fachabteilung	☐	☐	☐	☐	☐	☐
☐	☐	☐	☐	☐	☐	Schriftliches Informationsmaterial zu den einzelnen Fachabteilungen (Flyer)	☐	☐	☐	☐	☐	☐
☐	☐	☐	☐	☐	☐	Schnelle Verfügbarkeit des Arztbriefes	☐	☐	☐	☐	☐	☐
☐	☐	☐	☐	☐	☐	Qualität des abschließenden Arztbriefes	☐	☐	☐	☐	☐	☐
						Leistungen						
☐	☐	☐	☐	☐	☐	Qualität der Pflege	☐	☐	☐	☐	☐	☐
☐	☐	☐	☐	☐	☐	Serviceleistungen	☐	☐	☐	☐	☐	☐

3. **Bitte geben Sie an, wie wichtig Ihnen die folgenden Kriterien sind, wenn Sie Ihren Patienten in ein Krankenhaus einweisen!**

Einweisungskriterien	1	2	3	4	5	6
Wunsch des Patienten nach einem bestimmten Krankenhaus	☐	☐	☐	☐	☐	☐
Fachlicher Ruf des Krankenhauses	☐	☐	☐	☐	☐	☐
Die bisherigen Erfahrungen mit dem Krankenhaus	☐	☐	☐	☐	☐	☐
Persönliche Kontakte zu Personen der Fachabteilungen	☐	☐	☐	☐	☐	☐
Präsenz des Krankenhauses in den Medien	☐	☐	☐	☐	☐	☐
Ambiente des Krankenhauses	☐	☐	☐	☐	☐	☐
Zertifizierungen (z.B. KTQ)	☐	☐	☐	☐	☐	☐

4. **Wenn Sie Patienten in das xxx-Krankenhaus einweisen, welche Informationen brauchen Sie von Ihren ärztlichen Kollegen aus dem Krankenhaus?**

a) Vor der Einweisung

....

....

....

b) Während des Klinikaufenthaltes

....

....

....

c) Vor der Entlassung

....

....

....

5. Damit wir in Zukunft auf Ihre Wünsche besser eingehen können, haben Sie hier die Möglichkeit, uns Ihre Verbesserungsvorschläge mitzuteilen:

....

....

....

ALLGEMEINE ANGABEN:

Praxisstempel
Diese Angabe ist absolut FREIWILLIG!

6. Ihr Geschlecht

☐ weiblich   ☐ männlich

7. In welche der folgenden Alterskategorien sind Sie einzuordnen?

☐ unter 40   ☐ zwischen 51 und 60

☐ zwischen 40 und 50   ☐ über 60

8. Welcher Fachrichtung gehören Sie an?

....

Vielen Dank für Ihre Mitarbeit bei dieser Untersuchung!

5 Krankenhäuser müssen Profil zeigen: Auf dem Weg zur Marke

5.1 Mehrwert Marke: Warum das auch für Krankenhäuser gilt

Nach Kenning (2003) sind Marken der Schlüssel zu den Köpfen und zu den Herzen der Kunden. Richtig eingesetzt, ermöglichen sie es sogar – zumindest beim Verkauf von Produkten – Premiumpreise zu erzielen. Somit stellen Marken insbesondere in reifen und gesättigten Märkten einen wichtigen Wettbewerbsvorteil dar. Dieser Vorteil, so Kenning, ist auch messbar: Diverse Studien belegen, dass Marken die Zahlungsbereitschaft der Kunden im Durchschnitt um 40 Prozent gegenüber alternativen Produkten erhöhen. Allerdings ist der Markenaufbau auch mit erheblichen Kosten verbunden. Tödtmann (2003) recherchierte, dass der Aufbau einer Marke großer Wirtschaftsunternehmen im ersten Jahr bis zu 30 Millionen Euro „verschlingen" kann, danach jedes Jahr 15 Millionen Euro. Diese werden in erster Linie in die Kommunikation investiert, damit die Marke und das damit verbundene Image bekannt werden.

Marken haben eine wichtige Navigations-, Orientierungs- und Informationsfunktion. Sie erwecken Vertrauen, erlauben eine persönliche Identifikation und beeinflussen Kaufentscheidungen maßgeblich. Wir alle haben Lieblingsmarken und wissen, welche Marken wir gerne nachfragen und welche nicht. Dies gilt für Lebensmittel genauso wie für Kleidung, Schuhe und Elektrogeräte. Auch im Dienstleistungsbereich richten wir unsere Kaufentscheidungen nach Marken aus. Dienstleistungsunternehmen werden, ähnlich wie Produkte, ebenfalls immer mehr zur Marke: Seien es die Friseursalons von Udo Walz, Hotelketten, Kieser-Training-Studios im Krafttraining-Markt oder Starbucks Cafés. Mit dem Konzept der Markenbildung haben schon viele Unternehmen ihre Wirtschaftlichkeit und ihre Umsätze erhöht.

Krankenhäuser und Markenbildung

Bisher werden mit Krankenhäusern noch keine Marken verbunden. Markenbildung und medizinische Dienstleistungen schließen sich eigentlich auch aus. Viel erstrebenswerter ist es, gesund zu bleiben und Krankenhausaufenthalte zu vermeiden.

Dies bestätigt u. a. auch Kathrina Grimm in einem Artikel in der Financial Times Deutschland am 18.10.2008 mit dem Titel: *Wie sich Krankenhäuser einen Namen machen.* Sie weist darauf hin, dass Krankenhausketten und Rehakliniken bisher nur sehr wenig Wert darauf gelegt haben, eine Marke zu werden.

Eine Untersuchung von Trill (2007) belegte, dass gut 50 Prozent der befragten Krankenhäuser (n = 89) von sich behaupten, zumindest einen Marken-Charakter zu haben (vgl. http://www.bdpk.de/media/file/124.Workshop_4_OEffentlichkeitsarbeit.pdf).

Es gibt bisher kaum Krankenhausmarken

Richtig ist, dass es zwar einige recht bekannte deutsche Krankenhäuser bzw. Krankenhausketten gibt. Der Bekanntheitsgrad ist allerdings nicht mit einer Marke zu verwechseln. Krankenhäuser werden bisher nicht als hochwertige Marken wahrgenommen, denn Marken gewinnen ihren Wert erst dadurch, dass viele andere Menschen gut über sie denken. Nennt man im Freundeskreis Namen von bekannten Krankenhausketten, gibt es immer sofort jemanden, der eine besonders schlimme Geschichte erzählt, die ihm – just über diese Klinikkette – beispielsweise über einen Patienten (oder jemanden, der genau in diesem Krankenhaus arbeitet) bekannt ist. Auf Markenbildung wirkt sich negative Mundpropaganda übrigens besonders schlecht aus, überall auf der Welt, egal in welcher Branche.

Die einzige unumstrittene Krankenhausmarke, die sich – sogar weltweit – etablieren konnte, ist die Charité in Berlin. Allerdings ist diese Marke nicht systematisch aufgebaut worden, sondern hat sich im Laufe der 200-jährigen Geschichte der Charité „von selbst" entwickelt. Ihr guter Ruf begründet sich auf große medizinische Errungenschaften und ist fest verbunden mit so bekannten Medizinern wie Ferdinand Sauerbruch (1875–1951) und Rudolf Virchow (1821–1902).

Trotz negativer Schlagzeilen in einschlägigen Medien in den vergangenen Jahren (bis hin zu dem Fall einer Krankenschwester, die von Juni 2005 bis Oktober 2006 absichtlich Patienten getötet haben soll, vgl. http://www.berlinews.de/artikel.php?10184), sind die Assoziationen, die man zur Charité hat, immer noch ausgesprochen positiv: Tradition, Innovationen und wissenschaftlicher Fortschritt.

Aufgrund fehlender Marken im deutschen Krankenhausbereich ist es heute noch sehr schwer für Patienten als medizinische Laien, ein adäquates Krankenhaus für sich auszuwählen. Es bedeutet einen immensen Aufwand, vor einem Krankenhausaufenthalt wichtige Informationen über die Qualität des Leistungsangebotes der Krankenhäuser in der Region einzuholen. Bisher sind auch die Qualitätsberichte der Krankenhäuser weit davon entfernt, die nötige Transparenz zu gewährleisten. Patienten richten sich heute weitgehend nach der Empfehlung ihres niedergelassenen Arztes, recherchieren selbst im Internet, lassen Presse- und Medienberichte auf sich wirken und hören darauf, was ihre Freunde und Bekannte ihnen empfehlen.

Mit einem Krankenhaus assoziieren die meisten Menschen „weiße Kittel", Angst, schlechte Gerüche, Krankheit und andere negativ geprägte Eindrücke. Darüber hinaus haben Krankenhäuser bzw. Berichte über schlecht geführte Krankenhäuser und abschreckend behandelte Patienten in den Medien derzeit Hochkonjunktur. Es vergeht kein Tag, in dem man nicht irgendeine negative Meldung über ein Krankenhaus hört, liest oder im Fernsehen sieht. Dies führt eher zu einem schlechten Image bundesdeutscher Krankenhäuser und Universitätskliniken.

Hinzu kommt, dass es ungleich schwerer ist, Krankenhäuser zu Marken zu machen als „sinnliche" Konsumgüter oder „sperrige" Investitionsgüter. Dennoch, gerade die großen (und schon recht bekannten) Krankenhausketten wie Asklepios und Helios wollen das

Thema Markenbildung in Angriff nehmen und arbeiten systematisch daran. Unter dem Titel „Starker Auftritt der Marke Asklepios" weist der Asklepios-Konzern auf seiner Homepage darauf hin, dass alle Kommunikationsbemühungen der Krankenhauskette darauf abzielen, den einheitlichen Markenauftritt nachhaltig zu verankern. Eine Marke wird die Asklepios-Kette über die Kommunikation dieses Ziels trotzdem noch nicht. Sie sind allenfalls auf dem Weg dort hin.

Die Klinikkette Helios hat sich durch ihre Aktivitäten im Bereich Qualitätsentwicklung – ungeachtet der inhaltlichen Kritik zur fehlenden Risikoadjustierung – auf den Weg zur Qualitätsführerschaft im Krankenhausbereich gemacht (vgl. hierzu auch Kapitel 8.1 dieses Buches). Gelungen an dieser Kampagne scheint uns der Aspekt, dass Helios-Zielgruppen mit dem Namen Helios automatisch Qualität verbinden, was sicherlich beabsichtigt ist. Auf diesen Aspekt geht der Leiter der Klinikkette Helios, Francesco De Meo, in einem Interview mit der FAZ (14.09.2008) leider gar nicht ein. Hier jedoch eine bedeutsame Aussage über die Servicestrategie von Helios: *„Medizinisch bekommen Privatpatienten die gleiche Leistung wie gesetzlich Versicherte. Es gibt aber Unterschiede im Service. Das ist wie Zugfahren in erster und zweiter Klasse... Es gibt* (gemeint ist für Privatpatienten, A. L.) *eine Minibar, die der Patient kostenlos nutzen kann. Er bekommt eine Auswahl an Zeitungen. Und wenn er uns verlässt, bekommt er ein Geschenk... keine Zweiklassenmedizin. Die Patienten werden nur unterschiedlich untergebracht bei gleicher medizinischer Leistung."*

Eine Gleichbehandlung aller Patienten hinsichtlich der Wohlfühlfaktoren und der Serviceleistungen ist also in den Helios-Kliniken (bisher) nicht vorgesehen. Es bleibt ein leichter Zweifel, ob ein Krankenhaus mit dieser Servicestrategie (eine Minibar und Zeitungen nur für Privatpatienten) tatsächlich zu einer starke Marke werden kann.

Warum sich in Deutschland bisher nicht mehr Krankenhäuser zu einer Marke entwickelt haben

In Deutschland haben sich bisher nicht mehr Krankenhäuser zu einer Marke entwickelt, weil die Leistungen eines Krankenhauses in der Regel nur dann in Anspruch genommen werden, wenn eine gewisse Notsituation, nämliche eine Erkrankung, vorliegt. Anders als bei der Wahl eines hochwertigen Laufschuhs oder einer Tafel Schokolade, findet bei der Wahl eines Krankenhauses keine direkte positive Identifikation mit einem Produkt und – bezogen auf das Laufschuh- oder Schokoladenbeispiel – damit vermittelten „Lifestile-Aspekten" statt.

Andererseits haben Krankenhäuser bisher die Notwendigkeit der Markenbildung und die Vorteile, die eine Markenbildung mit sich bringt, (noch) nicht erkannt. Sie sind bisher davon ausgegangen, dass sie „von alleine" nachgefragt werden. Noch vielen Krankenhäusern kommt es bis heute „befremdlich" vor, in die Markenbildung sogar investieren zu müssen. Der gute Ruf eines Hauses ist zwar wichtig, so die weitläufige Meinung, er lässt sich aber nicht so systematisch aufbauen wie in anderen Branchen. Im Folgenden wird ausgeführt, was gegen diese Auffassung spricht.

5.2 Markenbildung im Krankenhaus: Was sie bei Patienten bewirkt

Es spricht vieles dafür, dass Marken Krankenhäuser zu Leuchttürmen machen könnten, die dann deutlich wahrgenommen werden: Wenn es dem Krankenhaus in einer Region gelingt, sich zur Marke zu entwickeln, wird den Patienten eine ganz wichtige Orientierungshilfe gegeben. Sie sind dann in der Lage, in einem kaum zu überschauenden Dschungel von Anbietern medizinischer Dienstleistungen ein Krankenhaus aufgrund seines guten Rufes – eben seiner Marke – auszuwählen.

Der Bedarf an Markenbildung wird auch für Krankenhäuser immer bedeutsamer. Marken werden auf lange Sicht für das Überleben von Krankenhäusern eine große Rolle spielen, da vor dem Hintergrund der sich permanent verschärfenden Rahmenbedingungen eine starke Marke für Krankenhäuser zum strategischen Wettbewerbsvorteil werden kann.

Patienten werden mittlerweile schon seit ca. zehn Jahren als Kunden betrachtet und Krankenhäuser verstehen sich immer mehr als moderne Dienstleistungsunternehmen. Wenn sie sich in ihrem hart umkämpften Markt behaupten wollen, müssen sie sich mit einem klaren Profil im Markt positionieren und sich deutlich von ihren Mitbewerbern unterscheiden. Genau dieses Ziel verfolgt die Markenbildung.

Die Marke hat aus zwei Gründen eine wichtige Funktion: Sie erhöht einerseits den guten Ruf bei potenziellen Patienten, deren Angehörigen, zuweisenden Ärzten, Zulieferern und Krankenkassen. Dies führt zu mehr Patienten, zu höheren Umsätzen und letztlich zu höheren Gewinnen. Andererseits motiviert eine Marke auch die eigenen Mitarbeiter, engagiert für das Krankenhaus zu arbeiten, da sie sich besser mit ihrem Arbeitgeber identifizieren können. Die positive Identifikation mit dem Arbeitgeber führt dazu, dass Krankenhäuser für eigene wie auch potenzielle neue Mitarbeiter zu beliebten Arbeitgebern werden, was in Zeiten von Ärztemangel und demografischem Wandel ein wichtiger Aspekt ist.

Das Ziel, als Krankenhaus zur Marke zu werden, ist also die Basis für eine positive wirtschaftliche Entwicklung. Die Marke trägt auch zur Steigerung des Unternehmenswertes bei. Lichter & Tödtmann (2006) berichten beispielsweise, dass Eon seinen Markenwert allein im Jahr 2006 um 2,2 Milliarden Euro steigern konnte und die Deutsche Telekom (damals noch) im deutschen Markenranking zum dritten Mal Sieger wurde mit einen Markenwert von 23,4 Milliarden Euro (vgl. http://www.bbdo-consulting.com/cms/de/publikationen/ marketing_communications/marketing_communications/pdf/2006_07_BBDO_Marken- wert_Ranking_Handelsblatt.pdf).

Darüber hinaus ist eine Marke auch im Rechnungswesen von Bedeutung. Sie muss bilanziert werden, wenn ein Krankenhaus gekauft wird. Die Marke stärkt somit die Position eines Krankenhauses beispielweise bei Fusionen oder auch bei Verkäufen. Investitionen in den Aufbau einer Marke sind deshalb vor allem Investitionen in die Zukunftssicherung des Krankenhauses.

Markenbildung und der Aufbau von Vertrauen bei den Zielgruppen

Ein wesentliches Ziel bei der Markenbildung ist der Aufbau von Vertrauen bei den Zielgruppen. Diese sollten

• Vertrauen in die medizinischen Leistungen haben,

- Vertrauen in die Zukunftsorientierung und Leistungsfähigkeit des Krankenhauses haben,
- Vertrauen in alle setzen, die dort arbeiten und
- der Unternehmensmarke Vertauen entgegenbringen.

Der Aufbau von Vertrauen ist mühsam, muss hart erarbeitet und jeden Tag aufs Neue unter Beweis gestellt werden. In einem Markt, der überquillt vor Information, muss ein Unternehmen daher profiliert und konsistent auftreten. Nur so kann es auf Dauer wahrgenommen und positiv identifiziert werden.

Die inhaltliche Basis für die Vertrauensbildung ist die Corporate Identity (siehe Kapitel 5.3). Sie gewährleistet eine nachhaltige und verständliche Unternehmenskommunikation, wobei die Größe und Situation des Unternehmens oder der Organisation unwichtig sind.

Marken beeinflussen die Entscheidung für ein Krankenhaus

Die Marke eines Krankenhauses ist eine Dienstleistungsmarke. Sie soll in der Öffentlichkeit und bei potenziellen Patienten neben Vertrauen und Sicherheit ein unverwechselbares Vorstellungsbild (= Image) hinsichtlich der hervorragenden medizinischen Leistungen und der hohen Qualität auslösen.

Gerade wegen ihrer Navigations-, Orientierungs- und Vertrauensfunktion ist die Marke für Krankenhäuser sehr kostbar: Sie beeinflusst Patientenzahlen positiv. Die Marke bietet also die Möglichkeit, zu Patienten von vornherein eine Beziehung aufzubauen, deren Grundlage insbesondere die persönliche Überzeugung auf Seiten der Patienten ist, durch die Entscheidung für dieses Krankenhaus auch die bestmögliche medizinische Versorgung zu wählen. Erfolgreiche Marken strahlen Sicherheit und Qualität aus, *ohne* dass der Patient bisher direkt mit dem Krankenhaus „in Berührung" gekommen ist.

Wie Patienten Krankenhäuser empfinden

Um wirtschaftlich zu bestehen, müssen Krankenhäuser heute zunehmend wie straff geführte Unternehmen agieren. Diese Entwicklung spüren Patienten immer mehr im Krankenhausalltag. Ihre Erlebnisse stimmen oftmals nicht mehr mit ihrer Vorstellung von einem Krankenhausaufenthalt überein. Die Assoziation mit einem Aufenthalt bzw. einer Genesung in einem Krankenhaus geht weit über die reine medizinische Versorgung hinaus. Assoziationen sind auch an persönliche Zuwendung gekoppelt, an Gespräche, insbesondere mit den behandelnden Ärzten. Patienten assoziieren eine gewisse Wärme, Geborgenheit und das Gefühl, „sich sehr gut im Krankenhaus aufgehoben zu fühlen". Sie wollen von ihren Ärzten persönlich gekannt werden und sie wünschen sich Krankenschwestern, die auch Zeit für ein Gespräch am Krankenbett haben, so wie es in der „Schwarzwaldklinik" vor 25 Jahren im Fernsehen gezeigt wurde. Darüber hinaus wollen sie, dass sich auch ihre Angehörigen bei den Besuchen wohl fühlen und in medizinische Entscheidungen einbezogen werden.

Eine interessante Studie zum Thema „Individuelles Erleben von Krankenhausaufenthalten" legten Siewert, Schweitzer & Sattel (2008) vor: Die Ergebnisse der tiefenpsychologischen Interviews, die mit 32 Personen geführt wurden, zeigen, dass das Thema Krankenhaus im

Alltag komplett ausgeblendet wird. Eine persönliche Auseinandersetzung damit findet nur anlassbezogen statt, nämlich wenn der (schlechte) Gesundheitszustand dies wirklich erfordert. Die Analyse der Interviews zeigte, wie komplex das Empfinden von Patienten ist. Es wurden sechs Erlebnisdimensionen erkannt, nach denen Patienten Krankenhäuser wahrnehmen. Das Krankenhaus kann dementsprechend als Zentrum der Heilkraft, als Ort ungewisser Nebenwirkungen, als Ort hektischer Betriebsamkeit, als Ort, an dem man von Alltagspflichten entlastet wird, als Ort für Kontrollverlust oder als Stimulans, sich übermäßig auf die eigene Person zu zentrieren, wahrgenommen werden. Die Antworten der Befragten wurden u. a. auch dahingehend interpretiert, dass der zunehmende Hotelcharakter von Kliniken nicht auf jeden Patienten positiv wirkt. Dies kann sogar das Vertrauen von Patienten in „die Heilkräfte" eines Krankenhauses untergraben. Auf der anderen Seite führt eine Überbetonung medizinischer Aspekte zu Ängsten. Auch die auf den ersten Blick vielleicht sehr dienstleistungsorientierte Lockerung von internen Regeln, wie z. B. Besuchszeiten rund um die Uhr, kann bei machen Patienten Gefühle von Überforderung und Orientierungslosigkeit auslösen.

Krankenhäuser müssen aufgrund dieser Ergebnisse berücksichtigen, dass ihre Patienten Individuen sind und nicht alle „über einen Kamm" geschoren werden dürfen. Sie sollten sich deshalb bemühen, die unterschiedlichsten Gefühle ihrer Patienten zu berücksichtigen. Dies ist nicht nur bei der Wahl und Gestaltung der Kommunikationsinstrumente wichtig. Auch im Rahmen der Markenbildung muss es emotionale Aspekte geben, die den multidimensionalen Empfindungen der Patienten entsprechen.

Die Vorstellungen der Menschen vom Krankenhausalltag entsprechen nicht mehr der Realität. Vielen Patienten (auch vielen Krankenhausmitarbeitern und Experten aus Gesundheitspolitik und Wirtschaft) ist gar nicht klar, was Krankenhäuser aufgrund schlechter personeller und finanzieller Ressourcen überhaupt noch leisten können. Auf diese Weise entstehen diffuse und zunehmend negativ besetzte Assoziationen, die den strukturellen Wandel der Krankenhäuser begleiten. Krankenhäuser befinden sich regelrecht in einer Imagekrise. Negativschlagzeilen in den Medien untermauern dies: Ärzte, die streiken, Praxen, die geschlossen bleiben, Krankenhäuser, die ein Milliardendefizit verursachen.

Es ist schwierig, positive Assoziationen mit Krankenhäusern zu verbinden, wenn diese in einer Krise stecken: Im September 2008 wurde von einem Defizit bundesdeutscher Krankenhäuser von rund 7 Milliarden Euro ausgegangen und davon gesprochen, dass jedes vierte Krankenhaus in absehbarer Zeit schließen wird (vgl. http://www.stern.de/wissenschaft/medizin/:Finanznot-Jedes-Krankenhaus/614490.html).

5.3 Die Corporate Identity: Warum sie die Basis der Krankenhausmarke darstellt

Bevor Krankenhäuser zur Marke werden, müssen sie sich darüber im Klaren sein, wofür sie künftig stehen, was ihr Selbstverständnis ist und wie sie sich von anderen Kliniken unterscheiden. Sie müssen ihrer gesellschaftlichen und wirtschaftlichen Verantwortung gerecht werden und gegenüber der Öffentlichkeit kommunizieren, welche Leistungen sie anbieten bzw. was sie einzigartig macht.

Um sich mit einem klaren Profil als Marke zu positionieren, die bei den Zielgruppen positiv wahrgenommen wird, muss zunächst eine einheitliche Corporate Identity für das gesamte Krankenhaus entwickelt werden. Dies kann nicht von heute auf morgen geschehen. Die Entwicklung einer Identität ist ein Prozess.

Der sogenannte Corporate Identity-Prozess ist eine strategische Maßnahme zum Aufbau einer Identität, die sich an den jeweiligen Unternehmens- und Kundenzielen orientiert. Wenn Krankenhäuser ein positives Image aufbauen wollen, müssen sie sowohl den Prozess des Wandels im Gesundheitswesen als auch das positive Selbstverständnis ihrer Abteilungen spiegeln. Die Unternehmensidentität des Krankenhauses muss für eine glaubwürdige Positionierung sichtbar und – über das Personal und das Ambiente – erlebbar gemacht werden.

Im deutschen Gesundheitsmarkt, der europaweit über die meisten Betten verfügt, muss ein Krankenhaus mit einer eigenen Identität profiliert und konsistent auftreten. Das scharfe Profil – glaubwürdig beste medizinische Leistungen anzubieten, freundliches und kompetentes Personal vorzuhalten, strukturierte und transparente Prozesse zu bieten sowie ein angenehmes Ambiente zu schaffen, gibt Patienten, Mitarbeitern und Kooperationspartnern eine klare Orientierung. Diese ist die Grundlage für eine neue, positive Identifikation, die zu nachhaltiger Differenzierung im Wettbewerb führt und sich vertrauensbildend bei den Zielgruppen auswirkt.

Die Corporate Identity ist auch der Grundstein der folgenden drei Bereiche, die im nächsten Kapitel 5.4 vorgestellt werden, und die in unmittelbarer Abhängigkeit voneinander stehen:

- Das Corporate Design (die Visualität),
- die Corporate Communications (die interne und externe Kommunikation) und
- das Corporate Behaviour (das Verhalten der Krankenhausmitarbeiter gegenüber den Patienten und anderen Zielgruppen).

Corporate Identity ist nicht das visuelle Erscheinungsbild

Fälschlicherweise wird unter Corporate Identity vor allem das visuelle Erscheinungsbild, das Corporate Design verstanden. Corporate Identity wird dann mit der Erstellung eines Logos, einem einheitlichen Briefpapier, einer Broschüre und einem neuen Schild am Zentraleingang des Krankenhauses gleichgesetzt. Dieses grundlegende Missverständnis führte lange Zeit dazu, dass viel Geld mehr oder weniger wirkungslos in oberflächliche „Makeups" investiert wurde. Auf diese Weise sind sicherlich viele Erscheinungsbilder entstanden, aber keine hochwertigen Marken, hinter denen eine echte Unternehmensidentität steht.

Die Identität eines Krankenhauses besteht aus viel mehr als nur aus seinem visuellen Auftritt nach außen. Die Corporate Identity beschreibt das Selbstverständnis eines Krankenhauses und setzt sich daher aus einer Vielzahl von Komponenten zusammen. Es geht um die medizinische Ausrichtung des Krankenhauses, seine Philosophie, wie den Mitarbeitern und den Patienten zu begegnen ist, sein Leitbild und seine Kommunikationsstrategie nach außen und nach innen.

Der Corporate Identity-Prozess

In Zeiten von beschränkten finanziellen Ressourcen und der Notwendigkeit, schneller Erfolge, scheuen viele Krankenhäuser vor einem langen und aufwändigen Corporate Identity-Prozess zurück. Dennoch lohnt es sich, diesen Prozess in Angriff zu nehmen, da die Entwicklung eines ansprechenden visuellen Erscheinungsbildes sowie die Entwicklung einer umfassenden Unternehmensidentität unverzichtbare Voraussetzungen für eine Markenbildung sind.

Über einen strukturierten und schonungslosen Analyseprozess seiner Identität kann ein Krankenhaus seine eigene Unternehmenspersönlichkeit herausarbeiten. Dies führt zu einer eindeutigen „inhaltlichen" Differenzierung gegenüber den Wettbewerbern und letzten Endes auch zu einer entsprechenden „äußerlichen" Differenzierung, die als Corporate Design bezeichnet wird.

Der Corporate Identity-Prozess ist eine strategische Maßnahme, die sich an den Zielen des Krankenhauses orientiert. Der Kern der sogenannten „Unternehmensidentität" ist das Profil des Unternehmens, seine Persönlichkeit, seine charakteristischen Merkmale, eben seine „Individualität".

Auf Unternehmensebene betrifft die Corporate Identity in erster Linie die Differenzier- und Wiedererkennbarkeit in allen Kommunikationsmedien. Dabei ist wichtig, dass diese „Gleichheit" aller Medien nichts mit statischer Uniformität zu tun hat.

Die eigene Persönlichkeit bzw. Unternehmensidentität eines Krankenhauses wird dadurch bestimmt, wie es geführt wird, welche Ziele es verfolgt und wie sie umgesetzt werden. Das Ausmaß an Mitarbeiterorientierung, Patientenorientierung und Innovationskraft bestimmen ganz entscheidend seinen Charakter und seine Identität.

 Nehmen Sie sich zuallererst die Zeit, in Ihrem Krankenhaus zu überprüfen, ob der aktuelle Stand der eigenen Identität den angestrebten Zielen, dem gegenwärtigen und zukünftig angenommenen wirtschaftlichen und medizinischen Umfeld überhaupt noch entspricht.

Bei der genaueren Betrachtung von Unternehmensidentitäten kann sich beispielsweise herausstellen, dass Veränderungen in der Zielsetzung bisher noch gar nicht oder nur teilweise nach außen erfahrbar und damit auch nutzbar gemacht worden sind. Potenziale und damit Wettbewerbsvorteile würden in diesen Fällen ungenutzt bleiben.

Stellen Sie sich zum Beispiel ein kleines Krankenhaus der Allgemeinversorgung vor. Es ist vielleicht sehr leistungsfähig, da technologisch und medizinisch sehr weit entwickelt. Dies stellt es aber nicht in seiner Außenkommunikation dar und wird daher am Markt nicht entsprechend wahrgenommen. Zum anderen kann man sich eine hochspezialisierte onkologische Abteilung vorstellen: Durch den Verkauf an eine Klinikkette ist sie zum besten onkologischen Zentrum der Region geworden, in der Öffentlichkeit wird sie aber immer noch als Krebsstation alter Prägung gesehen.

In beiden Fällen stimmen Inhalt und Kommunikation offensichtlich nicht überein und erzeugen in der Öffentlichkeit nicht das gewünschte Image. Beiden Beispielen ist gemeinsam, dass sie über keine durchgängig gelebte Unternehmensidentität verfügen.

Eine klare, profilierte und vertrauenserweckende Wahrnehmung durch Dritte kann das Krankenhaus nur dann erzeugen, wenn es genau weiß, was es leisten kann und wohin es sich entwickeln möchte (vgl. auch Kapitel 10).

Fragen, die während des Corporate Identity-Prozesses beantwortet werden

Dies sind die wichtigsten Fragen, die sich ein Krankenhaus im Rahmen eines Corporate Identity-Prozesses stellen sollte:

- Wer sind wir? Wie würden wir uns beschreiben? Wie nehmen wir uns wahr?
- Wie werden wir wahrgenommen?
- Wie wollen wir von der Öffentlichkeit wahrgenommen werden?
- Was können wir dafür tun?
- Welche Ziele verfolgen wir hinsichtlich des Umgangs mit den Patienten?
- Welche Ziele verfolgen wir hinsichtlich der medizinischen Leistungen?
- Welche Potenziale haben wir?

Antworten erhält man nur über eine bewusste Auseinandersetzung aller Mitarbeiter

- mit dem kompletten Krankenhaus,
- mit seinen Zielen hinsichtlich der Weiterentwicklung,
- mit seinem medizinischen Leistungsspektrum,
- mit seinem Potenzial an Mitarbeitern,
- mit seinem Potenzial an Patienten sowie
- mit dem kompletten Wettbewerbsumfeld.

Die Auseinandersetzung mit der eigenen Identität kann nur unter Einbeziehung aller Mitarbeiter erfolgen.

Ein Corporate Identity-Prozess muss vom Topmanagement im Rahmen einer strategischen Entscheidung initiiert und von allen Mitarbeitern getragen werden. Nur mit der Hilfe aller im Krankenhaus Beschäftigten lassen sich Strukturen, medizinische Leistungen und die Gesamtpersönlichkeit des Krankenhauses erkennen und beschreiben.

Um den Identitätsprozess „anzuschieben", bieten sich mehrere abteilungs- und berufsgruppenübergreifende Workshops an, in denen folgende Ziele erreicht werden sollten:

- Jeder Mitarbeiter muss verstehen, dass Markenbildung weit mehr bedeutet, als nur beste medizinische Dienstleistungen anzubieten.
- Jeder Mitarbeiter muss begreifen, dass ein Krankenhaus, ob es will oder nicht, über seine Mitarbeiter auch eine ganz bestimmte Haltung in den Markt transportiert.
- Jeder Mitarbeiter muss herausfinden, was das Krankenhaus auf seine Art einzigartig macht und warum er gerne dort arbeitet.

- Jeder muss wissen, wie Patientenorientierung in seinem Krankenhaus optimal umgesetzt werden kann bzw. wie Patienten am besten begegnet werden sollte.
- Jeder Mitarbeiter sollte verstehen, welche „Persönlichkeit" das Krankenhaus insgesamt hat, worin diese genau besteht und welches die ganz spezifischen Merkmale sind, die das Krankenhaus von der Konkurrenz unterscheiden.

Diese Erkenntnisse, die in vielen Krankenhäusern noch gar nicht richtig geklärt sind, helfen dabei, die „Besonderheiten" des Krankenhauses herauszufinden, um diese im Rahmen einer Identitätsentwicklung nach außen zu kommunizieren.

Die Mitarbeiter des Krankenhauses müssen sich nach Durchführung der Workshops darüber im Klaren sein, für welche medizinischen und sonstigen Leistungen sie heute und in Zukunft stehen wollen und wie sie sich allen Kundengruppen gegenüber präsentieren wollen, welchen Eindruck sie hinterlassen bzw. welche Assoziationen sie auslösen wollen.

Welche Ziele beim Identitätsprozess erreicht werden sollten

Das Ziel eine Marke zu sein, ist dann erreicht, wenn die Identität der Maßstab für alle Aktivitäten aller Mitarbeiter geworden ist. Corporate Identity bezieht sich deshalb nicht nur auf das Logo und die Broschüre des Krankenhauses, sondern auf das bewusste Zusammenspiel aller Unternehmensaktivitäten. Erst wenn alles, was das Krankenhaus tut und sagt, auf seiner Identität basiert, kann es eine Marke werden.

Aus diesem Grund müssen alle Abteilungen eines Krankenhauses die Werte und Ziele des Unternehmens genau kennen und glaubhaft widerspiegeln. Dies gilt vor allem für die Qualität der medizinischen Leistungen, die Architektur des Hauses, die inhaltliche und formale Gestaltung der Kommunikationsmedien und das Verhalten aller Mitarbeiter nach innen und nach außen. Jeder Mitarbeiter ist Teil des ganzen Krankenhauses und sein Verhalten kann Auswirkungen auf die anderen Abteilungen haben, da das Krankenhaus als Ganzes mit allem, was es tut bzw. nicht tut, kommuniziert und dies zu jedem Zeitpunkt. Jede einzelne Abteilung und jedes Kommunikationsmedium beeinflusst das Bild des Krankenhauses in der Öffentlichkeit. Je höher die Konstanz des Verhaltens der Mitarbeiter, umso klarer und profilierter die Aussage an die Patienten.

Das Herausarbeiten der Identität und deren konsequente Umsetzung hat deshalb nicht nur visuelle, sondern in erster Linie strukturelle und inhaltliche Konsequenzen für ein Krankenhaus. Die Visualisierung, unter anderem das Logo, ist daher ein Ergebnis dieser Entwicklung, niemals ihr Ausgangspunkt. Aufgrund der Tragweite muss Corporate Identity im Kern Aufgabe der Krankenhausleitung sein. Nur sie kann Kraft ihrer Leitungsfunktion ein solches Projekt dauerhaft um- und vor allem durchsetzen.

Um ein glaubwürdiges Bild zu vermitteln, muss sich die Corporate Identity in allen Abteilungen des Krankenhauses wiederfinden. Sie ist die Basis aller kommunikativen, aber auch entwicklungstechnischen und personalpolitischen Aktivitäten. Sie dient in dieser Funktion als inhaltliche Leitstrategie. Von der Corporate Identity hängt die interne und externe Darstellung und damit die Wahrnehmung des Krankenhauses durch die Öffentlichkeit, das sogenannte Corporate Image, ab.

Welchen Abteilungen es leicht fällt, eine Marke zu werden

Einzelnen Abteilungen fällt die Profilbildung sicherlich leichter. Der renommierte Name eines Chefarztes, ein ausgefallenes Leistungsspektrum, hohe medizinische Qualität, ein eindrucksvoller Internetauftritt der Abteilung und ein hoher Bettenanteil wirken sich in der Regel immer positiv auf das Image aus. Wenn diese Abteilung dann auch noch die umsatzstärkste eines Krankenhauses ist, kann sie sich sicherlich sehr gut profilieren und zum Markenzeichen eines Krankenhauses werden.

Dennoch gilt: Krankenhäuser werden als Ganzes wahrgenommen – weder die Identität, noch das Design, die Kommunikationsinstrumente oder das Verhalten der Mitarbeiter können sich daher unabhängig voneinander bzw. in verschiedenen Abteilungen unterschiedlich entwickeln. Vielmehr ist es sehr wichtig, alle Abteilungen kontinuierlich und parallel zueinander auf- und auszubauen.

Corporate Identity ist ein sehr dynamischer Prozess, der sich immer an der Entwicklung des kompletten Krankenhauses orientiert.

5.4 Corporate Design, Corporate Behaviour und Corporate Communications: Warum ein einheiliches Auftreten wichtig ist

Ein Ergebnis des soeben beschriebenen Corporate Identity-Prozesses ist das Corporate Design. Corporate Designs, die ohne vorherige inhaltliche Auseinandersetzung entwickelt werden, erweisen sich mittel- und langfristig als Belastung für ein Krankenhaus, da ihnen die nötige Nachhaltigkeit und Beziehung zum eigentlichen Unternehmenskern fehlt.

Unter Corporate Design versteht man die Summe aller visuellen Informationen eines Krankenhauses. Zu einem visuellen Erscheinungsbild gehört sowohl die Gestaltung der Kommunikationsmittel, das Logo, die Geschäftspapiere, die Werbemittel als auch der Internetauftritt. Die Architektur des Unternehmens wird zusätzlich bei einem durchdachten Corporate Design mit einbezogen. Den Nutzen eines Corporate Designs (= CD) beschreibt der Grafikdesigner und Typograph Wolfgang Beinert wie folgt (vgl. http://www.beinert.net/faq/corporate-design.html):

- Das CD ist Voraussetzung für jegliche Form erfolgreicher Unternehmenskommunikation.
- Das CD visualisiert Kultur, Wertvorstellungen, Unternehmensziele und Marktkompetenz.
- Das CD profiliert bei den Mitarbeitern, den Zielgruppen und in der Öffentlichkeit.
- Das CD ist heute die einzige Möglichkeit, sich in der Flut von Werbung und Informationen am Markt durchzusetzen.
- Das CD signalisiert Kontinuität der Unternehmenskommunikation. Dies schafft Glaubwürdigkeit und Vertrauen.
- Das gut gestaltete und organisierte CD setzt Synergieeffekte frei, erzeugt einen hohen Wiedererkennungswert einzelner Kommunikationsmaßnahmen, erhöht den Bekanntheitsgrad und spart Kosten.

- Ein gut gestaltetes CD ist wesentlicher Erfolgsbestimmungsfaktor eines vorteilhaften und somit ideell gewinnbringenden Images.
- Ein gut gestaltetes CD motiviert die Mitarbeiter und steigert die Anerkennung und Sympathie.
- Ein gut gestaltetes und organisiertes CD dient letztendlich dem Image, der Absatzförderung und somit der Erreichung der Unternehmensziele.

Eine Aufzählung der Geschäftsunterlagen, die entsprechend des Corporate Designs einheitlich gestaltet werden müssen, ist ebenfalls unter obengenannter Webadresse abrufbar.

Corporate Communications

Unter Corporate Communications versteht man die Unternehmenskommunikation. Sie umfasst alle internen und externen Instrumente und Maßnahmen eines Krankenhauses, die eingesetzt werden, um Kommunikation darzustellen (vgl. hierzu auch Kapitel 4).
Corporate Communications vermittelt die Firmenidentität durch strategisch geplante, widerspruchsfreie Kommunikation konsequent nach innen und außen – in allen Marketingaktivitäten, der Öffentlichkeitsarbeit (PR) und der Kommunikationspolitik.
Die Kommunikation eines Krankenhauses wird um so prägnanter wahrgenommen, je regelmäßiger, geschlossener, einheitlicher, einfacher und knapper die unterschiedlichen Botschaften formuliert und gestaltet werden. Mit unterschiedlichen Instrumenten werden dabei dieselben Botschaften kommuniziert.
Ein Konzept der Corporate Communications verstärkt die Wirkung einzelner Instrumente. So können einzelne Maßnahmen der Kommunikationspolitik nur dann dauerhaft wirken, wenn sie gemeinsam mit anderen Kommunikationsinstrumenten systematisch eingesetzt werden. Außerdem sinken die Kosten, da nicht jede Einzelmaßnahme immer wieder neu entwickelt werden muss.
Entscheidend für den Erfolg der Corporate Communication ist ein strategisches Konzept (vgl. Kapitel 3), das sich sowohl an den Ethical Business Guidelines (vgl. Kapitel 2) als auch an den Unternehmenszielen orientiert. Ziele, Maßnahmen und Botschaften müssen systematisch aufgrund der Ansprüche, die das Krankenhaus an seine Mitarbeiter- und Patientenorientierung hat, hergeleitet, aufeinander abgestimmt und konsequent und einheitlich eingesetzt werden.

Corporate Behaviour

Über das sogenannte Corporate Behaviour wird die Unternehmensidentität eines Krankenhauses durch das Verhalten der Mitarbeiter nach außen kommuniziert und geprägt. Tomczak (2008) bezeichnet den hohen Einfluss, den das Mitarbeiterverhalten auf die Markenbildung hat, als „Behavioral branding".
Das Verhalten, das Ärzte, Schwestern und das Krankenhausmanagement im normalen Alltag gegenüber den Patienten und allen weiteren Kundengruppen zeigen, ist auch eine Botschaft über das eigene Selbstverständnis und die eigene Identität. Der Eindruck, den das Personal bei allen hinterlässt, die im direkten Kontakt zu ihm stehen, ist entscheidend für das Image, das sich der Öffentlichkeit einprägt und die Markenbildung beeinflusst.

Machen Sie bitte Ihre Ärzte und Schwestern immer wieder darauf aufmerksam, welchen starken Einfluss ihr Verhalten auf den Ruf, den das Krankenhaus in der Öffentlichkeit hat, ausübt. Je freundlicher und zuvorkommender die Patienten und anderen Kundengruppen behandelt werden, desto mehr entsteht in der Öffentlichkeit der Eindruck eines kundenfreundlichen Krankenhauses.

5.5 Das Deutsches Herzzentrum Berlin: Wie ein hoch-spezialisiertes Zentrum zur Marke gworden ist

Welch hohen Stellenwert die Kundenorientierung im Deutschen Herzzentrum Berlin hat, das regional eine starke Marke ist, geht aus dem folgenden Interview hervor, das die Autorin Anja Lüthy am 15.10.2008 mit dem Ärztlichen Dirketor, Prof. Dr. Dr. h.c. Roland Hetzer geführt hat.

Was ist das Geheimnis Ihres Erfolges bzw. des Erfolges des Deutschen Herzzentrums Berlin?

Professor Hetzer: Die Zeiten, in denen Krankenhäuser Behörden sind, sind endgültig vorbei. Das Deutsche Herzzentrum Berlin sieht sich heute als Dienstleistungsunternehmen und die Patienten als seine Kunden. Dienstleistungsunternehmen bedienen ihre Kunden, das ist ihr Selbstverständnis. Und dieses Selbstverständnis ist mir für das DHZB auch ganz wichtig. Deshalb liegt mir auch sehr am Herzen, dass alle Patienten im Deutschen Herzzentrum sehr gut behandelt werden. Das heißt, dass jeder Patient als Individuum, als Einzelperson wahrgenommen und behandelt wird. Entsprechend kümmern wir uns um jeden einzelnen Patienten Tag und Nacht – so gut wir es können. Das spüren die Patienten und sind, nachdem sie bei uns gewesen sind, überzeugt von unseren Leistungen.

Das Geheimnis unseres Erfolges ist also einerseits das Bemühen um eine optimale Behandlung für jeden Patienten und andererseits die Zufriedenheit der Patienten, die schon bei uns waren.

Glauben Sie, dass das Herzzentrum bereits eine Marke ist?

Professor Hetzer: Ja, ich denke, dass wir seit etwa 10 Jahren eine – zumindest in der Berliner Region – bekannte Marke sind. Das DHZB wurde 1986 eröffnet. Wir haben etwa gut zehn Jahre gebraucht, um zu einer bekannten Marke zu werden.

Was hat das DHZB konkret zur Marke gemacht?

Professor Hetzer: Das DHZB legte immer großen Wert auf die optimale medizinische Versorgung aller Patienten. Das spricht sich herum. Unser medizinisches Leistungsspektrum in der Herzchirurgie ist sehr umfangreich. Es wurde niemals ein Patient abgelehnt mit der Begründung: „Dies können wir im DHZB nicht behandeln". Mittlerweile sind wir weltweit eines derjenigen Herzzentren, das tatsächlich alle Eingriffe, die unmittelbar mit dem menschlichen Herz zu tun haben, vornehmen können. Es gibt eigentlich nichts, was wir nicht machen. Das können nur sehr wenige Herzzentren von sich sagen, außer beispielsweise die Cleveland Clinic in den USA.

Wir legen großen Wert darauf, den Patienten medizinisch bestens zu helfen und dabei immer den neusten Stand der Forschung zu berücksichtigen. Heute können wir zum Beispiel bei einem nur 900 g wiegenden, zu früh geborenen Säugling eine Herz-OP – übrigens ohne die Verwendung von Fremdblut – vornehmen, was wir vor wenigen Jahren noch nicht konnten. Dies wurde möglich, weil wir im DHZB eine besonders kleine Herz-lungenmaschine entwickelt und konstruiert haben, die nun erfolgreich bei Frühgeborenen angewendet werden kann.

Mein Ziel war es von Anfang an, dass das DHZB als Marke auch medizinischen Laien bekannt wird und nicht nur Ärzten und Fachleuten ein Begriff ist. Hierfür haben wir natürlich auch unsere Erfolge immer wieder an die Öffentlichkeit kommuniziert.

Wie haben Sie bisher Ihre Erfolge an die Öffentlichkeit kommuniziert, um einen guten Ruf aufzubauen?

Professor Hetzer: Mir ist die Kommunikation unserer guten Leistungen an die Öffentlichkeit zwar sehr wichtig, man darf es aber auch nicht übertreiben. Auf keinen Fall darf man prahlen. Eine gesunde Zurückhaltung ist sicherlich angebracht. Journalisten merken ganz genau, wenn jemand ständig in der Presse erwähnt werden möchte, egal um welche Meldung es geht. Das ist bei mir nicht der Fall. Das Wissen der interessierten Öffentlichkeit über das, was wir tun, trägt aber wesentlich zur Markenbildung bei. Ich denke, dass die Homepage im Internet eine wichtige Rolle spielt, wenn man die Öffentlichkeit solide und kontinuierlich informieren möchte. Deshalb haben wir bereits vor zehn Jahren einen Webauftritt des DHZB ins Internet gelegt. Heute haben wir für unsere Homepage eine verantwortliche Mitarbeiterin, Frau Franziska Hintz, die die redaktionelle Koordination und Teamorganisation übernommen hat. Sie beruft alle vier Wochen eine Homepagekonferenz im DHZB ein. Von jeder Abteilung müssen die zuständigen Vertreter teilnehmen und ihr die neuesten Informationen geben. Diese Informationen werden dann auf der Homepage eingepflegt.

Kürzlich haben wir sogar einen Preis erhalten als beste Krankenhaushomepage in Deutschland. Wir wurden Sieger im Wettbewerb „Deutschlands beste Klinik-Website 2007". Das DHZB belegte unter 263 gemeldeten Internetauftritten den 1. Platz. Die DHZB-Website wird heute ca. 80 000mal im Monat aufgerufen, insbesondere von Patienten und niedergelassenen Ärzten. Der Webauftritt ist in deutscher, englischer, russischer und arabischer Sprache verfügbar. Die redaktionelle Beratung und technische Umsetzung liegt bei Jörn Collmann.

Das Herzzentrum konnte sich deshalb binnen 20 Jahren – bei medizinischen Laien und Fachleuten – zur Marke etablieren, weil es sich kontinuierlich und systematisch herumgesprochen hat, dass wir sehr gute Herzchirurgie machen. Alle Patienten werden optimal versorgt und wir stehen mit unseren Patientenzahlen und unserem Leistungsspektrum im weltweiten Vergleich auf den vordersten Plätzen.

Welche Rolle spielen die Mitarbeiter bei der Markenbildung, das heißt welche Rolle spielen Ärzte und Pflegepersonal?

Professor Hetzer: Die Mitarbeiter spielen eine sehr wichtige Rolle, wenn man einen guten Ruf in der Öffentlichkeit haben möchte. Sie werden von mir dazu angehalten, die Patienten auch als Kunden zu betrachten. Die Patienten müssen das spüren, wenn sie in Interaktion mit den Mitarbeitern sind. Vor einigen Jahren haben wir zahlreiche Mitarbeiter aller Berufsgruppen im Berliner Hotel Interconti sogar dahingehend schulen lassen, dass sie ihr Verhalten gegenüber den Kunden professionalisieren. Das spürt man heute immer noch. Insgesamt achte ich sehr darauf, dass sich meine Mitarbeiter gut benehmen. Wenn ich beobachte, dass sich Mitarbeiter „nicht gut benehmen", greife ich sofort ein – zur Not auch im Beisein von Patienten. Die Patienten müssen wissen, dass es mir sehr wichtig ist, dass sie ausnahmslos gut behandelt werden.
Außerdem haben die Vorgesetzten habe eine wichtige Vorbildfunktion. Wenn die Mitarbeiter bei ihren Vorgesetzen sehen, dass der Patient einfühlsam behandelt wird, dann können sie das übernehmen.
Bei uns ist auch sehr wichtig, dass sich die Mitarbeiter der Herzchirurgie sehr gut mit denen der Anästhesie verstehen. Ich bin sehr froh, dass wir ein gutes Verhältnis zur Anästhesie haben, was sich sicherlich auch positiv auf die Patientenorientierung auswirkt.
Alle Mitarbeiter des DHZB sind insbesondere dazu angehalten, die Privatsphäre der Patienten vollständig zu respektieren. Bei uns können auch sehr bekannte Menschen – Schauspieler, Politiker oder sonstige Stars – sicher sein, dass ihre Herzerkrankung nicht am nächsten Tag aus den Medien zu erfahren ist. Auf Wunsch behandeln wir bekannte Persönlichkeiten auch unter einem Decknamen, um ihre Anonymität zu wahren. So konnte vor ca. 15 Jahren der aus der „Guillaume Spitzel-Affäre" bekannte Günter Guillaume im DHZB behandelt werden, ohne dass dies an die Presse weitergeleitet wurde. Ähnlich verhielt es sich bei Boris Jelzin und anderen sehr bekannten Personen, die bei uns Patienten waren.

Welche aktive Öffentlichkeitsarbeit favorisieren Sie?

Professor Hetzer: Meine Öffentlichkeitsarbeit wird seit 17 Jahren vom Pressebüro Dr. Barbara Nikolaus begleitet. Dr. Nikolaus organisiert bei Bedarf Pressekonferenzen, übernimmt alle Anfragen hinsichtlich Interviews und Presseberichten und arbeitet sehr gut. Sie ist eine Art Filter, da ich persönlich nicht jede Anfrage selbst beantworten kann. Wie ich bereits sagte, geht es bei uns nicht darum, mit Berühmtheiten, die sich im DHZB haben behandeln lassen, an die Presse zu gehen. Uns ist beispielsweise die Meldung wichtig, dass wir die meisten Kinderkunstherzen auf der Welt vorweisen können.
Auch die sogenannte „Springerpresse" ist uns wichtig. Der normale Bürger liest eben keine wissenschaftlichen Fachartikel, um zu erfahren was wir am DHZB tun. Da eignet sich zum Beispiel die Anfang 2008 gestartete Serie der BZ mit dem Titel „Berlin, deine Kliniken" viel besser.
Wichtig bei Pressemeldungen ist, dass man etwas Neues vorweisen kann. Wir berufen dann Pressekonferenzen ein, wenn wir das Gefühl haben, auf einem bestimmten Gebiet einen Durchbruch erzielt zu haben. Das war zum Beispiel bei der besonders kleinen Herzlungenmaschine der Fall, die nun erfolgreich bei Frühgeborenen angewendet werden kann. Bei der Pressekonferenz, die etwa drei Wochen nach der erfolgreichen OP stattfand,

waren dann auch die Eltern des zu frühgeborenen Babys dabei. Wenn Patienten selbst oder deren Angehörige bei Pressekonferenzen dabei sind, wirkt sich dies positiv auf die Berichterstattung aus.

Nicht jede Neuerung muss allerdings gut und erfolgreich sein und zu einer Verbesserung führen. Ich denke beispielsweise an die schlechten Ergebnisse der Roboterherzchirurgie, die auch wir damals ausgetestet haben. Die Operationen dauerten länger, sie waren teurer und unsicherer für die Patienten. Wir haben uns dann entschieden, bei dieser Neuentwicklung nicht mitzumachen.

Welche weiteren Instrumente setzen Sie neben dem Webauftritt und der Pressearbeit ein, um der Öffentlichkeit ihr Leistungsspektrum zu kommunizieren?

Professor Hetzer: Ich halte den Berliner Klinikvergleich des Berliner Tagesspiegels, an dessen Entwicklung ich im Zusammenhang mit meiner Position als stellvertretender Vorsitzender des Vereins Gesundheitsstadt Berlin e. V. mitgearbeitet habe, für ein gutes Instrument der Kommunikation. Aus den Zahlen, die dort für jede teilnehmende Berliner Klinik genannt wurden, ging recht eindeutig hervor, welche Kliniken in Berlin welche Arbeit leisten. Die Berichte der 14-teiligen Serie haben auch den Lesern keine Angst gemacht, wie das beispielsweise bei dem bloßen Berichten von Sterbequoten in einzelnen Abteilungen der Fall gewesen wäre. Nackt publizierte Sterberaten aus Kliniken haben in den USA schon dazu geführt, dass sich Patienten in bestimmten medizinischen Abteilungen mancher Krankenhäuser nicht mehr haben behandeln lassen.

Ich plane derzeit, einen Imagefilm über das DHZB drehen zu lassen, ähnlich, wie ihn das Herzzentrum Cottbus bereits hat. Dieser Film gefällt mir sehr gut, zumal ein professioneller Schauspieler die notwendigen Informationen gibt. Der Imagefilm soll dann auf der Homepage des DHZB abgerufen werden können.

Des Weiteren möchte ich zusätzliche Flyer für das DHZB konzipieren lassen. Wir haben zwar schon Flyer, aber ich denke darüber hinaus an Informationsmaterial zu bestimmten Krankheitsbildern.

Welchen Stellenwert messen Sie Krankenhausmarketing bei?

Professor Hetzer: Ich halte Krankenhausmarketing für eine sich sehr rasch entwickelnde Disziplin, auf deren Erkenntnisse eigentlich kein Krankenhaus verzichten kann. Sicherlich bräuchte ein Haus wie unseres mindestens eine volle Stelle für einen Marketingfachmann.

Ich gehe davon aus, dass sich Marketingabteilungen – ähnlich wie in den USA – auf lange Sicht auch in deutschen Krankenhäusern etablieren werden.

Vielen Dank für das Gespräch.

5.6   Fazit

Die Corporate Identity bestimmt letztlich, mit welchem Selbstverständnis ein Krankenhaus seinen Mitarbeitern, seinen Patienten, seinen Kunden, seinen Lieferanten und der Öffentlichkeit entgegentritt. Die Schaffung einer klaren und unverwechselbaren Identität ist sicherlich die Grundlage dafür, allen Zielgruppen ein eindeutiges Profil zu zeigen. Eine konsequente Umsetzung der Corporate Identity über ein Corporate Design, Corporate Communications und Corporate Behaviour stärkt dieses Profil, schafft Vertrauen und Kundenbindung und führt zur Bildung einer unverwechselbaren Marke. Markenstarke Krankenhäuser werden vom Patienten nachgefragt, da sie sich als vertrauenswürdig auf dem Markt präsentieren und bestenfalls mit Qualität assoziiert werden. Eine hohe und dauerhafte Nachfrage sichert den wirtschaftlichen Erfolg einer Klinik.

5.7   Literatur

Beyrow, M., Daldrop, N. W. & Kiedaisc, P. (2007): Corporate Identity und Corporate Design: Neues Kompendium. Ludwigsburg: av edition.

Birkigt, K., Stadler, M. & Funk, H.-J. (Hrsg.) (2002): Corporate Identity. Grundlagen, Funktionen, Fallbeispiele. Landsberg/Lech: Verlag Moderne Industrie.

Brandmeyer, K., Pirck, P., Pogoda, A. & Prill, C. (2008): Marken stark machen. Techniken der Markenführung. Wiley Verlag.

Bruhn, M. (Hrsg.) (2001): Die Marke: Symbolkraft eines Zeichensystems. Bern: Haupt.

Doppler, K. & Lauterburg, C. (2008): Change Management. Den Unternehmenswandel gestalten. Frankfurt am Main: Campus.

Häusel, H.-G. (Hrsg.) (2007): Neuromarketing. Erkenntnisse der Hirnforschung für Markenführung, Werbung und Verkauf. Freiburg im Breisgau: Haufe.

Hellmann, K.-U. (2003): Soziologie der Marke. Frankfurt am Main: Suhrkamp.

Herbst, D. (2003): Corporate Identity: Aufbau einer einzigartigen Unternehmensidentität. Leitbild und Unternehmenskultur. Image messen, gestalten und überprüfen (Reihe: Das professionelle 1 x 1). Berlin: Cornelsen.

Isfort, M. & Weidner, F. (2007): Pflege-Thermometer 2007. Eine bundesweite repräsentative Befragung zur Situation und zum Leistungsspektrum des Pflegepersonals sowie zur Patientensicherheit im Krankenhaus. Köln: Deutsches Institut für Pflegeforschung.

Jaeger, H. (2007): Die Evolution der Marke wird zur Revolution für die Klinik. In: f&w. 1:12–15.

Johanssen, K.-P. & Mayer-Johanssen, U. (2003): Suche nach Unverwechselbarkeit. In: Marketingjournal, Nr. 1:22–24.

Johanssen, K.-P. & Steger, U. (Hrsg.) (2001): Lokal oder Global? Strategien und Konzepte von Kommunikations-Profis für internationale Märkte. Frankfurt/Main: F.A.Z.-Institut.

Kenning, P. (2003): Die sieben populärsten Irrtümer der Markenführung Harvard Businessmanager, 27.05.2003, Nr. 6, S. 106.

Kiessling: W. F. & Spannagl, P. (2004): Corporate Identity. Unternehmensleitbild – Organisationskultur. Alling: Sandmann.

Köhler, R., Majer, W. & Wiezorek, H. (2001): Erfolgsfaktor Marke. Neue Strategien des Markenmanagements. München: Vahlen.

Linxweiler, R. (2004): Marken-Design: Marken entwickeln, Markenstrategien erfolgreich umsetzen. Wiesbaden: Gabler.

Lüthy, A. (2008): Den Patienten ein klares Profil zeigen: Strategisches Dienstleistungsmarketing für Krankenhäuser In: Jahrbuch Health Care Marketing. New Business Verlag, S. 85–92.

Meffert, H. (2005): Markenmanagement: Identitätsorientierte Markenführung und praktische Umsetzungen. Wiesbaden: Gabler.

Institut für Demoskopie Allensbach/MLP (2007): MLP-Gesundheitsreport 2007, IfD-Umfrage 10012.

Siewert, M., Schweitzer, A. & Sattel, C. (2008): Individuelles Erleben von Krankenhausaufenthalten – Bedürfnisse und Erwartungen von Patienten. In: Monitor Versorgungsforschung, 03/08, Bonn: eRelation AG – Content in Health, S. 44–47.

Statistisches Bundesamt (2006): Gesundheitswesen. Grunddaten der Krankenhäuser 2005 (Fachserie 12/Reihe 6.1.1). Wiesbaden: DEStatis.

Tödtmann, C. (2003): Hell strahlt der Stern. Handelsblatt 09-26, Jahrgang: 2003.

Tomczak, T. (Hrsg.) (2008): Behavioral branding: Wie Mitarbeiterverhalten die Marke stärkt. Wiesbaden: Gabler.

5.8   Webadressen

Der letzte Zugriff auf die hier aufgeführten Internetseiten erfolgte am 16.11.2008

Inhalt	Webadresse
Artikel im Handelblatt Nr. 124 vom 30.06./1./02.07.2006 Mit dem Titel „Die Wertmarken" Von Jörg Lichter und Claudia Tödtmann	http://www.bbdo-consulting.com/cms/de/publikationen/marketing_communications/marketing_communications/pdf/ 2006_07_BBDO_Markenwert_Ranking_Handelsblatt.pdf
Bericht über die Krankenschwester der Charité Berlin, die angeblich Patienten absichtlich getötet hat	http://www.berlinews.de/artikel.php?10184
Ein Artikel im Stern vom 18.03.2008 mit dem Titel Jedes dritte Krankenhaus ist gefährdet. Von Claudia Wüstenhagen	http://www.stern.de/wissenschaft/medizin/:Finanznot-Jedes-Krankenhaus/614490.html
Webseite zur Thematik Corporate Design	vgl. http://www.beinert.net/faq/corporate-design.html):
Öffentlichkeitsarbeit und Markenbildung in Kliniken Vortragsfolien von Prof. Dr. Roland Trill, FH Flensburg	http://www.bdpk.de/media/file/124.Work-shop_4_OEffentlichkeitsarbeit.pdf

6 Presse- und Medienarbeit – Ein wichtiges Instrument der Öffentlichkeitsarbeit

6.1 Pressearbeit in Krankenhäusern: Wozu sie gebraucht wird

Pressearbeit ist für die Unternehmenskommunikation von Krankenhäusern inzwischen unverzichtbar. „Diejenigen, die glauben, in der Informationsgesellschaft auf professionelle Kommunikation verzichten zu können, unterschätzen vermutlich den gerade begonnenen Verteilungskampf im Gesundheitswesen. Und deshalb sparen Krankenhäuser, die auf PR verzichten, an der falschen Stelle" (Urban 2007, S. 125–126).

Vor dem Hintergrund des deutlich verschärften Wettbewerbs bei Krankenhäusern reicht es demnach nicht aus, gute Medizin zu kommunizieren. Der gute Ruf, die Angebote und die Leistungen eines Krankenhauses, seine Spezialisierungen und Besonderheiten müssen der Öffentlichkeit und damit kranken wie gesunden Menschen über die Medien professionell vermittelt werden. Ein Krankenhaus muss sich sein Ansehen in der Öffentlichkeit über die Medien erarbeiten. Die Plätze in den Medien sind hart umkämpft und nur auf der Basis einer vertrauensvollen Zusammenarbeit mit ihnen zu gewinnen.

Pressearbeit ist ein Service des Hauses

Pressearbeit als Service des Hauses zeichnet sich dadurch aus, dass sie Ziele, Identität und Leitbild eines Krankenhauses patientenorientiert spiegelt. Pressestellen vertreten einerseits die Interessen des Krankenhauses, sind andererseits jedoch in erster Linie Dienstleister der Medien. Pressearbeit ist damit keine Holschuld der Medien, sondern eine Bringschuld der Unternehmenskommunikation bzw. der Presseverantwortlichen im Krankenhaus: „Natürlich wäre es schön, wenn die Medien von selbst auf Sie zukämen. Aber die Wahrheit ist: Dort wartet man nicht auf Sie" (Lutz & Nitzsche 2007, S. 13).

Pressearbeit in einem Krankenhaus zu leisten, heißt unter anderem, Journalistenanfragen – auch manchmal sehr kurzfristig – zu beantworten, fehlende Daten und Fakten zu recherchieren und für die journalistische Verwendung aufzubereiten. Es bedeutet, Gesprächs- und Interviewpartner zu vermitteln und sie für den Medienkontakt vorzubereiten. Es heißt auch, schnell zu arbeiten und die Aktualitätsanforderungen und Abläufe in den Medien zu akzeptieren, wenn es zum Beispiel darum geht, druckfähige Fotos zur Verfügung zu stellen und mit der gebotenen Sensibilität Radio-, Film- und Fernsehaufnahmen auf einer Station vorzubereiten.

Nicht zuletzt heißt Pressearbeit, Geschäftsführung und Leitung bei der Planung und Konzeption einer Pressestrategie zu beraten, Ideen für Schwerpunkte bei der Pressearbeit zu entwickeln und eine Jahresplanung sowie einen regelmäßigen Pressespiegel vorzulegen.

Pressearbeit zielt auf den Dialog mit den Medien. Zwischen Werbung, Marketing und Pressearbeit bestehen wesentliche Unterschiede, die oft übersehen werden. Werbeaktionen können Sie genau kalkulieren, d. h. eine Anzeige, ein Hörfunk- oder TV-Spot kann gezielt platziert werden, Sie bestimmen Gestaltung, Text und Medium. In der Pressearbeit geht dies fast nie, Sie machen mit Ihren Informationen immer nur ein Angebot, mit dem Risiko, dass Journalisten es annehmen oder auch nicht. Marketing ist absatzorientiert, Pressearbeit mit dem Kontakt zu Journalisten eine kommunikationsorientierte Dienstleistung. Pressearbeit in Krankenhäusern, die heute mehr und mehr zu Informationszentren für Gesundheitsfragen werden, zielt nicht allein auf die Weitergabe von Informationen, sondern auf einen kontinuierlichen externen Dialog mit der Öffentlichkeit – vermittelt durch die Medien.

Praxisbeispiel: Die Pressestelle des Universitätsklinikums München stellt sich vor:

Die Mitarbeiter der Pressestelle sind Ansprechpartner für Journalisten, Fotografen und Medienvertreter sowie für den Bereich Marketing und Werbung. Wir vermitteln Experten, beantworten Medienanfragen, stellen Genehmigungen für TV- und Fotoaufnahmen aus und bieten Führungen im Klinikum an. Redaktionen und Journalisten erhalten aktuelle Informationen über Pressemitteilungen und Pressekonferenzen sowie über unsere Homepage. Ausführliche Darstellungen des klinischen Leistungsspektrums und der strukturellen oder baulichen Entwicklungen bieten unsere Publikationen. Fotomaterial über das Klinikum der Universität München steht zum Herunterladen im Download-Bereich zur Verfügung.

http://www.klinikum.uni-muenchen.de/Pressestelle/index.html

Pressearbeit als Erfolgsinstrument im Krankenhaus

Krankenhäuser können sich durch professionelle und kontinuierliche Pressearbeit erfolgreich profilieren und positionieren. Zentral dabei ist, welches Verständnis von Pressearbeit und interner Kommunikation die Verantwortlichen des Hauses haben. Im Idealfall bedeutet dies, dass die Kommunikation zwischen Geschäftsführung, Krankenhausleitung, Chefärzten, Ärzten, Pflegekräften und Presseverantwortlichen nahtlos funktioniert und ein „direkter Draht" zwischen Pressestelle und Unternehmensleitung vorhanden ist. Eine gute strukturelle Einbindung der Pressestelle in das Krankenhaus als Stabstelle direkt bei der Geschäftsführung oder der Verwaltungsdirektion oder auch als Teil der Unternehmenskommunikation macht sich spätestens bei Krisen bemerkbar.

Pressearbeit und vor allem Journalisten sind Medizinern häufig suspekt, ihre Chancen und Grenzen werden oft nicht richtig eingeschätzt. Zusätzliche Zweifel an den kommunikativen Fähigkeiten, der Kompetenz und Loyalität der Presseverantwortlichen seitens der Unternehmensleitung bleiben Medienvertretern nicht lange verborgen und behindern einen erfolgreichen Kommunikationsprozess. Keine Pressestelle in einem Krankenhaus käme zum Beispiel auf die Idee, Chefärzten zu erklären, was bei einer Augen- oder Nasenoperation zu tun ist. Aber was gegenüber der Presse zu tun ist, erklären Chefärzte ihrerseits gerne.

„Kommunikation boomt", sagte Sebastian Vesper, Chefredakteur des PR Reports, anlässlich des 4. Kommunikationskongresses Medizintechnologie 2008 in seiner Keynote. Die Stellen in PR-Agenturen seien im letzten Jahr um 11 Prozent gestiegen, die PR-Budgets der Unternehmen sogar um durchschnittlich 14 Prozent. Vesper plädierte für eine Richtungsergänzung: „PR transportiert nicht nur Botschaften, sondern muss auch einen Radar haben, welche Themen von außen auf das Unternehmen zukommen". Dabei müssen die Presse- und Medienverantwortlichen früh genug einbezogen werden" (Bundesverband Medizintechnologie e. V. (BVMed), Verbandspresse, 28.05.2008).

Leitsätze für Pressestelle und Pressearbeit

Das Selbstverständnis der Pressestelle als Informationszentrale und Think Tank (vgl. Lüttecke 2004, S. 170) gibt die Richtung für ihre externe und interne Arbeitsweise vor. Als Dienstleistung setzt Pressearbeit voraus, dass hier alle Informationen des Hauses gesammelt und unter dem Aspekt ausgewertet werden können, inwiefern sie pressewirksam für die Öffentlichkeit oder Teile der Öffentlichkeit aufbereitet werden können. Dies gilt für gute wie für schlechte Nachrichten und insbesondere bei Krisen.

Die Pressestelle berät die Krankenhausleitung also bei der Planung und Konzeptionierung der PR-Strategie, sie unterstützt bei der Themenfindung und sie übernimmt oder begleitet die Außendarstellung des Hauses gegenüber den Medien. Die Erwartungen an eine Pressestelle im Krankenhaus sind in der Regel hoch und meist quantitativ orientiert: Die Klinik soll möglichst einmal wöchentlich positiv in allen Medien vertreten sein, alle Pressemeldungen sollen abgedruckt werden. Hier gilt es, intern für einen realistischen Blick auf das Mögliche zu sorgen und zu vermitteln, wie und unter welchen Bedingungen Pressearbeit überhaupt funktioniert. Zur seriösen Informationspolitik einer Pressestelle gehört, dass einige Leitsätze eingehalten werden. Dazu zählen unter anderem Glaubwürdigkeit, Transparenz und Kontinuität im Rahmen eines Gesamtkonzepts.

Glaubwürdig zu sein bedeutet nichts anderes als selbstbewusst und ehrlich zu sein. Es lohnt sich nicht, unangenehme Tatsachen oder veritable Skandale zu verschweigen. Ganz im Gegenteil, es schadet dem Krankenhaus oder der Klinik. Eher früher als später kommen Journalisten darauf, was unter der Decke gehalten werden soll. Das ist ihr Job: sie sind qualifiziert und trainiert, eine einmalige Geschichte oder einen außergewöhnlichen Skandal zu entdecken. Der Job der Presseverantwortlichen in einem Krankenhaus ist es, in positiven wie in kritischen Zeiten Zweifel an der eigenen Seriosität und Glaubwürdigkeit gar nicht erst aufkommen zu lassen.

Seriös zu sein bedeutet, sachlich richtige Informationen zu vermitteln, das heißt, Daten und Fakten müssen stimmen und Studien, die das Krankenhaus durchgeführt oder begleitet hat, korrekt wiedergeben werden. Sachlich richtig zu informieren heißt auch, in einer für Laien verständlichen Sprache zu schreiben und zu sprechen und medizinische und wissenschaftliche Ergebnisse knapp und dennoch korrekt umschreiben zu können.

Kontinuierlich zu arbeiten, heißt planvoll zu arbeiten. Kontinuität ist die Basis für den Erfolg, abzulesen zum Beispiel an den jährlich zu erstellenden Pressespiegeln. Von vielen

Krankenhäusern wird Pressearbeit immer noch als eine punktuelle Angelegenheit betrachtet, die auf Zuruf oder als Reaktion auf eine Anfrage der Medien erledigt werden kann. Pressearbeit bedarf jedoch als strategisches Instrument der rechtzeitigen Planung. Die Reichweiten kontinuierlicher Pressearbeit sind sehr viel höher als zum Beispiel teure Anzeigenschaltungen. Das – kostenlose – Porträt eines Chefarztes für Augenheilkunde, der überregional und vielleicht sogar international für seine Spezialisierungen bekannt ist, bringt der Klinik mehr für den guten Ruf. Mit anderen Worten: Medienpräsenz erhöht den Mehrwert einer Klinik.

Pressearbeit bemisst sich unter anderem in der Anzahl der Medienberichte, aber auch an dem, was in den Medien nicht bzw. nicht negativ berichtet wurde. Wenn ein Krankenhausunternehmen überhaupt nicht oder sehr wenig in den Medien auftaucht, entsteht bei Mitbewerbern und (potenziellen) Patienten in der Öffentlichkeit eine Irritation. Ideal ist, wenn Patienten sowohl auf Empfehlung als auch aufgrund von Medienberichten kommen, die sie aufmerksam gemacht haben.

Transparenz in der Pressearbeit sichert den Zugang zu den Medien und schafft Vertrauen. Dem transparenten Krankenhaus gehört die Zukunft, heißt es zu Recht. Das haben vor allem die Medien längst erkannt und berichten und informieren entsprechend. Transparenz ist aber auch bei einweisenden Ärzten, bei Krankenkassen und in der Politik zum Zauberwort geworden.

Ein *Konzept* für die Pressearbeit hat sich bewährt, denn erfolgreiche Pressearbeit will kontinuierlich *und* strategisch geplant sein. „Ein Konzept ist das Herzstück der Kommunikationsplanung" (Schmidtbauer & Knödler-Bunte 2004, S. 13). Wichtig ist, dass das Pressekonzept zusammen mit den für Marketing im Krankenhaus Zuständigen entwickelt wird. Das heißt zum Beispiel, dass darin Ziele und Zielgruppen und die dazu passenden Instrumente der Pressearbeit schriftlich festgelegt sind. Das Pressekonzept bezieht sich dabei sowohl auf das Profil des Krankenhauses als auch auf die Ergebnisse einer gegebenenfalls erstellten Imageanalyse. Ein Pressekonzept benennt präzise die Besonderheiten des eigenen Hauses und analysiert die Medienpräsenz der Krankenhäuser der Konkurrenz.

Am Anfang eines Pressekonzepts steht ein Brainstorming, bei dem sämtliche möglichen Maßnahmen aufgelistet, eine Prioritätenliste für die einzelnen Maßnahmen angefertigt und die wichtigsten Instrumente – von der Presseinformation über die Pressekonferenz bis zum Presse-Event – herausgefiltert werden. Eine Zeit- und Kostenplanung sowie die interne Organisation der Maßnahmen und die Definition der Verantwortlichkeiten runden das Pressekonzept ab. Auch wenn sich Pressearbeit nicht leicht messen lässt, so haben sich regelmäßige Auswertungen, wie zum Beispiel Pressespiegel, bewährt. Das Konzept für die Pressearbeit sollte mindestens einmal jährlich überarbeitet werden, um Ziele und Maßnahmen zu hinterfragen und gegebenenfalls neu zu bestimmen.

Ein *Jahresplan*, der auf der Basis des Pressekonzepts aufgestellt wurde, berücksichtigt wiederkehrende Daten und Themen wie zum Beispiel den Tag der Offenen Tür, (Fach-) Symposien und Veranstaltungsreihen, neue medizinische Behandlungsmethoden und Spezialisierungen renommierter Ärztinnen und Ärzte. Darüber hinaus legt der Jahresplan die Schwerpunkte fest, die im Laufe des Jahres gezielt auch in der sogenannten „Saure-Gurken-Zeit", d. h. in den nachrichtenarmen Wochen des Sommers, kommuniziert werden und den Bekanntheitsgrad steigern können.

Klinikführer als Orientierungshilfe für die Pressearbeit

„Bestsellerlisten" für Krankenhäuser nehmen an Beliebtheit zu. In den Vereinigten Staaten werden auf der Liste „America's Best Hospitals" die Plätze 1 bis 50 ermittelt. In Großbritannien werden für gute, sehr leistungsstarke Krankenhäuser bis zu „drei Sterne" und „Null-Sterne" für schlechte Krankenhäuser vergeben und der National Health Service (NHS) veröffentlicht eine Liste mit „Britain's top forty hospitals". In Deutschland listete die BILD Zeitung im Jahr 2007 die 100 besten Kliniken auf.

Presseverantwortliche in bundesdeutschen Krankenhäusern müssen sich verstärkt mit der Bewertung ihrer Leistungen durch andere auseinandersetzen, um eventuell durch nachprüfbare Informationen (gegen-)steuern zu können. Lokale und regionale Klinikführer sind damit zum unverzichtbaren und nicht zu unterschätzenden Orientierungsmaßstab für die tägliche Pressearbeit geworden.

Ein Klinikführer für Deutschland wurde – noch – nicht erstellt. Doch in verschiedenen Bundesländern erleichtern sie Patienten bereits die Wahl – wie zum Beispiel der Klinik-Führer Rhein-Ruhr 2008/2009, an dem rund die Hälfte der Krankenhäuser der Region teilgenommen haben, der Klinikführer Rheinland, der Klinikführer vom Verband der Krankenhausträger in Brandenburg, der Klinikführer München 2008/2009 (im Buchhandel erhältlich) und der Hamburger Krankenhausspiegel (vgl. Links in Kapitel 6.8 Webadressen).

Der von der Berliner Tageszeitung „Der Tagesspiegel" herausgegebene Klinikführer Berlin 2007/2008 (kostenpflichtig über den Verlag zu beziehen und für die geplante Ausgabe 2008/2009 wiederum erweitert), in dem sich 49 Berliner Krankenhäuser einem Qualitätsvergleich stellen, wurde unter anderem durch eine Patientenbefragung, zusätzliche Krankheitsbilder, ausführliche Klinikporträts und die Bewertung von angebotenen „Hotelleistungen" ergänzt. Daneben gibt es in Deutschland noch weitere Klinikführer – zum Beispiel von Krankenkassen, von großen Klinikunternehmen und zu einzelnen medizinischen Fachdisziplinen.

Noch immer lassen sich viele Krankenhäuser die Chance entgehen, die Berichterstattung zu ihrem eigenen Vorteil zu nutzen. Ingo Bach, Redakteur im Berlin-Ressort des Tagesspiegels und mitverantwortlich für den Berliner Klinikführer kommt zu dem Schluss: „Die Teilnahme an regionalen und überregionalen Qualitätsvergleichen stärkt das Vertrauen der Patienten in die Versorgung und bietet Chancen im Wettbewerb, die die unübersichtlichen, zum Teil völlig überdimensionierten Qualitätsberichte niemals leisten können. Also: Kliniken sollten Qualitätsberichte veröffentlichen" (f & w 5/2008. S. 502ff.).

Klinikführer sind eine wahre Fundgrube für lokale und regionale Journalisten. Für die Pressestelle einer Klinik bedeutet dies in ihrer täglichen Praxis zum Beispiel, dass sie in ihren Pressemeldungen nicht hinter die im jeweiligen Klinikführer aufgeführten Daten und Fakten zurückfallen oder sie auch nicht schönen darf, weil Journalisten dieses sofort nachprüfen können.

Nutzen Sie die lokalen und regionalen Klinikführer als Arbeitsgrundlage für die Pressearbeit und zur Werbung in eigener Sache.

Wer macht die Pressearbeit?

„Nicht ohne meinen Pressesprecher" titelte das Gesundheitswirtschaftsmagazin kma 2008 und stellte fest, dass immer mehr Kliniken das Potenzial professioneller Medienarbeit entdecken: Im Wettbewerb um Patienten, Ärzte und Geld könnten Pressesprecherinnen und Pressesprecher das Image positiv prägen – vorausgesetzt sie sind bei der Geschäftsleitung angesiedelt und können die Belegschaft von ihren Anliegen überzeugen (vgl. kma 06/2008, S. 49). Pressearbeit ist kostenloses Marketing und Häuser in kommunaler Trägerschaft mit angespannter Finanzlage können beispielsweise durch gemeinsame Medienarbeit sparen.

Kleine und mittelgroße Häuser in kommunaler Trägerschaft können Ihre Pressearbeit gemeinsam organisieren, um kostengünstiger in Presse und Medien auf ihre Leistungen aufmerksam machen.

Eine Pressestelle mit einem Mitarbeiter oder einer Mitarbeiterin zu besetzten, die kaum journalistische oder PR-Erfahrung haben, ist riskant. Ein weiteres Problem ist, dass diese Stellen meist nur als halbe Stellen existieren. Erstaunlich ist auch, dass Krankenhäuser, die ansonsten auf die Arbeit und Leistungen ausgewiesener Experten in Medizin, Pflege und Verwaltung vertrauen, in diesem sensiblen Bereich meist auf eine Notlösung zurückgreifen und auf eine eigene Pressestelle verzichten (vgl. Lüttecke 2004, S. 35–36).

Wie erfolgreich Pressearbeit ist, hängt entscheidend davon ab, ob sie eine einheitliche Handschrift trägt. Dazu müssen die Mitarbeiter den Fachleuten für Kommunikation in der Pressestelle vertrauen. Die ideale Besetzung für eine Pressestelle ist eine Person mit ausgewiesenen Kompetenzen im Gesundheitswesen und Krankenhaussektor und möglichst umfassender PR-Erfahrung.

Chefärzte, Mediziner und das leitende Management in Krankenhäusern können und müssen im Nebenberuf keine Pressearbeiter werden, es sei denn, sie verfügen über besonders gute Kontakte zu den Medien, die das Haus nutzen möchte. Grundsätzlich sind Krankenhäuser mit qualifizierten und professionell agierenden Presseverantwortlichen besser bedient: Sie sprechen die Sprache der Medien, sind fachlich vorgebildet und erfahren und verfügen über solide Kontakte zu lokalen und überregionalen Redaktionen.

Die Vorteile einer eigenen Pressestelle

Eine interne Pressestelle ist vor Ort dauerhaft präsent. Dies bedeutet, täglich nah an den Informationen zu sein. Eine Pressestelle fungiert als eine Art Nachrichtenzentrale im Krankenhaus und ist in der Lage, sowohl intern wie extern mit zahlreichen Multiplikatoren zu kommunizieren, zu denen auch die Medien zählen.

Die Nachteile einer eigenen Pressestelle

Eine Pressestelle kann meist von ihrer personellen Besetzung und von der Zeit her nicht alles abdecken, was erforderlich wäre, um in den Medien kontinuierlich präsent zu sein. Es ist daher durchaus sinnvoll, sich professionelle Unterstützung und Know-how, das in der Klinik nicht verfügbar ist, von außen zu holen und zum Beispiel eine Agentur oder einen Kommunikationsberater zu beschäftigen.

Über Agenturen und Kommunikationsberater

PR-Agenturen und externe Kommunikationsberater können eine sinnvolle Ergänzung der Aktivitäten der Pressestelle bedeuten. Viele Krankenhäuser scheuen sich jedoch immer noch, professionelle Unterstützung ins Haus zu holen, weil sie die damit verbundenen Kosten und die mangelnde Messbarkeit des Erfolgs fürchten. Im besten Fall gewinnen diejenigen, die für Presse- und Öffentlichkeitsarbeit im Krankenhaus zuständig sind, mit einem externen PR-Berater einen neuen Partner und Ratgeber.

Prüfen Sie Agenturen und Kommunikationsberater in Bezug auf tatsächliche Erfahrungen *und* ihre Branchenkenntnis. Lassen Sie sich Referenzen zeigen.

PR-Berater darf sich jeder nennen, das ist ein Risiko. Es können erfahrene Journalisten und PR-Spezialisten sein, aber auch Teilnehmer an PR-Crash-Kursen und Werbe- und Vertriebsspezialisten. Qualität und Qualifikationen sind so unterschiedlich wie die Honorarforderungen, die für PR-Beratung und Textarbeiten üblicherweise zwischen ca. 60 und 130 Euro pro Stunde und für Organisation zwischen 50 und 80 Euro pro Stunde liegen (bei Agenturen ab fünf Angestellten werden 85 bis 155 Euro für die Beratung angegeben). Dies entspricht einem Durchschnitt von etwa 80 Euro pro Stunde.

Wenden Sie sich an die wichtigsten deutschen Berufsverbände wie zum Beispiel die Deutsche Public Relations Gesellschaft e.V. (DPRG, http://www.dprg.de/statische/itemshowone. php4?id=1) und die Gesellschaft Public Relations Agenturen e.V. (GPRA, http://www.pr-guide.de). Hier erhalten Sie auch Musterverträge und Honorarspiegel mit Pauschalpreisen und Stundensätzen.

Die Auswahl der richtigen Agentur oder der richtigen Kommunikationsberatung ist primär eine Sache der Sympathie, weil die Agentur oder die externe Beratung eng an die Unternehmensleitung angebunden ist. Sie in Anspruch zu nehmen, ist eine persönliche Entscheidung.

Am Beginn einer Agenturbeziehung steht immer ein PR-Konzept, das die Agentur nach eingehenden Briefings, d. h. nach einem ausführlichen Informationsaustausch mit dem Krankenhaus, erstellt. Dort werden die einzelnen geplanten Maßnahmen zeitlich festgehalten (vgl. Deg 2007, S. 172). Dieses erste Gespräch sollten Sie gründlich vorbereiten, denn ist es wichtig, „dass von Anfang an die Chemie stimmt, dass Sie sich gegenseitig vertrauen und respektieren" (Lutz & Nitzsche S. 173).

Externe Beratung durch eine Agentur oder eine Kommunikationsberatung professionalisiert die Presse- und Öffentlichkeitsarbeit und sichert einen direkten Draht zu den Medien. Da professionelle Pressearbeit sich erst nach etwa zwei Jahren entfaltet, sollte die Zusammenarbeit längerfristig angelegt werden, um die entsprechende Routine zu entwickeln.

Vorteile bei der Zusammenarbeit mit einer Agentur

Flexibilität und Schnelligkeit sind ein entscheidender Vorteil einer Agentur, die budgetschonend auch nur bei Bedarf eingesetzt werden kann. Agenturen sind in der Lage, bestehende Kommunikationskonzepte zu beurteilen und verfügen über unterschiedliche Spezialisten, haben Zugang zu den Medien und können ein Kommunikationskonzept erstellen und umsetzen. Das Know-how für die Pressearbeit gehört für Agenturen zur täglichen Routine.

Nachteile bei der Zusammenarbeit mit einer Agentur

Eine Agentur kann nicht vollkommen selbstständig handeln und hat keinen direkten Zugang zu internen Informationen, d. h. Agenturen können Pressesprecher nicht ersetzen: Oft sind die Informationswege zu lang, so dass öffentlichkeitswirksame Themen unentdeckt bleiben. Die Kosten einer großen Agentur können erheblich sein, da sie hohe indirekte Kosten finanzieren muss, wohingegen bei kleineren Agenturen die Kapazitäten schneller erschöpft sein können.

Vorteile bei der Zusammenarbeit mit externen Beratern

Erfahrene PR-Profis sind meist der Pressearbeit mit eigenen Mitteln überlegen. Während Ungeübte sich tagelang mit einem Pressetext herumquälen, fließt er einer erfahrenen (Medizin-)Journalistin relativ leicht aus der Feder und sie kann auch einschätzen, wie der Text bei der Presse ankommt, weil sie weiß, was bei den Medien nachgefragt wird. Wer noch nie eine Pressekonferenz organisiert hat, noch nie eine Mitarbeiter- und Patientenzeitung redaktionell betreut hat, macht leichter Fehler als jemand, der dies routiniert ablaufen lassen kann. Kommunikationsberater können in der Regel kostengünstiger arbeiten als eine Agentur.

Nachteile bei der Zusammenarbeit mit externen Beratern

Mangelnde Information aus dem Krankenhaus setzen Kommunikationsberater von vornherein schachmatt und sie können nicht die entsprechenden Leistungen bringen. Die Ansprechpartner im Haus sollten die Berater regelmäßig und offen über alle relevanten Themen informieren. Loyalität kann, muss aber im Einzelfall nicht zum Problem werden. Da externe Berater auf die Zusammenarbeit mit internen Mitarbeitern angewiesen sind, entscheiden auch hier letztlich Sympathie und Antipathie.

Wer kann also mit den Medien am besten kooperieren? Ob hauseigene Pressestelle, die Leitung der Unternehmenskommunikation, Agenturen oder externe Beratung – wie immer Sie sich entscheiden: Eine dieser drei Lösungen – oder auch eine Kombination – sollte gewählt werden (vgl. Checkliste im Kapitel 6.9 Arbeitsmaterialien und Checklisten: Zusammenarbeit mit PR-Agenturen und Kommunikationsberatern).

Erfolgskontrolle – aber wie?

Im Gegensatz zu anderen Wirtschaftsunternehmen ist es im Krankenhaus schwer, eine Kosten-Nutzen-Rechnung für die Presse- und Öffentlichkeitsarbeit aufzustellen. Der Erfolg der Pressearbeit misst sich auch daran, worüber *nicht* oder nicht negativ berichtet wurde. Als klassisches Instrument zur Erfolgskontrolle liefert die Auswertung der Medienberichte starke Anhaltspunkte für den Erfolg der Pressearbeit. Dazu müssen die Medien laufend beobachtet werden.

Instrumente zur Erfolgskontrolle

Um regelmäßig Ihren Erfolg zu kontrollieren, müssen Sie nicht jeden Morgen zum Kiosk laufen (vgl. Lutz & Nitzsche S. 157f.), um in den lokalen Tageszeitungen nach Berichten über Ihr Haus zu suchen, Radio und Fernsehberichte aufzeichnen oder Mitschnitten hinterherrennen, in denen Sie genannt oder dargestellt werden. Die für die Region relevanten Tageszeitungen sollten sie jedoch abonniert haben, allein schon, um die Mitbewerber zu beobachten und Berichte über sie sammeln zu können.

Um die Medienresonanz zu ermitteln, gibt es eine professionelle Lösung, die von Fachleuten und Medienagenturen beherrscht wird: Sie können einen Ausschnittdienst beauftragen, der für Sie die wichtigsten Zeitungen und Zeitschriften durchsucht und Ihnen die relevanten „Clippings" (Zeitungsausschnitte) zusendet. Clippings dokumentieren, ob die Medien eine Meldung übernommen haben, mehr nicht. Neben den Printmedien verfolgen Medienbeobachtungsdienste auch die elektronischen Medien wie Internet, Radio und Fernsehen. Der Preis hängt von der Anzahl der Begriffe ab, nach denen gesucht werden soll. Bei einer monatlichen Grundgebühr zwischen 35 und 100 Euro kostet zum Beispiel eine Zeitungsveröffentlichung 90 Cent, eine Zeitschriftenveröffentlichung 1,30 Euro und eine Online-Veröffentlichung 1,40 Euro.
Bei Internet-Auftritten können die sogenannten „Visits" und „Page Impressions" (Personen, die eine Seite anklicken) gezählt werden, das heißt auch, wie oft die Homepage eines

Krankenhauses aufgerufen wurde und welche Seite die Nutzerinnen und Nutzer dabei besonders interessant fanden.

Wenn Sie sich einen Medienbeobachtungsdienst nicht leisten möchten, bleibt noch die Möglichkeit, bei der Nachrichten-Suchmaschine Google-news unter http://www.news. google.de oder http://newsexpress.de selbst zu recherchieren. Bei beiden kann man Suchergebnisse abonnieren, d. h. „Google Alert" und der „Expressbote" benachrichtigen Sie, wenn Ihr Suchbegriff in einem neuen Artikel auftaucht. Weitere Online-Suchdienste finden Sie unter http://www.paperball.de und http://www.news.yahoo.de. Darüber hinaus gibt es noch weitere Anbieter, unter anderem www.ausschnitt.de, www.landaumedia.de und www.observer.de.

Nutzen Sie die Clippings für den Newsletter, die Mitarbeiter- und Patientenzeitung, das Intranet und den Presseservice auf der Homepage. Nutzen Sie sie ebenfalls für Ihren Pressespiegel oder auch das schwarze Brett, um Mitarbeiterinnen und Mitarbeiter zu motivieren.

Das gebundene Presseecho allein gibt jedoch noch nicht ausreichend Auskunft über Erfolg oder Misserfolg der Pressearbeit im Krankenhaus. Eine computergestützte Medienresonanzanalyse hingegen geht über das Clipping hinaus und liefert Aussagen über die Qualität der Medienarbeit. Die Durchführung einer Anzeigen-Äquivalenzanalyse, bei der ausgerechnet wird, was ein Beitrag gekostet hätte, wenn dieser in gleicher Größe als bezahlte Anzeige erschienen wäre, gilt bei Fachleuten als unseriös. Diese Art der Analyse wird als zu vereinfachend abgelehnt, weil sie den Eindruck vermittelt, PR-Arbeit sei Teil der Werbung (vgl. Urban 2007, S. 123).

Die Kosten für eine Medienresonanzanalyse sind erheblich – je nach Umfang und Intensität der Auswertung werden für eine einfache Analyse ab 4 500 Euro aufwärts verlangt, Analysen von Hörfunk- und Fernsehsendungen schlagen noch mehr zu Buche als Analysen von Print- oder Onlineangeboten. Die wenigsten Krankenhäuser werden sich eine solche Analyse leisten können, eventuell können große Klinikunternehmen darüber nachdenken. Für die meisten Häuser ist beispielsweise die Tatsache, dass sich die Anzahl der Clippings im Vergleich zum Vorjahr erhöht hat und vielleicht auch noch ein Bericht in den großen überregionalen Tageszeitungen wie FAZ, Süddeutsche Zeitung, Welt und Frankfurter Rundschau erschien, ein ausreichendes Zeichen für den Erfolg der Pressearbeit.

Um den Erfolg der Pressestelle und/oder der Agentur/des Beraters, mit denen Sie zusammenarbeiten, einordnen zu können, gibt es einige charakteristische Fragen (vgl. Lüttecke 2004, S. 157f.), die die Bewertung erleichtern:

- Können Sie eine höhere Medienpräsenz verzeichnen?
- Greifen die Medien Ihre Presseinformationen in positiver Form auf?
- Ist die Berichterstattung positiv in Ihrem Sinne?
- Sind Ihre Botschaften bei Patienten und Einweisern angekommen?
- Gibt es Hinweise, dass sich das Image des Hauses positiv gewandelt hat?
- Werden Ihre Informationsmaterialien häufiger nachgefragt?
- Erkundigen sich Patientinnen und Patienten, die nicht aus Ihrem unmittelbaren Einzugsgebiet kommen?

- Konnte die Bindung insbesondere zu den niedergelassenen Hausärzten und den Patientinnen und Patienten verbessert werden?
- Konnten Sie sich im Vergleich zur Konkurrenz positionieren?
- Konnten Sie im Falle einer Krise der Öffentlichkeit Ihre Botschaft glaubwürdig vermitteln?

6.2 Der professionelle Weg in die Medien: Wie er aussehen muss

Unter der Überschrift „Die Mängelliste der Berliner Krankenhäuser" konnte man in einer Berliner Lokalzeitung lesen, dass in vielen Berliner Kliniken Mangel an allen Ecken und Enden herrscht: Notstromaggregate seien uralt und funktionierten nicht mehr zuverlässig, wegen baulicher und hygienischer Mängel musste in einem Krankenhaus sogar schon ein Gebäude geschlossen werden …

Die Presseverantwortlichen in den Häusern, die in dem oben zitierten Artikel *nicht* genannt wurden, konnten sich glücklich schätzen. Diejenigen, die auf der Mängelliste standen, kamen ins Grübeln: Welches Medium spreche ich sofort oder später an, stelle richtig und kündige Reparaturen an, damit unser Haus nicht ein für allemal als mängelbehaftet gilt? Wer mit den Medien arbeiten und mit ihnen ins Gespräch kommen will, muss sie kennen, muss wissen, wie sie strukturell aufgebaut und organisiert sind. Die Frage lautet also: Welche Multiplikatoren sind für das Krankenhaus wichtig und welche Ressorts sind für die Pressearbeit wichtig?

Print- und AV-Medien (Hörfunk und Fernsehen) arbeiten ganz überwiegend nach dem sogenannten Ressortprinzip. Pressetexte und -Informationen sollten also gezielt Rubriken und Ressorts angeboten werden – wie zum Beispiel Lokales/Aktuelles, Gesundheit, Medizin und Wissenschaft. Je nach thematischer Überschneidung können auch die Ressorts Politik, Forschung & Technologie, Kultur & Lifestyle sowie Medizin & Wellness angefragt werden. Zu beachten sind vor allem auch Beilagen, die sich dem Thema Gesundheit widmen.

Die Medienlandschaft

„Politik spart die Kliniken krank" titelte die tageszeitung (taz) am 25. September 2008 anlässlich der bisher größten Demonstration in der Geschichte der Republik, an der sich 135 000 Klinikmitarbeiter beteiligten. Die Botschaft: Wenn die 2 100 Krankenhäuser bis Ende 2009 nicht insgesamt 6,7 Milliarden Euro mehr vom Bund bekämen, könne die Versorgung der Bürgerinnen und Bürger nicht mehr gewährleistet werden.

Solche und ähnliche Meldungen sind eine Herausforderung für jede Pressestelle, da sie mit Medienanfragen zur eigenen Positionierung in der Krankenhauslandschaft rechnen kann und darauf vorbereitet sein muss, den unterschiedlichsten Medien mit Informationen zur Verfügung zu stehen.

Die Medienlandschaft in Deutschland ist so vielfältig wie in kaum einem anderen Land, der Markt bei den Tages- und Wochenzeitungen ist seit Jahrzehnten heiß umkämpft und auch die Radio- und Fernsehlandschaft ist ständig in Bewegung.

Printmedien

Deutschland ist ein Zeitungsland. Täglich erscheinen hier 352 Tageszeitungen mit 1 524 lokalen Ausgaben in einer Gesamtauflage von 20,8 Millionen Exemplaren. Daneben kommen 27 Wochenzeitungen und sieben Sonntagszeitungen heraus.

Drei Viertel der deutschen Bevölkerung über 14 Jahre greifen regelmäßig zur Tageszeitung, die ihre höchste Reichweite traditionell bei den 50- bis über 70-Jährigen erzielt. Doch auch bei den jüngeren Altersgruppen wird regelmäßig Zeitung gelesen.

Für Krankenhäuser ist gut zu wissen, dass die lokalen Nachrichten die Leser in ihrer Zeitung ganz besonders interessieren, denn sie werden „im Allgemeinen immer" gelesen. Zeitungen, die fast alle auch Online-Angebote machen, genießen im Vergleich zu Fernsehen und Radio bei ihren Leserinnen und Lesern eine besonders hohe Glaubwürdigkeit (Bundesverbandes der Deutschen Zeitungsverleger 2007, http://www.bdzv.de/1826.html).

Regionalzeitungen und Lokalausgaben haben wegen der Zielgruppen, die sie erreichen, eine besonders große Bedeutung. Das heißt für die Pressearbeit im Krankenhaus, dass sie den Journalisten der lokalen und regionalen Printmedien allerhöchste Aufmerksamkeit widmen muss.

Unverlangt und kostenlos kommen Anzeigenblätter, Amtsblätter und Heimatzeitungen mit einer gigantischen Gesamtauflage von über 100 Millionen Exemplaren ins Haus, die in etwa 80 Prozent der Haushalte treue Leser finden (Schulz-Bruhdoel 2007, S. 81). Anzeigenblätter sind für Pressestellen von Krankenhäusern vor allem deshalb besonders interessant, weil sie neben Anzeigen oft auch vorgefertigte redaktionelle PR-Texte abdrucken und je nach Kapazität auch Reporter und Autoren in der Redaktion beschäftigen, die regelmäßig über einen Stadtteil oder eine Region berichten.

Der deutsche Zeitschriftenmarkt umfasst schätzungsweise 23 000 Titel und die Deutschen lesen durchschnittlich vier dieser Zeitschriften. Nach Angaben der Arbeitsgemeinschaft Media-Analyse (http://www.agma-mmc.de) bleiben die Reichweiten dabei außergewöhnlich stabil. Für den Arbeitsbereich Krankenhaus sollten der Pressestelle die wichtigsten bekannt sein. *Wissenschaftliche Zeitschriften* sind für die Pressearbeit ebenfalls wichtig, weil sie ein Forum für Erstveröffentlichungen wissenschaftlicher Studien und damit zitierfähig sind.

Die Fachpresse (siehe Links im Kapitel 6.9 Arbeitsmaterialien und Checklisten: Wichtige Fachzeitschriften für das Krankenhaus) hat für die Medienarbeit gleichfalls eine wichtige Bedeutung – wobei die größte Gruppe innerhalb de Fachpublizistik die etwa 1 300 Zeitschriften für Ärzte umfasst – angefangen bei den regionalen Ärzteblättern über die täglich erscheinende *Ärzte-Zeitung* und die *Ärztliche Praxis* bis zum Wochenmagazin *Deutsches Ärzteblatt*. Wer die in Deutschland tätigen Ärztinnen und Ärzte ansprechen will, kann dies in Dutzenden von Fachzeitschriften tun (vgl. Schulz-Bruhdoel 2007 S. 86f.).

Außerdem befinden sich zahlreiche Publikumszeitschriften, populäre Magazine, Illustrierte, Lifestylemagazine, Frauen-, Jugend- und Männerzeitschriften, Programmzeitschriften, Stadtmagazine und Kundenzeitschriften sowie die Regenbogenblätter der sogenannten Yellow Press auf dem Markt.

> Es ist wichtig, sich klar zu machen, auf welches Medium genau gezielt wird, das heißt, ob das Krankenhaus in den regionale und/oder den überregionalen Medien, den Fachmedien, der Boulevardpresse oder in bestimmten Internetforen vertreten sein will.

Rundfunk und Fernsehen

Morgens um sieben schon gibt Chefärztin X im aktuellen Hörfunk-Magazin Ratschläge zur Rheumabehandlung, mittags informiert der Klinikleiter im Drei-Minuten-Telefoninterview, warum er trotz angespannter Lage noch immer schwarze Zahlen schreibt und abends tritt Chefarzt Y locker im Lokalfernsehen vor die Kamera und erklärt, warum gelegentliche Verstopfung nicht unbedingt ein Drama ist. So oder so ähnlich hätten es die Pressestellen – und vor allem ihre Chefs – gern: die Klinik sympathisch präsent vor jedem Mikrofon, vor jeder Kamera, in jedem Wohnzimmer.

In Deutschland gibt es weit über 450 Rundfunk- und Fernsehsender. Dies zeigt: Radio und Fernsehen sind Massenmedien, die nahezu überall, also auch im Krankenhaus, genutzt werden, denn dort gehören sie in den Krankenzimmern inzwischen zur Standardausstattung. Die Programme der öffentlich-rechtlichen Radio- und Fernsehsender haben laut Rundfunkstaatsvertrag (1987) der Information, Bildung, Beratung und Unterhaltung zu dienen und Beiträge insbesondere zur Kultur anzubieten.

In vielen öffentlich-rechtlichen Fernsehsendern gibt es eine Medizin- und Gesundheitssendung – von der *Visite* beim Norddeutschen Rundfunk (NDR) über die *Sprechstunde* vom Bayerischen Rundfunk (BR) und *Hauptsache gesund* vom Mitteldeutschen Rundfunk (MDR) bis zu *Praxis Dr. Weiss* beim Südwestrundfunk (SWR) und *Quivive* vom Rundfunk Berlin Brandenburg (rbb) sowie der *ServiceZeit* vom Westdeutschen Rundfunk (WDR). Die rund 40 bundesweiten privaten Fernsehsender, die von der Werbung leben, setzen vor allem auf Unterhaltung, Serien und Sport. Einige der privaten Fernsehsender haben Magazine eingerichtet – wie zum Beispiel Spiegel-TV und Focus-TV, Süddeutsche Zeitung-TV und NZZ-Television, in denen auch Gesundheitsthemen vorkommen. Relativ jung ist in Deutschland das Deutsche Gesundheitsfernsehen (DGF) – mit einer Arzt- und Klinikauskunft. Krankenhäuser sollten auf jeden Fall prüfen, ob ein Beitrag im lokalen oder regionalen Offenen Kanal in Frage kommt.

Der öffentlich-rechtliche Hörfunk strahlt bundesweit an die 60 Radioprogramme aus – mit Ausnahme des landesweit zu hörenden Deutschlandradios. In den meisten öffentlich-rechtlichen Rundfunkanstalten werden vier bis sechs zielgruppenspezifische Radioprogramme mit prozentual unterschiedlichem Musik- und Wortanteil parallel ausgestrahlt. Die (Ratgeber-)Themen Gesundheit und Medizin sind meist in Magazinen oder einschlägigen Themensendungen quer durch das gesamte Programm platziert.

Die privaten Radiostationen gehen in Deutschland in die Hunderte. Dabei handelt es sich mehrheitlich um sogenannte Formatradios mit unterschiedlichen Musikfarben von Rock über Jazz bis Klassik. Viele senden vor allem lokal und sind damit wegen ihrer Hörerbindung für die Pressearbeit in Krankenhäusern sehr interessant. Zu den nicht kommerziellen privaten Hörfunkanbietern gehören darüber hinaus auch offene Kanäle und Bürgerradios.

Kontaktpersonen und verantwortliche Redakteure sind in den meisten Organigrammen der öffentlich-rechtlichen Sendeanstalten zu finden, die ebenso wie Programmübersichten, sofern sie nicht im Internet stehen, bei der Pressestelle des Senders angefordert werden können. Dies gilt auch für die privaten Hörfunk- und Fernsehanbieter.

Für die Pressearbeit im Krankenhaus ist es wichtig zu wissen, dass fast jeder Radio hört, denn Radio zählt nach wie vor zu den meist genutzten Medien. Nach den Angaben der Arbeitsgemeinschaft Media-Analyse (http://www.agma-mmc.de/) hören immerhin an einem durchschnittlichen Tag fast 80 Prozent der Deutschen ab 14 Jahren Radio, wobei die Berufstätigen das Radio am stärksten nutzen und vielfach beim Autofahren hören.

Radio ist ein besonders schnelles Medium und sendet rund um die Uhr. Mit Ausnahme der Sender, die ausschließlich oder überwiegend Musikprogramme ausstrahlen, hat es einen hohen Wortbedarf und viele Sendeplätze für Neuigkeiten und Geschichten aus dem Krankenhaus.

Nachrichtenagenturen als Ansprechpartner für Informationen aus einem Krankenhaus zu gewinnen, ist besonders schwer. Kommt zum Beispiel ein Vertreter der Nachrichtenagenturen dpa (Deutsche-Presse-Agentur), ddp/adn (Deutscher Depeschendienst/Deutscher Nachrichtendienst) oder epd (Evangelischer Pressedienst) zu einer Pressekonferenz, so ist das ein Volltreffer für die Pressestelle.

Nachrichtenagenturen verbreiten ihre Meldungen und Hintergrundberichte an *alle* Medien, das heißt, ihre Reichweiten sind optimal. Man kann für diese optimale Verbreitung auch extra bezahlen: sogenannte Original-Service Agenturen wie news aktuell (www. newsaktuell.de) oder pressrelations (www.pressrelations.de) verbreiten Originalmeldungen aus einem Klinikum zum Beispiel unverändert an über 300 tagesaktuelle Medien in Deutschland.

Auch bei Nachrichtenagenturen ist der richtige Ansprechpartner entscheidend. Hier heißt es oft, sich telefonisch beharrlich durchzufragen, um den für Medizin, Gesundheit und Gesundheitspolitik zuständigen Redakteur zu erreichen.

Nachschlagwerke

Die im Folgenden genannten Nachschlagwerke sind eine gute Basis für die Medienkenntnis, ersetzen aber keinesfalls weitere Recherchen und schon gar nicht die eigene Erfahrung. Im Standardwerk „*OECKL. Taschenbuch des Öffentlichen Lebens – Deutschland 2008*" finden sich 13 900 eingetragene Institutionen und 25 000 Persönlichkeiten aus Politik, Wirtschaft, Gesellschaft und Kultur und auch aus dem Bereich medizinisch-biologische Forschung – einschließlich direkter Kontaktdaten zu den Pressevertretern mit Telefon-Durchwahl und E-Mail-Adressen.

Im *KROLL Presse-Taschenbuch Gesundheit 2008/2009* sind 13 500 Ansprechpartner, darunter 1 600 Medizinjournalisten, 1 650 Fachzeitschriften aus Medizin, Gesundheit, Pharma und Biowissenschaften, Tagespresse-Redaktionen, Funk und TV, Pressestellen der forschenden Pharmaindustrie, Ministerien, Ärztekammern und 2 000 medizinische Fachverbände sowie Patienten-Selbsthilfeorganisationen aufgeführt.

Im *„kress report, Die Top-Tages- und Wochenzeitungen plus Nachrichtenagenturen in Deutschland 2008*" aus der Reihe KROLLselect können aktuelle und detaillierte Kontaktdaten zu mehr als 260 Tageszeitungen, 40 Wochenzeitungen und 80 Nachrichtenagenturen mit Nennung der Chefredaktion sowie den zuständigen Ansprechpartnern der Wirtschafts- und Politikredaktion inklusive Namensverzeichnis zum Auffinden von Kontaktpersonen nachgelesen werden.

Der *STAMM Verlag* (http://www.stamm.de/deutschland.ihtml) bietet Redaktions- und Mediendaten mit regelmäßigen Updates sowie Redaktionsadressen selektiert nach Themen oder Mediengruppen, Ressortleitern, Städten und Regionen an. Der Leitfaden durch Presse und Werbung zählt ebenfalls zu den Standardwerken und auf der Medien-CD Deutschland finden Sie Ansprechpartner von Redaktionen, Verlagen und Anzeigenabteilungen. Die CD „Internetmedien" bietet eine thematische Strukturierung der Online-Medien nach Sachgruppen sowie eine Zuordnung der Internettitel zu Printausgaben.

Aktuelle Gesetze, die für Krankenhaus und Kliniken relevant sein können, finden sich auf den Internetseiten der Bundesärztekammer, des Bundesverbandes der Allgemeinen Ortskrankenkassen und in einer Broschüre der Deutschen Krankenhausgesellschaft (DKG). Zu diesen Gesetzen zählen (vgl. Urban 2007, S. 107ff.): Das Heilmittelwerbegesetz (HWG), das Ärztliche Berufsstandsrecht, das Gesetz gegen den unlauteren Wettbewerb (UWG), Urheber- und Nutzungsrechte (für die Verwendung von Fotos, Grafiken und Texten), Persönlichkeitsrechte (ohne Einwilligung von Ärzten und Patienten dürfen keine Fotos gemacht werden) sowie die Pressegesetze und das Teledienstgesetz (TDG).

Wie Journalisten arbeiten

Um zu verstehen, wie Journalisten arbeiten, muss man die Tagesabläufe und Produktionszwänge kennen, denen sie unterliegen und vor allem den Druck, dem sie standhalten müssen. Journalisten arbeiten meistens unter Druck und viele, vor allem bei den Printmedien, in personell unterbesetzten Redaktionen. Irgendetwas oder irgendwer sitzt ihnen immer im Nacken: der Redaktionsschluss, der Sendetermin, die Deadline oder der Chef vom Dienst. Für Pressereferenten, Agenturvertreter und Berater heißt dies, etwas vereinfacht ausgedrückt, dass Sie eigentlich *immer* beim Recherchieren oder Schreiben stören (vgl. Puttentat 2007, S. 44).

Was die meisten Journalisten und Freien Mitarbeiter verbindet, ist ihre stark motivieren-de Neugier. Ohne diese Neugier können sie nicht recherchieren und telefonieren, nicht leidenschaftlich eine Geschichte verfolgen. Ihr breites Interesse an Personen und Ereig-nissen, Daten und Fakten erfordert zwangsläufig ein Gegenüber, das bereit ist, die ent-sprechenden Informationen auch zu liefern. Das bedeutet: Ohne Pressestellen, Agenturen und Berater, die ihnen Nachrichten aus dem Krankenhaus per Mail, per Fax oder per Telefon direkt in die Redaktion liefern, würden sie davon vielleicht nur zufällig erfahren und könnten nicht langfristig planen.

Was zum Thema oder zur Nachricht wird, entscheiden feste und freie Mitarbeiter dabei selbstverständlich nicht alleine. Bei den Printmedien sind sie eingebunden in eine Hierar-chie von verantwortlichem Chefredakteur, stellvertretendem Chefredakteur und den einzelnen Ressortleitern. Der Chef vom Dienst ist das Bindeglied zwischen Redaktion und Produktion und in den Redaktionen gibt es meistens noch eine Redaktionsassistenz, die die Termine koordiniert und mit der man im Zweifel zuerst telefonisch verbunden wird, bevor ein Redakteur zu sprechen ist.

Zeitungsredakteure sollten möglichst nicht zwischen 11 und 12 Uhr angerufen werden, denn dann finden oft Redaktionskonferenzen statt. Die Chance, sie zu dieser Zeit zu spre-chen, ist auch deshalb gering, weil die meisten Pressekonferenzen ebenfalls am Vormittag stattfinden. Nach der Mittagspause gibt es in der Regel ein günstiges kleines Zeitfenster – etwa zwischen 14 und 15 Uhr – danach naht meist schon der Redaktionsschluss und damit der Endspurt für die Redakteure.

Nachrichtenagenturen erreichen mit ihren Diensten und Meldungen sämtliche Medien. Die Mitarbeiter in einer Nachrichtenagentur dürfen keine Stressvermeider sein: Nach-richtenagenturen haben immer Redaktionsschluss. Da sie im Wettbewerb zu anderen Nachrichtenagenturen und Medien stehen, wollen sie stets die schnellsten und aktuellsten sein.

Medizin-, Wissenschafts- und Gesundheitsredakteure bei Nachrichtenagenturen sind in der Regel aufmerksame Zuhörer, die eine interessante Nachricht gerne aufnehmen – vorausge-setzt, es handelt sich tatsächlich um eine *neue* Nachricht.

Bei Hörfunk und Fernsehen sind die fest angestellten Mitarbeiter am besten über die je-weilige Redaktionsassistenz zu erreichen, die weiß, wo sich wer gerade aufhält und wann an den Arbeitsplatz zurückkehrt. Hörfunk und Fernsehen arbeiten mit einer deutlich größeren Anzahl von freien Mitarbeitern, die die Programme füllen. Fest angestellte Mitarbeiter bei Hörfunk und Fernsehen haben (meistens) auch feste Arbeitszeiten, sind also grundsätzlich, wenn sie nicht gerade auf Recherchereise, in einer Sitzung, im Studio oder im Schneideraum sind, erreichbar. Freie Mitarbeiter arbeiten zu Hause oder in Jour-nalistenbüros und sind ebenfalls mit den genannten Einschränkungen erreichbar – vor-ausgesetzt, man kennt ihre Telefonnummer und Mail-Adresse.

Mit freien Mitarbeitern in Kontakt zu treten, ist nicht einfach, da sie – bis auf freie Fachjournalisten – selten in irgendwelchen Verzeichnissen zu finden sind. Es bleibt der Pressestelle eines Krankenhauses also nichts anderes übrig, als die in Frage kommenden Zeitungen, Hörfunkstationen und Fernsehsender regelmäßig zu konsumieren und sich die Namen derjenigen zu notieren, mit denen sie in Kontakt kommen möchten.

Pressereferenten, PR-Agenturmitarbeiter oder PR-Berater, die eine journalistische Laufbahn hinter sich haben, sind für eine Pressestelle im Krankenhaus mit diesen Kenntnissen unschwer von Vorteil, weil sie die Produktionsabläufe in den Medien kennen und einschätzen können. Sie haben gelernt, wie man einen Artikel journalistisch aufbereitet, Interviews führt, aussagekräftige Fernsehbilder macht oder Originaltöne für ein Hörfunkfeature einholt. Und sie können sich in die journalistischen Kollegen in den Medien hineinversetzten, auch wenn sie „die Seiten gewechselt" haben.

Kontakte aufbauen und pflegen

Erfolgreiche Medienarbeit ist erfolgreiche Beziehungspflege, die meist über Jahre wächst und sich an ihrer Tragfähigkeiten messen lässt. Dazu gehört übrigens auch, dass die Pressestelle eines Krankenhauses nicht nur Kritik an Medienberichten äußert, sondern auch für einen guten Artikel oder einen guten Beitrag bei Hörfunk und Fernsehen ihre Anerkennung ausspricht.

Kontakte zu Journalisten sollten durch Visitenkarten und einen Presse-Kontaktbogen dokumentiert werden. So ist eine effektive Nachbereitung und auch eine Aktualisierung und Komplettierung des Presseverteilers bzw. der Mediendatenbank gesichert (vgl. De Micheli 2006, S. 39). Bei Pressekonferenzen und anderen Presse-Events muss für eine optimale persönliche Betreuung gesorgt werden. Die anwesenden Journalisten erwarten dabei selbstverständlich, mit Presseunterlagen, Fotos und Manuskripten von Reden versorgt zu werden.

Medizinjournalisten finden Sie auch beim Arbeitskreis Medizinpublizisten, Klub der Wissenschaftsjournalisten e. V. (http://www.medizinpublizisten.de) sowie bei der Vereinigung der Deutschen Medizinischen Fach- und Standespresse e. V. (http://www.medizinjournalisten.de) und im Verband Deutscher Medizinjournalisten (http://www.journalistenvereinigung.de).

Pressearbeit ist Networking. Dazu gehört, dass das Gespräch mit Redaktionen und Redakteuren gezielt gesucht und die gewonnen Kontakte persönlich gepflegt werden. Um das Gesicht zur Stimme am Telefon kennenzulernen, gibt es nur die Möglichkeit, sich gezielt zu verabreden oder auf die nächste „offizielle" Gelegenheit – zum Beispiel eine Pressekonferenz oder ein Pressehintergrundgespräch – zu warten, um im Anschluss noch einige Worte zu wechseln. Auch bei Hintergrundgesprächen, einem Presse-Frühstück oder einem Abendessen können Journalistenkontakte erfolgreich geknüpft und gehalten werden.

Eine Möglichkeit, Medienkontakte zu pflegen und aufzubauen, ist der Redaktionsbesuch, bei dem die Gelegenheit besteht, sich persönlich kennenzulernen. Redaktionsbesuche sind jedoch nicht unumstritten. Davor sollte man sicherstellen, dass die Journalisten an ihrem Arbeitsplatz aufgesucht werden wollen.

Ein Redaktionsbesuch bietet die Möglichkeit, herauszufinden, was die Journalisten wirklich interessiert. Außerdem gelingt es, bei dieser Gelegenheit festzustellen, ob es sich um einen Fachjournalisten handelt, der eine andere Ansprache erfordert. Es empfiehlt sich, handfeste Informationen und geeignetes Material etwa in Form einer Pressemappe inklusiver passender Texte und Bilder oder auch eine gute Idee für eine exklusive Absprache gleich mitzubringen.

Der Kontakt zu Journalisten kann ergänzend zum persönlichen Kontakt auch über Newsletter und Expertendienste gehalten werden, wie Sie zum Beispiel von der Berliner Charité angeboten werden (http://www.charite.de/newsletter/).

Praxistipp: Beziehungspflege kann auch bedeuten, Journalisten anzusprechen, ohne dass etwas Aktuelles anliegt und sie über mittel- und langfristige Vorhaben im Krankenhaus zu informieren.

Einen Medienverteiler anlegen

Ein detaillierter Medienverteiler gilt zu Recht als das Herzstück der Pressearbeit. Falls noch kein Presseverteiler vorhanden sein sollte oder – was meistens der Fall ist – nur ein völlig veraltetes, unübersichtliches Sammelsurium an Namen, Telefonnummern und Adressen, hat die Erstellung eines aktuellen, mit regelmäßigen Updates versehenen Presseverteilers oberste Priorität.

Der Presseverteiler, der am besten in Outlook, einer Excel-Datei oder in einem Adressverwaltungsprogramm angelegt wird, enthält in einer Tabelle lokale und überregionalen Printmedien, lokale und überregionale Hörfunk- und Fernsehsender sowie Nachrichtenagenturen, Online-Redaktionen, Zeitschriften und Fachmedien. Er gibt das Medium, den Namen und die Funktion der Ansprechperson, die Redaktion, die Adresse, E-Mail, Telefon- und Faxnummer sowie eventuell den Redaktionsschluss und die thematischen Interessen des Journalisten an.

Vor jeder Versendung sollte die Empfängerliste handverlesen zusammengestellt werden. Das kostet zwar Zeit, erspart aber definitiv falschen Adressaten jede Menge Ärger. Ziel sollte es sein, möglichst individuelle Kontakte in die Redaktionen aufzubauen, um nach und nach vertrauensvolle Beziehungen zu erarbeiten. Es lohnt sich immer, vor einem Pressemailing nachzufragen, ob der Journalist wirklich der richtige Ansprechpartner ist.

Veröffentlichungen kommen nur über einen qualifizierten Verteiler zustande. Klasse statt Masse heißt die Devise. Es ist wenig zweckmäßig, einen Presseverteiler mit internationalen Medien anzulegen, wenn ausschließlich lokal agiert wird. Die im Verteiler aufgeführten Medien müssen exakt für das Krankenhaus passen. Wenn die verschiedenen Zielgruppen lokalisiert sind, kann eine Landkarte der Medien erstellt werden, die als Adressaten im Verteiler in Frage kommen. Hilfreich ist es, einen Unterverteiler für die Adressaten von Veranstaltungshinweisen anzulegen.

> Es empfiehlt sich, einen kurzen Verteiler für Aktuelles und einen umfassenderen Verteiler inklusive Fachzeitschriften etc. für alle anderen Presseinformationen anzulegen. Es ist wichtig, nicht gleich viele tausend bundesweite, sondern lokal und regional gezielte Adressen in den Verteiler aufzunehmen, um die aussichtsreichsten Adressaten zu erreichen.

Um die passenden lokalen und regionalen Zielmedien zu bestimmen, wird das jeweilige Impressum im Internet recherchiert. Autoren, die sich thematisch mit dem Thema Medizin, Gesundheit und Krankenhaus beschäftigen, sind relativ leicht über die Lokalteile oder die Gesundheitsseiten einer Zeitung auszumachen. Auch der Blick in die auflagenstarken Boulevard- und Wochenblätter lohnt sich. Name und Anschrift einer Redaktion sind noch relativ leicht herauszufinden, reichen aber nicht aus, um die Presseinformationen an die richtige Frau und den richtigen Mann zu bringen. Die Zuordnung des richtigen Namens zum richtigen Ressort hilft sicher weiter. Nehmen Sie auch kontinuierlich neue Medien in den Verteiler auf indem Sie sich fragen, wer sich für eine Meldung noch interessieren könnte.

Wenn Radio und Fernsehen als Zielmedien in Frage kommen, können Programmhefte nach Sendeformaten durchforstet werden, die für Krankenhäuser in Frage kommen – zum Beispiel die schon erwähnten Gesundheitsmagazine im Fernsehen in den Dritten Programmen. Besonders interessant für Krankenhäuser sind auch die lokalen und regionalen Vorabendprogramme, die häufig Journalisten beschäftigen, die auf die Berichterstattung zu den Themen Gesundheit und Krankenhäuser spezialisiert sind. Der Kontakt zu diesen Journalisten ist allein schon wegen der hohen Zuschauerzahlen, die diese Sendungen aufweisen, mehr als wichtig.

Man kann sich einen Verteiler gegen Bezahlung selbstverständlich auch zusammenstellen lassen. Neben der Eigenrecherche gibt es drei Quellen für Adressen: Der Verlag Dieter Zimpel (http://www.zimpel.de) verfügt über 90 000 *autorisierte (!)* Journalistenadressen, die über ein Online-Abonnement kostenpflichtig bezogen werden können. Der Stamm Verlag (http://www.stamm.de) verspricht mit dem Produkt „Stamm Impressum" Zugriff auf über 100 000 Adressen (vgl. Lutz 2007, S. 105f.), hinzu kommt die schon erwähnte Kroll PRESSGUIDE.DE-Taschenbuchreihe (http://www.pressguide.de/index.php?cms_thms_id=70&knr=&tnr=).

Die Halbwertzeit eines Presseverteilers ist sehr gering, Ansprechpartner wechseln häufig, Telefonnummern und E-Mail-Adressen ändern sich ständig. Wenn ein Ansprechpartner wechselt, erfahren Sie dies zum Beispiel über eine Fehlermeldung in der Mail. Je nach Umfang des Verteilers kann damit ein monatliches Update angezeigt sein.

Medienkooperationen entwickeln

Bei einer Medienkooperation liefern die Presseverantwortlichen dem Redakteur eines Mediums exklusive Informationen. Im Gegensatz zu einer Anzeige wird dabei kein Geld gezahlt. Dies bedeutet, dass die Redaktion das letzte Wort hat (vgl. Putentat 2006, S. 70f.).

Suchen Sie sich als Partner für die Medienkooperation die Lokalmedien, zu denen Sie die besten Kontakte aufgebaut haben. Erkundigen Sie sich nach Themenplänen und (saisonal wiederkehrenden) Schwerpunkten mit langem Vorlauf. Eine Anfrage ist umso aussichtsreicher, wenn Sie über eine gute Idee verfügen.

Von Medienkooperationen können alle Beteiligten profitieren: Die Kliniken haben die Chance, ihre Angebote und Leistungen zu präsentieren, die Medien haben die Möglichkeit, interessante Meldungen zu transportieren, Patienten finden die gewünschten Informationen.

Für die Zusammenarbeit gibt es kein Patentrezept und auch die Form der Kooperationen ist variabel: Es gibt Gesundheits- und Medizinveranstaltungen mit lokalen Medien oder themenbezogene Kooperationen aus humanitären Anlässen, Gesundheitsforen und Gesundheitstage an bewährten und beliebten Orten. Darüber hinaus kann mit dem Fernsehen bei thematischen Präsentationen oder Serien zu bestimmten Themen, Personen oder Berufsbildern zusammengearbeitet werden (vgl. f & w 6/2007, S. 1f.).

Praxisbeispiel: Prämierte Medienkooperation mit einem Printmedium

Ein Musterbeispiel für eine vorbildliche Medien-Kooperation mit dem Ziel, Patienten zu gewinnen und Kunden zu binden, findet sich in Münster in Westfalen. Pünktlich zum 1. Forum Gesundheitswirtschaft in der Region 2007 erschien die erste 16-seitige Ausgabe von „Forschen & Heilen – Hochleistungsmedizin am Uni-Klinikum Münster" (siehe Link in Kapitel 6.8 Webadressen: „Forschen & Heilen"), ein Supplement der Westfälischen Nachrichten (WN). Das Blatt findet vierteljährlich in einer Auflage von mehr als 250 000 Exemplaren im Münsterland und in benachbarten Regionen Verbreitung. Initiatoren des Projekts waren Simone Hofmann, Leiterin der Unternehmenskommunikation des Universitätsklinikums Münster, und Stefan Werding, WN-Redakteur und zuständig für die neue Beilage.

In der Begründung für die Prämierung beim Best-Practice-Wettbewerb des Kommunikationskongresses der Gesundheitswirtschaft 2008 in Hamburg heißt es: „Die Unternehmenskommunikation des Universitätsklinikums Münster (UKM) hat nach einem Weg gesucht, authentisch aus dem UKM zu berichten und dabei eine breite Öffentlichkeit zu erreichen. Wie fast jedes Uniklinikum muss auch das UKM immer wieder den Beweis antreten, dass hier Menschen für Menschen arbeiten und nicht High-Tech-Medizin im Vordergrund steht. Wichtig: Die redaktionelle Verantwortung liegt bei den Westfälischen Nachrichten, so dass mit der Beilage ein hochwertiges journalistisches Produkt gewährleistet ist und kein normales PR-Produkt, das schnell den Ruf von gekaufter Berichterstattung hat. Die Themen werden grundsätzlich am Beispiel betroffener Patienten erlebbar gemacht".

Ein weiteres Beispiel kommt aus Leipzig. Die Patientenzeitschrift „Gesundheit und mehr" (siehe Link in Kapitel 6.8 Webadressen: „Gesundheit und mehr") wendet sich an Patienten und Mitarbeiter, an potenzielle Patienten und Zuweiser sowie an Freunde der Universitätsklinik Leipzig. Das Magazin erscheint seit 2005 im 14-Tage-Rhythmus im Zeitungsformat in einer Auflage von 12 000 Exemplaren. Die Medienkooperation besteht mit der Leipziger Volkszeitung (LZ), der Pressesprecher des Universitätsklinikums ist Chefredakteur der Zeitung. Ein Redakteur der Leipziger Volkszeitung baut die Seiten, koordiniert die Bilder und Begleittexte des vom Uniklinikum finanzierten Magazins.
Beliebt sind Telefonaktionen in Kooperation mit Zeitungen und Hörfunk. Beim Fernsehen stehen medizinische Experten oft nach einer Sendung für Fragen zur Verfügung. Die Berichterstattung über die Telefonaktion bei einer Zeitung erfolgt in der Regel über eine Vorankündigung einen Tag vor der Aktion. Bei der Aktion selbst arbeiten die Experten mit den Redakteuren der Zeitung oder der Hörfunkstation zusammen, die in einem festgelegten Zeitraum Anrufe auswählen und dokumentieren. Diese Dokumentation ist bei Zeitungen die Grundlage für die Berichterstattung am nächsten Tag, bei denen die Experten mit ihrer Kompetenz in Wort und Bild im Mittelpunkt stehen. Eine Telefonaktion lässt sich außerdem auch gut in der hauseigenen Mitarbeiter- und/oder Patientenzeitung verwerten. Ein Hinweis auf der Homepage auf die Aktion versteht sich von selbst.

Was erwarten Journalisten?

Was Journalisten von Pressestellen und der Unternehmenskommunikation in Krankenhäusern erwarten, geben vier Statements wieder, die sich mit den Ergebnissen einer Umfrage der Münchner Agentur electronic promotion (http://www.channelpartner.de/sonstiges/601488/index.html#) unter 300 Redaktionen von Tages- und Wochenzeitungen, Wirtschaftsmagazinen und Nachrichtenagenturen weitgehend decken:

Frage 1: Was erwarten Sie von Pressestellen oder der Unternehmenskommunikation in Krankenhäusern? Wie möchten Sie informiert werden und wie nicht?

Dr. Adelheid Müller-Lissner (Medizinjournalistin, Der Tagesspiegel): Selbstverständlich kann ich nicht viel mit Pressemitteilungen anfangen, die wie reine Werbung daherkommen. Gibt es dagegen etwas wirklich Neues über Therapieverfahren, Studien, neue Einrichtungen und Ideen zu berichten, dann bin ich sehr dankbar für die Information und betrach-

235

te sie als Ausgangspunkt für eigene Recherchen. Deshalb ist es auch sehr wertvoll, gleich zu erfahren, von wem im Haus man weitere Informationen bekommen kann bzw. wo und wann eine Studie veröffentlicht wurde oder werden wird. Pressestellen und -referenten sollten Journalisten bei der Recherche unterstützen, sie sollten ihnen die Recherche aber nicht abnehmen. Was ich hinderlich finde: Wenn die Pressestelle eines Krankenhauses bzw. eines Klinikkonzerns ein „Nadelöhr" ist, durch das alle Kontakte zwischen Mitarbeitern des Krankenhauses und Journalisten laufen müssen. Das kann leicht als Kontrolle empfunden werden – nach meiner Erfahrung auch von den Mitarbeitern des Krankenhauses. Es ist wichtig, dass beide Seiten auch unabhängig davon Kontakt miteinander aufnehmen können.

Klaus Brock (WDR-Fernsehen, Redaktion ServiceZeit): Aktuelle Informationen über neue Therapieansätze und Behandlungsmethoden interessieren uns sehr. Und da bin ich immer noch ein Freund der guten alten Post. Nachrichten per E-Mail sind auch gut und haben in den letzten Jahren stark zugenommen, gehen aber – so die Erfahrung – im Alltagsgeschäft schon mal verloren. Papier dagegen ist bekanntlich geduldig.

Marion Hughes (Redaktionsleitung Raufeld Medien GmbH): Ich verstehe die Pressestellen als erste Anlaufstellen bei der Suche nach einem kompetenten Gesprächspartner aus den von ihnen betreuten Firmen/Krankenhäusern/Arztpraxen etc. Sie sollten auf Nachfrage Auskunft darüber geben können, wer zu welchem Problem der „passende" Experte ist. Des Weiteren sollten Sie umfassende und aktuelle Informationen über ihr Haus geben können – gerne mit Zahlen und Tendenzen angereichert. Zu wichtigen Anlässen freue ich mich auch über eine Presseinformation. Wenn es uns nicht möglich ist, zu einer Pressekonferenz zu gehen, sollten Pressestellen auf Wunsch auch die Pressematerialien zusenden. Nervig finde ich es, wenn wir ständig angerufen werden, ob wir dieses oder jenes Material erhalten haben und ob das etwas für uns ist – sollte das Thema/die Information von Interesse für uns sein, werden wir von uns aus den Kontakt suchen.

Anke Lauf (NDR-Fernsehen, Redaktion Medizin): Pressemeldungen bekomme ich gern per Fax oder Mail – und zwar als Textmail, das heißt, die Kerninformationen sollten nicht im Anhang stehen. Ich erwarte außerdem die Nennung eines ärztlichen Ansprechpartners oder Fachmanns, der oder die auf Rückfragen vorbereitet ist. Pressemeldungen sind nur hilfreich, wenn sie mit wirklich neuen Informationen, zum Beispiel zu Ersteingriffen, neuen Behandlungsangeboten und Studienergebnissen aufwarten. Bitte nicht externe PR-Agenturen einschalten, die ständig anrufen und nachfragen, ob ihre Einladungen auch angekommen sind! Einzelne Pressemeldungen erhalte ich auch gerne vertraulich vorab – die Sperrfristen halten wir ein, aber das Fernsehen braucht Bilder und vor allem mehr Zeit für einen Beitrag als ein Printmedium.

2. Frage: Welches Instrument der Pressearbeit ist für Sie am wichtigsten – die Pressekonferenz und das Pressegespräch, Pressemeldungen oder der persönliche Kontakt per Telefon und/oder Mail?

Dr. Adelheid Müller-Lissner (Medizinjournalistin, Der Tagesspiegel): Das ist schwer zu sagen und sehr vom konkreten Fall abhängig. Ich möchte keines der drei Elemente missen. Aktuelle Themen, bei denen ein großer Journalisten-Ansturm zu erwarten ist und ein großer Frage-Bedarf herrscht, werden sicher am besten mit einer Pressekonferenz oder einem Pressegespräch bewältigt. Interessant klingende Pressemitteilungen sind für mich immer Anlass, den persönlichen Kontakt zu suchen. Was ich nicht so prickelnd finde, sind regelmäßige Pressemitteilungen, mit denen eine Einrichtung vor allem Präsenz zeigen will, ohne dass es echte Neuigkeiten gäbe.

Klaus Brock (WDR-Fernsehen, Redaktion ServiceZeit): Für die Erstinformation ist die Pressemeldung am wichtigsten, gefolgt von Pressekonferenz oder Pressegespräch und an dritter Stelle kommt erst der persönliche Kontakt per Telefon oder Mail.

Marion Hughes (Redaktionsleitung Raufeld Medien GmbH): Das kommt darauf an, ob ich selbst ein Thema recherchiere – dann ist es die Pressestelle. Ansonsten steht für mich die Pressekonferenz oder das Pressegespräch an erster Stelle, dann die Pressemeldungen und als Drittes der persönliche Kontakt per Telefon oder Mail.

Anke Lauf (NDR-Fernsehen, Redaktion Medizin): Klinik-PR nehmen wir am liebsten in folgender Reihenfolge entgegen: Erstens als Pressemeldung, zweitens in Form einer Pressekonferenz oder eines Pressegesprächs und dann erst durch einen persönlichen Kontakt am Telefon oder per Mail. Bitte aber keine Telefonate als Erstinformation aus jeder Klinik – wir würden ersticken. Wir rufen an, falls das Thema einer Meldung uns interessiert.

Erfahrungsgemäß reagieren gerade Lokaljournalisten auch auf schwächere Neuigkeiten nicht grundsätzlich ablehnend, vorausgesetzt, man hat für sie regelmäßig auch etwas Interessantes oder Neues. Gerade Newcomer in einer Pressestelle sollten mutig zum Telefonhörer greifen, um sich als Ansprechpartner, der den Medien gute Informationen liefert, bekannt zu machen. Einfach, aber wirkungsvoll: Ihr Lächeln am Telefon kann Ihr Gegenüber in der Lokalredaktion hören…

Was Journalisten generell *nicht* mögen, sind Presseaussendungen ohne echten Neuigkeitswert und unprofessionelle Nachfassaktionen, die sie in der Endphase der Produktion stören (Neu & Breitwieser 2005, S. 15).
Journalisten legen Wert darauf, dass Pressestellen berechenbar und zuverlässig sind, sich an Termine und Zusagen halten. Wer sich zu viel Zeit mit einem Rückruf lässt, verpasst vielleicht die Chance, in einer Sendung als Gesprächspartner aufzutreten oder am nächsten Tag in der Zeitung zitiert zu werden. Oft ist es hilfreich zu erfahren, an welchen Schwerpunkten Journalisten aktuell arbeiten und demnächst arbeiten werden, um gegebenenfalls mit entsprechenden Informationen weiterhelfen zu können. Wenn Sie am Telefon gefragt werden: „Warum sollte das meine Leser, Zuhörer oder Zuschauer interessieren?" und Sie können darauf eine kurze und befriedigende Antwort geben, ist die Kontaktaufnahme erst einmal geglückt. Journalisten sollten den Eindruck haben, dass sie regelmäßig, zuverlässig und offen mit ausreichenden und hintergründigen Informationen von Ihnen versorgt werden.

Von Botschaften und Geschichten

Ein Krankenhaus kommt in die Medien, indem es sich mit seinen Botschaften und Geschichten interessant macht. Um bei den Lesern, Hörern und Zuschauern richtig anzukommen, ist es notwendig zu wissen, was ganz allgemein in Patienten im Krankenhaus vorgeht, was sie denken und fühlen, und daran muss mit der eigenen Pressearbeit angeknüpft werden.

„Langweilige Kommunikation ist eine Beleidigung der Zielgruppe", meint der Public Relations-Experte Dr. Ingo Reichardt in einem Interview. Um mitreißende Botschaften zu vermitteln und interessante Geschichten zu erzählen, stehen unterschiedliche Kreativtechniken zur Verfügung – vom Brainstorming über Mindmapping, Metaplan oder das Arbeiten mit Bildern. Es versteht sich von selbst, dass die Pressestelle am besten die Geschichten öffentlichkeitswirksam ausbauen kann, die von Ärzten und Mitarbeitern an sie herangetragen werden, denn Sie verfügen in der Regel über einen wahren Schatz an erzählenswerten Geschichten.

Die Basis für ein gelungenes Themenscreening für Ihre krankenhausspezifischen Botschaften sind zunächst die Kernthemen, die in jedem Krankenhaus zu finden sind – wie zum Beispiel neu eingestellte Chefärzte mit besonderen Spezialisierungen und herausragendem Renommee sowie neue erfolgreiche oder auch besonders bewährte Operations- und Behandlungsmethoden und Therapien. Zertifizierungen und Auszeichnungen sind ebenso wie der Tag der Offenen Tür eine kurze Presseinformation wert. Immer dann, wenn Sie ein Thema oder einen Trend ausmachen, der als Fortschritt gewertet werden kann, gehört dies auf die Screeningliste und kann später wieder aufgenommen werden. Ein großes Potenzial bieten sogenannte Ratgeberthemen von „Was tun gegen Frühjahrsmüdigkeit" über „Richtig Trinken im Sommer" bis „Vorbeugen gegen Grippe". Solche saisonalen Ratgeberthemen haben gute Chancen, von den Medien aufgenommen zu werden.

Medizintechnische Innovationen sind meist ebenso öffentlichkeitswirksam wie erklärungsbedürftig, und Sie sollten genau überlegen, welche Medien Sie zu einer Pressekonferenz oder einem Pressegespräch einladen. Die Pressekonferenz des Herzzentrums Berlin mit der Ankündigung „Kleinstes Frühgeborenes mit Baby-Herz-Lungen-Maschine operiert" stieß, wie nicht anders zu erwarten, auf ein besonders großes Medieninteresse, weil es sich um eine sensationelle Operation handelte.

900-Gramm-Baby gerettet
Spektakuläre Operation am Herzzentrum

Der kleine Jonas (Name geändert) kam viel zu früh zur Welt – in der 30. Schwangerschaftswoche. Das war im Januar, und Jonas wog zu diesem Zeitpunkt gerade einmal 900 Gramm. Doch noch schwerwiegender war sein Herzfehler. Sein Blutkreislauf war unterbrochen, das Kind befand sich in akuter Lebensgefahr. „Für uns ein Hochrisikofall", sagt Herzchirurg Michael Hübler vom Deutschen Herzzentrum Berlin. So ist Jonas das kleinste Kind, das jemals am offenen Herzen operiert wurde [...].
Der Tagesspiegel vom 5. April 2008

Nur selten können Pressereferenten mit Persönlichkeiten arbeiten, die in den Medien allein schon durch ihre Biografie oder den Bekanntheitsgrad ihres Namens punkten. Der sogenannte Promi-Faktor erleichtert den Kontakt mit Journalisten, weil Mediziner hier bereits selbst zur Marke geworden sind und ein Zitat in einer Presseinformation selbstverständlich größere Chancen hat, veröffentlicht zu werden als ein Statement des Verwaltungsdirektors. Das mag man bedauern, aber so ist es.

Wenn Sie es – und das dürfte eher die Regel sein – mit in den Medien gänzlich unbekannten Medizinern zu tun haben, die fachlich eine Sensation sind, müssen Sie nach anderen Anknüpfungspunkt in ihrer Vita suchen, um sie in Verbindung mit dem Renommee Ihrer Klinik für die Medien interessant zu machen.

Ein Chefarzt mit berühmtem Namen

Von Tanja Kotlorz

Die Humanmedizin sei für ihn die „ideale Verbindung zwischen Wissenschaft und Menschennähe", sagt Fritz von Weizsäcker. Ab Freitag ist der Internist Chefarzt in der privaten Charlottenburger Schlosspark-Klinik. Das fängt ja gut an. Als erstes sagt der Mann kategorisch „Nein" zum Foto. Weil er erst einige Tage nach unserem Gespräch seine Tätigkeit als Chefarzt der Inneren Abteilung in der privaten Charlottenburger Schlosspark-Klinik beginnt, will er sich nicht vorher an seiner künftigen Wirkstätte fotografieren lassen. „Der Mann ist exaltiert", denke ich.
Nach unserem Gespräch – Fotos waren dann doch noch möglich – wird klar, der Mann ist nicht kapriziös, er hat Prinzipien. Vielleicht muss man die haben, wenn man einen so bedeutenden Namen hat. Professor Fritz von Weizsäcker. Sohn von Richard Freiherr von Weizsäcker, dem ehemaligen Bundespräsidenten und einst Regierendem Bürgermeister in Berlin [...].
Die Welt vom 29. Juni 2005

Wenn Sie die Medien auf Berührungspunkte zum Krankenhaus durchforsten, werden Ihnen mit Sicherheit einige Ideen kommen, die sich als „Erfolgsstory" eignen könnten. Oder Sie greifen übergeordnete Initiativen auf: Vielleicht beschließt Ihre Krankenhausleitung, sich der bundesweiten „Initiative für ein familienfreundliches Krankenhaus" anzuschließen und Sie können dies den Medien mitteilen.

Begeben Sie sich zusammen mit einigen Mitarbeitern der Klinik und/oder der Klinikleitung auf Themensuche und institutionalisieren Sie dieses Themenscreening. Wenn es – und das ist unwahrscheinlich – tatsächlich nichts zu berichten geben sollte, konzentrieren Sie sich auf andere Marketinginstrumente.

Der Nachrichtenwert entscheidet

Die Entscheidung darüber, was gedruckt oder gesendet wird, bemisst sich danach, ob gängige Nachrichtenelemente in einer Presseinformation stecken. Folgende Fragen sollten positiv beantwortet werden können (vgl. Schulze-Brudoehl 2007, S. 165ff.):

- Ist die Nachricht glaubwürdig und stammt aus erster Hand?
- Wurde die Nachricht aktuell bekannt, ist sie tatsächlich neu oder wird sie nur als aktuell empfunden?

- Ist die Neuigkeit interessant, weil sie im näheren Umfeld der Patienten und ihrer Angehörigen angesiedelt ist?
- Ist die Nachricht interessant, weil sie provoziert, über einen Konflikt berichtet oder Emotionen wachruft?
- Ist die Nachricht interessant, weil sie über Prominenz berichtet?

Nachrichten aus dem Krankenhaus sind für Patienten und deren Angehörige besonders dann interessant, wenn sie einen unmittelbaren Nutzen daraus ziehen und selbst für ihre Gesundheit aktiv werden können. Kurse und Veranstaltungen im Krankenhaus bieten ebenfalls einen guten Anlass für Geschichten. Ob präventives Herz-Kreislauf-Training, Babyschwimmen, Rückentraining, Nordic Walking oder Tai Chi – dies sind attraktive Angebote von Krankenhäusern, die Sie genauso gut für eine Presseinformation nutzen können wie Literaturlesungen, Patientenforen und Ausstellungseröffnungen.

Was macht eine gute Story aus?

Die Medien erwarten, dass sie möglichst wenig Arbeit mit Informationen und Geschichten aus dem Krankenhaus haben. In der Praxis hat sich erwiesen, dass rein informative Texte am besten ankommen. Dies schließt nicht aus, dass der Einstieg in einen Text auch im unterhaltenden Magazinstil möglich ist. Lebendige Texte liefern mehr als sachliche und detailverliebte Informationen. Sie entwerfen anschauliche Bilder in den Köpfen. Dazu gehören Beispiele und immer wieder Beispiele, die zuerst das Interesse *und* die Emotionen der Journalisten treffen, die Emotionen und Bilder an ihre Leser, Zuhörer und Zuschauer weitergeben.

6.3   Instrumente der Pressearbeit: Welche es gibt

Presse- und Informationsmappen zusammenstellen

Eine Pressemappe besteht aus immer wieder aktualisierten Basisinformationen, die zum Beispiel anlässlich einer Pressekonferenz oder eines Pressegesprächs für Journalisten zusammengestellt wurden. Die Pressemappe ist ein Grundinstrument für die Presse- und Öffentlichkeitsarbeit. Sie hilft Journalisten, sich einen Überblick über das Krankenhaus zu verschaffen und gezielte Nachfragen zu stellen. Sie kann auf Anfrage per Post verschickt oder als pdf-Datei per Mail versendet werden. Bauen Sie Ihre Pressemappe nach dem Modulprinzip auf, so dass sie je nach Bedarf unterschiedlich bestückt werden kann (vgl. Lutz 2007, S. 82). Eine Pressemappe umfasst maximal 10–15 Seiten und hat folgende Bestandteile:

- Deckblatt mit Inhaltsangabe
- Aktuelle Presseinformation
- Erweiterte aktuelle Presseinformation
- Factsheet (1 DIN A4-Seite) mit allgemeinen Informationen über das Krankenhaus (Geschichte, Leitbild, Organigramm, Zahl der behandelten Patienten, Anzahl der durchgeführten Operationen pro Jahr etc.)

- Kurzbiografien der in der aktuellen Presseinformation zitierten Personen
- Statements oder Redetexte (mit dem Hinweis: „Es gilt das gesprochene Wort")
- Häufig gestellte Fragen & Antworten zum Inhalt der aktuellen Presseinformation
- Fotos und/oder Grafiken mit Bildtexten
- Zwei bis drei aktuelle Presseberichte *über* das Krankenhaus
- Eventuell zusätzlich: aktuelle (!) Abteilungsflyer, Imagebroschüre, Patientenführer, Patientenzeitung

---

 Die Pressemappen sollten auf der Homepage des Krankenhauses leicht auffindbar eingestellt werden, so dass interessierte Journalisten sie herunterladen können.

Sogenannte elektronische oder digitale Pressemappen, die auch als CD-ROM oder DVD hergestellt werden, sind heute durchaus üblich. In Kapitel 6.8 (Webadressen) finden Sie zum Beispiel die elektronische Pressemappe des Universitätsklinikums Heidelberg.

Eine Informationsmappe bündelt die wichtigsten Informationen über Ihr Krankenhaus und vermittelt so einen guten Überblick. Sie kann unabhängig von aktuellen Anlässen auf Anfrage verschickt werden. Optisch sollten die Presse- und Informationsmappen im Corporate Design des Krankenhauses gestaltet sein und eine Visitenkarte des Presseverantwortlichen zur persönlichen Kontaktaufnahme enthalten.

Pressinformationen verfassen

„Was immer du schreibst – schreibe kurz und sie werden es lesen, schreibe klar, und sie werden es verstehen, schreibe bildhaft und sie werden es im Gedächtnis behalten."
Joseph Pulitzer, amerikanischer Journalist und Verleger

Presseinformationen – auch Pressemeldungen, Pressemitteilungen oder Presseerklärungen genannt – sollen informieren und sind das wohl am häufigsten genutzte Instrument der Pressearbeit, um Medien auf ein Thema aufmerksam zu machen. Je professioneller eine Presseinformation verfasst ist, desto größer sind die Chancen auf eine journalistische Verwertung. Wenn Sie ungeübt sind und Ihre erste Presseinformation schreiben, werden Sie dafür garantiert Stunden wenn nicht Tage brauchen. Und auch wenn Sie längst Routine entwickelt haben, braucht es Zeit, um eine gute Presseinformation packend zu formulieren.
Warum haben viele Pressemeldungen es so schwer, veröffentlicht zu werden? Das liegt zum einen daran, dass die Redakteure und Redakteurinnen einer Tageszeitung täglich bis zu 100 solcher Pressemeldungen erhalten. Davon sind einige nicht richtig adressiert, andere entsprechen nicht den formalen Kriterien, die an eine Pressemeldung anzulegen sind. Die meisten sind schlicht uninteressant. Nur rund zehn Prozent dieser Informationen werden von den Journalisten weiterverarbeitet.

Versuchen Sie mit Ihrer Presseinformation aufzufallen. Die Kunst besteht darin, stilsicher *und* formal korrekt das Interesse der Medien zu wecken.

Das wichtigste Auswahlkriterium für Journalisten ist der Neuigkeitswert einer Pressemitteilung. Entscheidend ist auch der richtige Ansprechpartner, denn nur wenige Journalisten leiten eine fälschlich an sie adressierte Information innerhalb des Hauses weiter. Kein Journalisten macht sich die Mühe, einen unverständlichen Text aufzuschlüsseln: Er landet direkt im Altpapier.

Die wichtigsten Faktoren für eine erfolgreiche Presseinformation sind: das richtige Thema, professionell aufbereitet, zum richtigen Zeitpunkt in den richtigen Medien (vgl. De Micheli 2006, S. 67). Doch dies ist bekanntlich leichter gesagt als getan. Starten Sie zunächst damit, Inhalte zu sichten, aufzulisten und nach Priorität zu ordnen:

 Der *Text* muss aktuell sein und etwa ein bis drei interessante Neuigkeiten enthalten. Fragen Sie sich vor dem Schreiben: Was ist die Nachricht, was ist die wichtigste Information, was ist weniger wichtig, was ist eher eine Hintergrundinformation?

Die *Form* muss den journalistischen Standards entsprechen und über eine Überschrift, eine Unterzeile sowie einen ersten Absatz verfügen, der die W-Fragen „wer, was, wann, wie, warum, wo und vom wem" beantwortet.

Achtung: Eine Presseinformation ist Idealerweise nur eine Seite lang und in einer gut lesbaren Schrift wie z. B. Arial oder Times in der Größe 11 oder 12 Punkt geschrieben.

Struktur und Aufbau einer Presseinformation in sechs Schritten

Der Aufbau einer Presseinformation erfolgt in sechs Schritten:

1. Überschrift
2. Subline – Unterzeile
3. Erster Absatz (Lead)
4. Mittelteil
5. Dritter Absatz
6. Pressekontakt, Zeichenanzahl, Sperrfrist, Fotos und Anbinder

Zur Verdeutlichung das Beispiel einer Pressemitteilung der Berliner Charite vom 24.07.2008.

Schritt 1: Überschrift
Die Überschrift – auch Header oder Headline genannt – benennt schlagwortartig die Kernaussage und will nach dem Stop-and-go-Prinzip vor allem Aufmerksamkeit wecken: Stop für Aufmerksamkeit – go für Weiterlesen.

Beispiel: Keine Chance dem Burn-out

Überschriften müssen besonders griffig, kurz und journalistengerecht formuliert sein. Eine gute Überschrift sollten Sie immer erst zum Schluss schreiben, wenn alle anderen Gedanken und Aussagen formuliert sind.

Schritt 2: Subline – Unterzeile

Unter die Überschrift *kann* eine sogenannte Subline (Unterzeile) gesetzt werden. Die Subline erklärt den Inhalt des darauf folgenden Pressetextes mit kurzen Sätzen, die nicht länger als zwei Zeilen sein dürfen.

Beispiel: Charité bietet individualisiertes Präventionsprogramm an

Schritt 3: Erster Absatz (Lead)

Im ersten Absatz – Lead oder auch Einstieg oder Anreißer genannt – werden Informationen aus Headline und Subline aufgegriffen und wie in einer vollständigen Kurzmeldung kurze Antworten auf die W-Fragen (wer, was, wann, wie, warum, wo und vom wem) gegeben. Das Besondere der Meldung wird hier zusammengefasst, wobei die wichtigsten Fakten immer zuerst genannt werden sollten.

Beispiel: Die Charité-Universitätsmedizin Berlin hat ein neues Präventionskonzept entwickelt, das sich an Unternehmen, aber auch an interessierte Einzelpersonen richtet. Es umfasst einen eintägigen Basis-Gesundheitsscheck sowie individuell wählbare Module, wie zum Beispiel Haut- oder Tumor-Screenring.

Schritt 4: Mittelteil

Im Mittelteil, dem zweiten Absatz, befinden sich die näheren Angaben zu inhaltlichen Details sowie ergänzende Fakten zur Einordnung. An dieser Stelle kann auch gut ein Zitat eingefügt werden, das eine Presseinformation authentischer und lebendiger macht.

Beispiel: „Auch Seminare zu Stressmanagement oder Sportmedizin können gebucht werden. Jeder von uns hat ein ganz individuelles Risikoprofil für Erkrankungen, das durch Präventionsmaßnahmen in erheblichem Umfang reduziert werden kann", sagt Privatdozentin Dr. Birgit Mazurek, die das Präventionszentrum Charité gemeinsam mit Dr. Wolfram von Pannwitz leitet. „Zudem wissen wir heute, dass besondere berufliche Anforderungen gesundheitliche Risiken mit sich bringen." So sind beispielsweise Menschen in Positionen mit hoher Verantwortung durch Stress im Arbeitsalltag vom Burn-out-Syndrom bedroht. Dagegen kann im Vorfeld viel getan werden. Das hat auch die Berliner Volksbank erkannt – sie stellt Mitarbeiterinnen und Mitarbeitern in leitenden Positionen das Programm bereits zur Verfügung. „Führungskräfte sind besonderen Herausforderungen ausgesetzt und doppelt gefordert. Daher ist es uns wichtig, sie so gut es geht zu unterstützen, körperlich und seelisch fit zu bleiben", erklärt Dr. Holger Hatje, Vorstandsvorsitzender der Berliner Volksbank. „Der Vorsorge-Check der Charité bietet sich dafür optimal an und ist eine ideale Ergänzung zu unserem eigenen Gesundheitsprojekt."

Das Konzept sieht zunächst ein ausführliches Beratungsgespräch vor, in dem die einzelnen Bestandteile des Programms erklärt werden. Dann steht der Basis-Gesundheitscheck an: Einen Tag lang nimmt ein Ärzteteam aus unterschiedlichen Fachrichtungen wie Innere Medizin, HNO, Physikalische Medizin oder Psychosomatik Körper und Seele des Interessenten unter die Lupe. Im Anschluss an diese detaillierten Gespräche und Untersuchungen besprechen die Experten gemeinsam die Ergebnisse und ermitteln, ob spezielle Gesundheitsrisiken vorliegen. Im nächsten Schritt geben sie fundierte Ratschläge, wie diese Gefährdungen reduziert werden können. Je nach Befund können auch noch weitere Diagnose-Methoden, zum Beispiel eine umfassende Funktionsuntersuchung des Herzens oder eine Ganzkörper-MRT, angewendet werden.

Schritt 5: Dritter Absatz

Im dritten und letzten Absatz wird über weitere interessante Hintergründe und Zusammenhänge vertiefend informiert. Auch im dritten Absatz sind (kurze) Zitate das Salz in der Suppe. Sie lockern einen Text auf, machen ihn anschaulich.

Beispiel: Auch Weiterbildung in Sachen Gesundheitsvorsorge bietet das Präventionszentrum Charité an: So können innerhalb von dreitägigen Seminaren Entspannungstechniken erlernt werden, um dem Burn-out-Syndrom entgegenzuwirken. Auch die Frage, ob Berufsleben und Freizeit in einem gesunden Verhältnis stehen, wird professionell geklärt.

„Die Kosten für das Vorsorgeprogramm werden nicht von den Krankenkassen übernommen", sagt Dr. Wolfram von Pannwitz, der das Zentrum kaufmännisch leitet. „Wie hoch die Summe letztlich ist, kann jeder Teilnehmer selbst entscheiden, indem er selbst auswählt, welche Module er beansprucht."

Journalisten sind es gewöhnt, eine Meldung von unten nach oben zu kürzen. Dies bedeutet: Immer mit dem Wichtigsten anfangen und nach unten hin den Informationsgehalt etwas „ausdünnen".

Schritt 6: Pressekontakt, Zeichenanzahl, Sperrfrist, Fotos und Anbinder

Zum Schluss folgen ggf. noch weiterführende Links sowie die Angabe zum Pressekontakt mit Name, Funktion, Anschrift, Telefon- und Faxnummer und E-Mail. Geben Sie an, wie viele Zeichen die Pressemitteilung hat. Der Text sollte normalerweise nicht mehr als 30 Zeilen à 60 Zeichen inklusive Leerzeichen umfassen. Falls Sie Wert darauf legen, dass die Information nicht vor einem bestimmten Zeitpunkt veröffentlicht wird, geben Sie den genauen Zeitpunkt (Datum/Uhrzeit) mit einer *Sperrfrist* an. Sofern vorhanden bieten Sie auch immer Fotos und Grafiken an.

Ganz an das Ende des Textes können Sie einen sogenannten Anbinder als Standardtext setzen, der das Krankenhaus oder Klinikum kurz beschreibt und den Sie unter jede Presseinformation setzen können – auch wenn Sie keine Nobelpreisträger zu bieten haben.

Beispiel: (vgl. Text auf der Startseite der Charité – http://www.charite.de/) Die Charité zählt zu den größten Universitätskliniken Europas. Hier forschen, heilen und lehren Ärzte und Wissenschaftler auf internationalem Spitzenniveau. Über die Hälfte der deutschen Nobelpreisträger für Medizin und Physiologie stammen aus der Charité, unter ihnen Emil von Behring, Robert Koch und Paul Ehrlich. Weltweit wird das Universitätsklinikum als ausgezeichnete Ausbildungsstätte geschätzt. Der Campus verteilt sich auf vier Standorte, zu denen über 100 Kliniken und Institute, gebündelt in 17 Charité Centren, gehören. Mit mehr als 12 800 Vollzeitstellen erwirtschaftet die Charité rund eine Milliarde Euro Umsatz pro Jahr und ist damit Berlins zweitgrößter Arbeitgeber.

Eine Presseinformation verfassen

Eine Presseinformation wird im Nachrichtenstil formuliert, denn „schön schreiben" wollen die Journalisten selbst. Verfassen Sie eine Presseinformation möglichst persönlich und halten Sie sich an die stilistischen und formalen Kriterien. Journalisten, die mit Sprache umzugehen gelernt haben, merken auch Ihrer Sprache an, ob Sie tatsächlich etwas mitzuteilen haben.

- Formulieren Sie in einfachen, aktiven und verständlichen kurzen Sätzen. Benutzen Sie starke Verben, das heißt zum Beispiel statt „sagen" betonen, äußern, begrüßen oder mitteilen.
- Meiden Sie Wörter mit der Endung „-ung", Superlative, Ausrufezeichen und den nicht nur bei Medizinern beliebten Nominalstil.
- Verwenden Sie auflockernde Zitate
  Beispiel: Chefarzt XY betonte: „Die Patienten können sicher sein, in den fünf neuen Operationssälen der Klink von qualifizierten Fachärzten umfassend aufgeklärt und operiert zu werden".
- Benutzen Sie Bilder, Vergleiche und emotionale Botschaften
  Beispiel: „Umbau der Geburtshilfe im X-Krankenhaus: Schöner – neuer – gemütlicher".
- Ihre Sprache sollte Journalisten motivieren, auf Ihr Krankenhaus ganz besonders zu achten.
  Beispiel: „Der russische Energieriese Gazprom will zum größten Konzern der Welt aufsteigen. Auf dem Weg nach oben soll es den Führungskräften besonders gut gehen, auch gesundheitlich. Die Manager lassen sich exklusiv in einem Krankenhaus in Z. behandeln".
- Vermeiden Sie wenn irgend möglich medizinische Fremdworte – es sei denn, sie werden sofort erklärt und allgemeinverständlich umschrieben.
- Formulieren Sie in einer geschlechtergerechten Sprache, denn Sie können davon ausgehen, dass sich viele Frauen mit der männlichen Form Singular nicht angesprochen fühlen. Wählen Sie zumindest den Plural (Patienten, Ärzte) oder variieren Sie weibliche und männliche Formen.

Arbeiten Sie auf jeden Fall immer wieder mit anschaulichen Beispielen, die auch die Gefühle von Patienten widerspiegeln, und mit anonymisierten Personifizierungen.
Beispiel: Wie das Beispiel von Patientin A., 65, zeigt...

Bevor die Presseinformation zu lang wird, bieten Sie zusätzliche Informationen als Hyperlink oder Download an.

Lesen Sie die fertige Pressemeldung einem Fachfremden vor und fragen Sie danach, woran er oder sie sich erinnert. Wenn Ihr Gegenüber die wesentliche Botschaft nicht erfasst hat, haben Sie etwas falsch gemacht und Sie sollten Ihre Presseinformation noch einmal überarbeiten.

Selbstverständlich ist es leichter, die lokalen Medien mit Ihren Meldungen zu erreichen, da überregionale Medien sich meist nur für Themen mit überregionaler Bedeutung interessieren und Meldungen mit lokalem Bezug nur in Ausnahmefällen aufnehmen.
Angenommen, Sie haben eine optimale Presseinformation verfasst und versandt – und trotzdem nimmt die Meldung niemand auf. Das liegt dann nicht unbedingt an Ihnen,

denn wenn in Ihrer Stadt oder im Land gerade etwas Aktuelleres passiert, hat dies für alle Redaktionen Priorität und die neue Operationsmethode muss warten.

Die Masse macht es nicht: Das Verfassen und Aussenden möglichst vieler Presseinformationen bedeutet nicht automatisch mehr Medienresonanz, auch wenn Krankenhausleitungen dies vielleicht gerne glauben. Es kommt immer auf den Inhalt und den Nachrichtenwert einer Meldung an. Kleinere Häuser bringen es maximal auf eine Presseinformation pro Monat, bei größeren Kliniken können es auch mehr sein.

Versand von Presseinformationen

Presseinformationen sollten stets im Corporate Design des Hauses versendet werden. Der beste Zeitpunkt ist vormittags – und zwar in der Regel per E-Mail und nur auf Anfrage per Fax. Wenn eine Presseinformation per E-Mail (mit Antwortmöglichkeit) versendet wird, sollten Sie mit Anhängen grundsätzlich vorsichtig sein, da dies zur Verärgerung der Empfänger führen und Ihre Mail ungelesen im SPAM landen kann.

Es empfiehlt sich, den Text der Presseinformation völlig unformatiert in die Mail zu setzen („nur Text"). Dies macht die Information auf den ersten Blick verfügbar. Zudem vermeiden es zahlreiche Empfänger, Anhänge zu öffnen, da sie Viren enthalten könnten. Schicken Sie stattdessen einen einfachen Link in der Mail mit, der auf die Angaben auf Ihrer Homepage verweist. Müssen Anhänge im Einzelfall versendet werden, stellen Sie sicher, dass der Empfänger sie öffnen kann und packen Sie große Dateien als ZIP-Datei.

Der Redaktionsschluss für Wochenendausgaben von Zeitungen ist häufig vorgezogen. Es empfiehlt sich eine Aussendung von Montag bis Mittwoch. Bei Beilagen zu fest eingeplanten Sonderthemen sind die sehr langen Vorlaufzeiten zu beachten. Es ist empfehlenswert, sich über diese bereits Anfang des Jahres zu informieren. Auch Monatsmagazine haben häufig einen langen Vorlauf. Erkundigen Sie sich und terminieren Sie Ihre Presseaussendungen entsprechend.

Beim Aussand per Mail außerdem beachten: in das Adressfeld eine oder mehrere Nachrichtenagenturen setzen, ins CC die eigene E-Mail und erst ins BCC alle Adressen, die erreicht werden sollen. Journalisten schätzen es nicht, zusammen mit hundert Anderen adressiert zu werden.

Sie können Ihre Presseinformation auch von einem externen Dienst – wie zum Beispiel OTS (einer Tochtergesellschaft von dpa – http://www.presseportal.de/) oder zahlreichen anderen Anbietern versenden lassen, die Ihre Presseinformation kostenpflichtig an mehrere hundert Redaktionen schicken. Bei http://www.pressetext.de werden die Meldungen zum Beispiel nach Ihren Wünschen an bis zu 20 000 Journalisten versandt und können über die Volltextsuche kostenlos abgerufen werden. Für kleinere und mittlere Krankenhäuser ist dies aber in der Regel gar nicht nötig, denn über die Jahre kennen sie Ihre

Ansprechpartner in den Medien persönlich und müssen nicht alle und jeden mit ihren Presseinformationen erreichen.

Bei openPR, dem offenen PR-Portal (http://www.openpr.de/news/einstellen.html), können Sie Ihre Pressemeldung kostenlos einstellen. Ihre Meldung und die Angaben zu Ihrem Haus werden geprüft, bevor sie freigeschaltet werden. Einen kostenlosen Service für Presse- und Öffentlichkeitsarbeit finden Sie auch bei Social News unter http://www.online-artikel.de/. Lesens- und beachtenswert sind die gut formulierten zehn Ratschläge für eine gute Pressemitteilung. Ebenfalls kostenlos können Presseinformationen unter anderem noch bei den Anbietern PRESSE ANZEIGER (http://www.presseanzeiger.de/insert-news.php), Pressemitteilung Webservice (http://pressemitteilung.ws/) und pr.center.de (http://www.prcenter.de/) eingestellt werden.

Wichtig ist, vor dem Versand von Presseinformationen (Mailing) zu prüfen, für welche Medien diese Informationen interessant sein könnten und diese gezielt auszuwählen. So kann die Vorstellung eines neuen medizinischen Geräts zur Glaukomdiagnostik sowohl für die lokalen als auch für überregionale Medien und Fachmagazine interessant sein.

Pressekonferenz und Pressegespräch organisieren

Die *Pressekonferenz* ist ein sehr wichtiges Instrument der Pressearbeit, bei dem man aufgrund einer breiten Einladungspolitik auf möglichst zahlreiches Erscheinen der Journalisten hofft. Diese Hoffnung wird oft genug enttäuscht, denn Sie sind nicht die Einzigen, die in einer Pressekonferenz etwas mitteilen möchten.

Eine Pressekonferenz braucht einen gewichtigen Anlass und man sollte dazu grundsätzlich nur einladen, wenn man tatsächlich etwas Bedeutendes oder eine Botschaft mit hohem Nachrichtenwert zu bieten hat (vgl. Schulz-Bruhdoel 2007, S. 207f.).

Ihr erster Gedanke muss der Frage gelten, ob das Thema wirklich so interessant ist, dass Journalisten Ihre Pressekonferenz besuchen möchten. Als zweites müssen Sie sich fragen, ob es auch für die Öffentlichkeit aktuell, interessant und neu ist. Diese drei Aspekte müssen den Redaktionen dann bereits in der Einladung vermittelt werden. Wenn Sie im Zweifel sind: Verzichten sie lieber auf eine Pressekonferenz, bevor keiner kommt.

Da die Personaldecke in den meisten und gerade in den Lokalredaktionen immer dünner wird, können immer weniger Journalisten überhaupt noch Termine außerhalb der Redaktion wahrnehmen – es sei denn, das Thema der Pressekonferenz oder des Pressegesprächs verspricht außergewöhnlich interessant zu werden und lohnt den absehbaren Aufwand.

Der eigentliche Sinn einer Pressekonferenz ist, dass die Journalisten nachfragen können. Leider hat sich eingebürgert, dass sie immer weniger Fragen stellen können, weil die Vortragenden die gesamte Zeit mit ihren Redebeiträgen beanspruchen. Journalisten gehen nur deshalb zu einer Pressekonferenz, um für ihr Medium spezifische Informationen zu erhalten. Dies bedeutet, sie wollen in den letzten 20 bis 30 Minuten ausführlich Gelegenheit erhalten, ihre Fragen zu stellen.

Ein *Pressegespräch* ist eine Art kleine Pressekonferenz für einen handverlesenen Kreis von vier bis fünf Journalisten und ist durchaus als eine Art persönliche Beziehungspflege zu verstehen. Für ein Pressegespräch muss es, im Vergleich zur Pressekonferenz, nicht unbedingt einen aktuellen Anlass geben, Aktualität und Neuigkeitswert sind jedoch andererseits auch nicht ausgeschlossen. Das Handling eines Pressegesprächs ist erfahrungsgemäß sehr viel unkomplizierter als die Organisation und Durchführung einer Pressekonferenz, die häufig mit hohen Erwartungen der Krankenhausleitung überfrachtet wird.

Ein Pressegespräch dient dazu, wichtige Informationen oder Einschätzungen mit Hintergrundcharakter möglichst ungefiltert an Journalisten zu vermitteln und daraus entstehende Fragen direkt im gemeinsamen Gespräch zu beantworten. „Für lokale Medien ist zum Beispiel die Eröffnung einer neuen Station mit einem speziellen medizinischen Schwerpunkt und einem neuen Chefarzt mit hochkarätiger Expertise interessant" (Maier & Wilp 2007, S. 59).

Ein Pressegespräch ist weniger formal organisiert als die Pressekonferenz und kann zum Beispiel auch an einem für die Journalisten zentral gelegenen Ort am runden Tisch bei Kaffee, Tee und Gebäck stattfinden. Sie schaffen damit eine angenehmere Atmosphäre. Sie können bei einem Presse(-Hintergrund-)gespräch die Journalisten darum bitten, dass bestimmte Informationen (noch) nicht publiziert werden oder vereinbaren, dass die Quelle nicht genannt wird. Die meisten Journalisten werden sich daran halten. Wenn Sie wollen, dass alle Informationen aus dem Pressegespräch publiziert werden, sagen Sie auch das.

Wenn Informationen vertraulich behandelt werden sollen, so muss diese Einschränkung den Medienvertretern ausdrücklich mitgeteilt werden. Die meisten Journalisten halten sich an diese Ansage. In der Politik wird diese informelle Abstufung einer Absprache „unter drei" (der Informant, der Journalist und der liebe Gott) genannt, das heißt, die Informationen sind ausschließlich für den Hintergrund gedacht, oft genug aber auch mit der Botschaft versehen, dass sie durchaus an einer geeigneten Stelle einfließen könnten. Ansonsten gilt: Alles was gesagt wird, darf auch veröffentlicht werden.

Pressekonferenz oder Pressegespräch?

Grundsätzlich gilt: Für eine Pressekonferenz sollten Sie sich entscheiden, wenn Sie wirklich große Neuigkeiten aus Ihrem Haus zu vermelden haben. Nur dann können Sie sicher gehen, dass auch Medienvertreter kommen. Für ein Pressegespräch sollten Sie sich dann entscheiden, wenn Ihnen eine kontinuierliche Information von gezielt ausgewählten Journalisten über Neuigkeiten *und* Entwicklungen in Ihrem Haus wichtig ist.

Vorbereitung einer Pressekonferenz oder eines Pressegesprächs

Bereiten Sie eine Pressekonferenz oder ein Pressegespräch inhaltlich und organisatorisch gut vor. Informieren Sie sich zunächst über die am gleichen Tag ebenfalls stattfindenden Pressekonferenzen oder Pressegespräche, damit Sie eventuell auf einen anderen, weniger besetzten Tag ausweichen können.

Der Raum sollte dem erwarteten Andrang entsprechen und alle Teilnehmer gut fassen können. Wichtig ist vor allem, dass sich die Journalisten in dieser Umgebung wohl fühlen können und dass der Raum gut ausgeschildert ist. Sie können auch einen Ort außerhalb des Hauses, zum Beispiel mit thematischem Bezug, wählen, wenn das Krankenhaus für Journalisten nicht so gut erreichbar ist.

 Die inhaltliche Planung

- Zunächst legen Sie Ihre Kommunikationsziele fest und benennen exakt die aktuellen Neuigkeiten oder Hintergrundinformationen, die Sie den Medien vermitteln wollen.
- Dann stimmen Sie die maximal 10-minütigen Redebeiträge mit den Kommunikationszielen ab und erstellen einen Ablaufplan für alle Beteiligten.
- Für die Redner stellen Sie die notwendigen Hintergrundinformationen zum Thema zusammen.
- Sie treffen eine gezielte Medienauswahl für die Einladungen und wählen Redner und Moderation aus.
- Sie bereiten die Redner auf besonders kritische Fragen vor, die Journalisten haben könnten. Denken Sie daran: Negatives bleibt länger im Gedächtnis als Positives. Antworten über exakte Zahlen oder Tabellen, die sich nicht in der Pressemappe befinden, werden noch am selben Tag nachgereicht.
- Sie versenden die vorbereitete Presseinformation im Anschluss an die Pressekonferenz oder das Pressegespräch an Nachrichtenagenturen, Redaktionen und Ihnen bekannte Journalisten.

Zur Durchführung einer Pressekonferenz und eines Pressegesprächs empfiehlt sich eine *Moderation* entweder durch den Pressereferenten, die Leitung der Unternehmenskommunikation oder auch einen externen (Fach-)Journalisten. Die Moderation strukturiert den Ablauf, steuert die Fragen der Journalisten, achtet darauf, dass die Anwesenheitsliste ausgefüllt wird und sorgt nicht zuletzt für eine entspannte Atmosphäre.

Materialien für Pressekonferenz und Pressegespräch

Die Pressemappe als Herzstück enthält die Presseinformation (Kurz- und Langfassung, Factsheets, Grafiken und Hintergrundtexte, Kurzbiografien der Redner, ggf. eine CD-ROM sowie Fotos mit Angabe des Fotografen und Bildunterschriften sowie das aktuelle Presseecho. Darüber hinaus können Sie neben Ihrer Imagebroschüre und den Flyern des Hauses auch die vorgetragenen Statements und Referate sowie eine DVD zur Verfügung stellen.

Für Hörfunkinterviews sollte im Anschluss an eine Pressekonferenz oder ein Pressegespräch ein geeigneter Raum zur Verfügung stehen. TV-Sender benötigen Bilder, die über die visuell wenig ergiebige Pressekonferenz oder das Pressegespräch, bei dem nur einzelne Köpfe zu sehen sind, hinausgehen.

Klären Sie im Vorfeld, ob sich Aufnahmen in der Klinik, von Ärzten und Patienten, einer Station oder in Operationssälen vorbereiten lassen. Bei der Auswahl von Fotos und bei Filmaufnahmen sind einige rechtliche Aspekte zu beachten. Sie müssen immer bedenken, dass Sie gegenüber den Patienten eine Fürsorgepflicht haben, die durch nicht genehmigte Filmaufnahmen (Recht am eigenen Bild) verletzt werden kann. Informieren Sie die Mitarbeiter im Haus darüber, wo die Film- oder Fernsehaufnahmen vorgesehen sind. Mitarbeiter und Patienten müssen in jedem Fall erst ihre Zustimmung geben, bevor die Kamera läuft oder das Mikrofon eingeschaltet ist.

> ### ▶ Die organisatorische Planung
>
> - Es ist üblich, dass sich Journalisten für eine Pressekonferenz akkreditieren: Ihre Zusage wird in einer entsprechenden Liste vermerkt, die sich jedoch von der späteren Teilnehmerliste unterscheidet. Bei einem Pressegespräch werden Zu- und Absagen am besten ein paar Tage vor dem geplanten Termin telefonisch eingeholt. So können Sie sicherstellen, dass Sie nicht vor leeren Stühlen sitzen. Zur Not können Sie die Presseveranstaltung dann noch kurzfristig absagen.
> - Für die Rednerinnen und Redner werden Namensschilder vorbereitet.
> - Sie stellen die erforderliche Technik wie z. B. Mikrofone, Beamer, Notebook oder Leinwand bereit.
> - Pressemappen mit der aktuellen Presseinformation und weiterer Materialien werden den Journalisten in ausreichender Zahl bereits vor der Pressekonferenz oder dem Pressegespräch angeboten. Bei Journalisten, die die Pressemappe vorab erhalten, weil sie nicht kommen können, sollte der Zusatz „Zur Veröffentlichung freigegeben ab..." enthalten sein.
> - Eine Anwesenheitsliste ermöglicht es Ihnen, die Beiträge der anwesenden Journalisten nachzuverfolgen.
> - Was die Bewirtung betrifft, so ist es ausreichend, wenn Sie den Journalisten kalte und warme Getränke und Gebäck anbieten.

Die Einladung

Für die Einladung wählen Sie diejenigen Journalisten und Medienvertreter aus Ihrem Verteiler aus, zu denen Sie die besten Kontakte aufgebaut haben oder von denen Sie wissen, dass sie lokal und/oder überregional medizinische Themen bearbeiten und sich für Ihr Krankenhaus besonders interessieren. Beziehen Sie vor allem diejenigen mit ein, die bereits über Ihr Haus berichtet haben und die Sie gerne wieder dabei hätten. Wenn Sie nicht wissen, welche Journalisten aktuell in einer Redaktion für ihre Themen gewonnen werden können, erkundigen Sie sich vorher telefonisch in den entsprechenden Redaktionen.

Die kurze Einladung, die nicht länger als eine Seite lang sein sollte, muss die wichtigsten Informationen über die bevorstehende Pressekonferenz oder das Pressegespräch enthalten und einen Ansprechpartner für Rückfragen mit Telefonnummer und E-Mail-Adresse nennen. Das Telefonieren vor einer Pressekonferenz oder einem Pressegespräch, zu der nur wenige Teilnehmer erwartet werden, ist das A und O bei der Vorbereitung. Häufig entscheiden Ihre Ausstrahlung und Ihr Charme am Telefon ebenso wie Ihre Argumente und geballte Sachkompetenz. Bereiten Sie sich auf diese Telefonate gründlich vor. Nur wenn Sie die Journalisten persönlich kennen, ist es möglich, ohne große Vorbereitung zum Hörer greifen und nachfragen, ob sie zu Ihrer Presseveranstaltung kommen wollen.

> ▶ **Einladungen**
>
> - Die Einladung sollte deutlich als Einladung zu einer Pressekonferenz oder zu einem Pressegespräch gekennzeichnet sein.
> - Die Einladungen mit Wegbeschreibung und Anfahrtsskizze an die Fachpresse werden etwa einen Monat vor dem Termin verschickt, die Einladungen für die Tages- und Wochenpresse, Agenturen, TV und Hörfunk etwa sieben bis zehn Tage vorher.
> - Nur aus wichtigem Anlass kann auch kurzfristig und telefonisch eingeladen werden.
> - Die Einladung enthält das Thema, Ort und Zeit der Pressekonferenz oder des Pressegesprächs sowie eine Programmübersicht mit den Namen der Referenten oder Gesprächspartner.
> - Einige Tage vorher können Sie noch einmal eine Erinnerungsmail schicken.

Ablauf von Pressekonferenz und Pressegespräch

Grundsätzlich gilt: Eine Pressekonferenz oder ein Pressegespräch beginnt pünktlich und endet ebenfalls pünktlich. Es wird empfohlen, nicht vor 10 Uhr und nicht nach 12 Uhr zu beginnen, da der frühe Redaktionsschluss vor allem bei den Tageszeitungen die Journalisten zeitlich bindet. Nur aus besonderen Anlässen kann eine Pressekonferenz auch zu anderen Zeiten angesetzt werden. Die besten Wochentage für eine Pressekonferenz oder ein Pressegespräch sind Dienstag, Mittwoch und Donnerstag. Eine Pressekonferenz sollte nicht länger als eine Stunde dauern, ein interessantes Pressegespräch darf zeitlich auch etwas länger ausgedehnt werden.

> ▶ **Ablauf einer Pressekonferenz oder eines Pressegesprächs**
>
> - Wenn alle Journalisten sitzen, folgt eine kurze Begrüßung und Vorstellung der Referenten durch die Moderation, die zum ersten Redner überleitet. In der Begrüßung sollte auf die anschließende Fragerunde hingewiesen werden und darauf, dass Journalisten auch während der Vorträge Verständnisfragen stellen können.
> - Die Einzelreferate sollten bei einer Pressekonferenz mit maximal drei Referenten jeweils etwa 10 Minuten in Anspruch nehmen.
> - Die Kurzstatements zum Thema bei einem Pressegespräch sollten noch kürzer sein und möglichst nicht mehr als fünf bis sieben Minuten dauern.
> - Die Vorträge und Kurzstatements werden durch die üblichen Präsentationstechniken wie Folien, Beamer usw. visualisiert.
> - Wenn die Vorträge oder Kurzstatements schriftlich zur Verfügung stehen, sollten sie den Zusatz „Es gilt das gesprochene Wort" enthalten.
> - Die anschließende Fragerunde kann etwa 20 bis 30 Minuten dauern. Danach gibt die Moderation das Ende der Pressekonferenz oder des Pressegesprächs bekannt und weist darauf hin, dass die Referenten für weitere Einzelgespräche zur Verfügung stehen.
> - Nach der Pressekonferenz oder dem Pressegespräch sollte noch genügen Zeit für Interviews eingeplant werden.

Die *Nachbereitung* einer Pressekonferenz oder eines Pressegesprächs besteht in der Beantwortung von nachträglichen Journalistenanfragen, der Auswertung von Medienberichten und dem Versand von Pressemappen an Journalisten, die nicht kommen konnten, aber dennoch Interesse am Thema gezeigt haben. Nehmen Sie sich anschließend die Zeit für eine Nachlese und sammeln Sie Kritikpunkte, um künftig Fehler zu vermeiden

Den Presseservice auf der Homepage einrichten

Nutzen Sie das Internet für Ihre Pressearbeit und richten Sie auf Ihrer Homepage einen Pressebereich ein. Medienvertreter schätzen diesen Service und er ist für eine gute Klinik-homepage unverzichtbar (vgl. dazu auch Kapitel 4.4).

Journalisten erwarten auf der Homepage einen separaten Pressebereich, in dem sie etwas über die Geschichte Ihres Krankenhauses, das Leitbild, den organisatorischen und struk-turellen Aufbau des Hauses, die Anzahl der behandelten Patienten, die Zahl der Mitar-beiter und die Zahl der Operationen pro Jahr sowie Informationen zum Qualitätsbericht und der Finanzierung des Krankenhauses finden können. Dazu kommen Kurzbiografien der Krankenhausleitung mit Foto und selbstverständlich aktuelle Informationen, Presse-informationen und Publikationen sowie kommende Veranstaltungstermine und ein Hin-weis auf die Ansprechpartner für Journalisten.

Die folgenden Beispiele dokumentieren die vielfältigen Möglichkeiten, wie man einen Pressebereich einrichten kann:

Der *Pressebereich* auf der Homepage der Berliner *Charité* (http://www.charite.de/charite/presse/) führt unter anderem zu den Menüpunkten

- Pressemitteilungen,
- Publikationen, und
- Fotomaterial.

Unter dem Stichwort „Presseverteiler" kann hier außerdem angegeben werden, ob neue Pressemeldungen kontinuierlich per E-Mail zugeschickt werden sollen.

Besonders umfangreich hat das *St. Marien Krankenhaus in Siegen* (http://www.marien-krankenhaus.com) seinen Menüpunkt *Kommunikation* auf der Homepage gestaltet:

- Nachrichten im Überblick
- Pressemitteilungen
- Berichte in den Medien
- Publikationen und Fachartikel

Unter dem Stichwort Fernsehen/Podcast bietet das Krankenhaus Mediendateien (Audio oder Video) an. Weiter geht es mit MediArt (Kunst im Krankenhaus), sowie Pressefotos und einem Newsletter mit RSS-Service. RSS (Really Simple Syndication) ist ein Service auf Websites, der, ähnlich einem Nachrichtenticker, die Überschriften mit einem kurzen Text anreißt und einen Link zur Originalseite enthält. Die Bereitstellung von Daten im RSS-Format wird auch als RSS-Feed bezeichnet. Die Angabe von Kontakt- und Suchfunk-tion, Sitemap und DocCheck (Informationen für medizinische Fachkreise) werden durch eine Hilfe-Funktion für einen barrierefreien Zugang abgerundet.

Pressetexte auf der Klinikhomepage

Wenn Sie einen Pressetext für den Bildschirm schreiben, müssen Sie bedenken, dass am Bildschirm ganz anders, sprich zu etwa 25 Prozent langsamer gelesen wird als auf Papier. Internet-Nutzer scannen eine Seite nur wenige Sekunden lang, um ihren Informationswert zu bestimmten. Die Texte auf der Internetseite müssen also formal und inhaltlich so gestaltet sein, dass sie von den Lesern schnell erfasst und einfach verstanden werden können. Das bedeutet, Sie müssen für die Homepage Ihres Krankenhauses einen anderen, eigenen Schreibstil entwickeln.

Ein guter Online-Text muss einfaches Überfliegen erlauben. Das ist für die Nutzer wichtig, weil sie dadurch Zeit sparen. Der Aufbau eines Online-Textes ähnelt einer Zeitungsmeldung oder einem Leitartikel: Das Wichtigste wird an den Anfang gestellt, die weniger wichtigen Informationen ans Ende. Kurze Sätze, aktiv statt passiv formuliert, erleichtern das Lesen ebenso wie der Verzicht auf Floskeln und Füllwörter. Verwenden Sie wenige Abkürzungen, erklären Sie bildhaft oder mit Umschreibungen und sprechen Sie die Leser direkt an: „In unserer Klinik können Sie…".

Bildmaterial für Journalisten auf der Klinkhomepage

Die am meisten verbreiteten Grafikformate im Internet sind GIF und JPG. Dabei handelt es sich um Rastergrafiken, bei denen sich das Bild aus vielen Farbpunkten (Pixeln) zusammensetzt. Für die Darstellung im Internet reicht eine Auflösung von 72 dpi (= „dots per inch", d. h. Bildpunkte pro Zoll), für Printmedien ist eine Auflösung von mindestens 300 dpi erforderlich. Erkundigen Sie sich bei den Journalisten nach dem Verwendungszweck und liefern Sie eine maßgeschneiderte Bildqualität. Für viele Journalisten und Redaktionen ist es unmöglich, alle Presse-CDs zu sichten, die täglich auf dem Redaktionsschreibtisch landen. Pressestellen und Agenturen bieten oft Hunderte von Pressebildern als große TIFF-Dateien (20 MB und mehr) auf CD/DVD an, die oft genug in den Mülleimer fliegen. Die Dateigröße sollte sich also möglichst zwischen 1 MB und 4 MB bewegen.

Pressearbeit im Internet nutzen

Pressearbeit und Journalismus haben sich in den letzten Jahren durch das Internet stark verändert. Nicht nur Patienten gehen ins Netz, um sich zu informieren. Das Internet ist gerade für Journalisten das wichtigste Recherchemedium und ist die Recherchequelle schlechthin. Medizin und Gesundheit gehören dabei zu den zentralen Themen. Wer bei Google mit seinen Themen nicht an erster Stelle steht, hat schon verloren – so heißt es, und an dieser Einschätzung ist etwas dran.

Fest steht, dass sich mittlerweile rund 60 Prozent der Gesamtbevölkerung im Internet über Krankheiten und deren Heilungsmöglichkeiten informieren. Blogs und Foren zu Krankheiten und Krankenhäusern haben dementsprechend großen Zulauf (vgl. Lüthy in: kma 2008, S. 56).

„Blogger können mutiger als Zeitungsjournalisten sein. Sie müssen keinen Verleger, keinen Chefredakteur, keinen Ressortleiter und keine Anzeigenkunden fürchten", schreibt Ernst Probst, Autor und Verleger (zitiert in: Puttentat 2007, S. 135). Als Presseverantwortlicher sollten Sie vor allem die Patienten-Blogs als meinungsbildend im Auge behalten und dieses transparente Kommunikationsinstrument zum Beispiel als Unternehmens-Weblog nutzen (vgl. dazu auch Kapitel 4.4).

Im Internet werden Meinungen über Krankenhäuser ausgetauscht. Wenn Journalisten dann schon mal auf Ihrer Website surfen, werden sie sicher nicht nur den Pressebereich aufsuchen, sondern vielleicht auch den vorhandenen Newsletter abonnieren, einen virtuellen Rundgang durch das Krankenhaus machen oder die Fotogalerie mit den Krankenzimmern anschauen. Machen Sie dieses interaktive Medium für interessierte Journalisten zum jederzeit abrufbaren, glaubwürdigen Spiegel Ihres Hauses.

Die meisten Journalisten werden Ihr Krankenhaus mit einer Suchmaschine googeln. Die Optimierung einer Krankenhaushomepage für Suchmaschinen ist ein wichtiges Instrument der Pressearbeit, will aber gekonnt sein. Seien Sie vorsichtig bei Anbietern, die Ihnen hier das Blaue vom Himmel versprechen. Behalten Sie im Auge, dass Ihre Website mit den von Journalisten eingegebenen Suchbegriffen als eine der ersten angezeigt wird. Bieten Sie Ihre Website daher auf jeden Fall zusätzlich bei google news an, so dass neue Artikel über Ihr Haus auch dort erscheinen.

Der elektronische Newsletter

Ein Newsletter ist ein elektronisches Rundschreiben, das nicht unverlangt zugesendet werden darf. Einen Newsletter sollen nur diejenigen bekommen, die er wirklich interessiert, das heißt, ein Newsletter muss abonniert werden. Newsletter sind wie kleine Zeitschriften, Bilder und Grafiken haben auch hier eine große Bedeutung (Deg 2008, 98f.). Über den Newsletter, der namentlich adressiert wird, können Sie allen Interessierten auf ausdrücklichen Wunsch schnelle und präzise Informationen aus dem Krankenhaus und über zahlreiche andere Gesundheitsthemen zukommen lassen.

Als Praxisbeispiele, die je nach Geschmack sicher unterschiedlich bewertet werden, vergleichen Sie bitte den Naturheilkundlichen Newsletter der Habichtswald-Klinik Kassel (http://www.habichtswaldklinik.de/naturheilkunde/index.html) und den Newsletter 03/2008 des Christlichen Krankenhauses Quakenbrück (http://www.ckq-gmbh.de/article39847-8276.html).

Podcast

Als Podcasts werden Audio-Dateien bezeichnet, die über das Internet produziert und angeboten werden. Sie sind eine zeitgemäße Ergänzung Ihres Presseservices im Internet. Wenn Sie Ihre Klinik also nicht nur sichtbar, sondern für Patienten und Journalisten auch hörbar machen wollen, ist ein Podcast, meist im MP3-Standardformat, ein geeignetes und vielversprechendes Instrument. Heute ist Podcasting durch die Digitalisierung einfach realisierbar. Sie können zum Beispiel kleine sog. Mini-Features von drei bis maximal zehn Minuten Länge mit O-Tönen in Form von Interviews, Reden oder kurzen Statements produzieren und geben den Medien und Internetnutzern damit die Möglichkeit, einen Eindruck von Ärzten, Mitarbeitern und Patienten zu gewinnen. Audio-Podcasts bestehen häufig aus einem musikalischen Vor- und Abspann, einem oder mehreren Wortbeiträgen und akustischen Trennsignalen. Ganz allgemein sollten Podcasts für die Pressearbeit nicht zu lang sein, da die Dateien sonst zu groß werden und die Journalisten sich über die langen Ladezeiten ärgern (vgl. Puttentat 2007, S. 140).

Videos und Filme

Videobeiträge lassen sich inzwischen leicht auf die Krankenhaushomepage oder in den Weblog stellen und ergänzen damit den Presseservice neben Presseinformationen und Fotogalerien. Bei Film- und Videosequenzen müssen Sie jedoch noch stärker auf die Größe der Datei achten. Die möglichen Formate sind auch hier sehr vielfältig. Mit Real Video und der Unterstützung des Windows Media Players machen Sie jedoch nichts falsch.

Ein – bisher noch sehr seltenes – Beispiel für einen Image-Film auf der Klinikhomepage bietet das Marienkrankenhaus in Siegen (http://www.marienkrankenhaus.com) in seinem Pressebereich. Dort finden Journalisten in der Rubrik Fernsehen/Podcast einen Imagefilm und einen Film über die kardiologische Abteilung. Unter der Rubrik Newsletter/RSS können sie außerdem Nachrichten als RSS-Feed abonnieren und erhalten die Nachrichten aus dem Krankenhaus direkt und kostenlos auf Ihren Rechner.

Eine statische Klinikhomepage ist auch für Journalisten auf die Dauer wenig attraktiv. Web-TV, Web-Clips, Video und DVD befinden sich zwar in rasanter Entwicklung, halten aber erst langsam als interaktive Angebote auch in Krankenhäusern Einzug. Die Produktionskosten für Videos und Filme sinken zwar tendenziell, einen Film für die Homepage herzustellen ist aber immer noch teuer. Die Kosten variieren je nach Aufwand und Anbieter und können auch bei kleineren Projekten schnell zwischen 8 000 und 20 000 Euro liegen. Das Werbebudget der meisten kleinen und mittleren Krankenhäuser wird die Produktion eines eigenen Films sicher nicht erlauben.

Eine Studie der Universität Leipzig vom November 2008 hat festgestellt, dass Unternehmenspressestellen und PR-Agenturen im Vergleich zu Redaktionen beim Einsatz von sogenannten Bewegtbildern im Internet noch einen Nachholbedarf haben. Die vollständigen Ergebnisse der Umfrage finden Sie unter: http://www.bewegtbildstudie.de.

Patientenzeitungen redaktionell betreuen

Eine Patientenzeitung ist für Kliniken ein sehr sinnvolles Medium: Patienten haben Zeit zu lesen und eine Zeitschrift hat nicht zuletzt die Funktion, Vertrauen zu schaffen (Wilp & Maier 2007, S. 74). Wie viele Krankenhäuser in Deutschland eine Patientenzeitung herausgeben, die sicher nicht nur von Patienten, sondern auch von anderen Multiplikatoren gelesen wird, ist nicht bekannt.

Fest steht hingegen, dass gerade kleinere und mittlere Häuser sich eher scheuen, dieses wirkungsvolle und vom eigenen Haus produzierte Medium einzusetzen, weil sie die hohen Kosten fürchten. Einige Häuser behelfen sich in dieser Situation mit der kostengünstigeren Belegung von vier bis acht Seiten in einer Patientenzeitung, die mehrere Häuser zusammen herausgeben.

In einer Patientenzeitschrift können Sie den Patienten alles Wissenswerte über Ihr Haus, zum Beispiel neue Behandlungsangebote, neue Operationssäle, die Arbeit der Rettungsstelle und Veranstaltungen vermitteln. Als Aushängeschild des Hauses wird die Patientenzeitung dem Corporate Design des Hauses angepasst und inhaltlich professionell durch die Pressestelle, einen externen Journalisten oder eine Agentur betreut.

Um ein Konzept für die Patientenzeitung zu entwickeln, müssen Sie den geplanten Umfang festlegen. Die Anzahl der Seiten richtet sich natürlich auch nach dem zur Verfügung stehenden Budget. Eine Patientenzeitung sollte verständlich, informativ und unterhaltsam unter Einsatz journalistischer Darstellungsformen gestaltet werden. Feste Bestandteile sind unter anderem Reportagen und Rubriken, Porträts, Kommentare und Berichte – zum Beispiel über neue Ärzte – sowie ein Editorial.

Das Medium der Mitarbeiterkommunikation – die Mitarbeiterzeitung – sollte im jedoch mit der Patientenzeitungen als Medium der externen Kommunikation möglichst nicht vermischt werden. Die Informationsbedürfnisse beider Zielgruppen sind so unterschiedlich, dass man mit einem gemeinsamen Produkt keine von beiden wirklich erreicht. Es ist besser, eine einfach zu produzierende Mitarbeiterinformation herauszugeben und für die Patienten und externen Leser, zu denen selbstverständlich auch Journalisten gehören, eine aufwändigere Patientenzeitung zu erstellen.

Links zu den Patientenzeitungen der Kliniken Wied („Wieder Worte"), des Klinikums Neustadt (Patientenzeitung), des St. Katharinen Krankenhauses („Am Puls") und des Universitätsklinikums Tübingen („Klinik Forum") finden Sie in Kapitel 6.8 bei den Webadressen unter Patientenzeitungen.

6.4 Medientraining und Briefings: Wie Ärzte und Mitarbeiter trainiert werden können

Medientraining für Führungskräfte

Die wachsende Bedeutung der Medienarbeit macht sie zur Chefsache. Denn gleichgültig, ob Publikumszeitschriften, Ratgebersendungen in Hörfunk und Fernsehen oder Tages- und Fachpresse: Journalisten schätzen Ansprechpartner mit Medienkompetenz.

Allerdings ist niemand aus dem Stand ein Medienprofi und zahlreiche Krankenhausleitungen und Ärzte reagieren verunsichert angesichts eines Mikrofons oder einer Kamera. Führungskräften, Chef- und Oberärzten kann ein Medientraining zu praktischem Know-how im Auftreten gegenüber den Medien verhelfen. Das Training wird meist von externen Beratern aus der Medienbranche durchgeführt und sollte mit den Instrumenten der Presse- und Öffentlichkeitsarbeit ebenso vertraut machen wie mit den unterschiedlichen Arbeitsweisen von Journalisten. Besonders viel Wert sollte auf der Vorbereitung von Interviews liegen.

Im Zeitalter der elektronischen Medien gehört der souveräne Umgang mit einer Interviewanfrage von Print- *und* AV-Medien zur notwendigen Qualifikation von Meinungs- und Entscheidungsträgern im Krankenhaus.

In einem Medientraining lernen Sie die Arbeitsweise und die Bedürfnisse der Journalisten in den Medien kennen und gewinnen mehr Sicherheit im Auftritt vor Mikrofon und Kamera. Sie können Ihre verbalen und nonverbalen Kommunikationsformen überprüfen und zum Beispiel feststellen, ob Sie vergessen haben, zu lächeln. Sie lernen Ihre Botschaft verständlich, bildhaft und sympathisch zu vermitteln und in 20 bis 30 Sekunden überzeugend zu formulieren und dabei auf den Punkt zu kommen. Sie trainieren, Ihren Standpunkt zu begründen und zu erklären, sich in Diskussionen zu behaupten und nicht zuletzt in der Krisenkommunikation richtig zu verhalten.

Briefings für Interviews in Presse, Funk und Fernsehen

Interviews sind eine Chance, Ihr Krankenhaus in der Öffentlichkeit über die Medien darzustellen. Diese Gelegenheit sollten Sie wahrnehmen. In der Regel kommen die Journalisten dafür zu Ihnen ins Haus. Die Presseverantwortlichen des Krankenhauses sollten möglichst bei jedem Interviewtermin dabei sein. Das ist durchaus gängige Praxis und hilft, Missverständnisse zu vermeiden.

Zeitungsinterviews vorbereiten

Wenn Journalisten eines Printmediums um ein Interview bitten, so meinen sie in der Regel ein Gespräch und kein schriftliches Interview, bei dem sie per E-Mail Fragen einreichen. Die Anfrage eines Zeitungsjournalisten kann also zweierlei bedeuten: Entweder sie vereinbaren einen Termin mit Ihnen im Krankenhaus – diese Variante ist deutlich vorzuziehen – oder die Journalisten formulieren per E-Mail Fragen, die Sie schriftlich beantworten können.

Worauf Sie bei Zeitungsinterviews achten sollten:

- Es ist gängige Praxis, sich die Fragen vorher zuschicken zu lassen, damit Sie sich vorbereiten können – es sei denn aus Aktualitätsgründen reicht bei der Tagespresse die Zeit dazu nicht.
- Kreisen Sie das Interviewthema auf jeden Fall im Vorfeld genau ein.
- Bereiten Sie sich auf zitierfähige Antworten vor.
- Es ist üblich, aber nicht zwingend, dass Ihnen das Interview vor dem Druck noch einmal vorgelegt wird. Sie können Zitate freigeben und Fakten korrigieren, aber nicht die Meinung der Journalisten.

Zeitungsjournalisten lassen beim Gespräch mit Ihnen meist ein Aufzeichnungsgerät mitlaufen. In der Regel können Sie das Gesagte noch einmal gegenlesen und auf seine Richtigkeit hin überprüfen. Was nicht veröffentlicht werden soll, kennzeichnen Sie. Seriöse Journalisten werden dies beherzigen. Bereiten Sie sich auf Interviews vor, indem Sie alle Fragen notieren, die Journalisten zum Thema stellen könnten und überlegen Sie die Antworten vorab.

Fernsehinterviews vorbereiten

Für ein Fernsehinterview ist eine besonders gute Vorbereitung unerlässlich. Nur so kann man sicherstellen, dass dem Fernsehpublikum das Wesentliche mit den richtigen Worten mitgeteilt wird. Ziel eines Interviews ist es, Vertrauen zu schaffen. So merkwürdig dies auch klingen mag: Die Wissensübermittlung ist dabei erst einmal zweitrangig. Der ebenso simple wie zutreffende Tipp für das Verhalten bei Interviews lautet also: Reden Sie in Ihrer Alltagssprache wie zu Hause und erzählen Sie Geschichten – über Ihr Krankenhaus, Ihre Patienten, über Krankheitsbilder und Behandlungsmethoden.
Platzieren Sie Ihre Botschaft gleich am Anfang des Interviews, gleichgültig ob die vom Journalisten gestellte Frage dazu passt oder nicht. Das ist eine zwar nicht ganz feine, aber sehr wirkungsvolle Methode, über die Sie sich regelmäßig bei Politikern im Fernsehen ärgern. Haben Sie den Mut zur Lücke und zur Vereinfachung. Ein Interview ist – es sei denn es handelt sich um eine Wissenschaftssendung – kein (hoch)wissenschaftlicher Diskurs.
Dennoch müssen Sie für ein Interview selbstverständlich fachlich sattelfest sein. Notieren Sie sich – wenige – wichtige Zahlen und Fakten, um sie bei Bedarf gleich parat zu haben. Zeigen Sie persönliches Engagement und Empathie. Versuchen Sie, die Dinge so konkret wie möglich beim Namen zu nennen und stellen Sie sich als Zielpublikum einen Menschen mit dem Wissensstand eines 12-Jährigen vor. Das bedeutet nicht etwa, den Bildungsstand des Publikums geringzuschätzen, sondern es hilft, Ihre Aussagen zu konzentrieren: Medizinische Ausführungen mit lateinischen Einsprengseln werden ebenso wenig verstanden wie komplizierte technische Details. Scheuen Sie sich nicht, ihre wichtigsten Botschaften auch zu wiederholen. Es versteht sich von selbst, dass pauschalierte Medienschelte vorab bei Journalisten nicht gut ankommt.

- Bei einem *Fernsehinterview* grenzen Sie Inhalte und Themen im Voraus genau ab und machen deutlich, worüber Sie auf gar keinen Fall sprechen werden.
- Geben Sie den Ort vor, an dem Sie interviewt werden wollen. Achten Sie auf den Hintergrund, vor dem Sie stehen – am besten nicht mit dem Rücken zur Wand oder in eine Ecke gedrückt.
- Interviews für Radio und Fernsehen dürfen geschnitten und gekürzt werden. Sie haben grundsätzlich keinen Einfluss darauf, was am Ende gesendet wird. Allerdings können Sie darauf bestehen, dass Ihre Hauptaussagen nicht verfälscht oder entstellt werden. Wenn Sie es vorher vereinbart haben, können Sie ein Interview zurückziehen.
- Kurze Antworten sind beim Fernsehen wichtig, weil es schwierig ist, sie in einen anderen Zusammenhang zu stellen und hinterher umzuschneiden.
- Achten Sie bei einem Fernsehinterview ganz besonders auf Ihr Äußeres, meiden Sie unter anderem weiße Kleidung und knallige Farben sowie starke Muster.
- Achten Sie auf natürliche Gestik und Mimik. Im Rahmen eins Medientrainings können Sie dies zum Beispiel anhand von Videoaufnahmen überprüfen.

Auf Radiointerviews vorbereiten

Anders als beim Fernsehen, bei dem nonverbale Signale und Aussagen einen großen Teil der Aufmerksamkeit binden, wirken im Radio neben der Stimme die Inhalte und Formulierungen einer Aussage. Bei Interview und Statement für das Radio geht es daher vor allem um eine klare Sprache mit eingängigen Beispielen, denn die ersten 20 bis 30 Sekunden entscheiden, ob man Ihnen zuhört. Radiobeiträge werden nur einmal gesendet und müssen auf Anhieb verstanden werden.

Gehen Sie auch in ein Radiointerview nie ohne eine solide Vorbereitung. Beim Live-Interview im Hörfunkstudio können Sie einen Zettel mit wichtigen Zahlen mitbringen, aber bitte lesen Sie auf gar keinen Fall vorformulierte Statements ab, denn dann schalten die Hörer ab oder um.

- Bestehen Sie bei spontanen Telefoninterviews im *Radio* immer auf einer Vorbereitungszeit. Fragen Sie danach, für welches Medium und welche Sendung das Interview geplant ist und wie lange es dauern wird.
- Klären Sie das Thema ab und notieren Sie die für Ihr Krankenhaus schwierigen oder unangenehmen Fragen, mit denen Sie konfrontiert werden könnten. Nicht alle Fragen müssen beantwortet werden. Sie können zum Beispiel ablehnen, auf beleidigende Fragestellungen einzugehen. Korrigieren Sie Unterstellungen sofort.
- Erzählen Sie wenn möglich kleine Geschichten, die Sie sich vorher zurechtgelegt haben, in der Ich-Form und geben Sie möglichst konkrete Beispiele.
- Vermeiden Sie die Aneinanderreihung von Zahlen und Fakten, die niemand behalten will und kann. Wenn Sie etwas nicht wissen oder eine Frage nicht beantworten können, räumen Sie dies ein und kündigen an, die Antwort später nachzureichen.
- Verschaffen Sie sich Klarheit darüber, was Sie auf jeden Fall sagen wollen und formulieren Sie diese Hauptbotschaft in ein oder zwei Sätzen.
- Versuchen Sie, durch Ihre Ausstrahlung, mit Ihrer Stimme (ein Lächeln kann man hören!) und Ihren Worten Vertrauen bei den Zuhörern zu schaffen.

Praxisbeispiel: Mitarbeiterorientierte Pressearbeit

Simone Hoffmann, Leiterin der Pressestelle der Universitätskliniken Münster, geht weit über die traditionelle Pressearbeit einer Pressestelle oder eines einzelnen Pressesprechers hinaus. In einem Workshop, der nacheinander alle Hierarchieebenen erreichen soll, bringt sie den Mitarbeiterinnen und Mitarbeitern des Klinikums die Gesetzmäßigkeiten von Presse- und Öffentlichkeitsarbeit vom Kommunikationsmanagement in Krisensituationen bis zur Vorbereitung einer Pressekonferenz nahe. Ein 50-seitiger Leitfaden enthält eine Zusammenfassung und viele praktische Tipps.

Zu einer effektiven Pressearbeit gehört nach Auffassung von Simone Hoffmann, offensiv zu kommunizieren und klar zu machen, wie wichtig Vernetzung ist: „Es genügt nicht, dass ein Arzt einen Beitrag in einer Fachzeitschrift publiziert. Das gleiche Thema kann man auf den Alltag der Menschen herunterbrechen und mehrfach kommunizieren."

Die Resonanz auf die ersten Presse-Workshops im Universitätsklinikum Münster war durchgängig positiv: Die Sensibilität der Mitarbeiter für presserelevante und öffentlichkeitswirksame Themen konnte deutlich erhöht werden und motivierte die Mitarbeiter zu zahlreichen Themenvorschläge für die tägliche Pressearbeit.

Auf der ersten Hierarchieebene wurden unter anderem Stabsstellenleitungen, Klinikdirektoren und Sekretärinnen in zwei Workshops mit je vier Stunden geschult – mit durchschlagendem Effekt: „Seit den Workshops wird die Arbeit der Pressestelle ganz anders wert geschätzt. Die Mitarbeiterinnen und Mitarbeiter verfügen jetzt über das notwendige Know-how für den Umgang mit den Medien und wissen, worauf es ankommt. Der Chefarzt fragt nicht mehr, ob ich ihn bei seiner PR unterstützten kann, sondern bietet der Pressestelle seinerseits Unterstützung an, und Oberärzte bitten mich, für sie die Fernsehtermine zu organisieren." Die Workshops sollen auf Anregung des Vorstands des Klinikums für alle Mitarbeiter auf allen Hierarchieebenen fortgesetzt werden.

6.5 Krisen: Wie Krankenhäuser professionell reagieren können

Medizinische Kunstfehler, ungeklärte Todesfälle, eine mordende Krankenschwester, unzureichende Pflege, Finanzprobleme, unzufriedene Mitarbeiter und technische Pannen können das Image und die Glaubwürdigkeit eines Krankenhauses sehr schnell erschüttern. Es gibt echte Skandale, bei denen Missstände über Jahre verschwiegen und ärztliche Fehler vertuscht werden. In solchen Krisenfällen darf sich die Pressestelle aber nicht als Presseverhinderungsstelle erweisen – auch wenn dies manche Klinikleitung gern so hätte.

- Die Pressestelle ist in der Krise der Draht zur Außenwelt, über den die Krankenhausleitung erklärt, was geändert werden kann. Bei medizinischen Fehlern tiefe Betroffenheit zu erklären, reicht jedenfalls nicht aus.
- Der Krisenstab mit Vertretern der Geschäftsführung und der Pressestelle trifft sich möglichst zeitnah, um zu überlegen, welche Ängste die Krisensituation in der Öffentlichkeit hervorrufen könnte und wie man diesen begegnen kann.
- Die Pressesprecher müssen grundsätzlich und zu jeder Zeit mehr wissen als die Presse. Sie müssen von Anfang an über die Krise informiert und in die Entscheidungen der Geschäftsführung eingebunden sein.

Im günstigsten Fall sind Pressestellen eine Art Frühwarnsystem für Krisen aller Art. Wenn sie zum Beispiel von einer schwerwiegenden Patientenbeschwerde erfährt, kann sie öffentlichkeitswirksam mit Berichten und Hintergrundinformationen gegensteuern, bevor der Patient möglicherweise die BILD Zeitung informiert. In einer Krise entscheidet sich, ob das Vertrauensverhältnis, das zwischen Pressestelle und Medien bestehen sollte, trägt und damit den Skandal und die Krise in ihrer Außenwirkung gut übersteht.

Journalisten sind, wie schon erwähnt, darauf geeicht, gerade Schwachstellen zu entdecken und grell zu beleuchten. Es kann vorkommen, dass sie mehr wissen als die Pressestellen. Das liegt an ihrem Informationsnetz, das sie gewissenhaft pflegen. Darin können sie viele Quellen nutzen: Patienten, Krankenhausmitarbeiter, Angehörige, Besucher, Anwälte und Politiker etc. Wenn sie sorgfältig arbeiten, werden sie den Sachverstand von Experten hinzuziehen und prüfen, ob ähnliche Vorwürfe schon einmal woanders erhoben wurden. Sie werden bei der Ärztekammer, den Krankenkassen, Ministerien und öffentlichen Stellen nachfragen, Hintergründe akribisch recherchieren und Indizien detektivisch auswerten.

Fallbeispiel: Prothesenskandal in Berliner Krankenhäusern

Im Sommer 2007 wurde bekannt, dass ein Hersteller künstlicher Hüftgelenke fehlerhafte Prothesen an Berliner Krankenhäuser verkauft hatte. Erst nachdem die Gelenke implantiert waren, wurde bekannt, dass sie brüchig werden können. Die Prothesen sind inzwischen vom Markt genommen, die Krise für die betroffenen Krankenhäuser überwunden. Doch von einer Krise bleibt immer etwas hängen und was sie auf jeden Fall überdauert, ist ihre Dokumentation im Internet, die sich nur durch einen erheblichen Aufwand beseitigen lässt.

Der Prothesenskandal im St. Hedwig-Krankenhaus in Berlin traf erwartungsgemäß auf ein breites regionales und überregionales Medieninteresse und war – noch dazu im Sommerloch – gut zwei Wochen in zahlreichen Zeitungen, Radio- und Fernsehsendern zu finden, die um die Story konkurrierten. Der Skandal hielt sich zu Beginn der Berichterstattung relativ kurz in den Medien, wirkte jedoch insgesamt hartnäckig bis zu vier Monaten nach.

Die erste schnelle Reaktion in einer Krise ist entscheidend. Sonst ist die Chance viel höher, dass das Thema lange in den Schlagzeilen bleibt. Es empfiehlt sich, dass die Pressestelle gerade in einer Krisensituation besonders ausführlich und besonders häufig mit den Medien kommuniziert und auch schon einmal unaufgefordert einen Zwischenstand mitteilt.

Versetzen Sie sich gerade in einer Krisensituation in die Denkweise der Journalisten. Georg Meck, Wirtschaftsredakteur bei der FAS Frankfurter Allgemeinen Sonntagszeitung, meint, am schlimmsten sei es, wenn in einer Krise die Wahrheit nur scheibchenweise herauskomme. Es müsse von Anfang an offen und umfassend aufgeklärt werden. Mecks Empfehlungen an Pressesprecher in schweren Zeiten: Handy einschalten, auch am Wochenende, Erreichbarkeit hilft. Außerdem sei die Aussage „kein Kommentar" immer noch besser als eine Lüge. Wenn man nicht alles sagen könne, sollte man dem Journalisten Hintergründe und eine Einschätzung geben.

Wenn bei hausinternen Krisen Fehler bei der Kommunikation gemacht werden, droht ein gewichtiger Schaden für die Klinik. Wie sollte eine Pressestelle also vorgehen? Einige grundsätzliche Hinweise, die abhängig vom Einzelfall variiert werden müssen:

- Je früher Sie die problematische Situation erkennen und analysieren können, umso besser ist es.
- Stehen Sie zu Ihren Fehlern, verleugnen oder vertuschen Sie nichts. Abschottung ist in jedem Fall die denkbar ungünstigste Strategie.
- Zeigen sie, dass auch Sie ein großes Interesse an der Aufdeckung von möglichen Versäumnissen haben.
- Bedenken Sie, dass die Medien Schweigen wie ein Schuldeingeständnis interpretieren.
- Seien Sie offen für die Fragen der Journalisten, nutzen Sie die Medien als Chance zur Richtigstellung.
- Reagieren Sie vor allem schnell und bilden Sie einen Krisenstab, mit dem Sie widerspruchsfreie Argumentationslinien vorbereiten.
- Informieren Sie die Mitarbeiter im Krankenhaus vor den Medien und halten Sie sie dazu an, nicht mit Journalisten über die Abläufe in der Klinik zu sprechen.
- Klären Sie, wer erster Ansprechpartner für die Medien ist und wer die Vertretung.
- In einer Pressekonferenz sollten die wichtigsten Vertreter der Klinik anwesend sein, aber keinesfalls der Verantwortliche persönlich. Betonen Sie zu Beginn der Pressekonferenz Ihr Bedauern und kündigen Sie eine lückenlose Aufklärung an.
- Sollte eine größere Gruppe von Patienten betroffen sein, richten Sie nach Möglichkeit eine Hotline ein.
- Grundsätzlich empfehlenswert sind darüber hinaus Seminare externer Anbieter zu Krisenmanagement und Krisenkommunikation.

Betreiben Sie eine aktive Form der Pressearbeit, indem Sie auf die Journalisten zugehen und ihnen Hintergrundinformationen anbieten und Pressekonferenzen sowie Vier-Augen-Gespräche organisieren. Eine wirkungsvolle Kommunikation beruht dabei auf zwei Säulen: auf der Sachebene mit aufklärenden, umfassenden Informationen und auf der Gefühlsebene, auf der man offen und persönlich kommunizieren muss. Bei den Botschaften werden von den Medien Kompetenz, Schnelligkeit, Zuverlässigkeit und Menschlichkeit erwartet (vgl. Checkliste Krisenkommunikation in Kapitel 6.9 Arbeitsmaterialien und Checklisten).

Zu den Offensiv-Regeln für Krisenauftritte gehören dabei kurze Botschaften und einfache Formulierungen. Arbeiten Sie die Krise anschließend intern auf und rüsten Sie sich für die nächste, denn auch hier gilt: nach der Krise ist vor der Krise...

6.6 Fazit

Wer nicht kommuniziert, wird nicht gehört, und es reicht nicht aus, gute Medizin zu machen – sie muss der Öffentlichkeit über die Medien vermittelt werden. Pressearbeit als Service im Krankenhaus sollte daher professionalisiert werden: Dies können Pressestellen am besten im Zusammenwirken mit externen Beratern oder Agenturen leisten. Pressearbeit für ein Krankenhaus zu organisieren, ist eine umfangreiche und vielfältige Aufgabe: Sie reicht von der Beantwortung von Journalistenanfragen über ausführliche Recherchen, den Aufbau eines Presseverteilers und das Schreiben von Presseinformationen über die Ausarbeitung verständlicher Pressetexte für Medien und das Internet bis zur Organisation von Pressekonferenzen, Pressegesprächen und Presse-Events. Pressearbeit im Krankenhaus bedeutet auch, die Krankenhausleitung, Chefärzte, Ärzte und Pflegepersonal auf Interviews vorzubereiten. Vor allem jedoch heißt es, sich mit den lokalen und regionalen Medien und der Arbeitsweise der Journalisten vertraut zu machen, Kontakte zu pflegen und Netzwerke aufzubauen. Pressearbeit zielt auf den Dialog mit den Medien und muss konzeptionell langfristig angelegt sein, um nachhaltig wirken zu können. Erst mit einer fortlaufend geplanten Pressearbeit können die spezifischen Dienstleistungen für kranke und gesunde Menschen eines Krankenhauses wahrgenommen werden und für die mediale Aufmerksamkeit sorgen, die Sie sich wünschen.

6.7 Literatur

Bach, I. (2008): Der freiwillige Qualitätsbericht als Chance für die Kliniken. In: f&w – Führen und Wirtschaften im Krankenhaus 5:502–504.

Bayer HealthCare AG (Hrsg.) (2008): KROLL Presse-Taschenbuch Gesundheit 2008/2009. Garmisch-Partenkirchen: Kroll Verlag.

Deg, R. (2005): Basiswissen Public Relations, Professionelle Presse- und Öffentlichkeitsarbeit. Wiesbaden: Verlag für Sozialwissenschaften.

Eligehausen, S. (2007): Die Medien-Kooperation, Ein Gewinn für alle Beteiligten. In: f&w, 24. Jg., 6: 632–636.

Falkenberg, V. (2008): Pressemitteilungen schreiben – Zielführend mit der Presse kommunizieren. Zu Form und Inhalt von Pressetexten. Mit Checklisten und Übungen zur Kontrolle. 5. Aufl. Frankfurt: F.A.Z.-Institut für Management-, Markt- und Medieninformationen.

Horst, M. (2006): Öffentlichkeitsarbeit, Pflege (in) der Öffentlichkeit, Marketing und Strategie. Stuttgart: Kohlhammer.

Konken, M. (2007): Pressearbeit, Journalistisch, professionell in Theorie und Praxis, Fachwissen Marketing. Meßkirch: Gmeiner-Verlag.

KROLLselect (2008): Die Top-Tages- und Wochenzeitungen plus Nachrichtenagenturen in Deutschland. Garmisch-Partenkirchen: Kroll Verlag.

Lutz, A. & Nitzsche, I. (2007): Praxishandbuch Pressearbeit, So kommen Sie sicher in die Medien. Wien: Linde Verlag.

Maier, G. & Wilp, R. (2007): PUBLIC RELATIONS im Gesundheitsunternehmen, Handbuch für Krankenhäuser und Pflegeeinrichtungen. Göttingen: Vandenhoeck & Ruprecht.

Michel, M. de (2006): Praxishandbuch für erfolgreiche und wirksame Public Relation, Praxisinformationen für den beruflichen Erfolg (Vorlagen, Mustertexte und über 600 CH-Medienadressen auch auf CD-ROM). 3. Aufl., Zürich: Praxicum-Verlag.

Neu, H. & Breitwieser, J. (2005): Public Relations, Die besten Tricks der Medienprofis. Göttingen: Business Village.

Niederhaus, C. B. (2004): Interne Kommunikation – Schnell und effektiv, Vertrauen und Zusammenarbeit gezielt aufbauen. Göttingen: Business Village.

OECKL (2008): Taschenbuch des öffentlichen Lebens. Bonn: Festland Verlag.

Pross-Löhner, C. (2007): Public Relations im Krankenhaus, Kommunikative Herausforderungen im Rahmen des Krankenhausmarketings. Saarbrücken: VDM Verlag.

Puttenat, D. (2007): Praxishandbuch Presse- und Öffentlichkeitsarbeit. Eine Einführung in professionelle PR und Unternehmenskommunikation. Wiesbaden: Verlag Dr. Gabler.

Schmidtbauer, K. & Knödler-Bunte, E. (2004): Das Kommunikationskonzept, Konzepte entwickeln und präsentieren. Potsdam: university press UMC POTSDAM.

Schrag, W. (Hrsg.) (2006): Medienlandschaft Deutschland. Bayerische Landeszentrale für politische Bildung: München.

Schulz-Brohdoel, N. (2007): Die PR- und Pressefibel. Zielgerichtete Medienarbeit. Ein Praxislehrbuch für Ein- und Aufsteiger. 2. Aufl., Frankfurt am Main: Frankfurter Allgemeine Buch.

Urban, A. (2007): Gesunde Netze pflegen, Öffentlichkeitsarbeit für Kliniken, Praxen und Pflegeeinrichtungen. Bremen: Viola Falkenberg Verlag.

Yaverbaum E. & Gly, B. (2002): PR für Dummies (Übersetzung aus dem Amerikanischen) Die Macht der Publicity nutzen! – Der richtige Umgang mit der Presse – Das PR-Handwerkszeug beherrschen: Brainstorming, Pressemitteilung, Newsletter – Jede Menge Beispiele aus der Praxis. 2. Aufl., Bonn: mitp Verlag.

Ziegler, S. (2007): Der Medien-Knigge, Neue Wege zu erfolgreicher Pressearbeit mit Print, Funk, Fernsehen und Internet, Wien: Amalthea Signum Verlag.

6.8 Webadressen

Der letzte Zugriff auf die hier aufgeführten Internetseiten erfolgte am 01.11.2008

Inhalt	Webadresse	Kommentar
Portale zur kostenlosen Veröffentlichung von Presseinformationen	www.open-pr.de	Pressedienst für kostenlose Veröffentlichung von Pressemitteilungen
	www.offenes-presseportal.de	Pressedienst für kostenlose Veröffentlichungen von Pressemitteilungen
	www.presseanzeiger.de	Das freie Presse & Medienportal
Klinikführer	http://www.kliniken-rhein-ruhr.de/	Klinik-Führer Rhein-Ruhr 2008/2009
	http://www.klinikfuehrer-rheinland.de/	Klinikführer Rheinland

Inhalt	Webadresse	Kommentar
	http://www.lkb-online.de/LKB/ML/KlinikFuehrer.asp?Menu=no	Klinikführer vom Verband der Krankenhausträger in Brandenburg
	Nur im Buchhandel erhältlich.	Klinikführer München 2008/2009
	http://www.hamburger-krankenhausspiegel.de	Hamburger Krankenhaus-spiegel
Zusammenfassende Darstellungen für die Pressearbeit im Krankenhaus	http://www.wilp-pr.de/downloads/presse_200508.pdf	**Wilp, Rita** in: das Krankenhaus 8/2005, Pressearbeit im Krankenhaus I (Krisenkommunikation im Krankenhaus)
	http://www.wilp-pr.de/downloads/presse_200509.pdf	**Wilp, Rita** in: das Krankenhaus 9/2005 Pressearbeit im Krankenhaus II (Der direkte Draht zu Journalisten und Medien)
	http://www.wilp-pr.de/downloads/presse_200510.pdf	**Wilp, Rita** in: das Krankenhaus 10/2005 Pressearbeit im Krankenhaus III (Interne Kommunikation – Mitarbeiter als Botschafter nach außen)
	http://www.wilp-pr.de/downloads/presse_200511.pdf	**Wilp, Rita** in: das Krankenhaus 11/2005 Pressearbeit im Krankenhaus IV (Externe Kommunikations-dienst-leister – wie funktioniert die Zusammenarbeit mit Agenturen?)
Wichtige Fachzeitschriften für die Pressestelle des Krankenhauses	http://www.daskrankenhaus.de/	das krankenhaus
	http://www.ku-gesundheits-management.de/	Krankenhaus Umschau (ku)
	http://www.gitverlag.com/de/print/1/28/index.html	Management & Krankenhaus
	http://www.ktm-journal.de/	Krankenhaus Technik + Management
	http://www.bibliomed.de/cps/rde/xchg/bibliomed/hs.xsl/15.htm	f & w – führen und wirtschaften im Krankenhaus -
	http://www.bibliomed.de/	Die Schwester – Der Pfleger
	http://www.dkvg.de/index.php?cat=c20_Aktuelle-Informationen-der-DKG.html	DKG aktuell

Inhalt	Webadresse	Kommentar
	http://www2.txt.de/cgi-bin/ WebObjects/TXTSVMabuse	Dr. med. Mabuse
	http://www.medizin-und-technik.de	medizin & technik
	http://www.kma-online.de/	kma – Das Gesundheits-wirtschaftsmagazin
Beispiele für gelungene Medienkooperationen:	http://www.kommunikations-kongress-hamburg.de/2008/ uploads/FuH1.pdf	„Forschen und Heilen" Nr. 4/2008
	http://www.uniklinikum-leipzig.de/zeitung/	„Gesundheit und mehr" 20/2008
Beispiel für eine elektronische Pressemappe im Universitäts-klinikum Heidelberg	http://www.klinikum.uni-heidelberg.de/Presseunter-lagen.22.0.html?&L=	Hier können Pressemappen zu vergangenen Pressekonferen-zen heruntergeladen werden
Beispiele für Patienten-zeitungen	http://www.kliniken-wied.de/ patienten/broschueren/_files/ Wiederworte14Dez05.pdf	Die Patientenzeitung der Kliniken Wied (2005)
	http://www.schoen-kliniken. de/Kliniken/Klinikum_Neu-stadt/PDFs_und_Broschueren/ Patientenzeitung%202007-2-www.pdf	Patientenzeitung Klinikum Neustadt (2007)
	http://www.sankt-katharinen-ffm.de/pdf/puls/AmPuls3-2007. pdf	Nachrichten für Patienten, Mitarbeiter und Freunde, St. Katharinen (3/2008)
	http://www.medizin.uni-tue-bingen.de/Patienten/Wissens-wert+von+A+bis+Z-p-636/ Klinik+Forum-p-826.html	Universitätsklinikum Tübin-gen: Klinik Forum – Die Zeit-schrift für Patienten (3/2008)
Beispiel für ein hilfreiches Checklistenarchiv	http://www.pr-werkstatt.de/ archiv/checklisten/index.shtm	pr l werkstatt – public relation für die Praxis

6.9 Arbeitsmaterialien und Checklisten

Checkliste 1: Zusammenarbeit mit PR-Agenturen und Kommunikationsberatung

- Klären Sie die angestrebten Ziele der Presse- und Öffentlichkeitsarbeit.
- Listen Sie die Projekte auf, die Sie gerne umsetzen möchten und erläutern Sie die Jahresplanung für die Pressearbeit.
- Vermitteln Sie der Agentur/den Beratern das Eigen- und Fremdbild ihres Krankenhauses.
- Informieren Sie die Agentur/den Berater über alles, was im Unternehmen presserelevant sein könnte.
- Die Agentur/der Berater benötigt einen Hauptansprechpartner bzw. weitere zuverlässige interne Ansprechpartner, die das Haus loyal vertreten und die Informationen zuliefern, die Externe nicht haben können.
- Stecken Sie den Budgetrahmen für die Pressearbeit ab, inklusive Organisation und Durchführung von Pressekontakten, Pressekonferenzen und Hintergrundgesprächen.
- Legen Sie fest, ob die Agentur/der Berater auch Foto- und sonstige Pressetermine wahrnehmen kann und die Briefings für Radio- und Fernsehsendungen übernimmt.
- Legen Sie fest, dass der Presseverteiler, den Sie in der Regel nicht selbst erstellen können, gepflegt wird und ein regelmäßiges Update erfährt.

Checkliste 2: Presseinformation

Form der Presseinformation

- Presseinformation immer im Corporate Design des Hauses versenden
- E-Mails sind inzwischen üblicher als Faxe
- Mehrere Redakteure einer Zeitung und das Redaktionssekretariat per E-Mail anschreiben
- Als „Pressemitteilung" oder „Presseinformation" kennzeichnen
- Länge: eine Seite, in Ausnahmefällen zwei Seiten
- Ansprechpartner für Rückfragen mit Adresse, Telefon- und Faxnummer und E-Mailadresse angeben
- Schriftgröße 11 oder 12 Punkt wählen und mit 1,5-zeiligem Abstand schreiben
- Rechts breiteren Rand für Notizen lassen
- Personen immer mit Titel, Vornamen, Namen und Funktion nennen
- Datum nicht vergessen
- Zeichenanzahl inklusive Leerzeichen angeben
- Presseinformation auf der Klinikwebsite veröffentlichen

Aufbau & Inhalt der Presseinformation

- Aktuellen Anlass wählen
- In der Überschrift den Anlass schlagwortartig mit einem Satz umreißen

- Das Wichtigste in den ersten zehn Zeilen (Lead) mitteilen
- Im ersten Absatz die W-Fragen Wer, Wie, Was, Wann, Wo und Von wem beantworten
- Im Mittelteil: Informationen und Erklärungen, Einzelheiten und detaillierte Beantwortung der W-Fragen; Gliederung mit Zwischenüberschriften möglich
- Dritter Absatz: Hintergrund- und Zusatzinformationen über das Krankenhaus
- Pressekontakt mit Name, Postanschrift, Telefon- und Faxnummer, E-Mail, Internetadresse
- Geeignetes Bildmaterial (Fotos) und Grafiken mitliefern
- Ggf. Anbinder als Kurzinformation über das Krankenhaus

Nachrichtenstil der Presseinformation

- Kein Reportagestil
- Fachbegriffe, Fremdworte und Abkürzungen erklären
- Bildhafte Beispiele wählen
- Lokalen oder regionalen Bezug für ortsansässige Medien herstellen
- Aussagekräftige Zitate einfügen
- Mut zur Meinung beweisen und sich nicht auf Floskeln zurückziehen

Checkliste 3: Krisenkommunikation

Erfolgreiche Krisenkommunikation...

- agiert, ohne etwas zu vertuschen oder zu verschweigen,
- ohne zu unter- oder zu übertreiben,
- ist gründlich vorbereitet,
- informiert die Medien sachlich richtig, offen und glaubwürdig, verständlich und dialogorientiert u. a. mit Pressekonferenzen und Interviewangeboten.

Organisatorisch empfiehlt sich...

- die Bildung eines Krisenstabes,
- die Festlegung der Ansprechpartner für die Medien,
- die Information an die Beteiligten im Krankenhaus, dass nur ein bestimmter Ansprechpartner für Medienauskünfte zuständig ist,
- das Aufstellen eines Krisenhandbuches mit Richtlinien für den Umgang mit Krisen,
- die umfassende Information der Mitarbeiterinnen und Mitarbeiter.

7 Werbung im Gesundheitswesen: Welche rechtlichen Rahmenbedingungen es gibt

7.1 Die Wende in den vergangenen Jahren: Welcher Weg vom Verbot zur Zulässigkeit beschritten wurde

Heute gehört das strenge Werbeverbot für Kliniken der Vergangenheit an. Denn grundsätzlich erlaubt ist die sachlich informierende Werbung. Damit ist weitaus mehr zulässig als nur die klassische Zeile in den Gelben Seiten und die Zeitungsanzeige zur Klinikeröffnung. Den Kliniken und niedergelassenen Ärzten steht gleichermaßen das Recht zu, sich in der Öffentlichkeit zu präsentieren und die Patienten zu informieren.

Der Grundgedanke „Informationswerbung ist erlaubt" ist angesichts des über viele Jahre geltenden Werbeverbots für Heilberufler noch relativ neu. Man bedenke nur, dass das „Werbetreiben" seit dem Ende des 19. Jahrhunderts mit dem ärztlichen Ständeverständnis unvereinbar war. Jede öffentliche Information zur Leistung des Arztes war eine verbotene Werbemaßnahme.

Mitte der 1980er Jahre erkannte das Bundesverfassungsgericht (BVerfG) für die ärztlichen Inhaber von Sanatorien an, dass sie im Bereich der Werbung ebenso agieren dürfen wie die von Nicht-Ärzten geführten Sanatorien und Kliniken (BVerfG Beschl. 19.11.1985, AZ 1 BvR 38/78). Damit erlangten sie mehr Werbespielraum als die Kollegen in den Praxen. Die Richter begründeten dies mit dem Unterschied im Investitionsvolumen und in den Personalkosten einer Klinik.

Im Jahr 2000 vollzog sich in einem ersten Schritt die Wende vom grundsätzlichen Werbeverbot zum grundsätzlichen Informationsrecht – allerdings eingeschränkt durch das Verbot berufswidriger Werbung. Damals wurde die Musterberufsordnung (MBO) für Ärzte geändert, weil die höchstrichterliche Rechtsprechung seit den 1980er Jahren immer öfter das standesrechtliche Werbeverbot als mit dem Grundgesetz nicht vereinbar ansah. Seit einer weiteren Änderung in M-BO im Jahr 2002 dürfen Ärzte ebenso werben wie ihre Klinik-Kollegen. Relevant sind für sie die Berufsordnungen der jeweiligen Kammern.

Da in diesem Bereich vieles noch nicht abschließend geklärt ist, werden auf den folgenden Seiten vor allem bereits entschiedene Fälle vorgestellt. Im Zweifel ist es ratsam, den Einzelfall juristisch prüfen zu lassen.

7.2 Informationswerbung: Was Recht und Pflicht zugleich ist

Dass heute die Informationswerbung grundsätzlich erlaubt ist, lässt sich von zwei Seiten begründen. Den Patienten steht grundsätzlich das Recht auf freie Arztwahl (Laut Deklaration des Weltärztebundes von Lissabon über die Rechte der Patienten 1996, Nr. 2a, 2b, 3a) – im GKV-Bereich ist dieses allerdings einschränkbar – und der Anspruch auf medizinische Selbstbestimmung zu. Um ihre Rechte wahrnehmen zu können, müssen sie sich aber zunächst über das ärztliche Leistungsspektrum informieren können. Das verpflichtet die Kliniken geradezu dazu, die potenziellen Patienten durch PR- und Werbemaßnahmen zu informieren. Das Recht hierzu ist gegeben. Es ergibt sich für die Leistungserbringer aus den Grundrechten der Art. 5 GG und 12 Abs. 1 GG – Meinungsfreiheit und das Recht auf freie Berufsausübung. Letzteres umfasst das Recht zu werben, weil dieses zu den mit der Berufsausübung verbundenen Tätigkeiten zählt.

7.3 Die rechtlichen Rahmenbedingungen: Was das UWG, HWG und Standesrecht vorschreiben

Die rechtlichen Grenzen dienen im Medizinbereich dem Schutz der Bevölkerung und dem Vertrauen in den Berufsstand der Mediziner. So soll das Vertrauen der Patienten darauf erhalten bleiben, dass die Klinik nicht aus Gewinnstreben bestimmte Untersuchungen vornimmt und Behandlungen vorsieht. Im Vordergrund soll auch im werblichen Bereich die medizinische Notwendigkeit stehen.

Den rechtlichen Rahmen bilden das Gesetz gegen den unlauteren Wettbewerb (UWG), das Heilmittelwerbegesetz (HWG) und für Ärzte zusätzlich die Landesberufsordnungen.

Gesetz gegen den unlauteren Wettbewerb (UWG)

Grundsätzlich haben alle Werbetreibenden die Regelungen des Wettbewerbsrechts zu beachten – so auch Kliniken. Das UWG erfasst jede Art der wirtschaftlichen Betätigung – selbst wenn die Gewinnerzielung nicht im Vordergrund einer werblichen Maßnahme steht (OLG Hamm 26.10.2000, AZ 4 U 112/00). Als Wettbewerber im Gesundheitsmarkt müssen sich auch Kliniken mit den Regelungen des UWG auseinandersetzen.

Wie in § 1 UWG beschrieben, sollen die Verbraucher, Wettbewerber und alle sonstigen Marktteilnehmer vor einem unlauteren Wettbewerb geschützt und dem Interesse der Allgemeinheit an unverfälschtem Wettbewerb Rechnung getragen werden. Dabei versteht das Gesetz unter einer Wettbewerbshandlung jede Handlung mit dem Ziel der Förderung des eigenen oder fremden Absatzes oder Bezugs von Waren oder Dienstleistungen. Geprägt ist das Gesetz vom Wahrheitsgrundsatz und dem Verbot der Irreführung.

- § 3 UWG: Ist nach der Änderung des UWG im Jahr 2004 die neue Generalklausel, die nicht mehr auf die guten Sitten im Wettbewerbsrecht abstellt, sondern „jede unlautere Wettbewerbshandlung" verbietet. Das heißt: Eine Werbeaussage muss wahr sein.
- § 4 UWG: Unlautere Wettbewerbshandlungen sind:
  - unsachliche Beeinflussung,
  - das Ausnutzen von geschäftlich unerfahrenen Personen oder einer Zwangslage und die Angstwerbung,
  - die Verkaufsförderung durch Gewinnspiele,
  - die getarnte Werbung (z. B. Schleichwerbung, „gekaufte PR"),
  - das Herabsetzen von Wettbewerbern,
  - ergänzender wettbewerbsrechtlicher Leistungsschutz,
  - Rechtsbruch.
- § 5 UWG: Verbot der irreführenden Werbung. Weicht eine Werbeaussage objektiv von der Wahrheit ab, dann ist sie grundsätzlich irreführend. Da man hier aber auf den subjektiven Empfängerhorizont des Verbrauchers bzw. Patienten abstellt, kann eine objektiv wahre Aussage bei diesem aber eine andere Vorstellung erwecken. Andererseits ist eine unwahre Werbeaussage dann nicht irreführend, wenn sie als objektiv unwahr erkannt wird.
- § 6 UWG regelt die vergleichende Werbung, die seit Juli 2000 aufgrund einer EU-Richtlinie in Deutschland unter den Vorgaben dieses Paragrafen erlaubt ist. Es gilt zum Beispiel, dass die getroffene Aussage objektiv nachprüfbar sein und der Wahrheit entsprechen muss. Zudem darf die vergleichende Werbung nicht irreführend sein und die Mitbewerber weder verunglimpfen noch herabsetzen.
- § 7 UWG verbietet die unzumutbare Belästigung. Beispielsweise fallen hierunter Werbebotschaften, die per Telefax, Telefon, SMS und E-Mail an die Empfänger versendet werden. Diese Art der Werbung trägt die Attribute „unzumutbare Belästigung" und „aufgedrängt" im Sinne des § 7 UWG. Aber: Hat der Empfänger vor dem Versand in diese Zustellungsvariante eingewilligt, dann ist sie zulässig.

Allerdings wird sich im UWG in der nächsten Zeit noch einiges ändern, denn das Recht der irreführenden Werbung ist durch die Europäische Richtlinie RL 2005/29/EG geändert worden. Diese sollte bis Ende 2007 in die nationalen Rechte der EU-Mitgliedstaaten umgesetzt werden. In Deutschland steht die Umsetzung noch an.

Die Störerhaftung

Kliniken als gewerbliche Unternehmen gehören zwar nicht zu den Adressaten der berufsrechtlichen Werbeverbote für niedergelassene Ärzte, aber wirbt eine Klinik mit ihren Ärzten und deren Leistungen in einer standesrechtlich unzulässigen Weise, dann wird dies als Verstoß gegen das allgemeine Wettbewerbsrecht betrachtet. In diesen Fällen gilt die Klinik als „Störer" im Sinne des Wettbewerbrechts. Denn: Sogenannte Dritte, für die das berufsrechtliche Werbeverbot nicht gilt, sollen dieses nicht einfach umgehen können. Deshalb kann eine Klinik als Störer haften, wenn diese willentlich an einer berufswidrigen Werbung des Arztes mitwirkt. Als Dritte kommen beispielsweise auch Herausgeber/Verleger von Printmedien und Fernseh- wie Radiosender in Frage (OLG Frankfurt Urteil v. 20.04.2000, AZ 6 W 53/00 und KG Berlin Urteil v. 24.08.2001, AZ 5 W 53/01).

- So hat das Oberlandesgericht München (OLG München Urteil v. 30.06.2000, AZ 29 U 6146/99) zur Störerhaftung einer Klinik entschieden: „Die Beklagte (…) als Klinik in der Rechtsform einer GmbH ist dem Werbeverbot des § 27 der Berufsordnung zwar nicht unmittelbar unterworfen, sie hat jedoch an der gemäß § 1 UWG (OLG München Urteil v. 30.06.2000, AZ 29 U 6146/99) unzulässigen Werbung mitgewirkt und haftet deshalb als Störerin für das berufsordnungswidrige Verhalten der Beklagten (Ärzte), die zugleich ihre Geschäftsführer sind."

So können auch die Kriterien des ärztlichen Berufsrechts relevant werden, wenn Kliniken ihre Ärzte mit in die werbliche Kommunikation einbeziehen – zum Beispiel ihre Qualifikationen in Zeitungsberichten erwähnen oder über ihre Heilerfolge berichten. Aussagen über Ärzte sollten nicht anpreisend sein, sondern sachbezogen, berufsbezogen, unterrichtend, beschreibend, wertungsfrei und nachprüfbar:

- Sach- und berufsbezogene Inhalte sind zum Beispiel Tatsachen, die einen wertungsfreien Inhalt transportieren. Im Gegensatz dazu stehen eine subjektive Meinung und eine persönliche Einschätzung der ärztlichen Leistung, Schlagworte ohne jeglichen Informationswert, suggestive Äußerungen und eine persönliche Herabsetzung (BVerfG 17.07.2003, AZ1 BvR 2115/02).
- Werden Aussagen über den beruflichen Werdegang eines Arztes getroffen, dann müssen diese Aussagen nachprüfbar sein. Das betrifft zum Beispiel Studien- und Fortbildungsaufenthalte, veröffentlichte Publikationen, besondere sportliche (In Anlehnung an BVerfG 04.08.2003, AZ1 BvR 2108/02) und künstlerische Erfolge.
- Ein Arzt darf als Wirbelsäulen- oder Kniespezialist bezeichnet werden (BVerfG Beschluss 08.01.2002, AZ 1 BvR 1147/01). Das BVerfG hierzu: „Nicht berufswidrig sind interessengerechte und sachangemessene Informationen. Die Bezeichnung eines bestimmten Arztes als „Spezialist" (hier: Wirbelsäulen- oder Kniespezialist) stellt grundsätzlich eine interessengerechte und sachangemessene Information dar. Hierbei besteht nicht die Gefahr einer Verwechslung mit Facharztbezeichnungen, da unter der Bezeichnung „Spezialist" ein Fachmann verstanden wird, der über besondere Erfahrungen in einem engeren Bereich verfügt, während die Facharztbezeichnung eine förmlich erworbene Qualifikation darstellt."

Das Gesetz über die Werbung auf dem Gebiet des Heilwesens – Heilmittelwerbegesetz (HWG)

Das HWG findet laut § 1 Anwendung auf die Werbung für Arzneimittel, Medizinprodukte und andere Mittel, Verfahren, Behandlungen, Gegenstände und auch auf plastischchirurgische Eingriffe. Für die Werbung im Gesundheitsbereich sind insbesondere die folgenden Vorschriften relevant.

- § 3 HWG: Hier findet sich wieder das Verbot der Irreführung.
- § 10 HWG betrifft das Werbeverbot für verschreibungspflichtige Arzneimittel.
- § 11 HWG: Dieser Paragraf regelt in 15 Einzelziffern Einzelheiten für die Werbung außerhalb von medizinischen Fachkreisen. Diese Ziffern sind daher für die Publikumswerbung besonders relevant (Wortlaut siehe Anhang).

- § 12 HWG enthält ein Werbeverbot für bestimmte schwere Krankheiten und Leiden mit dem Adressatenkreis Publikum. Zum Beispiel darf außerhalb von Fachkreisen nicht für eine Krebsbehandlung geworben werden.

Allerdings sind diese Regelungen nur dann zu beachten, wenn sich die Werbeaussagen um eines der in § 1 HWG aufgeführten Themen dreht. Geht es hingegen um rein image-bildende oder -pflegende Texte, Botschaften oder Maßnahmen, dann müssen diese Vorschriften nicht beachtet werden. Ein Beispiel: Eine Klinikbroschüre oder Anzeige stellt nur die Klinik, die einzelnen Abteilungen und das Ärzteteam vor.

7.4 Zulässig oder unzulässig: Beispiele zur Veranschaulichung

Die Gerichte hatten in den vergangenen Jahren zahlreiche Fälle zum Thema „Zulässigkeit/Unzulässigkeit" zu bearbeiten. Die heutigen Regelungen lassen einen Interpretationsspielraum zu, den es auszuschöpfen gilt. Wie weit die Richter den werblichen Spielraum mittlerweile gewähren und wo es noch Grenzen gibt, zeigen einige exemplarische Fälle:

Qualifikationen und Serviceleistungen

- Angaben zu Qualifikationen der Klinik und ihrer Ärzte wie Fachgebietsbezeichnungen und Schwerpunktbezeichnungen sind möglich. Sie müssen wahr und nachprüfbar sein. Wird über Personen berichtet, dann ist im Gesundheitsbereich zum Beispiel die Angabe eines Professoren-Titels irreführend, wenn dieser nicht im medizinischen Bereich erlangt wurde (KG Berlin Urteil v. 22.03.2002, AZ 5 U 8811). Ebenso irreführend ist die Angabe eines falschen Professorentitels (BGH Urteil v. 09.10.1997, AZ I ZR 92/95).
- Kliniken dürfen auch über ihre besonderen Dienstleistungs- und Serviceangebote wie einen Abholservice oder Kinderbetreuung informieren, wenn diese tatsächlich existieren und die Aussage nicht irreführend ist.

Die Sprechzeit im Radio und TV

Es ist durchaus zulässig, über einen Radio- oder TV-Sender zu einer bestimmten medizinischen Methode oder einem Thema in einer Art Sprechzeit zu informieren. So dürfen die Mediziner beispielsweise Leser- und Höreranfragen beantworten, wenn der Beitrag in ein wissenschaftlich informierendes Programm eingebettet ist (Bahner Das neue Werberecht für Ärzte S. 73, 161).

Rundschreiben, Mailings und Co.

An die Patienten dürfen Rundschreiben mit Informationsmaterial, Klinikbroschüren geschickt werden. Ebenso ist es zulässig, Einladungen zu Vorträgen, Kursen und Ausstellungen auf dem Postweg zu versenden (Baumbach/Hefermehl §1 UWG).

Berichte und Anzeigen

Die Zeitungsanzeige, der Bericht, das Interview und das Portrait sind grundsätzlich zulässig. Fragen ergeben sich oftmals hinsichtlich ihrer Gestaltung und ihrem Inhalt. Hier nun einige Beispiele, die einen weiten Werberahmen hinsichtlich möglicher Formulierungen aufzeigen:

Zulässig sind positive Botschaften über die Vertrauenswürdigkeit, Seriosität und Fachkompetenz der Mediziner als Möglichkeit, ein positives Image aufzubauen bzw. zu pflegen (BVerfG, 29.10.2002, AZ 1 BvR 525/99 und BVerfG 04.08.2003, AZ 1 BvR 2108/02). Werbeaussagen über einen Arzt, die seine Persönlichkeit beschreiben, sind für Patienten von Interesse, da sie deren emotionale Ebene ansprechen und durch Sympathiegewinn zum Vertrauensverhältnis zwischen Arzt und Patient beitragen (BVerfG 26.08.2003, AZ 1 BvR 1003/02).

- Eine neue OP-Methode kann im Mittelpunkt eines Artikels, Radio- oder TV-Beitrags oder einer Anzeige stehen, wenn informativ und sachlich richtig berichtet wird (Landesberufsgericht für Heilberufe Münster 25.04.2007, AZ 6t A 1014/05.T).
- Eine Klinik darf auch für eigene ambulante Leistungen werben (Seit BVerfG 04.07.2000, AZ 1 BvR 547/99).
- Will ein Klinikarzt eine Autobiografie veröffentlichen, dann steht dem nichts entgegen BVerfG 19.11.1985, AZ 1 BvR 934/82.
- Erfolgszahlen dürfen mittlerweile genannt werden (Ärztegerichtshof des Saarlandes vom 10.10.2001, AZ ÄGH 2/01).
- Sie müssen wahr sein und in der Literatur wird auf die mögliche Schwierigkeit der Berechnung hingewiesen (Balzer, Arzt- und Klinikwerberecht, S. 275f. und Bahner, Das neue Werberecht für Ärzte S. 109f.).

Bezahlte PR – das Advertorial

Ob Klinik, Arzt oder das Unternehmen einer anderen Branche – das Verbot der sogenannten getarnten Werbung nach § 4 UWG gilt für alle. Davon betroffen sind die mittlerweile recht bekannte Schleichwerbung und das in jüngster Zeit immer beliebter werdende Advertorial (zusammengesetzt aus Advertisement und Editorial). Diese Kommunikationsmaßnahme ist eine redaktionell aufgemachte Werbeanzeige. Sie erweckt den Anschein eines redaktionellen Beitrages. Allerdings gebietet das deutsche Presserecht die eindeutige Trennung von Redaktion und Anzeigen. Ein solches Advertorial muss als Anzeige gekennzeichnet werden. Jedoch wird das in der Praxis allzu oft nicht gemacht – deshalb Vorsicht.

Wer oder was darf wie abgebildet werden

- Immer wieder stellt sich die Frage, ob Fotos von Ärzten und Klinikpersonal in ihrer Arbeitskleidung in Publikumszeitschriften, im TV, auf der Homepage und in Broschüren abgebildet werden dürfen. Diese Fälle betreffen § 11 Abs. 1 Satz 1 Nr. 4 HWG. Die Norm ist heute wesentlich weiter auszulegen als noch vor einigen Jahren. So ist der Tatbestand heute erst dann erfüllt, wenn die Werbung geeignet ist, das Laienpublikum unsachlich zu beeinflussen und dadurch zumindest eine mittelbare Gesundheitsgefährdung zu bewirken BGH Urteil v. 01.03.2007, AZ I ZR 51/04.
- Für das Landesberufsgericht für Heilberufe Münster waren große Fotos mit Ärzten in OP-Kleidung zulässig (Landesberufsgericht für Heilberufe Münster, Urteil v. 05.04.2006, AZ 6 t A 3527/04).
- Vorher-Nachher-Bilder dürfen nicht abgebildet werden, wenn die Abbildungen einen Sachverhalt des HWG betreffen. Das verbietet § 11 Nr. 5 b HWG. Entschieden wurde dies auch in einem Fall, bei dem es unter anderen Vorwürfen auch um Vorher-Nachher-Bilder in einer Zeitungsanzeige ging. Gezeigt wurden Fotos mit und ohne Krebstumoren im Gehirn und in Knochen (OLG München Urteil v. 14.10.1999, AZ 29 U 2352/99). Kosmetische Verschönerungen können in Vorher-Nachher-Bildern dargestellt werden. Das hat das Kammergericht Berlin [KG Berlin Urteil v. 07.03.2003, AZ 5 U 240/02, OLG Hamburg Urteil v. 10.04.2008, AZ 3 U 182/07, hier ging es um die zulässige Abbildung von Lippenherpesbläschen in der Publikumswerbung] entschieden: „Ein Verstoß gegen die Vorschrift des HWG ist nämlich nur dann anzunehmen, wenn in den „Vorher-Abbildungen" krankhafte Phänomene gezeigt werden. Rein optische körperliche Unzulänglichkeiten sind jedoch nicht als Krankheiten im Sinne des § 1 Nr. 2 HWG anzusehen. Rein ästhetisch wahrnehmbare Abweichungen des äußeren Erscheinungsbildes von dem vorgestellten Erscheinungsbild haben (in der Regel) noch keinen Krankheitswert."

Die erfolgreiche Krankengeschichte

In der Publikumswerbung darf nicht mit den Krankengeschichten von Patienten geworben werden (OLG München Urteil v. 14.10.1999, AZ 29 U 2352/99). Das untersagt § 11 Nr. 3 HWG.

In Superlativen schreiben

Wie werblich die Inhalte von Zeitungsberichten mittlerweile gestaltet werden können ohne anpreisend zu sein, das zeigen beispielsweise diese Urteile:

- Das Landesberufsgericht für Heilberufe Münster hat erkannt, dass Werbetexte üblicherweise positive Formulierungen enthalten: „Aus der Werbewirksamkeit eines Textes allein folgt noch nicht, dass dieser als „anreißerisch" zu qualifizieren ist." Zulässige Formulierungen können sein „in Stil und Komfort einem 5-Sterne-Hotel vergleichbar", „optimale operative und rehabilitative Behandlung", „frühest- und bestmögliche Rehabilitation" und „hochmoderne Technik". Diese recht werblich erscheinenden Formulierungen überschreiten nicht den Rahmen der zulässigen Werbung, wenn sie sich auf die sachliche Ausstattung der Klinikräume beziehen und eben nicht die Leistungen eines Arztes in einer irreführenden oder marktschreierischen Weise hervorheben (Landesberufsgericht für Heilberufe Münster, Urteil v. 05.04.2006, AZ 6 t A 3527/04).

- Folgende Formulierungen sind zulässig, wenn die Information potenzieller Patienten über die Behandlungs- und Operationsmethoden der Klinik im Vordergrund der Berichterstattung steht: „weil er die unangefochtene Nr. 1 für Bandscheibenvorfälle sei", „mit einer sensationellen Erfolgsquote", „Die sanfteste Bandscheibenoperation der Welt ist ein ärztliches Spitzenprodukt, made in Bogenhausen." „Wann immer der Pionier für minimalinvasive Eingriffe bei einem Wirbelsäulenkongress seine Techniken und seine Erfolge schildert, erntet er von Fachkollegen stehende Ovationen." „...er hat genial anmutende Operationsprogramme selbst entwickelt und realisiert alltägliche Wunder mit feinen Mini-Instrumenten, die speziell für ihn hergestellt werden."
  In diesem Fall stand eine relativ neue Behandlungsmethode im Mittelpunkt der Berichterstattung. Zulässig sei deshalb die Aufklärung der Patienten darüber, welche Vorzüge diese Methode gegenüber den herkömmlichen Operationsmethoden habe. Trotz dieser werblichen Sätze stehen die Informationen über Inhalt, Bedeutung und Möglichkeiten der praktizierten Behandlung im Vordergrund. Auch besteht ein anerkennenswertes Allgemeininteresse an einer solchen Informationswerbung über noch weitgehend unbekannte OP-Methoden (BVerfG Beschluss v. 13.07.2005, AZ 1 BvR 191/05, so auch das BVerfG, Beschluss in NJW 2000, 2734).
- Unter dem Aspekt der Image- und Sympathiewerbung ist es zulässig, den persönlichen Charakter des Arztes zu beschreiben, zum Beispiel: „Oft sind die Patienten bereits im Rollstuhl oder vom Kortison schwer gezeichnet, haben lange Leidenswege hinter sich. Wenn sie dann am Tag nach der OP gesund und munter auf ihren Beinen stehen, mich glücklich anstrahlen und mit der Assistentin ein Tänzchen wagen, dann sind das bewegende Momente."

Broschüren an die Zielgruppe bringen

Die Broschüre ist eine effektive PR-Maßnahme, um Patienten über die Klinik und ihr Leistungsspektrum zu informieren und ein positives Image aufzubauen. Damit das Informationsmaterial potenzielle Patienten erreicht, dürfen Klinik-Broschüren in Fitness-Studios und vergleichbaren gesundheitsnahen Einrichtungen ausgelegt werden und in Printmedien beigelegt werden. Diese Art der Werbung hat weder den Beigeschmack des Ungewöhnlichen noch des Aufdringlichen. Das Argument des Gerichts: „Es gibt keinen sachlichen Grund für eine unterschiedliche Behandlung von Anzeigenwerbung und direkter Einzelwerbung" (OLG Stuttgart Urteil v. 17.10.2002, AZ 2 U 40/02, siehe auch Bahner S. 133).

Die Präsenz im world wide web

Die eigene Internetseite ist heute ein „Muss" für die Selbstpräsentation und zulässig. Was darf dargestellt werden? Angegeben werden dürfen die erworbenen Qualifikationen,

Tätigkeitsschwerpunkte und auch organisatorische Hinweise. Die Lebensläufe der Ärzte sind eine wichtige Informationsquelle für potenzielle Patienten und damit auch zulässig. Ärzte, das Team und die Klinik können in Bildern abgebildet werden. Neben den allgemeinen Informationen rund um die Klinik darf die Seite auch zusätzliche Tipps für die Gesundheit enthalten (OLG Köln in NJW RR 2001, 1570ff., zur häuslichen Zahnpflege). Auch dürfen sämtliche Seiten in den Suchindex der Suchmaschinen aufgenommen werden, denn nur dann finden die potenziellen Patienten die Informationen über die Klinik.

Hingegen sollte die Internetseite keine Hinweise auf die Hersteller von pharmazeutischen Erzeugnissen, Medizinprodukten und anderen Waren der Gesundheitsindustrie enthalten. Damit darf es zum Beispiel keine Bannerwerbung seitens solcher Hersteller geben. Es dürfen aber beispielsweise Therapiemethoden oder Diagnoseverfahren auf der Internetseite beschrieben werden, wenn dabei die Regelungen des HWG beachtet werden.

Allgemein sind bei einer Internetpräsenz die Vorgaben des Telemediengesetzes zu beachten. Dieses Gesetz ist der Nachfolger des Teledienstegesetz (TDG), das es bis Ende Februar 2007 gab. § 5 TMG fordert unter der Rubrik allgemeine Informationspflichten beispielsweise die leicht erkennbare Angabe folgender Punkte: Name und Praxis-/Klinikanschrift, Telefon- und Faxnummer, E-Mail-Adresse, die Rechtsform, der Vertretungsberechtigte, die Angabe des Handelsregisters, Umsatzsteuer-Identifikationsnummer, Angabe der zuständigen Ärztekammer, im Falle der Vertragsarztzulassung die Angabe der zuständigen Kassenärztlichen Vereinigung, die gesetzliche Berufsbezeichnung Ärztin/Arzt und die Angabe des Staates, in dem die Berufsbezeichnung verliehen wurde, die Berufsordnung der zuständigen Ärztekammer und ein Hinweis darauf, wie diese zugänglich ist. Erfolgen diese Angaben nicht, dann droht ein Bußgeld.

Sponsoring

Das Sponsorenmarketing ist in Anlehnung an einen Beschluss des BVerfG zulässig. Es hat für die Berufsgruppe der Rechtsanwälte erkannt: „Es geht um Imagewerbung, die geeignet ist, das Bild des Förderers in der angesprochenen Öffentlichkeit zu heben, weil darauf aufmerksam gemacht wird, dass sich der Werbende gemeinnützig engagiert. Sponsoring unterstützt die traditionellen Kommunikationsinstrumente der Werbung. Selbstdarstellungen dieser Art enthalten Informationen, die für sich genommen weder irreführend sind noch ein sensationelles und reklamehaftes Sich-Herausstellen zum Gegenstand haben" (BVerfG mit Beschluss v. 17.04.2000, AZ 1 BvR 721/99). So dürfen beispielsweise Plakate für gesponserte Sport- und Kulturveranstaltungen den Hinweis auf die Unterstützung der Klinik enthalten.

- Zulässig ist beispielsweise das Sponsoring einer ärztlichen Gemeinschaftspraxis für Frauenheilkunde im Rahmen eines „Wunschkindfestes". Zudem bewertete das Gericht das Interview mit einem der Ärzte auf dieser Veranstaltung nicht als Verstoß gegen das ärztliche Berufsrecht. Wichtig war in diesem Zusammenhang, dass das Interview einen sachlich informierenden Charakter hatte (Ärztegerichtshof des Saarlandes vom 10.10.2001, AZ ÄGH 2/01).

Diese Beispiele sind längst nicht umfassend. Sie vermitteln jedoch einen Eindruck, wie viele verschiedene Werbemaßnahmen und welche werblichen Inhalte bereits zulässig sind.

7.5 Der Wettbewerbsprozess: Wie sich der Weg durch den Prozess gestaltet

Verstößt eine werbliche Maßnahme gegen das UWG, dann kann es zu einem Wettbewerbsprozess kommen. In diesem Prozess kann es um die Unterlassung der Werbemaßnahme (§ 8 UWG), um einen Schadensersatzanspruch (§ 9 UWG) oder um die Gewinnabschöpfung zugunsten der Allgemeinheit (§ 10 UWG) gehen. Hier wird auf die Unterlassung der Werbemaßnahme eingegangen. Den Wettbewerbsprozess im Bereich der Klinik- und Arztwerbung anstreben können die Ärztekammer, ein Wettbewerber oder ein Wettbewerbsverein.

In der Regel beginnt diese Auseinandersetzung mit einer Abmahnung an den Werbenden. Sie ist allerdings nicht Prozessvoraussetzung, sondern eher ratsam: Ohne eine solche Abmahnung muss derjenige, der den Prozess anstrebt, auch dann die vollen Verfahrenskosten tragen, wenn der Werbende den Unterlassungsanspruch sofort anerkennt. Eine Abmahnung enthält die Aufforderung, eine sogenannte strafbewehrte Unterlassungserklärung abzugeben. Mit ihrer Hilfe wird eine außergerichtliche Erledigung des Verstoßes angestrebt. Es gibt zwei Wege, auf eine Abmahnung zu reagieren: Die Unterlassungserklärung wird abgegeben oder der Abgemahnte hält die Abmahnung für nicht gerechtfertigt.

Gibt der Verletzer die Unterlassungserklärung ab und der Wettbewerber nimmt diese an, dann kommt ein Vertrag mit der Vereinbarung einer Vertragsstrafe zustande. Damit erklärt der Abgemahnte, die strittige Werbemaßnahme künftig zu unterlassen, und er erkennt den Vorwurf der Wettbewerbswidrigkeit an. Es kommt zu einer außergerichtlichen Erledigung. Für den Fall einer erneuten wettbewerbsrechtlichen Verletzung, zu deren Unterlassung er sich in der Erklärung verpflichtet hat, muss er dann eine Vertragsstrafe zahlen.

Hält der Abgemahnte die Abmahnung nicht für gerechtfertigt, dann sollte er als erstes eine sogenannte Schutzschrift bei Gericht einreichen. Diese gibt ihm die Möglichkeit, sich vor dem Erlass einer einstweiligen Verfügung selbst zum Sachverhalt äußern zu können. Der Abmahnende bzw. Antragsteller wird entweder einen Antrag auf Erlass einer einstweiligen Verfügung stellen oder eine Unterlassungsklage beim zuständigen Gericht einreichen. Dieses entscheidet über Zu- oder Unzulässigkeit der Werbemaßnahme.

7.6 Literatur

Bahner, B. (2003): Das neue Werberecht für Ärzte. 2. Aufl. Berlin, Heidelberg: Springer Verlag.

Balzer, M. H. (2003): Arzt- und Klinikwerberecht. Berlin, Heidelberg: Springer Verlag.

Baumbach, A. & Hefermehl, W. (2008): Wettbewerbsrecht. Kommentar. 23. Aufl. München: Verlag C.H. Beck.

Deutsch, E. (2003): Medizinrecht. 5. Aufl. Berlin, Heidelberg: Springer Verlag.

Doepner, U. (2000): Heilmittelwerbegesetz. Kommentar. 2. Aufl. München: Verlag Franz Vahlen.

Jaeger, R. (2003): Grenzen der Werbung im Gesundheitswesen Medizinrecht. MedR 2003.

Ratzel, R. (2006): Lippert Hans-Dieter Kommentar zur Musterberufsordnung der Deutschen Ärzte MBO. 4. Aufl. Berlin, Heidelberg: Springer Verlag.

Schulte, M. (2001): Das Werberecht der freien Berufe. Köln: Verlag Dr. Otto Schmidt.

7.7 Webadressen

Webadresse	Inhalt
www.aerzteblatt.de	Das deutsche Ärzteblatt
www.bundesaerztekammer.de	Die Bundesärztekammer
www.bundesgerichtshof.de	Der Bundesgerichtshof
www.bverfg.de	Das Bundesverfassungsgericht
www.dkgev.de	Die Deutsche Krankenhausgesellschaft
www.rpmed.de	Rechtsanwälte Dr. Ratajczak & Partner

7.8 Anhang: Wortlaut § 11 HWG

§ 11 HWG:
Außerhalb der Fachkreise darf für Arzneimittel, Verfahren, Behandlungen, Gegenstände oder andere Mittel nicht geworben werden

1. mit Gutachten, Zeugnissen, wissenschaftlichen oder fachlichen Veröffentlichungen sowie mit Hinweisen darauf,
2. mit Angaben, dass das Arzneimittel, das Verfahren, die Behandlung, der Gegenstand oder das andere Mittel ärztlich, zahnärztlich, tierärztlich oder anderweitig fachlich empfohlen oder geprüft ist oder angewendet wird,
3. mit der Wiedergabe von Krankengeschichten sowie mit Hinweisen darauf,
4. mit der bildlichen Darstellung von Personen in der Berufskleidung oder bei der Ausübung der Tätigkeit von Angehörigen der Heilberufe, des Heilgewerbes oder des Arzneimittelhandels,
5. mit der bildlichen Darstellung
   a) von Veränderungen des menschlichen Körpers oder seiner Teile durch Krankheiten, Leiden oder Körperschäden,
   b) der Wirkung eines Arzneimittels, eines Verfahrens, einer Behandlung, eines Gegenstandes oder eines anderen Mittels durch vergleichende Darstellung des Körperzustandes oder des Aussehens vor und nach der Anwendung,
   c) des Wirkungsvorganges eines Arzneimittels, eines Verfahrens, einer Behandlung, eines Gegenstandes oder eines anderen Mittels am menschlichen Körper oder an seinen Teilen,
6. mit fremd- oder fachsprachlichen Bezeichnungen, soweit sie nicht in den allgemeinen deutschen Sprachgebrauch eingegangen sind,
7. mit einer Werbeaussage, die geeignet ist, Angstgefühle hervorzurufen oder auszunutzen,
8. durch Werbevorträge, mit denen ein Feilbieten oder eine Entgegennahme von Anschriften verbunden ist,

9. mit Veröffentlichungen, deren Werbezweck missverständlich oder nicht deutlich erkennbar ist,

10. mit Veröffentlichungen, die dazu anleiten, bestimmte Krankheiten, Leiden, Körperschäden oder krankhafte Beschwerden beim Menschen selbst zu erkennen und mit den in der Werbung bezeichneten Arzneimitteln, Gegenständen, Verfahren, Behandlungen oder anderen Mitteln zu behandeln, sowie mit entsprechenden Anleitungen in audiovisuellen Medien,

11. mit Äußerungen Dritter, insbesondere mit Dank-, Anerkennungs- oder Empfehlungsschreiben, oder mit Hinweisen auf solche Äußerungen,

12. mit Werbemaßnahmen, die sich ausschließlich oder überwiegend an Kinder unter 14 Jahren richten,

13. mit Preisausschreiben, Verlosungen oder anderen Verfahren, deren Ergebnis vom Zufall abhängig ist,

14. durch die Abgabe von Mustern oder Proben von Arzneimitteln oder durch Gutscheine dafür,

15. durch die nicht verlangte Abgabe von Mustern oder Proben von anderen Mitteln oder Gegenständen oder durch Gutscheine dafür. Für Medizinprodukte gilt Satz 1 Nr. 6 bis 9, 11 und 12 entsprechend.

(2) Außerhalb der Fachkreise darf für Arzneimittel zur Anwendung bei Menschen nicht mit Angaben geworben werden, die nahe legen, dass die Wirkung des Arzneimittels einem anderen Arzneimittel oder einer anderen Behandlung entspricht oder überlegen ist.

8 Marketing: Welche Möglichkeiten das Qualitätsmanagement bietet

8.1 Marketing und Qualitätsmanagement: Wie sich die Schnittmenge gestaltet

Zum 01.01.2004 sind die Leistungserbringer des Gesundheitswesens im SGB V im § 135 zur Sicherung und Weiterentwicklung der Qualität der von ihnen erbrachten Leistungen verpflichtet worden. Seit dem ist Qualitätsmanagement aus bundesdeutschen Kliniken nicht mehr wegzudenken.

Die gesetzliche Forderung nach Qualitätsmanagement hat in den letzten zehn Jahren in Deutschland dazu geführt, dass sich Krankenhäuser intensiv mit der Umsetzung von zahlreichen Qualitätsmaßnahmen beschäftigen. Diese betreffen nicht nur die „normale" medizinische Behandlung von Patienten, sondern sie gehen darüber hinaus. Es gibt sicherlich niemanden, dem nicht bewusst ist, dass der Nachweis von hoher – insbesondere medizinischer – Qualität ein Wettbewerbsvorteil ist und sich positiv auf das Image eines Krankenhauses auswirkt.

Der Gedanke, hohe medizinische Qualität öffentlichkeitswirksam zu vermarkten, wurde bereits im Juli 2005 von Ralf Michels, dem ehemaligen Hauptgeschäftsführer der Helios Kliniken GmbH aufgegriffen. Er forderte damals öffentlich, die medizinische Qualität in deutschen Kliniken systematisch miteinander zu vergleichen. Dies würde es Patienten erleichtern, sich für ein bestimmtes Krankenhaus zu entscheiden. Michels wies in diesem Zusammenhang darauf hin, dass die Helios Kliniken GmbH eine um durchschnittlich 18 Prozent geringere Sterblichkeitsrate vorweisen können als andere vergleichbare deutsche Kliniken (vgl. http://www.innovations-report.de/html/berichte/medizin_gesundheit/bericht-46410.html). Diese Aussagen wurden kontrovers diskutiert, da es einerseits nicht nur darum gehen kann, nach einer Krankenhausbehandlung nicht zu sterben. Wer in eine Klinik geht, um sich eine Knieprothese einsetzen zu lassen, möchte nicht wissen, wie hoch die Sterblichkeit ist, sondern ob er anschließend wieder gut laufen kann. So ein Patient setzt voraus, dass er die Operation überlebt.

Dennoch werden die Qualitätsberichte vom privaten Helios-Konzern recht offensiv genutzt, um für Patienten zu werben. In einem Gespräch mit dem deutschen Ärzteblatt zog der damalige Helios-Geschäftsführer, Bernd Uwe Drechsel, Parallelen zwischen dem japanischen Autobauer Toyota und dem Privatklinikkonzern Helios: Beide Unternehmen sehen sich auf dem deutschen Markt seit jeher erheblichen Vorurteilen ihren Produkten und Leistungen gegenüber ausgesetzt – und begegnen diesen, indem sie sich konsequent auf die Qualität ihres Angebots konzentrieren. Drechsel sah Helios auf dem „Weg zur Qualitätsführerschaft" und zwar auch durch die offensive Nutzung und Vermarktung der Qualitätsberichte, mit dem Ziel, die Behandlungsergebnisse in den Kliniken transparent und somit vergleichbar zu machen. Dabei gehen die von Helios bereitgestellten Informationen über das gesetzlich geforderte Maß hinaus. Insbesondere enthalten die Veröffentlichungen auch diagnosebezogene Sterblichkeitsraten in den einzelnen Einrichtungen. „Wir wollen den Qualitätswettbewerb zwischen den Kliniken voranbringen", erklärt Drechsel. Schon damals begriff er die Berichte als Marketinginstrument. Wie jedoch bereits weiter oben beschrieben, sind die angegebenen Sterblichkeitsraten umstritten.

Unter dem Titel „Qualitätsberichte der Krankenhäuser: Information versus Marketing – Einzelstrategien unterlaufen ursprüngliche Ziele" kritisierte die Ärzteschaft die aggressive Vermarktungsstrategie spezieller Qualitätskennzahlen des Helios-Konzerns. Die Helios Kliniken würden mit den Qualitätsberichten die Gelegenheit zu ausgiebiger Selbstdarstellung nutzen und diese als Marketinginstrument für sich entdecken (Jonitz & Klakow-Franck 2005). Die Autoren weisen darauf hin, dass die Voraussetzungen für einen methodisch fundierten Vergleich der Kliniken bei den Helios-Daten nicht gegeben sind.

Auch der AOK-Bundesverband setzt auf simplifizierende Indikatoren und versucht sich mit einem auf „Routinedaten" und einem Global-Indikator („Häufigkeit der durchgeführten Behandlung") basierenden eigenen „Krankenhaus-Navigator". Trotz der methodischen Fragwürdigkeit findet das Konzept der „Routinedaten"-basierten Qualitätsdarstellung mit Ranking-Charakter große Sympathie bei den Krankenkassen. Simplifizierende Indikatoren wie „Mindestmenge" oder „Sterblichkeit" sind eben einfacher zu verstehen (und leichter zu instrumentalisieren) als ein komplexes Risikoadjustierungsmodell, wie zum Beispiel der von der BQS validierte KCH-Score für die Krankenhaussterblichkeit nach koronarchirurgischen Eingriffen.

Jonitz und Klakow-Franck (2005) kommen zu dem Schluss, dass diese Einzelstrategien nichts mit den Zielen der Qualitätsbericht-Vereinbarung, die auf Benchmarking im Sinne eines Lernens von den Besten und Erreichen eines flächendeckend hohen Versorgungsniveaus abzielten, zu tun haben. Sie dienen vielmehr der erfolgreichen Vermarktung einzelner Krankenkassen und Klinikketten in einem immer aggressiver werdenden Verdrängungswettbewerb.

Auf die sinnvolle Möglichkeit, Routinedaten von Krankenhäusern zentral zu erfassen und miteinander zu vergleichen, wie dies die neue Qualitätsinitiative IQM plant, wurde bereits im ersten Kapitel (im Interview mit Professor Ekkernkamp) hingewiesen. Die ersten Ergebnisse werden allerdings nicht vor Ende 2009 vorliegen.

Krankenhausmarketing geht weit über die Idee hinaus, mit niedrigen Sterbraten an die Öffentlichkeit heranzutreten und für das eigene Krankenhaus zu werben. Marketing hängt sehr eng mit Patientenorientierung zusammen. Deshalb haben wir unserem Buchtitel „Marketing als Strategie im Krankenhaus" den Untertitel *Patienten- und Kundenorientierung erfolgreich umsetzen*" hinzugefügt. Er soll darauf hinweisen, dass sich Krankenhäuser mit den Wünschen und Bedürfnissen der Patienten sowie der externen Kunden auseinandersetzen müssen. Eines der obersten Ziele ist es, dass sich (zum Teil schwerst) kranke Menschen, nämlich die Patienten, dort wohl fühlen.

Im Prinzip fordert professionelles Qualitätsmanagement Ähnliches, wobei mit den Bedürfnissen der Patienten nicht nur medizinische Parameter, sondern ebenfalls das kundenorientierte Erleben des kompletten Krankenhausaufenthaltes von der Aufnahme bis zur Entlassung gemeint ist. Qualitätsmanagement und Marketing weisen somit eine erhebliche Schnittmenge auf.

Qualitätsmanagement ist mittlerweile eine feste Institution in deutschen Krankenhäusern, Marketing und Öffentlichkeitsarbeit sind es leider noch nicht. Die Maßnahmen zum

Qualitätsmanagement alleine haben bisher noch nicht zu einer umfassenden Patientenorientierung geführt.

Die Schnittmenge zwischen Marketing und Qualitätsmanagement scheint auf den ersten Blick groß zu sein. Eigentlich müsste Qualitätsmanagement per se zu erfolgreicher Patienten- und Kundenorientierung führen. Die Realität sieht aber anders aus. Auch zertifizierte, akkreditierte und professionell selbstbewertete Krankenhäuser tun sich immer noch schwer damit, „echte" bzw. „spürbare" Patientenorientierung umzusetzen. Sie führen zwar regelmäßig Patienten- und Mitarbeiterzufriedenheitsbefragungen durch, aber eine ausreichend stark gewichtete Maßnahmenkette bezüglich der Zuwendung zum Kunden resultiert daraus nur selten.

Auf die folgende E-Mail, die eine Mutter im Juli 2007 an den Ärztlichen Direktor eines KTQ-zertifizierten Krankenhauses schrieb, hat dieser gar nicht reagiert, weder schriftlich noch telefonisch.

Sehr geehrter Herr xxx,

wie ich Ihnen ... heute am Telefon bereits ... mitteilte, wurden meinem Sohn ... am Sonntag ... in der ersten Hilfe Ihres Krankenhauses von Herrn Dr. med. ... und als Assistentin Frau ... (Krankenschwester) einige Glassplitter aus der Sohle des ... Fußes entfernt. Die Rechnung zu diesem Eingriff haben wir wenige Tage später erhalten und bezahlt. Leider war der medizinische Eingriff nicht erfolgreich, der Vorfall spielte sich wie folgt ab:

Mein Mann, mein Sohn und ich fühlten uns zunächst nicht willkommen in der ersten Hilfe und von Frau ..., später auch von Herrn xxx recht unfreundlich empfangen und behandelt. Leider haben wir Ihr Krankenhaus nicht sofort wieder verlassen, um den Fuß in einer anderen Klinik behandeln zu lassen.

Was dann nämliche folgte, war letztlich eine Tortour und hätte sicherlich vermieden werden können. Die örtliche Betäubung von Herrn Dr. ... an dem Fuß meines Sohnes führte nicht dazu, dass mein Sohn (relativ) schmerzfrei war während des chirurgischen Eingriffs. Nachdem Herr Dr. ... unmittelbar nach der Betäubungsspritze den Fuß aufschnitt, vermute ich, dass die Betäubung einfach noch gar nicht gewirkt hatte. Sicherlich können Sie sich vorstellen, wie sehr mein 6 Jahre alter Sohn gelitten hat, als ihm der Fuß aufgeschnitten wurde – ohne Betäubung. Dieses Leid wurde allerdings von Frau ... und Herrn Dr. ... völlig ignoriert bzw. wurde ihm wenig empathisch suggeriert, dass er keine Schmerzen haben könne.

Im Rahmen von „gelebter und umgesetzter Patientenorientierung" (siehe Kriterium 1 bei KTQ®) stelle ich mir ein wesentlich freundlicheres Verhalten vor als das, was wir erleben mussten.

Leider war die OP nicht erfolgreich, mein Sohn musste erneut operiert werden. Von einer Kinderchirurgin einer anderen Klinik wurde 14 Tage später unter Vollnarkose ein weiteres 5 mm langes Glassplitterstückchen herausoperiert. Dies hatte Herr ... in Ihrer Klinik offensichtlich übersehen.

Ich frage mich, wie das in einem KTQ-zertifizierten Krankenhaus passieren kann? Warum hat Herr ... nicht sorgfältiger gearbeitet? Warum hat er nicht mit einer Sonde am Ende der OP überprüft, ob er auch wirklich alle Glasstückchen entfernt hatte? Dieses Glasstückchen war einwandfrei über Ultraschall zu sehen.

Ich bitte Sie, diese Angelegenheit zu prüfen und behalte mir weitere Schritte vor. Letztlich hätte ich meinem Sohn den Besuch Ihrer ersten Hilfe gerne erspart, denn das war das erste Mal, dass dieses Kind bewusst ein Krankenhaus „von innen" erlebte.

Mit freundlichen Grüßen

283

Wir haben die folgenden drei Vermutungen, warum Aktivitäten im Rahmen des Qualitätsmanagements noch nicht dazu führen, dass Patienten sie spüren:

Die erste Vermutung geht davon aus, dass Krankenhäuser bisher noch keine ausreichenden internen Strukturen dafür geschaffen haben, Qualitätsmanagement so umzusetzen, dass es sich tatsächlich durchweg positiv auf die Patientenorientierung auswirkt. Zu stark ausgeprägt sind die Hierarchien innerhalb und die Gräben zwischen den Berufsgruppen. Dies führt dazu, dass leider noch viel Energie und Zeit dafür aufgewendet wird, die Beziehungen unter den Mitarbeitern eines Krankenhauses zu klären – wie z. B. Abgrenzung der Aufgaben am Patienten – anstatt wirklich den Patienten in das Zentrum aller Bemühungen zu stellen und so Patientenorientierung im Klinikalltag erfolgreich umzusetzen.

Die zweite Vermutung geht davon aus, dass Krankenhäuser Maßnahmen, die Patienten dienen sollen, nur oberflächlich andenken oder sogar ergreifen, diese aber nicht ernsthaft verfolgen (wollen). Folgende Fragen verdeutlichen diese Halbherzigkeit bei der Umsetzung von Qualitätsmanagement:

- Wie viele Krankenhäuser setzen heute tatsächlich die Ergebnisse ihrer Patientenzufriedenheitsbefragungen systematisch und „mit Herzblut" um?
- Wer ist heute in Kliniken tatsächlich aktiv darum bemüht, die formulierten Wünsche der Patienten aus den Befragungen möglichst zeitnah zu erfüllen?
- Welches Krankenhaus setzt Ergebnisse von Mitarbeiterbefragungen tatsächlich auch erfolgreich um? Wer hat bisher erkannt, dass Mitarbeiterzufriedenheit der Schlüssel zum Erfolg ist?
- Wie viele Kliniken befragen regelmäßig die Angehörigen der Patienten, ob sie genügend Aufmerksamkeit, Zeit und Raum für das Gespräch mit dem Arzt hatten?
- Welches Krankenhaus ist ernsthaft im Rahmen seiner QM-Aktivitäten daran interessiert, Prozesse aus Patientensicht neu zu gestalten und damit zu optimieren? Prozesse werden zwar oft dahingehend „optimiert", dass die Mitarbeiter ihre Arbeit innerhalb der regulären Dienstzeiten schaffen – dies geschieht aber auch dann, wenn das für den Patienten Nachteile mit sich bringt, wie z. B. um 5:00 Uhr morgens gewaschen zu werden.
- In welcher Klinik werden Patienten auf ihrem Weg durch die Klinik – von der Aufnahme bis zur Entlassung – systematisch begleitet, um Abläufe, die nicht kundenorientiert sind, sofort zu dokumentieren und zu verändern? So könnten Schwachstellen beim Prozessmanagement rasch aufgedeckt und deren Beseitigung unmittelbar in Angriff genommen werden.

Die dritte Vermutung geht davon aus, dass auch offensichtliche und gravierende Mängel, die sogar von den Krankenhausmitarbeitern selbst beobachtet und negativ beurteilt werden, *nicht* dazu führen, dass Mitarbeiter „die Ärmel hochkrempeln" und mit Engagement die Mängel beseitigen wollen.

Insgesamt lässt sich ein weitreichendes Desinteresse an Verbesserungen und Veränderungen beobachten. Lange Wartezeiten in Ambulanzen, Patienten, die bei diagnostischen Untersuchungen unnötig hin- und her geschickt werden, kurzfristige OP-Plan-Veränderungen, Unfreundlichkeit gegenüber Angehörigen, all das fällt sicherlich sehr vielen Krankenhausmitarbeitern auf. Es entsteht allerdings der Eindruck, dass viele Krankenhausmitarbeiter noch nicht wirklich verstanden haben, dass die Sicherung ihres Arbeitsplatzes auf lange Sicht von ihrem persönlichen Engagement hinsichtlich der Kundenorientierung abhängt. Die Vermutung, dass chronischer Personalmangel in deutschen Krankenhäusern bzw. fehlende personelle Ressourcen „Schuld" an diesen aufgezählten Mängeln haben, kann nicht aufrechterhalten werden. Auch als noch genügend Personal in den Abteilungen vorhanden war, konnte kein echtes Interesse festgestellt werden, die beschriebenen Mängel zu beseitigen.

Wir haben festgestellt, dass Zertifizierungen im Rahmen von Qualitätsmanagement bisher nicht wirklich zu einer höheren Patientenorientierung in Krankenhäusern geführt haben.

Die Rolle der Patienten- und Kundenorientierung in verschiedenen Qualitätsmanagementsystemen

Wie bereits erwähnt, ist das Kriterium Kundenorientierung in allen einschlägigen nationalen, internationalen, branchenabhängigen und -unabhängigen Qualitätsmanagementverfahren enthalten. Alle QM-Verfahren, die Krankenhäusern heute für eine Zertifizierung oder eine Selbst-/Fremdbewertung zur Verfügung stehen, stellen eine hervorragende Patientenorientierung der gesamten Organisation in den Mittelpunkt.

In der folgenden Tabelle sind in Anlehnung an Haust-Woggon (2005, vgl. http://www. thieme.de/viamedici/medizin/beruf/qualitaetsmanager.html#anker7) diejenigen QM-Verfahren aufgelistet und kurz beschrieben, die Krankenhäuser heute am häufigsten für ihr Qualitätsmanagement heranziehen: die DIN EN ISO 9000:2005-Normen, das Modell der JCAHO, das EFQM-Modell und das KTQ-Verfahren.

Die häufigsten Qualitätsmanagement-Verfahren

Kurzbeschreibung	Zusammenfassung der Inhalte
KTQ®	
KTQ® steht für „Kooperation für Transparenz und Qualität im Gesundheitswesen" und ist ein in Deutschland entwickeltes freiwilliges Selbstbewertungs- und Zertifizierungsverfahren für verschiedene Bereiche des Gesundheitswesens (vgl. http://www.ktq.de).	Speziell auf das Gesundheitswesen gerichtet; die knapp 600 Fragen stammen aus folgenden Kategorien: • Patientenorientierung • Mitarbeiterorientierung • Sicherheit • Informations- und Kommunikationswesen • Führung • Qualitätsmanagement
Ab 01.04.2010 müssen sich Krankenhäuser an dem KTQ-Manual 2009 orientieren, wenn sie sich erstmals nach KTQ® zertifizieren möchten. Die PDCA-Systematik der Anforderungen der Selbst- und Fremdbewertung sowie die Mindestprozentzahl von 55 Prozent je Kategorie wurden im KTQ-Katalog 2009 beibehalten.	Den einzelnen Kriterien sind eigene Fragenpakete zugeordnet, es handelt sich um eine Selbst- und Fremdbewertung, es erfolgt eine externe Visitation, das Zertifikat hat eine Gültigkeitsdauer von drei Jahren.

Kurzbeschreibung	Zusammenfassung der Inhalte
EFQM-Modell	
EFQM steht für „European Foundation of Quality Management" und ist ein freiwilliges Selbstbewertungs- und Zertifizierungsverfahren für alle Branchen. Im Sinne des EFQM-Modells werden exzellente Ergebnisse im Hinblick auf Leistung, Kunden, Mitarbeiter und Gesellschaft durch eine Führung erzielt, die Politik und Strategie mit Hilfe der Mitarbeiter, Partnerschaften, Ressourcen und Prozesse umsetzt (vgl. http://www.efqm.org).	Es muss eine Anpassung an das Gesundheitswesen vorgenommen werden. Das EFQM-Modell unterscheidet die folgenden Befähigerkriterien (enablers) • Führung, • Mitarbeiterorientierung, • Politik und Strategie, • Ressourcen und • Prozesse von den folgenden Ergebnis-Kriterien (results) • Mitarbeiter- und • Kundenzufriedenheit, • gesellschaftliche Verantwortung, • Geschäftsergebnisse. Es handelt sich um eine Selbst- und Fremdbewertung. Es muss eine Anpassung an das Gesundheitswesen vorgenom Krankenhäuser können sich für einen europäischen Qualitätspreis bewerben, müssen dies aber nicht. Die deutsche Version des EFQM-Modells findet sich im Ludwig Erhard Preis wieder (vgl. http://www.ilep.de)
DIN EN ISO 9000:2005	
DIN steht für „Deutsche Industrienorm", EN für „euorpäische Norm" und ISO steht für „International Organization for Standardization". Es handelt sich um ein weltweit anerkanntes Modell für ein branchenunabhängiges Qualitätsmanagementsystem, das sich mit der „Qualität" von Produkten und Dienstleistungen gegenüber Kunden auseinander setzt. Die Auditcheckliste ISO PLUS für Akutkliniken enthält eine entsprechende ISO-PLUS-Auditcheckliste sowie Vorlagen und Beispiele einer kompletten Auditdokumentation (vgl. http://www.eqzert.de).	Ausgangspunkt der ISO 9001:2000-Norm ist ein Geschäftsprozess-Management-Modell mit dem Gedanken der kontinuierlichen Verbesserung. Eine Anpassung für Krankenhäuser liegt vor. Ausgangspunkt bilden folgende acht Managementgrundsätze: • strategische Kundenorientierung, • Führung, • Einbeziehung von Personen, • prozessorientierter Ansatz, • systemorientierter Managementansatz, • ständige Verbesserung, • sachbezogener Ansatz zur Entscheidungsfindung, • Lieferantenbeziehungen zum gegenseitigen Nutzen. Die vier Hauptkapitel beim Management der Geschäftsprozesse sind: • Verantwortung der Leitung, • Management von Ressourcen, • Produktrealisierung Messung, • Analyse und Verbesserung

Kurzbeschreibung	Zusammenfassung der Inhalte
	Jedes Unternehmen muss entsprechend dieser Hauptkapitel Folgendes tun: • Die Erwartungen seiner Kunden ermitteln, • die Qualitätspolitik und Qualitätsziele festlegen, • die Prozesse und die Verantwortlichkeiten festlegen, • die erforderlichen Ressourcen festlegen und bereitstellen, • geeignete Messungen einführen und anwenden, • Methoden zur Verhinderung von Fehlern festlegen, • Verbesserungsprozesse so einführen, dass sie zu einer kontinuierlichen Steigerung der Qualität führen.
JCAHO der Joint Commission	
JCAHO steht für „Joint Commission on Accreditation of Healthcare Organizations", sie wurde 1951 gegründet, ist die älteste private, unabhängige und gemeinnützige Körperschaft zur Zertifizierung von Gesundheitseinrichtungen mit Sitz in Chicago. Seit ihrer Gründung im Jahre 1951 arbeitet Joint Commission (JC) intensiv an der Verbesserung der Qualität der medizinischen Versorgung in den Vereinigten Staaten wie auch weltweit. Aktuell sind von JCAHO mehr als 20 000 verschiedene Gesundheitseinrichtungen zertifiziert, darunter mehr als 80 Prozent der Krankenhäuser der USA. (vgl. http://www.jointcommission.org).	JCAHO ist ein speziell auf das Gesundheitswesen abgestelltes Verfahren aus den USA. Grundsätzlich gibt es – in 11 Kapitel unterteilt – ca. 350 sog. „Standards", die über mehr als 1 000 sog. „messbare Elemente" genau definieren, welche Anforderungen zu erfüllen sind. Die internationalen Standards der Joint Commission sind in die folgenden Kapitel unterteilt: • Zugang zur und Kontinuität der Behandlung, • Rechte der Patienten und deren Angehörigen, • Untersuchung der Patienten, • Behandlung der Patienten, • Aufklärung und Belehrung der Patienten und deren Familienangehörigen, • Organisationsbezogene Standards, • Qualitätsmanagement und -verbesserung, • Prävention und Überwachung von Infektionen, • Aufsichtsorgan, Führung, Direktion, • Anlagenmanagement und Sicherheit, • Mitarbeiterqualifikation und Weiterbildung, • Management der Information. Seit 1999 existiert eine Tochtergesellschaft, die Joint Commission International Accreditation (JCIA), zur Zertifizierung von Gesundheitseinrichtungen außerhalb der Vereinigten Staaten. Aktuell sind weltweit 46 Einrichtungen des Gesundheitswesens nach diesen international gültigen Standards (entwickelt von einer internationalen Task Force aus Ärzten, Pflegekräften, Verwaltungsangehörigen und Experten für Öffentlichkeitsarbeit) zertifiziert. Bei JCIA ist keine Teilzertifizierung (z. B. Labor oder einzelne Abteilungen) möglich. Es wird immer die gesamte Einrichtung betrachtet und beurteilt. Somit soll gewährleistet werden, dass Patienten in der gesamten Einrichtung den vorgegebenen Standard vorfinden – unabhängig davon, in welchen Bereich oder auf welche Abteilung sie sich begeben.

8.2 Die Vermarktung von Zertifikaten: Möglichkeiten und Grenzen

Krankenhäuser können sich heute neben den oben erwähnten Qualitätsmanagementverfahren mit einer Fülle von weiteren Zertifikaten, die sich entweder auf eine besondere Versorgungsqualität oder auf besonders positive Umgebungsfaktoren beziehen, schmücken.

Krankenhäuser sind heute entweder nach KTQ®, proCum Cert, nach Joint Commission oder nach DIN EN ISO zertifiziert. Sie sind „Gesundheitsförderndes Krankenhaus", „Rauchfreies Krankenhaus", „Schmerzfreies Krankenhaus" und „Babyfreundliches Krankenhaus". Sie können ein „Energiesparendes Krankenhaus" werden oder sich auch um ein Siegel als „Angehörigenfreundliches Krankenhaus" bemühen.

Zweifelsfrei setzen sich Krankenhäuser durch ein Zertifizierungsverfahrungen bzw. über die Kriterien, die erfüllt werden müssen, intensiv mit krankenhausinternen Prozessen auseinander. Dies hat in der Regel eine Verbesserung bestimmter Abläufe zur Folge, aus der schließlich auch eine bessere Versorgungs- und Betreuungsqualität für die Patienten folgen kann.

Positive Erlebnisse der Patienten, die in zertifizierten Krankenhäusern behandelt werden, können sicherlich auch zu einer starken Kundenbindung führen und zu einem guten Ruf der Klinik. Die Hoffnung, dass alleine durch die Vermarktung der Zertifikate ein nennenswerter Imagegewinn erreicht werden könnte, hat sich bisher allerdings nicht bestätigt.

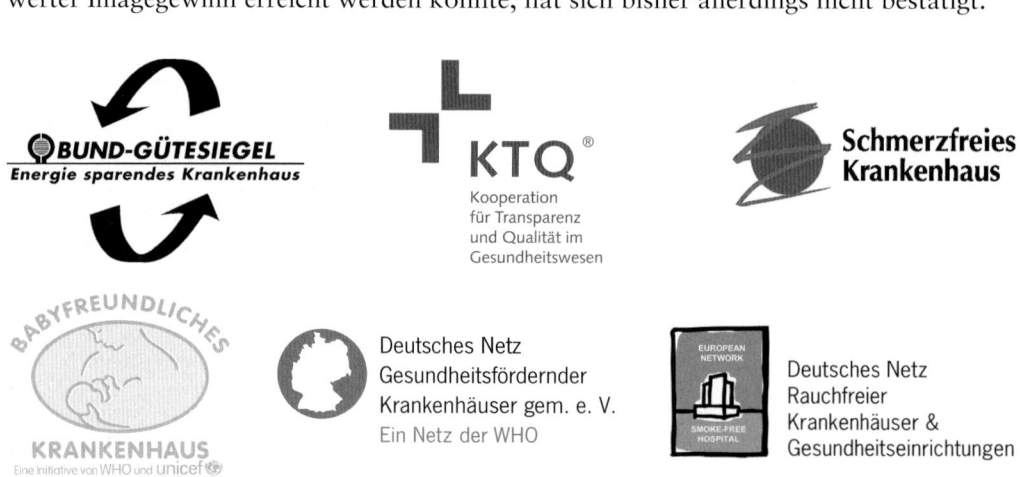

Eine Auswahl an Krankenhauszertifikaten

Solange die Zertifizierung freiwillig ist, signalisieren die jeweiligen Krankenhäuser ein besonderes Interesse an der Optimierung ihrer Strukturen. Vorreiter haben einen Innovationsbonus, denn Neues, Aktuelles, lässt sich besser vermarkten. Aber, je etablierter ein Verfahren ist, je mehr Krankenhäuser ein solches Zertifikat ebenfalls haben, desto eher wird dieses Prädikat so selbstverständlich, dass es schon fast vorausgesetzt wird und letztlich als ganz „normal" bewertet wird. Spätestens 2010, wenn Maßnahmen zur Qualitätssicherung gesetzlich gefordert werden, gibt es diese Exklusivität nicht mehr, denn dann werden alle Krankenhäuser nach dem einen oder anderen Qualitätsmanagementverfahren zertifiziert sein.

Schon als das St. Josefs Krankenhaus in Wiesbaden 1995 als erstes Krankenhaus Deutschlands nach DIN ISO zertifiziert wurde bzw. das Klinikum Schwabing 2003 als erstes Krankenhaus nach KTQ® zertifiziert wurde, fand die Resonanz auf diese Ereignisse vor allem in der Fachpresse statt. Woran lag dies? War das Thema zu sperrig? Ist es zu kompliziert zu vermitteln, dass zunächst in einem Selbstbewertungsverfahren, später in einem Fremdbewertungsverfahren entsprechende Differenzen festgehalten und bewertet werden? Und vor allem, was hat dies mit der medizinischen Qualität eines Krankenhauses zu tun?

Da bei den meisten Qualitätsmanagementverfahren die internen Leistungsprozesse des Krankenhauses im Vordergrund stehen, wundert es nicht, dass sich dies nur schlecht publikumswirksam und spannend kommunizieren lässt. Schon die Struktur und die Sprache der KTQ-Qualitätsberichte sind alles andere als leserfreundlich, sie sind unverständlich und wenig bis gar nicht nutzerbezogen. Ein Patient, der Informationen über die Behandlungsqualität in einem KTQ-Bericht sucht, wird seinen Wissensdurst nicht befriedigen können.

Auf fast allen Webseiten der Krankenhäuser werden die Zertifikate und Siegel gleich auf der Startseite präsentiert. Für Patienten und Besucher dieser Seiten dürften jedoch die Beschreibungen, wie das Zertifikat erlangt wurde, eher weniger spannend sein. Die stark akteursgeprägte Beteuerung, mit wie viel Engagement die Projektgruppen an der Zertifizierung gearbeitet haben, wird fast überall mit einem Foto, das den Moment der Zertifikatsübergabe wiedergibt, illustriert.

Andere Beispiele zeigen, wie wenig aus dem Erhalt eines Qualitätssiegels gemacht wird. Während das St. Joseph Krankenhaus in Berlin als erstes Kinderkrankenhaus weltweit das WHO-Siegel „Babyfreundliches Krankenhaus" erhalten hat und dies auch in der Presse eine gewisse Resonanz fand, sucht man auf der Internetseite der Klinik diese Auszeichnung bzw. weitergehende Erläuterungen dazu vergebens.

 Nutzen der Zertifikate formulieren

Begnügen Sie sich bei der Präsentation des Zertifikates auf der Webseite nicht mit der Verlinkung zu der jeweiligen Trägerorganisation. Machen Sie einen richtigen Schritt in Richtung Vermarktung, indem Sie aufzählen, welche Leistungen und konkreten Angebote für die Patienten mit den Zertifikaten verbunden sind. Nur so verdeutlichen Sie den Vorteil, den Patienten haben, wenn Sie Ihre Klinik wählen.

Selbstverständlich ist die Verleihung eines Zertifikates eine Gelegenheit, die Presse zu informieren, auch wenn die Printmedien ein wenig müde geworden sind, immer wieder über die Verleihung von qualitätsassoziierten Zertifikaten zu berichten. Dies ist natürlich abhängig von der jeweiligen Region. So wird die Regionalpresse in ländlichen Bereichen eher bereit sein, dieses Thema aufzugreifen, als die Medien in Ballungsgebieten, in denen viele Krankenhäuser zu finden sind. Hinweise und Tipps, wie eine entsprechende Pressemeldung verfasst und der Presseverteiler festlegt wird, finden sich in Kapitel 6.1.

Ein weiterer wichtiger Kommunikations- bzw. Vermarktungsaspekt betrifft die interne Kommunikation. Vor allem ist der Prozess einer Zertifizierung nämlich ein Ereignis, das den Bereich Organisationsentwicklung betrifft, da nahezu alle Mitarbeiter an der Gestaltung bzw. Verbesserung interner Prozesse beteiligt sind. Dies ist einerseits mit viel Arbeit, Mühe und Engagement verbunden, stärkt aber andererseits, nach erfolgreicher Bewältigung, die Identifikation mit dem Krankenhaus. Da Mitarbeiter die wichtigste Ressource einer Klinik sind (vgl. Kapitel 2.6), die maßgeblich zur Dienstleistungsqualität beitragen, ist ihr Einbinden in einen Zertifizierungsprozess nicht wertvoll genug einzuschätzen. Damit verbunden ist die Notwendigkeit, intensiv in allen internen Medien zum Zertifikat allgemein, zum speziellen Nutzen im Besonderen und vor allem auch darüber zu informieren, welche Rolle die einzelnen Mitarbeiter bei der Erlangung des Qualitätssiegels spielen. Vielleicht sind die positiven Effekte dieses internen Marketings sogar höher zu bewerten, als ein externer Imagegewinn.

8.3 Der Qualitätsbericht: Wie er als Marketinginstrument genutzt werden kann

Health Grades ist ein unabhängiger amerikanischer Qualitätsdienstleister, der in seiner Internetdatenbank Komplikations- und Sterblichkeitsraten, Benchmarks und Detailinformationen zu fast allen Kliniken in den USA gespeichert hat. Teils unentgeltlich, teils für entsprechende Gebühren, stellt Health Grades dem interessierten Nutzer, in der Regel Patienten, die vor einem Krankenhausaufenthalt stehen, diese Daten zur Verfügung. Die als die besten und fähigsten bewerteten Krankenhäuser erhalten fünf Sterne, die schlechteste Bewertung erhält einen Stern.

Vor noch nicht allzu langer Zeit erhielt ein Patient, der in Deutschland nach Informationen zur Behandlungsqualität eines bestimmten Krankenhauses suchte, gerade mal Kenntnis von der Bettenzahl eines Hauses und beispielsweise den Beleg über eine Mitgliedschaft im „Netzwerk gesundheitsfördernder Krankenhäuser". Informationen zur Bewertung medizinischer Leistungen suchte man vergeblich. Seit 2005 sind nun die Kliniken per Gesetz verpflichtet, alle zwei Jahre einen Qualitätsbericht zu schreiben. Bestandteil dieser Berichte sind auch Qualitätsindikatoren – bisher allerdings in sehr übersichtlicher Anzahl –, die bestehende Unterschiede in der medizinischen und pflegerischen Versorgungsqualität abbilden.

Die Entstehung von Qualitätsindikatoren

Wie entstehen solche Qualitätsindikatoren? Im sogenannten BQS-Verfahren entwickelt die BQS (Bundesstelle für Qualitätssicherung) Indikatoren, um die Qualität der medizinisch-pflegerischen Behandlung transparenter zu machen. Für die Auswertung der von den Krankenhäusern übermittelten Daten ist für jeden Indikator eine eindeutige Rechenvorschrift festgelegt. Damit wird gewährleistet, dass die Auswertung der Daten einheitlich erfolgt und die Ergebnisse aus verschiedenen Krankenhäusern miteinander verglichen werden können. Jedes Krankenhaus erhält einmal im Jahr die Ergebnisse der BQS-Qualitätsindikatoren. Verglichen werden hierbei die eigenen Ergebnisse mit den anonymisierten Ergebnissen anderer Krankenhäuser. Im gesetzlich vorgeschriebenen Qualitätsbericht sind die Krankenhäuser nun auch verpflichtet, Ergebnisse einzelner Qualitätsindikatoren aus dem BQS-Verfahren darzustellen. Im Auftrag des Gemeinsamen Bundesausschusses wählte die BQS dafür aus den rund 180 Indikatoren der externen Qualitätssicherung 27 aus, die für die Veröffentlichung besonders geeignet schienen. Darüber hinaus hat die BQS die Qualitätsindikatoren zusammen mit den zugehörigen Leistungsbereichen in eine für die Patienten verständliche Sprache übersetzt und für jeden dieser Qualitätsindikatoren Interpretationshilfen erstellt (vgl. http://www.aezq.de/aezq/qualitaetsindikatoren).

Wo geht die Entwicklung hin?

Es ist also genauestens geregelt, wie in Deutschland mit Krankenhausqualität umzugehen ist, wie sie gemessen und veröffentlicht wird. Und es gibt eine heftige Diskussion darüber, ob den Patienten als medizinischen Laien überhaupt zugemutet werden kann, sich mit Qualitätsindikatoren auseinanderzusetzen, die sie inhaltlich gar nicht so genau verstehen können. Während die Experten noch streiten, greifen aber schon längst etliche Klinikbewertungsportale auf die Qualitätsberichte der Krankenhäuser zu und übersetzen die BQS-Indikatoren in einfache Rankingkategorien, ähnlich der Sterbebewertungen von Health Grades. Dies mag nicht im Sinne der differenzierten Betrachtungsweise der Qualitätssicherungsexperten sein, aber die Realität unserer schnellen Informationsgesellschaft hat sie längst eingeholt. Unter www.krankenhaus.de findet der Nutzer mit wenigen Mausklicks die Bewertungskategorien in grün, gelb und rot. Schnell verschafft sich der Laie einen Überblick, in welchem Krankenhaus z. B. die Gallenblasenoperation eher nicht ratsam scheint.

Der Bedarf der Patienten an ausführlichen Informationen zum jeweiligen Krankenhaus und auch an vergleichenden Qualitätsbewertungen ist groß. Dies zeigt unter anderem der große Erfolg, den der Tagesspiegel mit seinem Berliner Klinikführer hatte (siehe Kapitel 6 dieses Buches).

Mängel und Defizite in Qualitätsberichten

Doch was finden die ratlosen Patienten vor, wenn sie sich auf die Suche nach für eine Entscheidungsfindung hilfreichen Informationen begeben? In den Qualitätsberichten der Krankenhäuser zumindest finden sich keine für den „normalen" Patienten relevanten Informationen, so zumindest eine repräsentative Umfrage des „Gesundheitsmonitors" der Bertelsmann-Stiftung. Nur ein Bruchteil der Versicherten nutzen die strukturierten Qualitätsberichte von Kliniken (Geraedts 2006).

Eine Studie des Kommunikationsunternehmens Kuhn, Kammann & Kuhn (2007 http://www.bester-qualitaetsbericht.de/index.html) hat näher untersucht, woran es liegt, dass diejenigen, für die die Berichte geschrieben wurden, nämlich die Patienten, diese gar nicht nutzen. Die Studie analysierte 84 Qualitätsberichte unter den drei Aspekten Inhalt, Gestaltung und Sprache. Die Ergebnisse der Studie waren ernüchternd. Hinsichtlich der Inhalte wurde festgestellt, dass jeder Hotelprospekt im Grunde mehr Informationen liefert als die Qualitätsberichte. Nur 39 Prozent der Kliniken gehen überhaupt auf Serviceangebote ein und auch der Eigendarstellung der Klinik wird wenig Raum gegeben. Teilweise wird in diesem Zusammenhang lediglich auf die Homepage für mehr Informationen verwiesen. Ähnlich harsch fällt die Kritik hinsichtlich der Gestaltung der Berichte aus. Insbesondere wird das Fehlen von Bildern und Informationsgrafiken bemängelt. Auch hinsichtlich der Sprache werden für die Autoren viele Mängel offenbar. Kritisiert wird, dass medizinische Fachbegriffe vielfach ohne Erläuterung verwendet werden. So entsteht der Eindruck, dass die Autoren der Qualitätsberichte ihre primäre Zielgruppe, nämlich Patienten und potenzielle Patienten, nicht im Blick haben. Zwar würde das Bemühen, komplexe medizinische Sachverhalte zu erklären, durchaus deutlich, doch gelänge es nicht, aus dem medizinisch-fachlichen Vokabular auszubrechen.

Es sieht so aus, als ob die Berichtserstellung für die Kliniken nur eine lästige Pflichterfüllung darstellt und dass die damit verbundenen Chancen für das Marketing nicht erkannt werden. Zentrale Adressaten jedenfalls, potenzielle Patienten, werden als Zielgruppe der Publikationen nicht angesprochen. „Aus Dienstzimmer und OP kommen die Autoren der Qualitätsberichte nicht heraus. Die Binnensicht dominiert, was nicht allein die ausgeprägte Verwendung von Fachbegriffen belegt". Das Fazit lautet: Die Potenziale des Qualitätsberichts im Sinne eines Kommunikationsinstruments wurden nicht erkannt. Der Bericht ist im Internet auf mehreren HTML-Seiten veröffentlicht (http://www.bester-qualitaetsbericht.de/index.html); hier findet sich auch das Ranking der 84 einbezogenen Kliniken.

Bernhard Braun (2007) greift eine Reihe von Kritikpunkten auf, die von Wissenschaftlern, aber auch Einrichtungen im Gesundheitswesen gegenüber den bislang veröffentlichten Berichten vorgebracht wurden. So kritisierte etwa die Verbraucherzentrale Nordrhein-Westfalen, dass die Texte überfrachtet seien und sich diese, nimmt man das benutzte Fachjargon zum Maßstab, eher an Ärzte und Fachpersonal richten dürften. Für medizinische Laien seien die Berichte unverständlich. Problematisch erscheint Braun auch die alleinige Veröffentlichung der Berichte im Internet, da viele potenzielle Klinikpatienten Rentner sind, die das Internet oft nicht so selbstverständlich nutzen. So erreichen die Qualitätsberichte nur einen Teil der Zielgruppe. Auch die bisherige Nutzung der Qualitätsberichte ist außerordentlich gering, was u. a. an der uniformen Darbietung der Informationen liegen könnte. Die standardisierte Berichtsform unterstellt, dass alle Nutzer, egal ob mit hohem oder niedrigem Bildungsniveau bzw. medizinischen Vorkenntnissen, diesen Bericht gleichermaßen interessant und nützlich finden. Der Autor fordert, ein Informationsangebot, das eine möglichst große Wirksamkeit erreichen soll, sehr differenziert zu entwickeln. Das ‚Einer-für-alle'-Konzept verfehlt zudem Patienten mit hohem Informationsbedarf.

Auch Brechtl und Zöll (2008) kommen zu dem Ergebnis, dass „hier fast die gesamte Krankenhauslandschaft eine Entwicklung im Marketing ihrer Kernkompetenzen verschlafen hat."

Neben den geforderten Mindestanforderungen der Qualitätsberichte hätten die Krankenhäuser auch die Möglichkeit, weitere Ergebnisauswertungen unterschiedlichster Kennzahlen zu präsentieren. Hierzu gehören z. B.:

- Indikatoren zur Sicherheit im Krankenhaus,
- Ergebnisse standardisierter Patientenbefragungen,
- nicht nur die rohe Darstellung der Daten, sondern eine Beschreibung der Besonderheiten eines Indikators sowie
- die verständliche Beschreibung und Kommentierung der Ergebnisse.

Das Korsett der Berichtsstruktur, in das der gesetzlich vorgeschriebene Qualitätsbericht gezwängt ist, lässt nur wenig Freiheit bei der Darstellung bestimmter Daten zu. Umso mehr müssten die Krankenhäuser ein Interesse daran haben, freiwillige Berichte, die sie alle zwei Jahre z. B. an den geraden Jahreszahlen veröffentlichen können, zu nutzen, um wirklich innovativ und patientengerecht die Qualitäten des jeweiligen Hauses darzustellen. Insgesamt vermuten die Autoren, dass dieser freiwillige Bericht eine marketingorientierte Positionierung der Krankenhäuser eher befördern könnte als der gesetzlich vorgeschriebene Qualitätsbericht, der jedes ungerade Jahr veröffentlicht werden muss.

Wie ein guter Qualitätsbericht aussehen muss

Aus diesen Ausführungen sind leicht die Kriterien abzuleiten, die ein guter Qualitätsbericht erfüllen muss, um erfolgreich als imagewirksames und informatives Kommunikationsinstrument eingesetzt werden zu können.

Ein informativer und imagewirksamer Qualitätsbericht

Kriterium	Umsetzung
Grafische Gestaltung	• Im Corporate Design der Klinik • Fotos, die die Atmosphäre und den „Geist" der Klinik widerspiegeln und das Haus repräsentieren. • Keine blutigen OP-Fotos • Keine Dominanz von Medizingeräten • Stellen Sie Mitarbeiter und Menschen allgemein in den Vordergrund
Inhalte	• Wofür steht das Haus (Leitbild, Vision) • Serviceaspekte benennen, was bietet die Klinik ihren Patienten und deren Angehörigen? • Medizinische Schwerpunkte bzw. „Highlights" in den Vordergrund rücken • Deutliche Aussagen zur Ergebnisqualität • Indikatoren beschreiben • Ergebnisse kommentieren • Informationsgrafiken nutzen • Kurze und lange, ausführliche Textversionen zu den wichtigsten Aussagen, damit diese zielgruppenspezifisch genutzt werden können
Sprache	• Medizinische Fachbegriffe vermeiden bzw. wenn sie eingesetzt werden, erklären • Komplizierte Zusammenhänge einfach und klar verständlich darstellen • Texte nicht überfrachten • Lebendige Sprache, möglichst wenige Substantivierungen verwenden

 Einen sehr nützlichen Service bietet die „Weiße Liste" der Bertelsmann-Stiftung. Hier finden Kliniken im Anbieterbereich die Möglichkeit, ein Booklet „Der kleine Diagnosendolmetscher" in einer 150 Stück-Packung als Give away für Patienten zu bestellen.

8.4 Visitenbegleitung: Wie Ärzte Patientenorientierung am Krankenbett lernen

Die ärztliche Kommunikationsfähigkeit wird immer noch, obwohl sie ebenso wichtig wie das medizinische Fachwissen ist, sowohl im Studium als auch später in der Klinik und Praxis weitgehend vernachlässigt. Dies führt dazu, dass sich Patienten regelmäßig darüber beschweren, dass die Ärzte nicht zuhören, nicht genügend auf Fragen eingehen und nicht ausführlich genug über die Probleme der Patienten sprechen. Als Ergebnis einer Patientenbefragung wurde ein besonderes Kommunikationstraining zur Verbesserung der Qualität ärztlicher Visiten entwickelt, das den hohen Stellenwert des Trainierens kommunikativer Fertigkeiten verdeutlicht.

Das folgende Praxisbeispiel ist ein Beleg dafür, wie Maßnahmen des Qualitätsmanagements die Patientenorientierung tatsächlich positiv beeinflussen und zu „gelebter" Kundenorientierung führen können.

Das Projekt

Nachdem die Park-Klinik Weißensee in Berlin bei einer Patientenbefragung im Jahr 2007 mangelhafte Ergebnisse bezüglich des Ablaufs der Visiten erhielt, beschloss die Klinikleitung, Verbesserungen bei den Visiten einzuleiten. Dies war verständlich, da die Zufriedenheit mit der Beziehung, die ein Patienten während seines Klinikaufenthaltes zum Arzt aufbaut, bzw. die Zufriedenheit mit der wahrgenommenen Qualität der ärztlichen Versorgung ein starker Prädiktor für die Weiterempfehlungsbereitschaft seitens der Patienten ist.
So bot man in der Park-Klinik den Ärzten ein praxisnahes individuelles Coaching an, das live, während der „echten" Visite am Patientenbett stattfand (Stein 2008): Ein Diplom-Psychologe begleitete den Arzt bei einer Visite. Als teilnehmender Beobachter hatte der Psychologe sein Augenmerk darauf gelegt, was beim Arzt-Patient-Gespräch gut bzw. schlecht lief. Dies wurde unmittelbar im Anschluss mit dem Arzt unter vier Augen vertraulich besprochen.
Der Chefarzt oder die Klinikleitung erfuhren die Ergebnisse nicht. Die Chefärzte erhielten zwar Verbesserungsvorschläge für ihre Abteilung, aber es wurden keine Namen genannt. Neu eingestellte Ärzte wurden zeitnah nachgeschult.

Was gelernt wurde

Zur Vertiefung des Kommunikationstrainings und als Gedächtnisstütze bekamen die Ärzte nach der begleiteten Visite ein knappes Script, in dem auf den wesentlichen Nutzen der verbesserten Kommunikation hingewiesen wurde. Das Script enthielt:

- Hinweise auf die große Bedeutung der Beziehungsebene parallel zur Sachebene im Arzt-Patienten-Gespräch,
- Hinweise auf die wissenschaftlich gesicherten positiven Effekte einer guten Kommunikation,

- Hinweise auf die bessere Compliance, wenn der Arzt sich dem Patienten mehr zuwendet,
- Hinweise auf weniger Komplikationen, wenn der Patienten kooperiert,
- Hinweise auf bessere Heilungsmöglichkeiten, da der Patient, nachdem er Vertrauen aufgebaut hat, intensiver kommuniziert,
- Hinweise zu kürzeren Liegezeiten bei verbesserter Kommunikation,
- Hinweise auf die höhere psychische Stabilität der Patienten,
- Hinweise zur Stressreduktion auf Seiten der Patienten und
- insgesamt den Hinweis auf eine größere Zufriedenheit der Patienten mit dem Klinikaufenthalt, nachdem sie die Visiten als angenehm erleben.

Die Ärzte haben von dem Training sehr profitiert. Um nachlesen zu können, was zu einer guten Kommunikation gehört, bekamen die Ärzte eine Checkliste mit Antworten auf die folgenden Fragen:

- Wie kann ein Arzt das Hauptproblem des Patienten erkennen und herausfinden?
- Wie kann ein Arzt spüren, was der Patient wissen will oder auch nicht wissen will?
- Welche Informationen braucht der Patient unbedingt?
- Wie können diese Informationen verständlich übermittelt werden und
- Wie kann sichergestellt werden, ob der Patient sie tatsächlich verstanden hat?

Weitere Tipps für die Ärzte bezogen sich darauf, keine suggestiven Fragen zu stellen, sondern offene Fragen, die dem Patienten Raum für das geben, was ihm wirklich wichtig ist. Höchst bedeutsam, aber oft vernachlässigt, ist die nonverbale Kommunikation, vom Händedruck und Blickkontakt über Mimik und Gestik bis hin zur Stimmlage und Lautstärke.

Häufige Fehler bei Visiten

Auch auf häufige Fehler wurden die Ärzte hingewiesen. Hierzu gehören

- blockierende Verhaltensweisen, die das Leiden des Patienten herunterspielen und Gefahr laufen, ihn nicht ernst zu nehmen,
- sich allein auf die körperlichen Aspekte der Krankheit zu beschränken sowie
- dem Patienten Ratschläge zu geben, noch ehe der Arzt sein Hauptproblem herausgefunden hat.

Hinweise zu einer zeitsparenden Gesprächsführung und zum Umgang mit Einwänden erhielten die Ärzte ebenfalls schriftlich nach dem Kommunikationstraining. Auch wurden ihnen Auswege aus festgefahrenen Gesprächssituationen gezeigt. Ein besonderer Abschnitt befasste sich mit der Mitteilung einer schwerwiegenden Diagnose: Diese sollte ohne Verschweigen oder Verharmlosen erfolgen, aber der Aufnahmefähigkeit des Kranken angemessen und so, dass der Patient bei der emotionalen Verarbeitung unterstützt wird.

Beurteilung des Visitentrainings durch die Ärzte

Eine Umfrage bei den beteiligten Ärzten ergab, dass ein Drittel der Befragten im Vorfeld gegenüber den psychologisch begleiteten Visiten Vorbehalte hatte. Ebenfalls die Hälfte gab zu, dass es sie ein wenig gestört hat, während der Visite beobachtet zu werden. Diese Vorbehalte wurden jedoch durch das Auswertungsgespräch restlos ausgeräumt. Über 80 Prozent schätzten das Gespräch positiv ein, 75 Prozent berichteten von einer subjektiv wahrgenommenen Verbesserung ihres Kommunikationsverhaltens.

Beurteilung

Das Visitenprojekt ist ein hervorragendes Beispiel für die konsequente und praxisnahe Verbesserung der Kundenorientierung im Unternehmen Krankenhaus. Kommunikations-seminare für Ärzte gibt es viele, aber bisher wurde die „Live-Situation", in der die Inter-aktion zwischen Arzt und Patient stattfindet, viel zu wenig berücksichtigt. Die Relevanz dieses Trainings im Berufsalltag und der Vorteil, dass keine extra Seminarzeiten anfallen, machen die besondere Effizienz dieser Maßnahme aus.

Die Ärzte hatten das Gefühl, dass sie ein persönliches Coaching erhalten und eine Unter-stützung in ihrem stressigen Alltag erfahren. Die Patienten profitieren von konzentrierten, empathischen Ärzten, die heute bei den Visiten genügend Zeit für sie aufbringen und die wirklich wichtigen Themen nun auch empathisch ansprechen können.

8.5 Fazit

Die Schnittmenge zwischen Qualitätsmanagement und Marketing ist groß. Die Marken-führerschaft im Krankenhausbereich wird sich über die Qualität entscheiden, da der Nachweis hoher medizinischer Qualität der stärkste Wettbewerbsvorteil und der einfluss-reichste Faktor für das positives Image eines Krankenhauses ist.

Zentraler Begriff des Qualitätsmanagements ist die Patientenorientierung, ein Kriterium, welches in allen Zertifizierungs- und Qualitätsmanagementverfahren eine besondere Bedeutung hat. So wie das Marketing im Rahmen der Unternehmensführung eine Denk-haltung ist, die das Unternehmen am Markt und an den Kundenwünschen ausrichtet, müssen alle Prozesse im Krankenhaus an den Patienten orientiert sein.

Leider bedeutet ein erfolgreiches Qualitätszertifikat heute immer noch nicht, dass „echte" bzw. „spürbare" Patientenorientierung auf allen Ebenen umgesetzt wird. Dies könnte an fehlenden internen Strukturen liegen, an ausgeprägten Hierarchien und Gräben zwischen den Berufsgruppen, an einer oberflächlichen bzw. halbherzigen Umsetzung von Quali-tätsmanagement sowie an Mitarbeitern, die wenig Engagement für Verbesserungen zeigen, selbst wenn sie Missstände wahrnehmen.

Viele bunte Zertifikate wie etwa das „Babyfreundliche Krankenhaus", das „Gesundheits-fördernde Krankenhaus", das „Schmerzfreie Krankenhaus" und etliche weitere, machen sich auf den Webseiten gut. Leider gibt es aber auch hier viele Defizite bezüglich der

Kommunikation des Mehrwertes für die Patienten. Letztlich werden Zertifikate, die die Qualität der Krankenhausversorgung belegen, immer mehr als Selbstverständlichkeit vorausgesetzt. Der Patient setzt einfach voraus, dass die Leistungen qualitätsgesichert erbracht werden und sieht keinen weiteren Zusatznutzen in einem Zertifikat.

Es ist in Deutschland immer noch schwierig, transparente und verständliche Informationen zur medizinischen Behandlungsqualität in einem bestimmten Krankenhaus zu erhalten. Noch schwieriger ist es, Krankenhäuser zu vergleichen. Die Entwicklung solcher Krankenhausvergleiche hat durch den gesetzlich vorgeschriebenen Qualitätsbericht einen enormen Schub erhalten und die Anzahl der Portale, die diese Daten aufbereiten, und Patienten, auf der Suche nach dem richtigen Krankenhaus, zur Verfügung stellen, nimmt rasant zu.

Leider haben die Krankenhäuser das Potenzial des Qualitätsberichts als aussagekräftiges Instrument zur Darstellung ihrer Behandlungsqualität noch nicht optimal umgesetzt und lang ist die Liste der kritischen Punkte an diesen Berichten. Dennoch, selbst der strengste Kritiker muss zugeben, dass die Diskussion um Qualität und ihre transparente Darstellung eine große Dynamik entwickelt hat. Gelungene Praxisbeispiele wie die „Psychologische Begleitung von Arztvisiten" zeigen, dass diese Entwicklung aufgenommen und in Richtung Optimierung der Patientenorientierung auch erfolgreich umgesetzt werden kann.

8.6   Literatur

Braun, B. (2007): Qualitätsberichte – Klartext für Klinikkunden. In: G+G, 10. Jg. 5:24–32 (http://www.forum-gesundheitspolitik.de/dossier/PDF/Braun-Qualitaetsberichte-Kliniken.pdf).

Brechtl, T. & Zöll, R. (2008): Potenzial der Qualitätsberichte wird häufig noch nicht ausgeschöpft. In: Arzt und Krankenhaus, 9:264–266.

Drechsel, B. (2005): Qualitätsberichte als Marketing-Instrument. In: Deutsches Ärzteblatt 102, 38:A-2522.

Geraedts, M. (2006): Qualitätsberichte deutscher Krankenhäuser und Qualitätsvergleiche von Einrichtungen des Gesundheitswesens aus Versichertensicht. In: Bertelsmann „Gesundheitsmonitor 2006", S. 154–170 (http://www.bertelsmann-stiftung.de/bst/de/media/xcms_bst_dms_20030_20031_2.pdf).

Jonitz, G. & Klackow-Franck, R. (2005): Deutsches Ärzteblatt 102, 43:A-2902.

Stein, R. (2008): Das ganz besondere Kommunikationstraining: Begleitete Visite. In: Berliner Ärzte, 2:23.

8.7 Webadressen

Themen	Inhalt	Webadresse
Qualitätsindikatoren für die gesetzlichen Qualitätsberichte der Krankenhäuser	Website des ärztlichen Zentrums für Qualität in der Medizin: Erläuterung der Klinischen Messgrößen und ihre Funktion im Rahmen des Qualitätsmanagements.	http://www.aezq.de/aezq/qualitaetsindikatoren
Qualitätsindikatoren, Klinikvergleiche, Bewertungsportale	Website von KSB Klinikberatung GmbH: Präsentiert auf Basis der Daten des gesetzlichen Qualitätsberichts alle Kliniken mit den entsprechenden BQS-Daten. Ampelsystem rot, gelb, grün für unauffällige und auffällige Ergebnisse.	www.krankenhaus.de
Qualitätsberichte, Marketinginstrument, Vermarktung von Qualität, Kriterien für einen guten Qualitätsbericht	Website der Kuhn, Kammann & Kuhn AG, Unternehmens- und Finanzberatung: Stellt die Ergebnisse einer Vergleichsstudie zur Güte der gesetzlichen Qualitätsberichte vor.	www.bester-qualitaetsbericht.de
Helios, Qualitätswettbewerb	Website innovations report: Forum für Wissenschaft, Industrie und Wirtschaft mit über 8 200 Content-Partnern.	http://www.innovations-report.de/html/berichte/medizin_gesundheit/bericht-46410.html
Zertifizierungsverfahren KTQ®	Website der KTQ-GmbH Kooperation für Transparenz und Qualität im Gesundheitswesen.	http://www.ktq.de
Qualität, Qualitätsmanagementsystem, Wettbewerb, Ganzheitliche Managementsysteme	Website der European Foundation of Quality Management	http://www.efqm.org
Qualität, Qualitätsmanagementsystem, Wettbewerb, Ganzheitliche Managementsysteme	Website des Ludwig Erhard Preises: Auszeichung für Spitzenleistungen im Wettbewerb e. V.	http://www.ilep.de
Zertifizierung von Krankenhäusern	Europäisches Institut zur Zertifizierung von Managementsystemen und Personal	http://www.eqzert.de
Qualitätsmanagement im Gesundheitswesen in den USA	Webseite der Joint Commission	http://www.jointcommission.org

9 Marktanteile sichern: Wie Krankenhäuser sich für die Zukunft rüsten können

In diesem Buch wurde an verschiedenen Stellen bereits darauf hingewiesen, dass sich Krankenhäuser in einem schwierigen Spagat zwischen Patienten, zuweisenden Ärzten, DRGs und gesellschaftspolitischen Ansprüchen befinden. Der enorme Kosten- und Wettbewerbsdruck zwingt sie, mit Weitblick in die Zukunft zu schauen und die richtigen strategischen Entscheidungen zu fällen.

Nun stehen die Krankenhäuser mehr und mehr vor der Frage, wie sie sich zukünftig positionieren wollen, um auch noch in rund 15 Jahren erfolgreich auf dem Markt bestehen zu können.

Bevor die Blue Ocean-Theorie in Kapitel 9.2 ausführlich vorgestellt und auf Krankenhäuser übertragen wird, werden zunächst einige Überlegen dazu angestellt, wie Krankenhäuser bisher versucht haben, Marktanteile zu sichern, welche Prognosen hinsichtlich ihrer zukünftigen Entwicklung es gibt und wie sie sich für die Zukunft rüsten können.

Wie man sich in der Vergangenheit für die Zukunft rüstete

In der Vergangenheit waren es Maßnahmen des Lean Management, die eine erfolgreiche Zukunft sichern sollten. Personal wurde abgebaut, Prozesse optimiert und Outsourcing wurde umgesetzt, indem beispielsweise Wäschereien, Labore, Kantinen und weitere nicht zu den Kerndienstleistungen gehörenden Bereiche aus den Krankenhäusern ausgegliedert wurden.

Diese Maßnahmen führten in der Tat zu mehr Effizienz, zu Kosteneinsparungen und verbesserten die wirtschaftliche Situation der Häuser. Darüber hinaus wurden Verweildauern der Patienten drastisch verkürzt; Zusammenschlüsse von privaten Klinikverbünden kamen zustande und halfen Kosten u. a. beim Einkauf zu sparen.

Damit bei all diesen Verschlankungsmaßnahmen die Qualität nicht litt, wurde vor ca. acht Jahren schließlich Qualitätsmanagement (= QM) systematisch in den Krankenhäusern eingeführt und Maßnahmen des QM mittlerweile im SGB V für alle Einrichtungen des Gesundheitswesens gesetzlich vorgeschrieben.

Heute sind in den meisten Häusern die Maßnahmen zur Effizienzsteigerung weitgehend ausgeschöpft. Jetzt wird eine klare strategische Positionierung im Wettbewerb immer wichtiger, um Marktanteile zu sichern. In den kommenden Jahren wird es mehr als bisher darauf ankommen, einerseits medizinische Nischen zu besetzen und andererseits die angebotenen Leistungen an den Wünschen der Zielgruppen (Patienten, Angehörige, Zuweiser etc.) so auszurichten, dass sie sich ganz deutlich von denen der Mitbewerber abgrenzen. Hinzu kommt, dass sich Krankenhäuser aufgrund des Ärztemangels auch im Hinblick auf den Mitarbeiternachwuchs so präsentieren müssen, dass sie überhaupt noch ärztliches Personal finden.

9.1 Der Krankenhausmarkt in 20 Jahren: Welche Prognosen es gibt

Sämtliche Prognosen, die für Krankenhäuser erstellt werden, gehen von einer ziemlich negativen Entwicklung aus.

Der „Krankenhaus Rating Report 2007" kommt zu dem Ergebnis, dass von den 2 100 Krankenhäusern, die es heute gibt, im Jahr 2020 nur noch 1 260 relativ gut existieren und ca. 860 (rund 40 Prozent) von der Schließung bedroht sind. Für diese Vorhersagen wurden die Jahresabschlüsse von knapp 600 deutschen Krankenhäusern ausgewertet und analysiert. Verhindert werden könne die Schließung von über 800 Krankenhäusern dann, so der Krankenhaus Rating Report 2007, wenn einerseits weitere Kostensenkungen folgen und sich andererseits mehr marktwirtschaftliche Elemente im Krankenhaussektor etablieren. Dies könne allerdings auch dazu führen, dass bis zum Jahr 2020 jedes fünfte Krankenhaus schließen muss (vgl. http://www.ago-online.org/download/03_quo_vadis_b_augurzky.pdf).

Das Krankenhaus der Zukunft wird im Krankenhaus Rating Report 2007 als Gesundheitszentrum mit folgenden Merkmalen beschrieben:

- Es ist wirtschaftlich leistungsfähig und insbesondere unabhängig von Zuschüssen der öffentlichen Hand.
- Es bildet ein lokales Gesundheitszentrum und bietet dem Patienten „Gesundheit aus einer Hand".
- Neben stationärer Akutbehandlung bietet es ambulante Behandlung und bindet niedergelassene Fachärzte z. B. in einem MVZ.
- Es findet eine enge Zusammenarbeit sowohl mit der stationären und ambulanten Pflege als auch mit der stationären und ambulanten Reha statt, wobei weitere Zusatzangebote wie Patientenhotels und Wellness denkbar sind.
- Das Krankenhaus ist Teil einer größeren Kette oder eines Verbundes.
- Das zentrale Haus liegt in einem Ballungsgebiet und bietet über moderne Bildgebungsverfahren kostengünstig Leistungen für entfernte ländliche Regionen an.
- Umgekehrt arbeitet das Krankenhaus auch mit Fachexperten aus anderen Regionen (sogar weltweit) zusammen; der Austausch erfolgt über Internet.
- Das Krankenhaus bzw. der Verbund besitzt einen Markennamen.
- Neben Patienten aus dem Inland akquiriert es Patienten aus dem EU-Ausland und darüber hinaus.
- Es gibt einen größeren Verhandlungsspielraum zwischen Krankenkassen und Krankenhäusern.

Clade (2000) zitierte bereits vor neun Jahren eine Studie, die unter dem Motto: „Krankenhaus 2015: Wege aus dem Paragrafendschungel" von der Wirtschaftsprüfungs- und Steuerberatungsgesellschaft Arthur Andersen durchgeführt wurde. Schon damals wurden der demografische Wandel, die stark expandierenden Kosten und das hohe Anspruchsniveau der Versicherten als Risikofaktoren für die Zukunft der Krankenhäuser genannt (vgl. http://www.aerzteblatt.de/v4/archiv/artikel.asp?src=heft&id=23455.).

Clade folgerte schon im Jahr 2000, dass sich der Staat wegen finanzieller Engpässe allmählich aus der Mitfinanzierung der Gesundheitssicherung zurückziehen werde. Er prognostizierte damals sehr konkret, dass sich folgende Entwicklung zeigen werde, wenn sich Krankenhäuser nicht bald verstärkt auf die Prinzipien Wettbewerb und Marktwirtschaft umstellen:

- Bis zum Jahr 2015 wird jedes vierte Krankenhaus seine Pforten schließen müssen.
- Die Zahl der Krankenhäuser wird um 25 bis 30 Prozent von im Jahr 2000 rund 2 240 auf 1 700 Krankenhäuser im Jahr 2015 zurückgehen.
- Die Zahl der Krankenhausbetten wird sich von rund 540 000 auf 340 000 im Jahr 2015 reduzieren. Dies entspricht einem Rückgang von mehr als 40 Prozent im Vergleich zum Jahr 2000.
- Die Verweildauer im Krankenhaus wird – aufgrund der Fallpauschalen ab dem Jahr 2003 – von derzeit knapp elf Tagen (nur Akutkrankenhäuser) auf durchschnittlich drei bis fünf Tage bei vollstationärer Versorgung verringern.
- Der Marktanteil von privaten Krankenhäusern wird sich von im Jahr 2000 von rund fünf Prozent auf mehr als zehn bis 12 Prozent im Jahr 2015 vergrößern und die bereits zunehmende Klinikkettenbildung wird sich verstärkt fortsetzen.
- Die Rechtsprechung des europäischen Gerichtshofes legalisiert die Nachfrage- und Leistungsbedingungen europaweit.

Schaut man sich die tatsächliche Situation heute, im Jahr 2009, an, so sind es immer noch 2 100 Krankenhäuser, die in Deutschland Patienten versorgen. Entsprechend Clades Vorhersagen dürften es nur rund 1 980 sein, also schon 200 weniger. Die Verweildauern liegen heute bei durchschnittlich 8 Tagen und noch nicht bei ca. 6–7 Tagen, wie für 2009 prognostiziert.

Einige der Einschätzungen von Clade (2000) haben sich also im Trend, aber nicht in den vorhergesagten absoluten Zahlen bewahrheitet. Andere Entwicklungen sind allerdings von Clade vor acht Jahren sogar unterschätzt worden: Der Marktanteil der privaten Krankenhäuser betrug im Jahr 2003 schon 545, also 25 Prozent, und die Klinikketten-bildung hat sich stärker fortgesetzt als angenommen (vgl. Statistisches Taschenbuch Gesundheit 2005, im Internet bei Bundesministerium für Gesundheit erreichbar unter http://www.bmg.bund.de/DE/Gesundheit/gesundheit__node.html).

Prognosen für die Entwicklung des Personals

Die Ergebnisse des Krankenhaus Barometers 2008 belegen, dass Krankenhäuser bereits im Jahr 2008 im Mittel fast vier ärztliche Stellen nicht besetzen konnten. Im Jahr 2006 lag der entsprechende Durchschnittswert noch bei 2,5 Stellen, also um etwa ein Drittel niedriger. Im Hinblick auf die Stellenzahl wurde ein deutliches Ost-West-Gefälle festge-stellt: Während ostdeutsche Krankenhäuser durchschnittlich 5,6 Stellen nicht besetzen konnten, waren es in den westdeutschen Häusern im Mittel 3,5 Stellen (vgl. http://www. dkgev.de/media/file/5111.Bericht_KH_Barometer_2008.pdf).

Setzt sich diese Entwicklung fort, sind Krankenhäuser wegen fehlender Ärzte bald nicht mehr handlungsfähig und müssen sich deshalb neue Strategien überlegen, wie sie Ärzte an sich binden können.

Deutschland belegt Spitzenplatz bei Krankenhausbetten

Fest steht, dass Deutschland bei den Krankenhausbetten im europäischen Vergleich einen Spitzenplatz belegt (vgl. KMA Newsletter Nr. 0125 vom 08.10.2008, http://www.kma-online.de/newsletter/index.html).
Nach Angaben der Weltgesundheitsorganisation (WHO) kamen 2006 auf 10 000 Einwohner 83 Klinikbetten. Von den EU-Ländern hat nur Tschechien mit 84 eine größere Zahl. Andere Nachbarländer wie Frankreich (73, Stand 2005), die Niederlande (50, Stand 2003) oder Dänemark (38, Stand 2004) liegen deutlich hinter Deutschland. Das EU-Land mit den wenigsten Betten ist Schweden: Laut EU-Statistikamt Eurostat kommen dort nur 29 Betten auf je 10 000 Einwohner (2006). Bei Vergleichen zwischen verschiedenen Ländern gehen die Statistiken von allen Kliniken einschließlich Vorsorge und Rehabilitation aus. Das Statistische Bundesamt lässt bei seinen Zahlen dagegen Vorsorge- und Reha-Kliniken unberücksichtigt. Deshalb kommt es – im Gegensatz zur WHO – hierzulande nur auf 62 Krankenhausbetten auf 10 000 Einwohner. Insgesamt verfügen die 2 104 Krankenhäuser in Deutschland über 510 767 Betten. Die Bettenzahl hat in den vergangenen zehn Jahren um fast 15 Prozent abgenommen. 1996 gab es deutschlandweit noch 72 Betten je 10 000 Einwohner. Die Bettenzahl je Einwohner variiert zwischen den Bundesländern. Die meisten Betten gibt es im Stadtstaat Bremen – auf 10 000 Einwohner kommen dort 85 Betten. Es folgt das Saarland mit 70. Die wenigsten Betten gibt es hingegen mit einer Quote von 53 in Niedersachsen.

Marktwirtschaftliches Verhalten als Voraussetzung für die Übertragung der Blue Ocean-Theorie

Die geschilderte negative Entwicklung kann gebremst werden, wenn sich die marktwirtschaftlichen Bedingungen auf dem Krankenhausmarkt verändern. Auch öffentliche und gemeinnützige Krankenhäuser sollten sich zukünftig immer mehr an privatwirtschaftlichen Unternehmen orientieren dürfen, um in Zukunft Kosteneinsparungen einerseits und Wachstum andererseits realisieren zu können. Oberstes Ziel sollte zukünftig sein, den Ländern bzw. den Kommunen zu ersparen, unnötige Defizite ausgleichen zu müssen.
Folgende Vorschläge könnten dazu führen, zukünftig mehr Wirtschaftlichkeit zu erzielen:

- Patienten können auf lange Sicht nicht nur zwischen 8 und 16 Uhr behandelt werden. Man kann auch Krankenhäuser so organisieren, dass ein „abgespeckter" Zwei-Schicht-Betrieb bis 20 Uhr möglich wird. Dies wäre auch den Patienten zuzumuten. Medizinische Geräte könnten dann zumindest 12 Stunden am Tag im Einsatz sein, damit sie sich in einem angemessenen Zeitraum rechnen bzw. amortisieren.
- Aufgrund der Reduzierung der Bettenanzahl in Deutschland um 15 Prozent innerhalb von 10 Jahren (siehe oben) braucht zukünftig nicht mehr jede Stadt bzw. jede Gemeinde ein Krankenhaus mit einem kompletten Versorgungsangebot vorhalten. Dies wird bald gar nicht mehr finanzierbar sein, wobei es keine Rolle spielt, ob die Trägerschaft des Hauses öffentlich, gemeinnützig oder privat ist. Jede Klinik sollte in erster Linie kostendeckend arbeiten müssen.
- „Wald- und Wiesenkrankenhäuser", die alles haben und das meiste nur ein bisschen nützen, können zukünftig sicherlich nicht mehr finanziert werden. Stattdessen scheinen

einerseits Spezialkliniken sinnvoll, die bestimmte Behandlungen anbieten. Daneben sollte es Häuser geben, die eine solide Grundversorgung vorhalten. Die wohnortnahe medizinische „Rundumversorgung" wird auf Dauer nicht finanzierbar sein.

- Krankenhäuser sollten sich insbesondere angehenden Ärzten gegenüber als attraktive und moderne Arbeitgeber präsentieren, um dem immer gravierender werdenden Ärztemangel zu begegnen.

Ziel der Krankenhäuser sollte sein, sowohl für potenzielle Mitarbeiter (insbesondere Ärzte und Pflegende) als auch für Patienten zu Magnetkrankenhäusern zu werden.

Viele private Krankenhäuser beweisen heute schon, dass sogar hohe jährliche Wachstumsraten – trotz massiver Investitionen und Ärztemangel – bei guter Qualität möglich sind. Von Verlusten ist bei Krankenhäusern in privater Trägerschaft nicht die Rede. Im Gegenteil: So berichtet Wolfgang Pföhler, Vorstandsvorsitzender der Rhön Klinken, am 31. Mai 2007 von einem Konzerngewinn von 109,1 Millionen Euro für das Geschäftsjahr 2006 und von einem Konzerngewinn von 111, 2 Millionen Euro im Geschäftsjahr 2007 (vgl. http://www.rhoen-klinikum-ag.com/rka/cms/rka_2/deu/download/20080617_hv_text_de.pdf).

Demografischer Wandel als neue Herausforderung

Natürlich sind auch Krankenhäuser von der demografischen Entwicklung betroffen, allerdings nicht negativ. Diesen Trend der alternden Bevölkerung können sie positiv nutzen, zumal für die kommenden 21 Jahre deutlich mehr Krankenhausbehandlungen erwartet werden. Im März 2008 wurde bekannt, dass das Statistische Bundesamt bis 2030 rund 58 Prozent mehr Pflegefälle erwartet und somit eine dramatische Vergreisung der Gesellschaft stattfindet (vgl. http://www.spiegel.de/wirtschaft/0,1518,542372,00.html).

9.2 Die Blue Ocean-Theorie: Wie neue Märkte geschaffen werden können, wo es keine Konkurrenz gibt

Es ist unsere Überzeugung, dass Krankenhäuser der beschriebenen negativen Entwicklung dann entkommen und Marktanteile sichern oder sogar ausbauen können, wenn sie im Sinne der Blue Ocean-Theorie

- neue Märkte schaffen,
- der Konkurrenz ausweichen,
- neue Nachfragen erschließen und
- neue Angebote kreieren.

Dies wird sich auf die eigene Kostenstruktur positiv auswirken.

Grundlagen der Blue Ocean-Theorie

Die beiden Wirtschaftswissenschaftler W. Chan Kim und Renée Mauborgne (2005) gehen mit ihrer Blue Ocean-Theorie von folgenden Überlegungen aus: Wer in heftig umkämpften Branchen tätig ist, muss auf Dauer mit schrumpfenden Gewinnen und stagnierenden Umsätzen rechnen. Eine wirkliche Chance, erfolgreich zu agieren, besteht darin, unbesetzte Märkte zu finden: Sogenannte „Blaue Ozeane", die ihre „Entdecker" lange Zeit für sich haben – und die zu hohem Profit und niedrigen Kosten führen.

Der Wettbewerb wird von Kim und Mauborgne (2005) als zwei verschiedenartige Ozeane beschrieben: Im „roten Ozean" versuchen Unternehmen ihre Konkurrenten kontinuierlich zu übertreffen, um – langsam aber sicher – einen immer größeren Anteil an einer vorhandenen Nachfrage zu erreichen. Je mehr Anbieter derselben Branche sich auf einem Markt tummeln und je erbitterter die Kämpfe mit den Konkurrenten sind, desto stärker sinken allerdings die Gewinn- und Wachstums-Chancen in den roten Ozeanen. Die Produkte bzw. Dienstleistungen werden schnell zur Massenware und die Marktanteile sinken. Um bei dem Bild von Kim und Mauborgne (2005) zu bleiben, befinden sich diese um hohe Marktanteile kämpfenden Unternehmen aufgrund ihres „Überlebenskampfes" in einem blutroten Ozean.

Bei den „blauen Ozeanen" handelt es sich dagegen um bisher nicht erschlossene, neue Märkte, in denen eine hohe Nachfrage erzeugt werden kann und Aussicht auf höchst profitables Wachstum besteht. In den blauen Ozeanen wird eine Nachfrage des (neuartigen) bereitgestellten Leistungs- bzw. Produktangebots erzeugt und nicht erkämpft. Blaue Ozeane bieten große Chancen für ein sowohl gewinnträchtiges als auch schnelles Wachstum.

Es gibt zwei Möglichkeiten, blaue Ozeane zu erschaffen: Entweder lassen Unternehmen völlig neue Branchen entstehen, wie es beispielsweise bei Ebay, dem Online-Auktionshaus, der Fall war. Oder sie schaffen einen blauen Ozean aus einem roten heraus. Dies ist möglich, wenn ein Unternehmen die Grenzen einer bestehenden Branche überschreitet. Das tat beispielsweise das US-amerikanische Unternehmen NetJets, das großen Firmen, deren Manager Vielflieger sind, für ihre Geschäftsreisenden Besitzanteile an einem Flugzeug anbietet. Jeder Kunde teilt sich mit 15 anderen ein NetJets-Flugzeug und hat ein Anrecht auf 50 Stunden Flugzeit im Jahr. Für mindestens 375 000 Dollar kann das Unternehmen Mitbesitzer eines sechs Millionen teuren Flugzeugs werden. So können die Manager die Annehmlichkeiten eines Privatjets zum Ticketpreis einer kommerziellen Fluggesellschaft genießen und sparen dabei erheblich an Reisezeit, Hotelkosten, und weiteren Spesen (vgl. www.Netjets.com).

Kim und Mauborgne liefern in ihrem Buch „Der Blaue Ozean als Strategie" (2005) neben dem erwähnten von NetJets mehr als 50 weitere Beispiele von erschaffenen blauen Ozeanen, die sie in über 30 Branchen untersuchten. Sie haben Daten der letzten 100 Jahre analysiert und kommen zu folgendem Schluss: Neue Märkte und Branchen zu schaffen folgt in der Regel einem logischen Muster strategischer Entscheidungen. Die Logik dieser Strategie unterscheidet sich von den traditionellen Wettbewerbsmodellen. Letztlich führt die Erschließung eines neuen Marktes, auf dem es bisher noch keine Mitbewerber gibt, zu gewinnträchtigem, schnellem und konkurrenzlosem Wachstum.

Beispiele von bekannten Blue Ocean-Unternehmen

Anschauliche Beispiele für das Erreichen sogenannter blauer Ozeane sind die – allen Lesern dieses Buches bekannten – Unternehmen IKEA, Starbucks Café, die Fluggesellschaft Easy Jet oder das Fastfood Unternehmen McDonald's.

IKEA ist es vor etwa 40 Jahren gelungen, mit seinen Möbelhäusern einen blauen Ozean zu erreichen, auf dem das Unternehmen noch heute konkurrenzlos sehr erfolgreich ist (231 IKEA Einrichtungshäuser in 24 Ländern mit ca. 12 000 Artikeln und 522 Millionen Kunden alleine im Jahr 2007). Das Konzept, geschmackvolle und preiswerte Möbel „zum Mitnehmen" anzubieten, die die Kunden an einer Kasse wie in einem Supermarkt bezahlen, selbst nach Hause transportieren und aufbauen, war – bis es IKEA gab – nicht vorhanden. Ikea hat die Möglichkeit genutzt, einen neuen Markt zu schaffen, auf dem es bis heute konkurrenzlos tätig ist und immer noch weltweit expandiert. Der Kundennutzen einerseits und die Gewinnmargen andererseits sprechen für sich.

Auch den Unternehmen Starbucks Cafe, Easy Jet oder McDonald's ist es gelungen, solche neuen Märkte zu schaffen, auf eine riesige Kundennachfrage zu stoßen und mit ihren Konzepten über Jahrzehnte hinweg konkurrenzlos Marktführer zu bleiben. Es lassen sich viele Beispiele von eroberten „Blauen Ozeanen" finden.

Allen Unternehmen ist gemeinsam, dass sie bisher unerfüllte Kundenwünsche erkannt und befriedigt haben, sei es das „Coffee to go-Prinzip", das extrem preiswerte Fliegen in andere Länder oder den „Hamburger" zum schnellen Mitnehmen zu einem bezahlbaren Preis.

Die Kosten-Nutzen-Innovation im Sinne der Blue Ocean-Theorie

Im Sinne der Blue Ocean-Theorie haben die erwähnten Unternehmen es geschafft, eine sogenannte „Nutzeninnovation" zu schaffen, die dann entsteht, wenn sich die „neuen" Produkte oder Dienstleistungen sowohl auf die eigene Kostenstruktur als auch auf den Zusatznutzen für die Kunden positiv auswirken.

Kim und Mauborgne (2005) betonen, dass die Blue Ocean-Strategie dem Grundsatz widerspricht, es gebe einen Zielkonflikt zwischen Kundennutzen und Kosten. Die Autoren gehen davon aus, dass noch viel zu oft fälschlicherweise angenommen wird, dass Unternehmen entweder den Kunden einen größeren Nutzen zu höheren Kosten anbieten oder einen gerade noch vertretbaren Wert zu geringeren Kosten schaffen. In diesem Fall dreht sich die Strategie eigentlich nur um die – falsche – Entscheidung, ob entweder Zusatznutzen angeboten wird oder die Kosten niedrig gehalten werden. Unternehmen, die jedoch blaue Ozeane schaffen, können sowohl zusätzlichen Nutzen für die Kunden bieten als auch die Kosten niedrig halten.

Kim und Mauborgnes Ergebnisse hinsichtlich Gewinn und Kosten

Kim und Mauborgne (2005) berichten von einer Studie zu Produkteinführungen in 108 Unternehmen. Sie stellten fest, dass 86 Prozent dieser Marktneuheiten *Produkterweiterungen* waren – also ergänzende Verbesserungen bereits vorhandener Angebote. Nur 14 Prozent zielten darauf ab, komplett neue Märkte oder Branchen zu schaffen.

Während die Erweiterung von Produktlinien zwar 62 Prozent des Gesamtumsatzes ausmachte, lag sein Anteil am Gesamtgewinn aber nur bei 39 Prozent. Die 14 Prozent der Produkte, die auf neue Märkte abzielten und in neue Branchen investiert worden waren, erbrachten zwar nur 38 Prozent des Gesamtumsatzes, aber dafür überraschende 61 Prozent des Gesamtgewinns.

Diese Ergebnisse sprechen für sich und belegen, dass es betriebswirtschaftlich rentabel ist, blaue Ozeane zu erobern.

Das ERSK-Modell: Übertragung auf Krankenhäuser

Orientiert man sich an den vorliegenden Untersuchungsergebnissen von Kim und Mauborgne (2005), so lassen sich deren Erkenntnisse mühelos auf Einrichtungen des Gesundheitswesens übertragen.

Auch Krankenhäuser befinden sich im Konkurrenzkampf miteinander und folglich in einem roten Ozean. Es gibt aber eine beachtliche Anzahl von Häusern, die – im Sinne der Blue Ocean-Theorie – bereits blaue Ozeane erobert haben, auf denen sie (bisher noch) konkurrenzlos erfolgreich sind.

Das von Kim und Mauborgne (2005) im Rahmen der Blue Ocean-Theorie entwickelte ERSK-Modell zeigt anschaulich, wie sich Krankenhäuser aus dem roten Ozean des ruinösen Wettbewerbs befreien können.

Das ERSK-Modell geht davon aus, dass branchenübliche Leistungen, auf denen der Wettbewerb in der Branche bisher beruht, auf der einen Seite *eliminiert* (= E) bzw. *reduziert* (= R) werden. Auf der anderen Seite wird das Leistungsangebot ausgebaut, d. h. *gesteigert* (= S) und es werden neue bzw. innovative Angebote *kreiert* (= K).

Möchte ein Krankenhaus Erkenntnisse der Blue Ocean-Theorie nutzen, muss es sich zunächst Folgendes überlegen:

- Welche Leistungen des medizinischen Spektrums, das das Krankenhaus anbietet, können bis weit unter den Branchenstandard *reduziert* werden?
- Welche Angebote, die Krankenhäuser als selbstverständlich betrachten, können ohne weiteres vernachlässigt, d. h. *eliminiert* werden?
- Welche Leistungen des Krankenhauses können bis weit über den Standard der Branche *gesteigert* werden?
- Welche Leistungen, die bisher noch nicht von einem Krankenhaus geboten wurden, können initiiert bzw. *kreiert* werden?

Ein Praxisbeispiel: Das Kompetenzzentrum Demenz in Nürnberg

Ein gutes Beispiel für die Anwendung des ERSK-Modells ist das Kompetenzzentrum Demenz in Nürnberg (vgl. http://www.diakonieneuendettelsau.de/kzd.html).

Ausgangspunkt der Planungen dieses Demenzzentrums war die Tatsache, dass in Deutschland aktuell etwa eine Million Menschen an einer Demenzerkrankung leiden und zwei Drittel davon von der Alzheimer'schen Krankheit betroffen sind. Hieraus entstehen für

Patienten und deren Angehörige gewaltige Bedürfnisse und Wünsche. Folglich tut sich hier eine immense Nachfrage auf dem Markt der Betreuung von Demenzkranken auf. Nachdem jährlich sogar mehr als 250 000 Neuerkrankungen auftreten, wird dieser Markt vorerst sogar weiter wachsen. Im Zuge des demografischen Wandels wird sogar eine Erhöhung der Zahl der demenzkranken Menschen auf mehr als zwei Millionen im Jahr 2050 erwartet, sofern kein Durchbruch in Prävention und Therapie gelingt.

Die Diakonie Neuendettelsau hat mit dem Kompetenzzentrum Demenz laut eigener Aussage „die Situation von an Demenz erkrankten Menschen und ihren Angehörigen in Nürnberg erheblich verbessert", da es in der Beratung und Betreuung demenzkranker Menschen völlig neue Wege geht (vgl. http://www.diakonieneuendettelsau.com/kompetenzzentrum.html).

Im Kompetenzzentrum Demenz werden insbesondere neue Versorgungsformen demenzbetroffener Patienten entwickelt. In der Tagespflege werden diejenigen Patienten betreut, die weiterhin zu Hause wohnen (möchten). Dennoch steht ihnen das gesamte therapeutische Angebot des Kompetenzzentrums zur Verfügung: So können beispielsweise Menschen mit einem gestörten Tag-/Nachtrhythmus sich zu jeder Uhrzeit im Kompetenzzentrum Demenz aufhalten und werden dort entsprechend gut betreut.

Ziel der Angebote ist es, die pflegenden Personen/Familienangehörigen des demenzkranken Patienten zu entlasten, in dem – abhängig von der Schwere der Erkrankung – Wohngemeinschaften, Kurzzeitpflege sowie klinische und ambulante Angebote in Anspruch genommen werden können. Dabei werden auch die Leistungen anderer Träger in Nürnberg eingebunden, mit denen das Kompetenzzentrum vernetzt ist, um wirklich optimale Hilfestellung leisten zu können.

Die Anwendung des ERSK-Modells im Kompetenzzentrum Demenz

Bezogen auf das oben erwähnte ERSK-Modell im Rahmen der Blue Ocean-Theorie wurden im Kompetenzzentrum Demenz fast alle typischen Merkmale klassischer Pflegeheime für Demenzkranke *eliminiert* bzw. *reduziert*. Stattdessen wurden neue Serviceleistungen für an Demenz erkrankte Menschen und deren Angehörige *kreiert* bzw. erheblich *verbessert*. So wurde z. B. ein Nachtcafé eingerichtet (kreiert), das speziell für Menschen gedacht ist, die eine Störung in ihrem Tages- und Nachtrhythmus haben und nachts besonders aktiv sind. Solch ein Angebot entlastet insbesondere die pflegenden Angebhörigen und entspricht deren Wunsch nach bester Betreuung während der Nacht für den z. B. am Alzheimer-Syndrom erkrankten Angehörigen.

Nach diesen Schilderungen wird deutlich, dass es dem Kompetenzzentrum Demenz in Nürnberg gelungen ist, einen blauen Ozean zu erreichen, in dem ein medizinisches und soziales Leistungsangebot kreiert wurde, für das es eine immense Nachfrage, aber bisher noch keine Mitbewerber auf dem Markt gibt.

Einerseits sind die neuen Leistungsangebote nahe verwandt mit denen des bisherigen Kerngeschäfts von konventionellen Pflegeeinrichtungen, andererseits wurden bisher unerfüllte Wünsche Demenzkranker und deren Angehörigen erkannt und kundenorientiert erfüllt.

9.3 Krankenhäuser: Welche schon in einem blauen Ozean schwimmen

Kim und Mauborgne (2005) haben bei ihren Studien klare Muster für die Eroberung blauer Ozeane entdeckt: Insbesondere handelt es sich um Verfahren zur Umgestaltung der Marktgrenzen. Diese werden als „Suchpfade" bezeichnet, wobei es insgesamt sechs Suchpfade gibt (s. u.). Diese führen Unternehmen zu neuen wirtschaftlich rentablen Ideen, wobei bekannte Tatbestände aus einer neuen Perspektive betrachtet werden.

Das folgende Beispiel der Berliner MIC-Klinik eignet sich dazu, die sechs Suchpfade auf Krankenhäuser zu übertragen.

Die Berliner Klinik für Minimal Invasive Chirurgie

Die MIC-Klinik in Berlin (http://www.mic-berlin.de) ist eine 44 Betten-Klinik mit zwei Hauptabteilungen (Gynäkologie und Chirurgie), die sowohl Privat- als auch Kassenpatienten *ausschließlich* minimal invasive chirurgische Eingriffe anbietet. Diese werden auch als Schlüssellochchirurgie bezeichnet. Seit der Klinikeröffnung im November 1997 wurden dort über 21 000 Operationen durchgeführt. Ziel der Klinik ist es, die Belastungen für die Patienten während und die Schmerzen nach einer Operation äußerst gering zu halten. Die durchschnittliche Verweildauer betrug im Jahr 2006 – im Sinne einer „Fast Track Chirurgie" – genau 2,65 Tage und war somit weitaus kürzer als die Verweildauer in anderen bundesdeutschen Kliniken, die ähnliche minimal invasive Eingriffe vornehmen.

Das ERSK-Modell für die MIC-Klinik

Patienten, die sich in der MIC-Klinik haben behandeln lassen, sind von dem erstklassigen persönlichen Service – ähnlich wie in einem Fünfsternehotel – von der Aufnahme bis zur Entlassung begeistert. Dies geht aus den Einträgen im Online-Gästebuch der MIC-Klinik hervor (vgl. http://www.mic-blog.de/gastebuch/). Das ERSK-Modell lässt sich auf die MIC-Klinik wie folgt übertragen:

Eliminierung: Der Krankenhauscharakter, den man in klassischen Krankenhäusern vorfindet, wurde in der MIC-Klinik weitgehend eliminiert.

Reduzierung: Das medizinische Leistungsspektrum wurde stark reduziert. Außerdem hat sich die Verweildauer nach chirurgischen Eingriffen in der MIC-Klinik auf ca. 2,65 Tage pro Eingriff reduziert und wurde somit weit unter die bundesdeutschen durchschnittlichen Liegezeiten bei vergleichbaren Eingriffen gesenkt. Dadurch, dass die MIC-Klinik planbare medizinische Eingriffe vornimmt, konnten darüber hinaus Kosten reduziert werden, die z. B. wegen des Vorhaltens von 24-Stunden-Bereitschaftsdiensten anfallen.

Steigerung: Die Expertise beim endoskopischen Operieren wurde ebenso gesteigert wie das ansprechend Ambiente, der Hotelcharakter sowie der Komfort, der auch für Kassenpatienten gilt. Die Patientenorientierung konnte somit insgesamt gesteigert werden.

Kreierung: Die MIC-Klinik führte die sogenannte „Fast Track Chirurgie" ein, bei der ausschließlich minimal invasive chirurgische Eingriffe vorgenommen werden. Weiterhin wurden zahlreiche Wohlfühlfaktoren kreiert, die die Patienten während ihrer ultrakurzen Klinikaufenthalte genießen sollen. Darüber hinaus kreierte die MIC-Klinik den Umgang mit Patienten dahingehend neu, dass sie ausnahmslos Wert auf freundliches und engagiertes Auftreten des Personals gegenüber den Patienten, die wie Gäste behandelt werden, legt.

Die sechs Suchpfade und deren Übertragung auf die MIC-Klinik

Kim und Mauborgne (2005) argumentieren, dass die von ihnen formulierten sechs Suchpfade im Widerspruch zu sechs Grundannahmen stehen, auf denen viele Unternehmen ihre Strategie aufbauen. In der folgenden Tabelle sind die sechs Suchpfade und die sechs konventionellen Grundannahmen gegenübergestellt.

Die sechs Suchpfade im Rahmen der Blue Ocean-Theorie mit denen es gelingt, „Blaue Ozea ne zu erobern"	Sechs konventionelle Grundannahmen, die nicht dazu führen, sich aus einem ruinösen Wettbewerb zu befreien
1. Das Unternehmen betrachtet Alternativbranchen, um sich Anregungen dafür zu holen, wie verwandte Branchen ihre Kunden „bedienen".	1. Das Unternehmen konzentriert sich auf die Konkurrenten innerhalb der eigenen Branche und versucht, in der Branche der Beste zu sein.
2. Das Unternehmen betrachtet die strategischen Gruppen in der Branche, um deren Leistungsangebot zu analysieren.	2. Das Unternehmen konzentriert sich auf die Wettbewerbsposition innerhalb der eigenen strategischen Gruppe. Die Betrachtung der Branche erfolgt unter allgemein akzeptierten Gesichtspunkten.
3. Das Unternehmen definiert die Käufergruppen der Branche neu und führt ggf. eine Änderung hinsichtlich der Zielgruppen herbei.	3. Das Unternehmen konzentriert sich auf bestehende Käufergruppen und bedient die gleichen Käufer wie die Konkurrenz.
4. Das Unternehmen betrachtet komplementäre Dienstleistungen, die sich zusätzlich zur Kerndienstleistung anbieten.	4. Das Unternehmen bietet die gleiche Palette von Produkten und Dienstleistungen an wie die Konkurrenz.
5. Das Unternehmen betrachtet die funktionalen oder emotionalen Kaufmotive, die Orientierung der Branche wird neu überdacht.	5. Das Unternehmen akzeptiert die bestehende emotionale Orientierung der Branche.
6. Das Unternehmen betrachtet nachhaltige Trends und kopiert diese im Verlauf der Zeit.	6. Das Unternehmen konzentriert sich darauf, sich extern vorgegebenen Trends kontinuierlich anzupassen bzw. diese zu antizipieren.

Wenn man die Strategie der sechs Suchpfade auf die Berliner MIC-Klinik überträgt, wird deutlich, wie deren Erfolg erklärt werden kann.

1. Suchpfad: Betrachtung von Alternativbranchen
Krankenhäuser, die einen blauen Ozean erobern wollen, sollten sich zunächst nicht nur in der eigenen Branche umsehen, sondern sich auch an Unternehmen anderer Branchen

orientieren, die ähnliche oder verwandte Produkte bzw. Dienstleistungen anbieten, wie z. B. Hotels, Wellnessanbieter oder sogenannte „Schöneitsfarmen".

Die MIC-Klinik hat sich in ihrem Konzept tatsächlich eng an Hotels und deren Serviceleistungen orientiert und ist damit der Konkurrenz – nämlich klassischen Krankenhäusern ohne hohen Anspruch hinsichtlich der Wohlfühlfaktoren – ausgewichen. In Hotels werden Gäste herzlich willkommen geheißen, sie werden gerne bedient und der Kunde ist dort seit jeher tatsächlich König. Serviceleistungen und sehr zuvorkommendes Personal sind in Hotels selbstverständlich, um den Gästen einen möglichst schönen Aufenthalt zu ermöglichen.

2. Suchpfad: Betrachtung der strategischen Gruppen in der Branche

Zur Eroberung eines blauen Ozeans sollten Krankenhäuser beobachten, was die Mitbewerber der eigenen Branche ihren Patienten bieten, um dann zu überlegen, aufgrund welcher Faktoren die Patienten von einem Krankenhaus zu einem anderen wechseln würden.

Als Wettbewerbsvorteile können für die MIC-Klinik die kurzen Verweildauern, das ansprechende Ambiente der Klinik und das herzliche und freundliche Verhalten aller Mitarbeiter, was die Patienten wertschätzen genannt werden.

Außerdem ist der Komfort, der auch Kassenpatienten gleichermaßen geboten wird, ein wesentliches Unterscheidungsmerkmal zu anderen Kliniken und beeinflusst Patienten bei ihrer Entscheidung, die MIC-Klinik und kein anderes Krankenhaus aufzusuchen.

3. Suchpfad: Betrachtung der Käufergruppen

Im Rahmen dieses Suchpfades werden Krankenhäuser dazu aufgefordert, genau zu überlegen, wer die verschiedenen Kundengruppen sind und welche Bedürfnisse diese haben. Die MIC-Klinik hat sich auf die Kundengruppe der relativ gesunden und nicht zu alten Patienten spezialisiert, bei der minimal invasive Eingriffe relativ problemlos durchgeführt werden können. Im Sinne der Blue Ocean Theorie hat sich die MIC-Klinik überlegt, welche Wünsche diese Zielgruppe während eines Klinikaufenthaltes hat und wie diese optimal erfüllt werden können. Darüber hinaus werden die Bedürfnisse der Zuweiser hinsichtlich Information und Kommunikation erfüllt, da sie bei der Entscheidung, die MIC-Klinik aufzusuchen eine wesentliche Rolle spielen. Neben den zuweisenden Ärzten setzt die MIC-Klinik sehr stark auf das Internet als Kommunikationsinstrument und bietet auf seiner Homepage vielfältigste, in sehr ansprechender Form aufbereitete Informationen, die den (potenziellen) Patienten helfen, die Entscheidung für die MIC-Klinik zu fällen.

In der MIC-Klinik werden neben den Patienten, den Angehörigen, den zuweisenden Ärzten auch die Kassen als Kostenträger als strategisch wichtige Zielgruppe ernst genommen und auf ausgefallene Art „bedient".

4. Suchpfad: Betrachtung der komplementären Produkte bzw. Dienstleistungen

Krankenhäuser sollten sich überlegen, welche zusätzlichen – über das reine Kerngeschäft hinausgehenden Leistungen – die Zielgruppen nachfragen könnten, um diese dann auch anzubieten. Insbesondere Leistungen, die einer Zielgruppe einen Zusatznutzen stiften (z. B. ein gesprächstherapeutisches Betreuungsangebot für Angehörige von schwerstkranken oder sterbenden Patienten), werden besonders gut angenommen.

In der MIC-Klinik wurde sorgfältig überlegt, welche Dienstleistungen die verschiedenen Kundengruppen vor, während und nach minimal invasiven chirurgischen Eingriffen dankbar annehmen. So wurde ab Juni 2008 im Adipositas-Zentrum in Zusammenarbeit mit einer Ernährungsberaterin eingerichtet und kostenpflichtige Abnehmkurse in der MIC-Klinik initiiert, die einmal wöchentlich abends besucht werden können.

5. Suchpfad: Betrachtung der funktionalen und emotionalen Kaufmotive
Da der Wettbewerb auch auf Gefühlen beruht, müssen Krankenhäuser ihre Zielgruppen ebenfalls auf emotionaler Ebene ansprechen, wenn sie einen blauen Ozean erobern wollen. Statt Angst sollte beispielsweise Vertrauen geweckt werden, in dem auf eine professionelle und möglichst schmerzlose medizinische Behandlung hingewiesen wird.

Das Motto der MIC-Klinik *„Sanfte Chirurgie: So viel wie nötig, so wenig wie möglich ...“* und der folgende Text auf der Website *„Die Minimal Invasive Chirurgie, auch „Schlüssellochchirurgie“ genannt, ist eine sanfte Methode des Operierens – keine Zauberei. Sie reduziert Schmerzen nach der OP und die Länge des Krankenhausaufenthaltes oftmals auf ein Minimum“* spiegeln anschaulich wider, wie die MIC-Klinik ihre Patienten emotional anspricht, um sich von der Konkurrenz abzuheben.

6. Suchpfad: Betrachtung nachhaltiger Trends
Krankenhäuser, die auf der Suche nach einem neune Markt sind, auf dem es keine Konkurrenz gibt, sollten Trends erkennen, diese als Chance wahrnehmen und ihnen folgen. Die MIC-Klinik bietet in ihrem operativen Bereich medizinische Technologie auf international höchstem Niveau und verfügt über einen der weltweit modernsten Operationssäle. Das Videokonferenzsystem erlaubt die direkte Live-Konsultation aus dem OP mit Spezialisten aus aller Welt. *„Wir stehen in ständigem Kontakt mit Partnerkliniken in den USA, Frankreich und dem Nahen Osten, um die existierenden Standards für unsere Patienten weiterzuentwickeln und die Sicherheit der Eingriffe zu optimieren“*, heißt es auf der Website. Aus dieser Aussage ist der Trend zu erkennen, die neuen Technologien nutzbringend und öffentlichkeitswirksam einzusetzen.

Weitere Beispiele von Krankenhäusern, die schon heute in einem Blauen Ozean schwimmen

Ein weiteres deutsches Krankenhaus, das bereits einen blauen Ozean erobert hat, ist die WolfartKlinik in Gräfelfing bei München (vgl. http://www.wolfartklinik.de).
Sie ist ein Familienunternehmen, das von Florian Wolfart, dem Sohn des Gründers, geleitet wird und versorgt pro Jahr ca. 8 000 Patienten. Die Klinik umfasst die folgenden Fachabteilungen:

- Anästhesie und Intensivmedizin,
- Allgemeinchirurgie, Unfallchirurgie, Plastische und Ästhetische Chirurgie,
- Frauenheilkunde und Geburtshilfe mit Konsiliarabteilung für Kinderheilkunde und Neonatologie,
- Orthopädie mit den Schwerpunkten Sportmedizin und Endoprothetik sowie eine
- Konsiliarabteilung für Innere Medizin.

Das Besondere, das Innovative an dieser Klinik ist ein sogenanntes „kooperatives Belegarztsystem". Dieses wird auf der Website wie folgt beschrieben:

> *„Die ärztliche Versorgung unserer Patienten ist im Vergleich zu den meisten Krankenhäusern Deutschlands außergewöhnlich. Wir verstehen uns im amerikanischen Sinn als „Zentrum für klinisch orientierte Ärzte". Unsere Ärzte haben einen Schwerpunkt ihrer Tätigkeit im Krankenhaus, sind dort aber nicht angestellt, sondern sind selbständige Inhaber einer Arztpraxis. Dieses System wird in Deutschland als kooperatives Belegarztsystem bezeichnet. In unserem Hause werden die Belegärzte unterstützt von fachspezifischen Teams erfahrener Assistenzärzte."*

Die Vorteile dieses Systems liegen auf der Hand:

- Jeder Patient kennt seinen Arzt schon vor dem Krankenhausaufenthalt
- Die medizinische Betreuung der Patienten geschieht aus einer Hand.
- Doppeluntersuchungen kommen nicht vor
- Es gibt keine „Zwei-Klassen-Medizin", da der vom Patienten ausgewählte Arzt ihn auch behandelt.

Darüber hinaus hat die WolfartKlinik das Ziel, sich mit seinem Service an einem guten Hotel zu orientieren. Der diesbezügliche Text auf der Homepage verdeutlicht diesen Anspruch:

> *„Der Service für unsere Patienten orientiert sich am Angebot eines guten Hotels, denn wir sind der Meinung, dass auch das Wohlbefinden für eine schnelle Genesung von großer Bedeutung ist. Der Patient ist bei uns auch Gast. Wir haben großen Wert auf ein einladendes Ambiente mit einer persönlichen Atmosphäre gelegt, die hin und wieder vielleicht sogar vergessen lässt, dass man sich in einem Krankenhaus befindet. Die helle, großzügige Eingangshalle ist Treffpunkt und Aufenthaltsort. Von dort aus gelangt man in den Garten, der Gelegenheit für kleine Spaziergänge bietet."*

Wenn man die Einträge von Patienten in Onlineportalen liest, scheint dieses Konzept sehr gut anzukommen. Der folgende Text einer Patientin, der auszugsweise der Website „Doo-Yoo Kaufberatung", auf der Krankenhäuser bewertet werden können, entnommen wurde, ist ein illustratives Beispiel eines solchen positiven Urteils über die WolfartKlinik (vgl. http://www.dooyoo.de/kurorte-krankenhaus/wolfartklinik/):

> *„Am Eingang (der WolfartKlinik) betritt man einen großen, freundlichen Raum in dem mehrere Sitzgruppen verteilt sind. Dieser Wartesaal ist um einen wunderschön angelegten Garten herum gebaut. Vor der Scheibe zum Garten läuft ein Wasserspiel mit einigen Wasserrädern, das vor allem auf Kinder einen beruhigenden Einfluss ausübt und ihnen die Wartezeit verkürzt. Am positivsten fällt mir jedes mal auf, dass einem bei Betreten der Klinik nicht der allseits bekannte Krankenhausgeruch entgegenschlägt (...) Sehr viele Zimmer – das dürften wohl die für Privatpatienten sein – haben sogar einen eigenen Balkon. (...)*
> *Vor meiner Blindarmoperation dort war ich absolut nicht nervös, obwohl das mein erster Eingriff unter Vollnarkose war. Das lag wohl (...) daran, dass sich das Personal vorbildlich um mich kümmerte. Ich hatte während meines Aufenthalts den Eindruck, dass hier genügend Pflegepersonal vorhanden war und diese Leute wirklich Freude an ihrer Arbeit hatten. Übrigens, das Essen war für ein Krankenhaus wirklich hervorragend! Da die Klinik neben einer orthopädischen und einer chirurgischen Abteilung auch über eine Geburtenstation verfügt, steht für uns fest, dass unsere Kinder hier das Licht der Welt erblicken werden."*

Die Elemente der Blue Ocean-Theorie können leicht auf diese Klinik übertragen werden. In der folgenden Tabelle ist zusammengefasst, welche Leistungen eliminiert, reduziert, gesteigert und kreiert worden sind.

ERSK-Modell	Umsetzung in der WohlfartKlinik
Eliminierung	Die Schnittstellenproblematik zwischen ambulantem und stationärem Bereich, die die meisten Krankenhäuser schwer in den Griff bekommen, wurde in der WolfartKlinik komplett eliminiert. Die medizinische Betreuung geschieht aus einer Hand – sowohl ambulant als auch stationär werden die Patienten von ein und demselben Arzt betreut. Doppeluntersuchungen kommen demnach nicht vor, da die Befunde der ambulanten Behandlung nahtlos in die stationäre Behandlung aufgenommen werden. Dieses Modell führt dazu, dass die klassische Aufbauorganisation (Chefarzt, Oberärzte, Assistenten) eliminiert worden ist. Neben den Belegärzten arbeiten nur erfahrene Assistenten in der WolfartKlinik.
Reduzierung	Krankenhaustypische Elemente wurden architektonisch reduziert. Die Patienten werden weniger als Patienten sondern als Hotelgäste betrachtet, da in der WolfartKlinik auch das Wohlbefinden für eine schnelle Genesung von großer Bedeutung ist. Krankenhaustypische hierarchische Strukturen wurden ebenfalls reduziert, in dem den Assistenten mehr Verantwortung übertragen worden ist.
Stärkenbildung	Die Stärke der Klinik, das kooperative Belegarztsystem und der Hotelcharakter führen dazu, dass es keine „Zwei-Klassen-Medizin" gibt, da der vom Patienten ausgewählte Arzt ihn auch behandelt. In der Imagebroschüre der WolfartKlinik sind Boris Becker und Hilde Gerd mit großen Fotos abgebildet und werben – als weltweit bekannte Spitzensportler – für diese Klinik. Sie stellen in ihren Zitaten die Stärken der Klinik besonders heraus (vgl. http://wolfartklinik.de/pdf_wolfartklinik/imagebroschuere_wolfartklinik.pdf).
Kreierung	Jeder Patient kennt seinen Arzt schon vor dem Krankenhausaufenthalt. Der Belegarzt sieht das Ergebnis auch nach dem Krankenhausaufenthalt und behandelt den Patienten nahtlos ambulant weiter. Somit greifen die ambulante und die stationäre Versorgung ineinander, was bei den Patienten ein Gefühl von Sicherheit und Vertrauen schafft.

Hinsichtlich der Mitarbeiterorientierung stellt sich die WolfartKlinik auf der Startseite Ihrer Homepage (vgl. http://www.wolfartklinik.de) als „Great Place to work" dar (vgl. Kapitel 2.6). Sowohl im Jahr 2007 als auch in den Jahren 2008 und 2009 wurde sie bei dem Wettbewerb „Deutschlands bester Arbeitgeber im Gesundheitswesen" ausgezeichnet und landete auf den vorderen Plätzen. In Zeiten von Ärztemangel und Nachwuchsproblemen ist dies sicherlich eine innovative Idee, um neue Mitarbeiter zu akquirieren.

Die Cleveland Clinic: Eine Zweitmeinung via Internet anfordern

Als drittes Beispiel für die Eroberung eines blauen Ozeans wird im Folgenden die elektronische Klinik der US amerikanischen Cleveland Clinic vorgestellt.

Insbesondere in den Ländern im Nahen Osten ist es üblich, neben der Meinung des eigenen Arztes eine zweite ärztliche Meinung zu einem Krankheitsbild einzuholen. Diesen

313

Service bietet seit ca. zwei Jahren die Cleveland Clinic in Form einer sogenannten „e Clinic" im Internet an (vgl. http://my.clevelandclinic.org/eclevelandclinic/default.aspx). In dieser e Clinic werden per E-Mail zugesandte digitale Patientenakten von Ärzten analysiert, Diagnosen überprüft, Befunde beurteilt und Zweitmeinungen an Patienten übermittelt. Dies geschieht an sieben Tagen pro Woche, 24 Stunden pro Tag.

Die Cleveland Clinic hat auf diese Weise unter Heranziehung modernster Technologien einen völlig neuen Geschäftsbereich gegründet, der eine zusätzliche Dienstleistung für Patienten anbietet und zusätzliche Erlöse erwirtschaftet. Diese Entwicklung führte zu neuen Kundengruppen und zur Schaffung bzw. Eroberung eines komplett neuen Marktes.

Wie sich die Cleveland Clinic im Rahmen der sechs Suchpfade (die bereits weiter oben im Zusammenhang mit der Berliner MIC-Klinik erläutert wurden) einen blauen Ozean erobert hat, macht die folgende Übersicht deutlich.

Die sechs Suchpfade zur Eroberung eines Blauen Ozeans	Übertragung auf die Cleveland Clinic
1. Das Unternehmen betrachtet Alternativbranchen, um sich Anregungen von verwandten Branchen zu holen.	Anregungen hat die Cleveland Clinic aus dem „Online Business" bekommen. Immer mehr Geschäfte werden komplett über das Internet abgewickelt, im Banken- und Versicherungsbereich ebenso wie im Handel.
2. Das Unternehmen betrachtet die strategischen Gruppen in der Branche, um deren Leistungsangebot zu analysieren.	Obwohl eigentlich bekannt ist, dass Patienten sich sehr gerne online medizinische Meinungen zu Krankheitsbildern einholen, sind „e Kliniken" bisher in der Krankenhausbranche unüblich. Eine e Klinik kann derzeit noch kein Konkurrenzkrankenhaus vorweisen. Somit kann die Cleveland Clinic einen riesigen Markt, den es in Fernost zu geben scheint, alleine bedienen.
3. Das Unternehmen definiert die Käufergruppen der Branche neu und führt ggf. eine Änderung hinsichtlich der Zielgruppen herbei.	Als neue Zielgruppe hat die Cleveland Clinic wohlhabende Patienten aus dem fernen Osten entdeckt, deren Wunsch es ist, eine ärztliche Zweitmeinung von ausgewiesenen medizinischen Experten einzuholen und dafür „privat" zu bezahlen.
4. Das Unternehmen betrachtet komplementäre Dienstleistungen, die sich zusätzlich zur Kerndienstleistung anbieten.	Die Zweitmeinung eines weiteren Arztes ist eine Dienstleistung, die normalerweise in ein und demselben Haus *nicht* für Patienten angeboten wird. Sind allerdings die Patienten nicht in diesem Krankenhaus in Behandlung, kann die Zweitmeinung als komplementäre Dienstleistung angeboten werden. Hierbei handelt es sich um keine zusätzliche Leistung für Patienten der Cleveland Clinic, sondern um ein Angebot für (wohlhabende) Patienten aus aller Welt.
5. Das Unternehmen betrachtet die funktionalen oder emotionalen Kaufmotive, die Orientierung der Branche wird neu überdacht.	Die Furcht von Patienten, dass der eigene Arzt etwas übersehen habe könnte, bzw. der Wunsch, einen zweiten Experten auf die Daten der Krankenakte werfen zu lassen, ist durchaus nachvollziehbar. Diese emotionalen Motive hat die Cleveland Clinic für sich genutzt, um die Online-Dienstleistung „Zweitmeinung via Internet" in seiner e Clinic anzubieten.
6. Das Unternehmen betrachtet nachhaltige Trends, das Unternehmen beteiligt sich an der Gestaltung externer Trends im Laufe der Zeit.	Durch hoch moderne und sichere Verschlüsselungstechnologien ist es möglich geworden, auch sehr sensible Daten über das Internet zu versenden. Dies ist ein Trend, den die Cleveland Clinic für sich gewinnbringend nützt und sicherlich in den kommenden Jahren weiter ausbauen wird.

Das ERSK-Modell kann wie folgt auf die Cleveland Clinic übertragen werden:

ERSK-Modell	Umsetzung in der Clevelnad Clinic
Eliminierung	Es gibt nur virtuelle Patienten bzw. deren Krankenakten, die befundet werden. Die e Clinic hat keine Patienten vor Ort, die medizinische Behandlung von Menschen findet dort nicht statt.
Reduzierung	Die Kommunikation zwischen den Ärzten und den Patienten ist auf das Internet und den Austausch von Informationen via E-Mail beschränkt.
Stärkenbildung	Das Know-how der Ärzte der Cleveland Clinic, beispielsweise das der Kardiologen, um Herzkathederfilme zu befunden, wird nun zusätzlich für ein neues Patientenklientel nutzbar gemacht.
Kreierung	Es wurde zusätzlich zu dem bereits bestehenden (konventionellen) Krankenhaus ein neuer Geschäftsbereich kreiert, eine sogenannte elektronische Klinik.

Das Altenheim Elite Care Oatfield Estates in Oregon

Das folgende Beispiel eines Altenheims im US Bundesstatt Oregon zeigt, wie mit der Nutzung neuster Technologien ein blauer Ozean erobert werden kann.

Oatfield Estates, ein Altenheim der Firma Elite Care, ist im Oktober 2000 in Betrieb genommen worden (vgl. http://www.elitecare.com/oatfield_estates).

Diese stationäre Einrichtung für alte Menschen ist die am besten mit Informationstechnologie ausgestattete Altenhilfeeinrichtung der USA und bietet seinen Bewohnern eine komplett EDV-unterstützte Rundumüberwachung. Jede der 120 Spezialwohnungen verfügt über zahlreiche Speicherchips und Sensoren. Durch den Einsatz von Pagern, Mikrochips, Sensoren und Infrarotsystemen wird eine Vielzahl von Informationen über die einzelnen Bewohner, aber auch über die Tätigkeit der Mitarbeiter, möglich.

Das Altenheim Oatfield Estates hat damit einen blauen Ozean erobert, der allerdings umstritten ist: Darf man ältere Menschen Tag und Nacht mit Sensoren überwachen, damit auch die Angehörigen rund um die Uhr über das Internet abrufen können, wie es ihren Verwandten im Altenheim geht bzw. wo sie sich gerade auf dem Campus des Altenheims befinden? Die Leitung des Elite-Care-Altenheims sieht in dieser Komplettüberwachung eine Hilfe für ältere Menschen und ein Frühwarnsystem, das auch Unglück verhindern kann. Weitere Informationen zu diesem luxuriösen Altenheim finden sich in dem Bericht von Adolf Johannes Kalfhues, der Oatfield Estates im Jahr 2006 persönlich besucht hat (vgl. http://www.g-plus.org/downloads/Bericht_Kalfhues.pdf). Kalfhues berichtet eindrucksvoll, wie die Vision des allgegenwärtigen Computers verwirklicht wurde. Greift ein Heimbewohner zu einem Glas Wasser, wird dies mit Sensoren am Glas registriert und die Uhrzeit und Wassermenge an die EDV-Zentrale weitergegeben. Auf diese Weise können sowohl die Schwestern und Pfleger als auch die Verwandten, sofern sie sich in den Rechner des Altenheims via Passwort eingeloggt haben, auf den Bildschirmen der zentralen PCs, verfolgen, wie es den Patienten geht. Die Pflegenden können notfalls – bei zu wenig Flüssigkeitsaufnahme – die Bewohner rechtzeitig vor Dehydrierung zu schützen.

Da alle Heimbewohner rund um die Uhr elektronische Anhänger tragen, lässt sich im Notfall der Standort einer Person auf einem Bildschirm, auf dem auch ein digitaler Flurplan abgebildet ist, leicht lokalisieren. Heimbewohner können folglich nicht verloren gehen, da das Personal jederzeit über den Aufenthaltsort Bescheid weiß. Selbst wenn Patienten im Fahrstuhl stecken bleiben, wie es im Juni 2006 einem Berliner Patienten passierte, können sie wegen der Sensoren sehr rasch lokalisiert und befreit werden und müssen nicht drei Tage lang unfreiwillig auf „zufällige" Rettung hoffen (vgl. den Bericht unter http://www.berlinews.de/artikel.php?10692.)

Auch die Betten besitzen Sensoren. Sie überwachen das Gewicht der Bewohner und registrieren, wie oft sich jemand bewegt und dreht. Sobald ein Bewohner das Bett verlässt, wird das Licht automatisch eingeschaltet. Dies kann auch so programmiert werden, dass jemand mit Blasenschwäche nachts absichtlich geweckt wird, um die Toilette aufsuchen zu können. Selbst auf der Toilette gilt das Prinzip der Rundumüberwachung: Im Toilettendeckel messen Sensoren Puls und Temperatur, und stellen fest, ob der Benutzer zu wenig getrunken hat. Weitere Informationen finden sich auf der Homepage dieses Altenheims http://www.elite-care.com.

Das ERSK-Modell lässt sich wie folgt auf dieses Altenheim übertragen:

ERSK-Modell	Umsetzung im Altenheim Oatfield Estates
Eliminierung	Altenheimtypische Faktoren wurden komplett eliminiert. Jedes der sechs Häuser bildet eine Wohngemeinschaft mit 12 Bewohnern. Die Einrichtung hat somit die Struktur einer Großfamilie.
Reduzierung	Die Hilfestellung durch das Personal wird reduziert, da die Bewohner durch die Gemeinschaft unterstützt werden, möglichst viele lebenspraktische Dinge selbstständig durchzuführen. Die persönliche Unabhängigkeit soll soweit als möglich aufrechterhalten, der Hilfebedarf soweit als möglich vermieden werden
Stärkenbildung	Im Gegensatz zu konventionellen Altenheimen zielt die Philosophie in der Einrichtung Oatfield Estates darauf ab, dass die Bewohner kontinuierlich körperliche und geistige Beschäftigung haben. Die Stärke von Elite Care ist es, den Bewohnern die Möglichkeit zu bieten, auch im hohen Alter noch ihre individuellen Fähigkeiten zu nutzen, auch wenn diese begrenzt sind. Die neuen Technologien helfen dabei, den Bewohnern größtmögliche Sicherheit zu bieten – was eine weitere Stärke dieser Einrichtung ist.
Kreierung	Es wurde ein mit umfassender Informationstechnologie ausgestattetes Altenheim kreiert, das seine Bewohner rund um die Uhr überwacht. Darüber hinaus wird den Angehörigen die Möglichkeit geboten, sich über Internet in das Altenheim einzuloggen, um dann per Mausklick Informationen zum Zustand und zum Befinden der Bewohner abzurufen. Dies ist insbesondere für diejenigen Angehörigen attraktiv, deren Wohnort sehr weit von dem Altenheim entfernt ist, so dass regelmäßige persönliche Besuche schwer möglich sind.

Übertragung der Sensoren-Technologie auf andere Einrichtungen des Gesundheitswesens

Man kann sich leicht vorstellen, dass die Sensoren zukünftig auch regelmäßig Blutdruck, Atmung oder Herzfrequenz erfassen. Die Daten, so die Vorstellung, werden dann per Funk im Krankenhaus, Altersheim oder zu Hause erfasst, aufbereitet und an eine Leitzentrale, den Hausarzt oder die Notaufnahme via Festnetz oder Satellit übermittelt.

Weitere Detailinformationen zum Altenheim Oatfield Estates finden Sie in dem bereits weiter oben zitierten und 2006 geschriebenen Bericht von A.J. Kalfhues (vgl. http://www.g-plus.org/downloads/Bericht_Kalfhues.pdf).

Das Bangkok Hospital in Thailand

Das letzte Beispiel für die Eroberung eines blauen Ozeans bezieht sich auf das Bangkok Hospital in Thailand (vgl. http://www.bangkokhospital.com/).

Das Bangkok Hospital ist eines der größten Krankenhäuser Thailands. Es wurde 1972 von einer Gruppe von Ärzten und Pharmakologen gegründet und hat heute 800 Betten. Zu Beginn arbeiteten 5 Spezialisten und 30 Vollzeit-Pflegekräfte dort, heute beschäftigt das Bangkok Hospital mehr als 400 Vollzeit-Mediziner und Fachärzte sowie 600 Krankenschwestern.

Das Bangkok Hospital vergleicht sich mit einem vier Sterne Hotel. Es hält beispielsweise nur Einzelzimmer vor und verspricht seinen Patienten ganz besondere Serviceleistungen, die westliche Krankenhäuser bisher nicht anbieten. Das Motto, unter dem das Bangkok Hospital auf dem Markt auftritt, lautet „*Moderne Therapien, guter Service zum Discount-Preis*".

Über eine Million Medizintouristen waren – wohl aufgrund der verlockenden medizinischen Angebote – im Jahr 2007 in Thailand. Diese Zahlen hat das Bangkok Hospital entdeckt und festgestellt, dass deutsche Medizintouristen insbesondere Zahnbehandlungen (die dritten Zähne) und Laserbehandlungen der Augen nachfragen. Die Behandlung amerikanischer Touristen umfasst mehr und mehr Bypass-Operationen und andere Behandlungen am Herz.

Der Umsatz des Bangkok Hospitals verdoppelt sich derzeit alle 18 Monate und ein neues Ziel ist nun die Eröffnung eines Thai-Altenheims de Luxe in der Nähe des Bangkok Hospitals.

Bei einer genauen Betrachtung der Website des Bangkok Hospitals fällt auf, wie klar dessen Ansprüche zur Weiterentwicklung kommuniziert werden:

• Es wird davon gesprochen, dass die ständige Weiterentwicklung an erster Stelle steht und kontinuierliche Investitionen in modernste Technologie, medizinische Fachkenntnisse und unterstützende Einrichtungen geplant sind.

• In seiner Mission verpflichtet es sich, eine medizinische Versorgung auf höchstem international anerkannten Niveau zu bieten, indem die am besten geeigneten und modernsten Behandlungen und Technologien in allen Bereichen der Medizin angewendet werden. Unter der Leitung eines höchst effektiven und gut koordinierten professionellen Managementteams strebt das Krankenhaus nach einem absoluten Qualitätsmanagement im gesamten Krankenhaus zum Wohle und zur Zufriedenheit seiner Patienten und Kunden.

In Zusammenhang mit Qualitätsmanagement berichtet das Bangkok Hospital, dass es das erste private Krankenhaus in Thailand war, das die ISO 9002 & 9001:2000 Zertifizierung erhielt. Im Jahr 2001 wurde ihm zusätzlich der Prime Minister's Export Award for Best Service Provider (Auszeichnung des Premierministers für den besten Service) verliehen. Außerdem wurde es durch den Gesundheitsminister Thailands akkreditiert. Im Jahr 2002 gewann das Bangkok Hospital den 1. Preis der Hospital Management Asia Awards für ein Projekt zur Integration der Qualitätsverbesserung.

Somit erfüllt das Bangkok Hospital internationale Standards und untermauert seine Kundenorientierung damit, dass jeder Patient in seiner eigenen Sprache persönlich gepflegt und umsorgt wird.

Die Übertragung des ERSK Modells der Blue Ocean-Theorie fällt leicht:

- Der Krankenhauscharakter wurde *eliminiert*, was beispielsweise schon auffällt, wenn man das Krankenhaus betritt und in der Empfangshalle einen Barpianisten leise Klavier spielen hört.
- Die Kosten für medizinische Behandlungen wurden *reduziert*. So kostet eine Herzklappe beispielsweise nur 7 100 Euro, in Deutschland betragen die Kosten ca. 20 000 Euro.
- Der Service und die Anzahl der Mitarbeiter wurden – sicherlich aufgrund des kostengünstigen Personals, das in Thailand zur Verfügung steht, gesteigert.
- Kreiert wurden medizinische Leistungen auf hohem Niveau, die bei Touristen aus Europa und den USA das Vertrauen auslösen, sich im Bangkok Hospital medizinisch behandeln zu lassen.

9.4   Fazit

Im Sinne der Blue Ocean-Theorie müssen Krankenhäuser neue Märkte schaffen und nicht nur mit der Konkurrenz Schritt halten wollen. Konkret bedeutet dies, dass das Kopieren von Konzepten anderer Krankenhäuser oder Krankenhausketten, die scheinbar ihren richtigen Weg gefunden haben und ihre Marktanteile erhöht haben, nicht zum Erfolg führt. Krankenhäuser müssen ihren eigenen blauen Ozean finden und ihre strategische Entwicklung „maßgeschneidert" für das eigene Haus festlegen. Bloßes Kopieren führt – im Sinne der Blue Ocean-Theorie – zu einem ruinösen Konkurrenzkampf, zu Misserfolgen und Frustrationen.

Weitere Ideen für Blaue Ozeane, die Krankenhäuser erobern könnten, sind:

- Ein Krankenhaus, das den Ehrgeiz hat, ein für Mitarbeiter außerordentlich attraktiver Arbeitgeber zu sein und seine Mitarbeiter konkurrenzlos gut motiviert und führt (vgl. Kapitel 2.6 und 2.7) um in Zeiten von Ärztemangel und Pflegenotstand keine Probleme mehr zu haben, Nachwuchspersonal langfristig an sich zu binden.
- Ein ambulantes „Erste Hilfe Zentrum", das Notfallpatienten rund um die Uhr die beste medizinische Versorgung ohne Wartezeiten bietet und deshalb zum Marktführer der Region wird.
- Die *Kreierung* von umfassenden Angeboten und Serviceleistungen für Angehörige von Patienten, die weit über das hinausgehen, was Konkurrenzhäuser anbieten. Zum Beispiel die Einrichtung von „first class" Rooming-in-Möglichkeiten für werdende Väter in Gynäkologieabteilungen, die sich von allen Geburtshilfeabteilungen der Region hinsichtlich der Kundenorientierung gegenüber Vätern unterscheidet.

- Die *Steigerung* von professionellen Überleitungsangeboten vom stationären in den ambulanten Bereich über die enge Zusammenarbeit mit MVZ und ambulanten Sozialstationen, um die Schnittstellenproblematik zu *eliminieren.*
- Das Angebot, Skypen im Krankenhaus zu ermöglichen, damit die Patienten vom Bett aus an Online-Videokonferenzen teilnehmen können. Dies bietet seit Anfang 2009 das Deutsche Herzzentrum Berlin einem zehnjährigen Mädchen, das an ein Kunstherz angeschlossen ist und einen längeren stationären Aufenthalt vor sich haben wird. Über zwei Webcams und einen Computer kann sie vom Krankenhausbett aus an ihrem Schulunterricht teilnehmen (vgl. Berliner Morgenpost – Wochenend Extra vom 09./10.03.2009, S. 9).

Die Sicherung von Marktanteilen wird zukünftig besonders denjenigen Krankenhäusern gelingen, die bisher unbesetzte Märkte, sogenannte „blaue Ozeane", aufspüren. Diese sind dann erreicht, wenn sie gezielt und erfolgreich ihren Mitbewerbern ausgewichen sind, eine neue Nachfrage erschlossen haben und nachhaltig profitables Wachstum vorweisen können.

9.5 Literatur

Clade, H. (2000): Zukunft des Gesundheitswesens: Jedes vierte Krankenhaus überflüssig? Deutsches Ärzteblatt 97(25): A-1728/B-1482/C-1374.

Kim, W. Ch. & Mauborgne, R. (2005): Der Blaue Ozean als Strategie: Wie man neue Märkte schafft, wo es keine Konkurrenz gibt. Hanser: München.

9.6 Webadressen

Webadresse	Kommentar
vgl. http://www.rhoen-klinikum-ag.com/rka/cms/rka_2/deu/download/20080617_hv_text_de.pdf	Geschäftsbericht Rhönklinikum
http://www.ago-online.org/download/03_quo_vadis_b_augurzky.pdf	Krankenhaus Rating Report 2007
http://www.innovations-report.de/html/berichte/wirtschaft_finanzen/bericht-77396.html).	Bericht zur Finanzlage deutscher Krankenhäuser im Jahr 2020
http://www.12manage.com/methods_kim_blue_ocean_strategy_de.html	Was ist die Blue Ocean Strategy?
http://ideentower.blogs.com/ideentower/2006/07/der_blaue_ozean.html	Der blaue Ozean als Strategie
http://www.insead.edu/alumni/newsletter/February 2005/Interview.pdf	A Conversation with W. Chan Kim and Renee Mauborgne

Webadresse	Kommentar
http://blog.hubspot.com/blog/tabid/6307/ bid/54/Blue-Ocean-Strategy-A-Small-Business-Case-Study.aspx	Blue Ocean Strategy: A Small Business Case Study
http://www.g-plus.org/downloads/Bericht_Kalfhues.pdf	Informationen zum Oatfield Estates Altenheim, ein Bericht von Adolf Johannes Kalfhues, der Oatfield Estates im Jahr 2006 persönlich besucht hat

10 Sieben Managementregeln: Was bei der Einführung von Marketing im Krankenhaus wichtig ist

In den bisherigen neun Kapiteln dieses Buches wurde beschrieben und erläutert, wie Krankenhäuser durch ein professionelles Marketing

- eine solide Patienten- und Mitarbeiterorientierung (Kapitel 1 und 2),
- eine erfolgreiche strategische Ausrichtung (Kapitel 3),
- eine intensive Kommunikationspolitik (Kapitel 4),
- einen durchdachten Markenbildungsprozess (Kapitel 5),
- eine gute Öffentlichkeits- und Pressearbeit (Kapitel 6),
- die Beachtung der rechtlichen Rahmenbedingungen (Kapitel 7),
- eine Zusammenarbeit mit dem Qualitätsmanagement (Kapitel 8) und
- eine zukunftgerichtete Vision im Sinne der Blue Ocean Theorie (Kapitel 9)

aufbauen können. Das übergeordnete Ziel ist, trotz angespannter finanzieller Situation und personeller Engpässe durch eine konsequente Ausrichtung aller Prozesse im Krankenhaus auf den Patienten zu einer ausgeprägten Patientenorientierung zu gelangen, die von allen Mitarbeitern getragen und konsequent gelebt wird.

Ein Höchstmaß an Flexibilität und Innovationskraft sind hierfür gefragt, denkt man nur an den langen Weg, den Krankenhäuser gehen müssen, wenn sie über eine neue patientenorientierte Identität zu einer Marke werden wollen (vgl. Kapitel 5). Dennoch, die Tatsache, dass unsere Gesellschaft immer älter wird, Grenzen des Möglichen durch medizinische Entdeckungen und Innovationen nicht absehbar sind und das Interesse an Gesundheit gleichzeitig steigt, spricht dafür, dass der Krankenhausmarkt ein Wachstumsmarkt ist. Er wartet nur darauf, von Krankenhäusern, die weitsichtig und flexibel genug sind, erobert zu werden.

Die Qualität und vor allem die Patientenorientierung haben eine besonders wichtige Bedeutung bei der optimalen Positionierung von Krankenhäusern am Markt. Viele Experten sagen schon heute, dass die Qualitätsführerschaft darüber entscheiden wird, welche Krankenhäuser sich zukünftig erfolgreich behaupten – und zur Marke entwickeln – können und welche nicht.

Im letzten Kapitel des Buches geht es nun darum, welche Aufgaben das Management wahrnehmen muss, um die Patientenorientierung durch den best möglichen Einsatz von Marketingmaßnahmen zu optimieren. Hierfür ziehen wir die immer noch aktuellen Managementregeln von William Edwards Deming (1980), der den Begriff „Kontinuierlicher Verbesserungsprozess" geprägt hat, heran.

14 Points of Management von William E. Deming

William Edwards Deming hat in Kapitel 2 seines 1980 erschienenen Buches „Out of Crises" insgesamt „14 Points of Management" genannt, die Unternehmen bei der Einführung von Total Quality Management unterstützen. Wir sind der Überzeugung, dass diese Managementregeln heute noch aktuell sind und auch Krankenhäusern dabei helfen, Marketing und Patientenorientierung zu verankern.

Demings Klassiker betont den hohen Stellenwert von Qualitätsmanagement in Unternehmen, und ist schon deshalb gerade für Krankenhäuser sehr aktuell. Sein Buch wurde in einer Zeit vorgelegt, in der viele Unternehmen in den USA – als führende Industrienation – in einer Wirtschaftskrise steckten. Demings Aussagen verdeutlichen ganz klar, dass es Aufgabe des Managements bzw. der oberen Führungsebene ist, ein Unternehmen zu mehr Qualität und langfristigen Erfolg zu führen. Wichtig dabei sind entsprechende Strategien und Innovationen.

In Anlehnung an Deming soll hier ebenfalls der hohe Stellenwert von Patientenorientierung und das daraus resultierende umfassende Marketing in deutschen Krankenhäusern betont werden. Wir sind der Ansicht, dass die Wichtigkeit von Marketing und Patientenorientierung bisher in deutschen Krankenhäusern weit unterschätzt worden ist und legen in einer Zeit ein Marketing-Praxishandbuch vor, in der sich viele Krankenhäuser in einer sehr schwierigen wirtschaftlichen Lage befinden und sich – trotz massiven Personal- und Geldmangels – neu positionieren müssen.

In seinem Artikel „Wie verpflichtet man Manager auf Qualität", beschreibt Bondt (1999), dass Demings Qualitätsbotschaft in Japan bereits 1950 überaus positiv aufgenommen wurde. In Japan bewirkte Demings Botschaft tatsächlich die Ausrichtung einer ganzen Nation auf die Eroberung des Weltmarkts durch konkurrenzlose Qualität von Produkten und Dienstleistungen. Dies hat nach über 50 Jahren immer noch Gültigkeit.

Wir meinen, dass die Ausrichtung eines kompletten Krankenhauses auf das Ziel, „echte" Patientenorientierung über ein professionelles Marketing umzusetzen, zur Eroberung von regionalen Patientenmärkten führen kann. Diejenigen Krankenhäuser, die das heute schon tun, behaupten sich bereits erfolgreich auf dem Markt.

Die sieben Managementregeln

Deming (1980) formulierte seine 14 Managementregeln so, dass durch ihre Beachtung der Prozess der ständigen Verbesserung vorangetrieben werden kann. In der folgenden Tabelle sind zunächst sieben der 14 Demingschen Managementregeln ohne einen Bezug auf Krankenhäuser aufgeführt. Unserer Meinung nach dienen diese Regeln ebenfalls dazu, Marketing und Patientenorientierung erfolgreich im Krankenhaus einzuführen. Deshalb wird danach erläutert, wie diese sieben Managementregeln die Krankenhausleitung bei der Einführung von Marketing unterstützen können.

Sieben Managementregeln nach Deming (1980), vgl. http://www.deming.ch
1. Nachhaltige Geschäftspolitik schaffen und neue Denkweise übernehmen
2. Andauernde Verbesserung anstreben
3. Motivierende Führung und ein furchtfreies Arbeitsklima schaffen
4. Keine internen Schranken zulassen
5. Erfolgserlebnisse wertschätzen
6. Mitarbeiterförderung auf allen Ebenen
7. Aufbruch zu neuen Horizonten

1. Managementregel: Nachhaltige Geschäftspolitik schaffen und neue Denkweise übernehmen

Eine zukunftorientierte – auf die Zufriedenheit der Patienten, Kunden, Lieferanten und Mitarbeiter ausgerichtete – Geschäftspolitik sorgt für eine klare und beständige Fokussierung sämtlicher Ressourcen des Krankenhauses auf ein gemeinsames Ziel.

Deming empfiehlt, diese Geschäftspolitik zusammen mit den ethischen Werten schriftlich festzuhalten und in geeigneter Form Kunden, Lieferanten, Mitarbeitern und ggf. Aktionären bekannt zu machen.

Wir schließen uns dieser Empfehlung an und sind der Meinung, dass eine nachhaltige Geschäftspolitik in einem Krankenhaus dann zu einer neuen Denkweise führt, wenn die in Kapitel 2.9 dieses Buches erwähnten Ethical Conduct Guidelines erstellt und gelebt werden.

Beispiel zur 1. Managementregel:

Das Management eines Krankenhauses hat u. a. die Aufgabe, Ethical Conduct Guidelines (einen Kodex für ethisches Unternehmenshandeln) zu entwickeln und sie allen internen und externen Kunden zu kommunizieren. Empfehlenswert sind sowohl Veröffentlichungen auf der Website des Krankenhauses als auch in den entsprechenden Geschäftsunterlagen.

2. Managementregel: Andauernde Verbesserung anstreben

Der Kostendruck, unter dem Krankenhäuser stehen, zwingt – insbesondere Kliniken in privater Trägerschaft – dazu, über Personalabbau, Ausgliederung von Geschäftsbereichen und Fusionen weiterhin positive Geschäftsergebnisse gegenüber den Anteilseignern zu belegen.

Die kontinuierliche Verbesserung, die in der Regel mit Investitionen verbunden ist, scheint dazu auf den ersten Blick ein Widerspruch zu sein. Wenn es aber einem Krankenhaus darum geht, nicht nur kurzfristig Erfolg zu haben, sondern sich langfristig auf dem Markt zu halten, kann dies nur über eine kontinuierliche Qualitätssteigerung aller Dienstleistungen gelingen.

Nach Deming gibt es immer Möglichkeiten, noch bessere Leistungen zu noch geringeren Kosten bereitzustellen. Es gibt kein Optimum, Dinge können immer noch besser getan werden. Innovationen kommen laut Deming nicht vom Kunden. Sie kamen bisher immer von den Herstellern: Niemand hat nach einem Automobil gefragt, nach einem Telefon, einem Radio, dem Fernsehapparat, einem Kopierer, dem Faxgerät, dem Handy oder dem Notebook. Die Ideen entstanden in den Köpfen der Hersteller.

Ähnlich hat sich der medizinische Fortschritt in den letzten Jahrzehnten stetig weiterentwickelt und damit die Möglichkeiten, Patienten einen immer höheren Standard und immer bessere medizinische Leistungen zu bieten.

Schon im Jahre 1950 hat Deming seinen PDCA-Zyklus (bekannt als das „Plan Do Check Act–Modell") bekannt gemacht, der heute in allen Qualitätsmodellen enthalten und auch Krankenhäusern wohl bekannt ist. Seither hat dieses Denkmodell andauernder Verbesserung nichts an Bedeutung eingebüßt und ist auch für die Optimierung der Patientenorientierung unverzichtbar.

Beispiel zur 2. Managementregel:

Ein Beispiel *eines andauernden Verbesserungsprozesses*, der schließlich auch Patienten zugute kommt, kann sich auf die Verbesserung der Mitarbeiterorientierung beziehen. Eine schnell geplante Mitarbeiterzufriedenheitsbefragung, ein sogenannter „Schnellschuss" nach dem Motto „Wir befragen mal eben unsere Mitarbeiter nach ihrer Zufriedenheit, um im Anschluss ihre Zufriedenheit zu verbessern" ist im Rahmen andauernder Verbesserung nicht sinnvoll.

In Anlehnung an Demings Forderung „Change needs time" brauchen grundlegende Verbesserungen, wie z. B. die Steigerung der Zufriedenheit der Mitarbeiter, wenn sie sich auch positiv auf die Zufriedenheit der Patienten auswirken soll, Zeit.

Die Umsetzung der Ergebnisse von Mitarbeiterzufriedenheitsbefragungen stehen dann am Anfang eines Verbesserungsprozesses, der die Mitarbeiterorientierung betrifft. Erst über den systematischen Einsatz von Managementinstrumenten (vgl. Kapitel 2.7) können Mitarbeiter kontinuierlich motiviert werden. Diese Motivation führt dann tatsächlich zu ihrer Zufriedenheit und zu einer nachhaltigen Verbesserung der Mitarbeiterorientierung.

Eine weitere anzustrebende Verbesserung könnte sein, den Angehörigen als neue Zielgruppe des Krankenhauses zukünftig verstärkt Aufmerksamkeit zu schenken.

3. Managementregel: Motivierende Führung und ein furchtfreies Arbeitsklima schaffen

Auch in Krankenhäusern spielen die motivierende Führung und ein furchtfreies Arbeitsklima gerade bei der Einführung von Marketing eine große Rolle. Mitarbeiter, die grundsätzlich bei motivierter Führung mehr Leistungsbereitschaft und bessere Leistungen zeigen, sind wichtige „Werbeträger" von Krankenhäusern. Ihr Verhalten gegenüber den Patienten und weiteren Kundengruppen prägt das Image eines Krankenhauses ganz entscheidend (vgl. Kapitel 2.6).

Motivierende Führung

Gerade im Bereich motivierende Mitarbeiterführung haben deutsche Krankenhäuser noch Defizite, die eine optimale Patientenorientierung behindern. Viele Chefärzte unterschätzen immer noch den hohen Einfluss, den Mitarbeiter- und Patientenorientierung auf den Ruf eines Hauses haben. Deshalb legen sie auf patientenorientiertes Verhalten der Mitarbeiter ebenso wenig Wert wie auf deren Motivation am Arbeitsplatz. Hier sollte das Management ansetzen und mit den Chefärzten gemeinsam erarbeiten, wie motivierende Führung aussehen kann.

Beispiel zur 3. Managementregel:
Als Beispiel eines motivierenden Führungsinstruments (dessen Einsatz sich positiv auf die Patientenorientierung auswirkt) kann das Mitarbeiterjahresgespräch genannt werden. Dieses sollten auch Chefärzte im Rahmen ihrer Führungsfunktion regelmäßig mit den ihnen unterstellten Oberärzten – mindestens einmal pro Jahr – führen. In einem Mitarbeiterjahresgespräch kann z. B. mit einem Oberarzt zielführend vereinbart werden, die Organisation und den Ablauf von ärztlichen Visiten in der Abteilung so zu verbessern, dass diese patientenorientierter ablaufen als bisher (vgl. Kapitel 8.4).
Auch die Bundesärztekammer hat diese Führungsdefizite bei den Ärzten erkannt und darauf reagiert. Seit 2007 gibt es im Rahmen der Weiterbildungsmöglichkeiten von Medizinern die Möglichkeit, das Führen von Mitarbeitern systematisch zu erlernen und zu trainieren (Bundesärztekammer 2007, Curriculum Ärztliche Führung: http://www.bundesaerztekammer.de/page.asp?his=3.71.5062.5834.5835).

Ein furchtfreies Arbeitsklima schaffen

Furcht im Unternehmen verhindert die Entfaltung der Mitarbeiter bzw. deren Kreativität. Furcht im Unternehmen verursacht in der Regel Verluste, auch wenn man diese nicht in Euro quantifizieren kann. Es gibt zahlreiche Ursachen für Furcht im Unternehmen, z. B.

- Furcht, bei Abbaumaßnahmen die Stelle zu verlieren,
- Furcht, den Anforderungen des Vorgesetzten nicht zu genügen,
- Furcht, dass der Arbeitskollege bei der Beförderung bevorzugt wird,
- Furcht, dass die jährliche Leistungsbeurteilung nicht für eine Gehaltserhöhung ausreicht,
- Furcht, einen begangenen Fehler einzugestehen,
- Furcht, dass bei Schulungen große Unkenntnis bekannt werden könnte.

Führungskräfte können folgendes tun, um die Furcht bei den Mitarbeitern abzubauen:

- Aufgaben und Verantwortung delegieren, um Vertrauen zu belegen
- Einfühlungsvermögen zeigen
- tolerant sein, Rücksicht nehmen, verlässlich sein
- Feedback geben, Lob und Anerkennung aussprechen, sofern gerechtfertigt
- Anleitung und Unterstützung geben, wenn notwendig
- Integrität und Loyalität zeigen
- Informationen transparent weitergeben
- eine Vorbildfunktion wahrnehmen.

4. Managementregel: Keine internen Schranken zulassen

Auch in Krankenhäusern dürfen keine Schranken zwischen einzelnen Abteilungen bestehen. Patientenorientierung kann nur dann umgesetzt werden, wenn sie von oben nach unten sowie auf horizontaler Ebene im Krankenhaus ohne „wenn und aber" getragen wird.
Bezogen auf die erfolgreiche Einführung von Marketing im Krankenhaus müssen die Mitarbeiter der Marketingabteilung, des Medizin-Controllings und des Qualitätsmanagements als Team eng zusammenarbeiten. Ebenso ist der kontinuierliche Kontakt und

der ständige Austausch mit den medizinischen Fachabteilungen eine wichtige Voraussetzung für den Erfolg von Marketing. Eine Marketingabteilung, die isoliert arbeitet, kann nicht erfolgreich sein.

Beispiel zur 4. Managementregel:
Ein anschauliches Beispiel dafür, dass interne Schranken nicht zum Erfolg führen, ist die Gestaltung der Internetseiten eines Krankenhauses. Dies darf nicht isoliert von Mitarbeitern der Marketingabteilung erfolgen. Nur in reibungs- und „schrankenloser" Zusammenarbeit mit den medizinischen Fachabteilungen kann gemeinsam erarbeitet werden, welche Inhalte der einzelnen Abteilungen für die jeweils verschiedenen Zielgruppen im Internet hinterlegt werden sollen.
Als weiteres Beispiel wäre die „schrankenlose" Zusammenarbeit der Abteilungen Marketing und Medizin-Controlling zu nennen. Wenn es darum geht, im Zuge von strategischen Marketinganalysen Fallzahlen etc. zu betrachten, um Entscheidungen für das weitere strategische Vorgehen zu treffen, dürfen keine Barrieren die Mitarbeiter behindern. Darüber hinaus erfordert insbesondere die prozessorientierte Arbeitsweise im Krankenhaus berufsgruppen- und abteilungsübergreifendes Zusammenarbeit. Wenn sich beteiligte Abteilungen und Berufsgruppen von einander abgrenzen, verläuft die Patientenversorgung nicht mehr reibungslos und dies wiederum führt in der Regel zur Unzufriedenheit bei den Patienten.

5. Managementregel: Erfolgserlebnisse wertschätzen

Gerade Mitarbeiter in Krankenhäusern empfinden das Gefühl von Stolz, wenn sie dazu beigetragen haben, dass Patienten dank ihrer Hilfe wieder gesund geworden sind. Natürlich stellt sich bei der derzeit angespannten finanziellen und personellen Situation die Frage: Wie können Mitarbeiter stolz auf ihre Arbeit sein, wenn die Arbeitsbedingungen sie dazu zwingen, auf Kosten der Patientenorientierung nur das Nötigste am Patienten zu verrichten?
Auch hier ist das Management gefragt, dessen Aufgabe es ist, den Mitarbeitern trotz wirtschaftlicher Zwänge Arbeitsbedingungen zu schaffen, die dennoch Erfolge möglich machen.
Letztlich kann Marketing nur dann im Krankenhaus umgesetzt werden, wenn alle Mitarbeiter tatsächlich ein ernsthaftes Interesse daran haben und stolz darauf sind, in dem Krankenhaus patientenorientiert zu arbeiten.

Beispiel zur 5. Managementregel:
Preise oder Auszeichnungen, die Krankenhäuser erhalten, weil sie auf einem bestimmten Gebiet außergewöhnliche Erfolge vorweisen können, fördern die Identifikation der Mitarbeiter mit der Klinik, vor allem, wenn Ihnen das Gefühl vermittelt wird, dass sie mit ihrer Arbeit dazu beigetragen haben. Auch deshalb empfiehlt sich die Teilnahme an Wettbewerben, wie z. B. dem Great Place to Work Wettbewerb im Gesundheitswesen (vgl. Kapitel 2.6). Besonderen Stolz bei den prämierten Krankenhäusern löst sicherlich der Filmbeitrag aus, der anlässlich der Great Place to Work Prämierungsveranstaltung im Januar 2009 von dem Unternehmen 2bild TV Events & Media (vgl. www.2bild.de) gedreht und auf der Great Place to Work – Homepage unter www. greatplacetowork.de hinterlegt wurde. In diesem Zusammenhang muss ebenfalls noch einmal darauf hingewiesen werden, dass Imagefilme, die auf den Webseiten der Kran-

kenhäuser publiziert werden und in denen die Mitarbeiter selbst zu Wort kommen, grundsätzlich dazu beitragen, dass die Belegschaft stolz auf ihren Arbeitgeber ist (vgl. Kapitel 4.5).

6. Managementregel: Mitarbeiterförderung auf allen Ebenen

Im Gegensatz zur Schulung am Arbeitsplatz richtet sich diese Managementregel auf die Kenntnisse und den generellen Ausbildungsstand der Mitarbeiter. Wenn Krankenhäuser bei der Optimierung der Patientenorientierung die kreativen Fähigkeiten jedes einzelnen Mitarbeiters einbeziehen wollen, müssen auch alle Mitarbeiter einen entsprechenden Ausbildungsstand vor- bzw. nachweisen. Da von jedem Mitarbeiter aktive Beiträge zur Verbesserung der Patientenorientierung erwartet werden, müssen bei Trainings und Coachings die dafür notwendigen Kenntnisse, Methoden und Hilfsmittel vermittelt werden.

Mitarbeiter können sich nur über die ständige Verbesserung ihrer Kenntnisse, ihrer Fähig- und Fertigkeiten weiterentwickeln. Dafür benötigen sie kontinuierliche Fort- und Weiterbildungen und eine professionelle Führung, die dafür Sorge trägt.

Jeder, der im Krankenhaus arbeitet, muss umfassendes Wissen über die Zusammenhänge der Prozesse erlangen, damit er die Veränderung der Patientenorientierung zum Besseren tatsächlich umsetzen kann.

Beispiel zur 6. Managementregel:

In Kapitel 1 wurde bereits darauf hingewiesen, welche zentrale Rolle Pförtner in Krankenhäusern spielen, da sie beim Betreten eines Krankenhauses meistens die ersten Kontaktpersonen sind. Bisher gehören die Pförtner zu einer Berufsgruppe, der im Rahmen von Schulungsmaßnahmen eher weniger Beachtung geschenkt wurde. Da Pförtner aber mit sehr vielen externen Kunden in Kontakt treten und dabei einen bleibenden Eindruck hinterlassen, macht es Sinn, auch die Pförtner intensiv darin zu schulen, besonders hilfsbereit und zugewandt auf Patienten zuzugehen. In einem Eintageskurs sollten sie vor allem auf Ihre wichtige Rolle im Krankenhaus hingewiesen werden. Erfahrungen zeigen, dass trainierte bzw. auf Kundenorientierung geschulte Pförtner eine nachhaltige Verbesserung der Freundlichkeit und Kundenorientierung zeigen, die sich besonders positiv auf die Außenwirkung des Krankenhauses auswirken.

7. Managementregel: Aufbruch zu neuen Horizonten

In dieser Managementregel geht es um die Neuausrichtung des Krankenhauses in Richtung Patientenorientierung unter Beteiligung aller Mitarbeiter. Die Veränderung beginnt mit dem Beschluss, den Prozess der Verbesserung der Patientenorientierung anzukurbeln und mit der Bereitschaft, das dazu nötige Wissen zu erarbeiten sowie Führungsaufgaben wahrzunehmen. Diese Verpflichtung lässt sich nicht delegieren. Was man selbst nicht versteht, lässt sich auch nicht verändern. Deming (1980) hat in seinem Buch „Out of the Crisis" einen aus sieben Punkten bestehenden Aktionsplan zur Umsetzung der Neuausrichtung entwickelt, der sich mühelos auf Krankenhäuser und die Einführung von Marketingmaßnahmen übertragen lässt:

- Die Geschäftsleitung ist davon überzeugt, dass die Patientenorientierung des Krankenhauses verbessert werden muss und dass das Marketing hierfür die richtigen Instrumente und Maßnahmen professionell zur Verfügung stellt.

- Die Geschäftsleitung erarbeitet gemeinsam mit der Marketingabteilung deren Aufgaben, Kompetenzen und die bereitgestellten Mittel.
- Die Geschäftsleitung des Krankenhauses sorgt dafür, dass eine Mindestanzahl von Mitarbeitern in der Marketingabteilung beschäftigt ist.
- Die Geschäftsleitung des Krankenhauses beschreibt zusammen mit der Abteilungsleitung Marketing, welche Prozesse auf Kundenorientierung hin überprüft werden müssen, wie eine optimale Kundenorientierung für einzelne Prozesse aussehen müsste und wie sich die Zusammenarbeit mit anderen Abteilungen (z. B. Qualitätsmanagement und Medizin-Controlling) gestaltet.
- Die Geschäftsleitung des Krankenhauses erteilt die Aufträge zur Überarbeitung von patientenorientierten Prozessen (z. B. Visitenoptimierung, vgl. Kapitel 8.4 oder die Erarbeitung von Regeln für den Umgang miteinander bzw. mit Patienten im Rahmen der Erstellung eines Kodex für ethisches Unternehmenshandeln, vgl. Kapitel 2.9).
- Die Abteilung Marketing stellt in Zusammenarbeit mit den medizinischen Fachabteilungen geeignete Analyseinstrumente und Maßnahmen zusammen mit dem Ziel, das gesamte Potenzial an Wissen, Erfahrung, Kreativität und Tatkraft der Mitarbeiter einzubeziehen.
- Das Krankenhaus kann „zu neuen Horizonten" der Patientenorientierung aufbrechen.

Erfolg werden alle diese Aktivitäten nur dann haben, wenn die Ernsthaftigkeit dieses Anliegens allen Mitarbeitern bekannt ist und alle verstanden haben, dass sich die Patientenorientierung tatsächlich „spürbar" verbessern soll. Was vom Krankenhausmanagement nicht mit Nachdruck kommuniziert und verfolgt wird, findet keine Akzeptanz bei den Mitarbeitern und die Veränderungsbereitschaft sinkt.
Eine vorrangige Aufgabe des Marketing ist es, die Identifikation der Mitarbeiter aller Berufsgruppen mit dem Ziel der umfassenden Patientenorientierung zu fördern und Veränderungsprozesse einzuleiten. Gelingt dies, werden Krankenhäuser auch erfolgreich sein.

Literatur

Bondt, R. (1999): Wie verpflichtet man Manager auf Qualität? In Neue Züricher Zeitung vom 11./12.12.1999 erreichbar unter http://www.olev.de/q/deming-nzz.pdf.
Bundesärztekammer (2007): Curriculum Ärztliche Führung, erreichbar unter: http://www.bundesaerztekammer.de/page.asp?his=3.71.5062.5834.5835).
Deming, W. (1980): Out of the crisis. MIT Press Cambridge. Vgl. auch http://www.deming.ch).

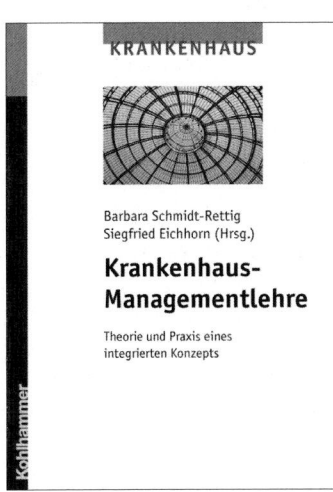

Barbara Schmidt-Rettig
Siegfried Eichhorn (Hrsg.)

Krankenhaus-Managementlehre

**Theorie und Praxis eines
integrierten Konzepts**

*2008. X, 660 Seiten, 149 Abb., 61 Tab.
Fester Einband. € 75,–
ISBN 978-3-17-019914-9*

Die 2.100 deutschen Kliniken mit 4% Anteil am Bruttosozialprodukt bilden
den Kern der Gesundheitswirtschaft. In den 90er Jahren wurde eine Wende
in der Ordnungspolitik vollzogen, die große Herausforderungen schuf: Preis-
und Qualitätswettbewerb, Einstieg in neue Versorgungsstrukturen und Märkte
sowie Strukturwandel der Organisation und Führung. Dieses Werk präzisiert
den Übergang von der klassischen Krankenhausbetriebslehre zu einer Kran-
kenhaus-Managementlehre in Theorie und Praxis und zeigt die Handlungs-
notwendigkeiten für ein proaktives Krankenhausmanagement auf.

Prof. Dr. Barbara Schmidt-Rettig vertritt an der Fachhochschule Osnabrück
die Schwerpunkte Krankenhausmanagement und Krankenhausfinanzierung.
Prof. Dr. Siegfried Eichhorn (†) ist Gründer der Krankenhausbetriebslehre
und war langjähriges geschäftsführendes Vorstandsmitglied des Deutschen
Krankenhausinstituts e.V. (DKI) sowie Professor für Betriebswirtschaftslehre
des Gesundheitswesens an der Technischen Universität Berlin.

▶ **www.kohlhammer.de**

W. Kohlhammer GmbH · Verlag für Medizin, Psychologie, Pflege und Krankenhaus
70549 Stuttgart · Tel. 0711/7863 - 7280 · Fax 0711/7863 - 8430

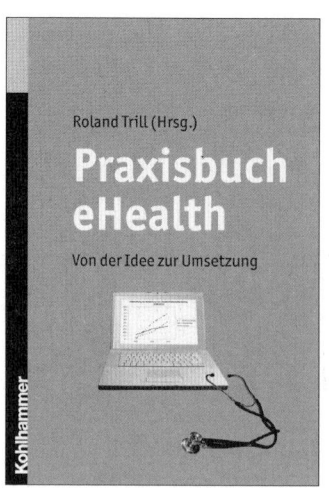

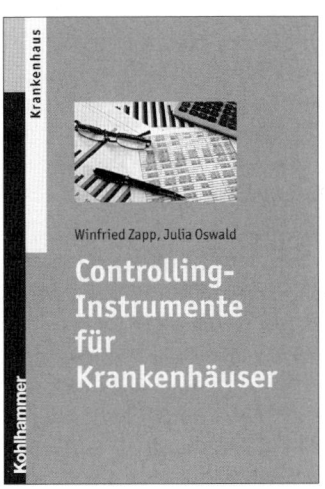